U0364616

炎症性肠病的生物学疗法
Treatment of Inflammatory Bowel Disease with Biologics

主　编　Adam S. Cheifetz　Joseph D. Feuerstein

顾　问　于皆平（武汉大学人民医院）

主　译　董卫国（武汉大学人民医院）
　　　　　吴小平（中南大学湘雅二医院）

译　者（按姓氏笔画排序）
　　　　　马静静（武汉大学人民医院）
　　　　　邓　欢（武汉大学人民医院）
　　　　　叶　梅（武汉大学中南医院）
　　　　　田　山（武汉大学人民医院）
　　　　　刘正茹（武汉大学人民医院）
　　　　　李　玮（武汉大学人民医院）
　　　　　李　慧（哈尔滨医科大学附属第二医院）
　　　　　余　琴（华中科技大学同济医学院附属同济医院）
　　　　　张盛洪（中山大学附属第一医院）
　　　　　陆世珉（武汉大学人民医院）
　　　　　胡　雪（武汉大学人民医院）
　　　　　贾雪梅（武汉大学人民医院）

人民卫生出版社

图书在版编目（CIP）数据

炎症性肠病的生物学疗法 /（美）亚当·S. 采非知
（Adam S. Cheifetz）主编；董卫国，吴小平主译 .--
北京：人民卫生出版社，2019
  ISBN 978-7-117-28048-8

  Ⅰ. ①炎⋯ Ⅱ. ①亚⋯②董⋯③吴⋯ Ⅲ. ①肠炎 –
药物疗法 Ⅳ. ①R516.105

  中国版本图书馆 CIP 数据核字（2019）第 023231 号

人卫智网	www.ipmph.com	医学教育、学术、考试、健康，购书智慧智能综合服务平台
人卫官网	www.pmph.com	人卫官方资讯发布平台

炎症性肠病的生物学疗法

主　　译：董卫国　吴小平
出版发行：人民卫生出版社（中继线 010-59780011）
地　　址：北京市朝阳区潘家园南里 19 号
邮　　编：100021
E - mail：pmph @ pmph.com
购书热线：010-59787592　010-59787584　010-65264830
印　　刷：北京汇林印务有限公司
经　　销：新华书店
开　　本：710×1000　1/16　印张：19
字　　数：330 千字
版　　次：2019 年 2 月第 1 版　2019 年 2 月第 1 版第 1 次印刷
标准书号：ISBN 978-7-117-28048-8
定　　价：90.00 元
打击盗版举报电话：010-59787491　E-mail：WQ @ pmph.com
（凡属印装质量问题请与本社市场营销中心联系退换）

编者名单

Renée M. Marchioni Beery Division of Gastroenterology, Hepatology, and Endoscopy, Brigham and Women's Hospital, Harvard Medical School, Boston, MA, USA

Kindra Clark-Snustad Division of Gastroenterology, University of Washington Medical Center, Seattle, WA, USA

Benjamin H. Click Division of Gastroenterology, Hepatology and Nutrition, UPMC Presbyterian Hospital, Pittsburgh, PA, USA

Raymond K. Cross University of Maryland Medical Center, Baltimore, MD, USA

Parambir S. Dulai University of California at San Diego, La Jolla, CA, USA

Francis A. Farraye Section of Gastroenterology, Boston Medical Center, Boston University School of Medicine, Boston, MA, USA

Sarah N. Flier Beth Israel Deaconess Medical Center, Boston, MA, USA

David I. Fudman Beth Israel Deaconess Medical Center, Boston, MA, USA

Jill K.J. Gaidos Virginia Commonwealth University and McGuire VA Medical Center, Richmond, VA, USA

Christina Y. Ha Center for Inflammatory Bowel Diseases, David Geffen School of Medicine at UCLA, Los Angeles, CA, USA

Ives Hot Division of Gastroenterology, University of Washington Medical Center, Seattle, WA, USA

Julia T. Hughes Division of Gastroenterology and Hepatology, Department of Medicine, University of North Carolina at Chapel Hill, Chapel Hill, NC, USA
Center for Gastrointestinal Biology and Disease, University of North Carolina at Chapel Hill, Chapel Hill, NC, USA

Afrin Kamal Cleveland Clinic, Cleveland, OH, USA˙

Sunanda V. Kane Mayo Clinic, Rochester, MN, USA

Asher Kornbluth Henry Janowitz Division of Gastroenterology, Icahn School of Medicine at Mount Sinai, New York, NY, USA

Joshua R. Korzenik Division of Gastroenterology, Hepatology, and Endoscopy, Brigham and Women's Hospital, Harvard Medical School, Boston, MA, USA

Bret Lashner Cleveland Clinic, Cleveland, OH, USA

Scott Lee Division of Gastroenterology, University of Washington Medical Center, Seattle, WA, USA

Jimmy K. Limdi Division of Gastroenterology, The Pennine Acute Hospitals NHS Trust, Manchester, UK

Institute of Inflammation and Repair, University of Manchester, Manchester, UK

Millie D. Long Division of Gastroenterology and Hepatology, Department of Medicine, University of North Carolina at Chapel Hill, Chapel Hill, NC, USA

Center for Gastrointestinal Biology and Disease, University of North Carolina at Chapel Hill, Chapel Hill, NC, USA

Gil Y. Melmed F. Widjaja Foundation Inflammatory Bowel and Immunobiology Research Institute, Cedars-Sinai Medical Center, Los Angeles, CA, USA

Alan C. Moss Faculty of Medicine, Harvard Medical School, Boston, MA, USA

Division of Gastroenterology, Beth Israel Deaconess Medical Center, Boston, MA, USA

Mark T. Osterman Division of Gastroenterology, Penn Presbyterian Medical Center, Philadelphia, PA, USA

Sonal Patel Division of Pediatric Gastroenterology, Hepatology and Nutrition, Ann and Robert H. Lurie Children's Hospital of Chicago, Chicago, IL, USA

Miguel Regueiro Division of Gastroenterology, Hepatology and Nutrition, UPMC Presbyterian Hospital, Pittsburgh, PA, USA

Frank I. Scott Crohn's and Colitis Center, University of Colorado Anschutz Medical Campus, Aurora, CO, USA

Cynthia H. Seow Division of Gastroenterology and Hepatology, Department of Medicine, University of Calgary, Calgary, AB, Canada

Department of Community Health Sciences, University of Calgary, Calgary, AB, Canada

Hang Hock Shim Division of Gastroenterology and Hepatology, Department of Medicine, University of Calgary, Calgary, AB, Canada

Corey A. Siegel Dartmouth-Hitchcock Inflammatory Bowel Disease Center, Section of Gastroenterology and Hepatology, Dartmouth-Hitchcock Medical Center, Lebanon, NH, USA

Jennifer Strople Division of Pediatric Gastroenterology, Hepatology and Nutrition, Ann and Robert H. Lurie Children's Hospital of Chicago, Chicago, IL, USA

Byron P. Vaughn Division of Gastroenterology, Hepatology and Nutrition, University of Minnesota, Minneapolis, MN, USA

Fernando Velayos Center for Crohn's and Colitis, University of California, San Francisco, CA, USA

Uni Wong Division of Gastroenterology and Hepatology, Department of Medicine, University of Maryland Medical Center, Baltimore, MD, USA

Leilei Zhu F. Widjaja Foundation Inflammatory Bowel and Immunobiology Research Institute, Cedars-Sinai Medical Center, Los Angeles, CA, USA

前言

近年来,炎症性肠病的治疗方法迅速发展。随着生物制剂作为治疗中、重度溃疡性结肠炎和克罗恩病更有效药物的出现,掌握其诱导和维持疾病缓解的最佳方案对于消化科医生而言至关重要。除了抗肿瘤坏死因子(抗TNF)药物(infliximab、adalimumab、golimumab 和 certolizumab)和抗整合素(vedolizumab 和 natalizumab)外,美国食品药品监督管理局(FDA)最近还批准了抗 TNF 药物的生物仿制药和抗 IL-12/IL-23 的抑制剂 ustekinumab。

《炎症性肠病的生物学疗法》这本书为广大读者提供了生物制剂在IBD 中的应用及其潜在并发症的专业评论。受邀作者在 IBD 治疗方面有重要专长,并且具备总结重要概念的能力。

Alan Moss、Scott Lee 及 Byron Vaughn 医生对各种生物制剂的作用机制以及抗 TNF 治疗在溃疡性结肠炎和 Crohn 病中的应用进行了专业的总结。Sarah Flier、Miguel Regueiro、Sunandra Kane 及 Bret Lashner 医生,回顾了抗TNF 治疗在 IBD 患者特殊时期的使用情况,如伴有肠外表现、术后克罗恩病、妊娠和哺乳及围术期等。

Corey Siegel、Mark Osterman 和 Cynthia Seow 医生负责有关联合治疗、药物监测和可能停用生物制剂的关键议题。JoshaKorzenik、MillieLong 和RaymondCross 医生对生物治疗的并发症进行详尽总结。

Asher Kornbluth、Francis Farraye 和 Fernando Velayos 医生介绍前沿药物的使用情况,包括生物仿制剂、抗整合素和新疗法。最后,Gil Melmed 和Jennifer Strople 医生评估了生物制剂在儿科 IBD 患者护理质量的意义和安全性及其使用情况。

我们相信这本书将为读者提供关于 IBD 生物学疗法的全面总结,并告知他们如何优化生物制剂的临床应用。

目录

第一章
生物制剂的作用机制和药代动力学

引言

炎症性肠病（inflammatory bowel disease，IBD）的病理特征是肠黏膜的固有层出现淋巴细胞、巨噬细胞和中性粒细胞浸润[1]。这些炎症细胞所释放的细胞因子会破坏基质以及诱导局部细胞死亡，从而导致出现内镜下溃疡、黏膜脆性以及渗出物的增加。以上述病理过程常被作为目前已批准或正在研制的 IBD 生物制剂的治疗靶点。当然，这些治疗在缓解局部炎症的同时，还会产生一些生物制剂相关的不良反应。在本章节中，我们将阐述目前已批准生物制剂的药效学（药物的生理效应及其相应机制）和药动学（药物在体内的代谢过程）。由于抗 TNF 药物已经成为唯一一种上市时间长达 15 年的生物制剂，大多数独立的实验室已经开始研究抗 TNF- 单抗，但目前关于维多珠单抗和优特克单抗这两种单抗的研究资料较少。

抗肿瘤坏死因子（TNF）制剂

抗 TNF 在 IBD 中的作用

TNF 是疾病中一类重要的炎症介质，初始呈现出转膜蛋白形式（mTNF）表达于激活的 T 淋巴细胞、单核 / 巨噬细胞和天然杀伤细胞（NK 细胞）上，也表达在非免疫细胞（如内皮细胞以及成纤维细胞）上[2]。在 IBD 患者中，研究者发现，表达 TNF 的细胞分布于整个肠黏膜上，并且患者粪便中也发现 TNF 含量的升高[3]。与正常组织不同，克罗恩病患者的回肠组织中的潘氏细胞强表达 TNF[4]。细胞表面表达的 TNF 可被金属蛋白酶水解为可溶性的 TNF（sTNF）进入循环系统。TNF 的两种形式均可通过与 TNF 受体结合（TNFR1 和 TNFR2）诱导细胞死亡（凋亡）和细胞激活（释放细胞因子、趋化因子、花生四烯酸和白三烯），进而对 IBD 患者的肠道产生损伤作用。上皮细胞在这个过程中也会受到损伤，从而导致 IBD 患者出现特征性的黏膜溃疡、红斑以及明显的渗出。除了促炎效应，TNF 也对病毒感染的细胞表现出直接的细胞毒性，成为一个潜在的抗病毒分子[5]。同时，TNF 也在激活免疫细胞抵御细菌感染中发挥重要作用，尤其是激活 B 细胞和巨噬细胞。这样，抑制 TNF 的治疗可成为一把双刃剑，在治疗 IBD 的同时，也可引发不良反应。

抗 TNF 制剂的药效学

目前，美国食品药品安全局批准的用于 IBD 治疗的抗 TNF 药物包括：英夫利昔单抗（Remicade，Inflectra），阿达木单抗（Humira，Amjevita），赛妥珠单抗（Cimzia），戈利木单抗（Simponi）。在近 20 年的实验室研究中，已有证据显示在 IBD 中这些药物的作用机制是多方面的，不仅仅是通过"清除"循环中的 TNF（表 1.1）。临床前的研究显示，这些药物可高亲和力、高特异性地结合到可溶性 TNF 或者膜 TNF，这样可使组织 TNF 与 TNF 受体（TNFR）在外周细胞上的结合。这一机制是所有抗 TNF 药物共有的，但是每种药物的作用程度不一样，赛妥珠单抗结合 TNF 的亲和力比阿达木单抗和英夫利昔单抗强，而依那西普抑制可溶性 TNF 介导的信号通路的能力较英夫利昔单抗、阿达木单抗和赛妥珠单抗更强[6]。英夫利昔单抗的生物仿制药（CT-P13）和阿达木单抗的生物类似物（ABP501）的初步数据也报告了与其相应单抗相当程度的 TNF 结合能力[7]。不论这些药物与 TNF 结合的程度如何，这一步都会阻止 TNF 与 TNFR 结合，从而减少其诱导的细胞因子表达，如 IL-6、IL-8、IL-1 和 COX2[8]。尽管体外结果显示抗 TNF 制剂与 TNF 间的相对结合存在明显的不同，但人体实验并未发现出相似的结果。例如，尽管依那西普与可溶性 TNF 有很强的亲和力，但是在克罗恩病的临床试验中，该药未能实现其主要和次要结局指标[9,10]。

表 1.1　对比不同抗 TNF 药物在分子机制上的效应

	英夫利昔单抗	阿达木单抗	赛妥珠单抗	戈利木单抗	CT-P13	ABP501
结合 sTNF	Y	Y	Y	Y	Y	Y
结合 mTNF	Y	Y	Y	Y	Y	Y
mTNF 逆转信号通路	Y	Y	?	Y	Y	?

续表

	英夫利昔单抗	阿达木单抗	赛妥珠单抗	戈利木单抗	CT-P13	ABP501
抑制细胞因子的产生	Y	Y	Y	?	Y	Y
Fc 介导的 ADCC/CDC	Y	Y	N	Y	Y	Y

抗 TNF 抗体与 mTNF 和 sTNF 结合产生的主要效果是限制免疫反应对患者产生的持续效应。例如,英夫利昔单抗治疗可导致中性粒细胞生长因子(GM-CSF)、肠黏膜中性粒细胞分叶核细胞以及促炎细胞因子 IL-1β、IFN-γ、IL-13、IL-17A、IL-6 和 MMP9 的降低[11]。抗 TNF 治疗也会影响免疫系统中抗炎细胞表型和促炎细胞表型之间的平衡状态。该药可修复功能缺失的调节性 T 细胞(Tregs),主要表现在增加 FoxP3 的表达,以及 CD4+/CD25+T 细胞抑制活性的增强[12,13]。除了 T 细胞,抗 TNF 治疗也可增强上皮细胞、调节巨噬细胞以及肌成纤维细胞功能的作用[11]。

当抗 TNF 抗体结合到膜 TNF(mTNF)时可诱发"反向细胞信号转导",此时 mTNF 会下调细胞内的信号通路并诱导细胞发生凋亡[14,15]。英夫利昔单抗和阿达木单抗均可诱导外周血细胞发生凋亡,但依那西普和赛妥珠单抗不会诱导外周血细胞的凋亡[16]。此外,研究发现,英夫利昔单抗和阿达木单抗可诱导细胞周期停滞,这也成为抑制免疫细胞的另一作用机制[17]。在 IBD 患者中,通过 TNFR2 可诱导 T 淋巴细胞和 CD14+ 巨噬细胞凋亡[18]。关于这一现象的可能机制是:通过抗 TNF 制剂诱导抗体依赖细胞介导的细胞毒性,并且 IgG Fc 受体(FcR)也参与这个过程。英夫利昔单抗和阿达木单抗在诱导表达 mTNF 细胞的溶解以及 PBMCs 时较依那西普更有效,而赛妥珠单抗不具有该作用(因缺乏 Fc 区域)[6]。关于抗 TNF 制剂可破坏体内促炎细胞的第三个机制是:体外细胞系中补体依赖的细胞毒性(CDC)[19]。但目前还不明确,该信号通路是否与 IBD 患者体内的发病机制有关[9]。目前已批准的类似生物制剂已显示出相似的作用,均可在细胞系测定中诱导产生 ADCC 和 CDC[7]。

尽管抗 TNF 治疗在细胞因子、细胞凋亡和表型的改变中发挥了重要作用,但是目前尚无经典的临床疗效评估方法来衡量患者对药物的应答。这也反映出体外人工培育的细胞系或转染细胞与患者肠黏膜中复杂的细胞基质之间存在差异,以及症状与黏膜炎症等客观指标间的不一致。有关抗 TNF 治疗的基线生物标记物和随后临床结局间的关联还需要前瞻性队列研究进一步证实[20]。其中一个有应用前景的方法需要利用共聚焦显微镜定量评估黏膜 mTNF 阳性的细胞，依据于 mTNF 的基线水平，但有报道显示在临床应答率上有 70% 的差异[18]。

抗 TNF 制剂的药物代谢动力学

药物代谢动力学（pharmacokinetics，pK）是描述药物对机体生理学过程的影响。对于单克隆抗体（IgGs）来说，需要其在循环中达到充足的药物浓度，这样才可实现对血液循环和肠道细胞的期望效应。在 IBD 中，生物利用度和 pK 在个体间的差异与治疗时缺乏临床应答及黏膜愈合不全有关。抗 TNF 制剂的静脉注射如英夫利昔单抗，可实现大剂量给药、快速的中心分布以及较小差异的生物利用度；注药后血清药物迅速达到峰值[21]。相反，皮下注射抗 TNF 制剂只能小剂量给药，并且可被淋巴回流和细胞间运动所吸收，从而导致吸收进血液的药物较少。阿达木单抗的血清药物浓度在单次给药 40mg 之后可在 5 天左右达到峰值，平均生物利用度约为65%[21]。一旦抗 TNF 制剂进入了循环系统，其外排主要通过受体介导的细胞内吞作用进入到血管内皮细胞。抗 TNF 制剂的分布容积小于 0.1L/kg，表明这些药物主要分布于细胞外液[22]。前期的研究关于抗 TNF 制剂英夫利昔单抗（CT-P13）和阿达木单抗（ABP501）等生物类似物的应用，研究结果显示这些药物与风湿性疾病中相应药物的 pK 数据相差不大[7]。

单克隆抗体大多数被网状内皮系统中吞噬细胞的蛋白水解酶所清除[23]。在 CD 缓解期和疾病活动期患者的相关报道中，英夫利昔单抗的半衰期为 7~12 天[24,25]。抗 TNF 制剂通过与 mTNF 结合形成抗 TNF 制剂的内化，导致细胞外抗 TNF 制剂的清除，这一现象为"抗原沉默"。这一现象或可用来解释 UC 患者体内清除炎性物质的个体差异[26]。平衡这个过程也是完整的单克隆抗体回收入血液的循环途径，可导致 IgGs 的长半衰期（约 23 天）和 11~15ml/h 缓慢的系统清除[25]。单抗药物抗体（ADAs）的出现打破了这一系统的平衡：ADAs 将抗 TNF 制剂聚集成为多聚抗体复合体，并以此种形式在网状内皮细胞中被保留和降解，但是不能被循环利用[27]。举例来说，ADA 对清除作用的影响：相比于没有 ADAs 的患者，有 ADAs 形成的患者体内英夫利昔单抗的清除会增加 3 倍[28]。IBD 患者体内 ADAs 的形成与很多因素有关，包括基因表型、药物谷浓度以及联用的药物[29]。最终导致在活动期的 IBD 患者中，粪便中抗 TNF 药物消失成为治疗中的特殊问题。相比于有临床应答的患者，在重度的 IBD 患者中，英夫利昔单抗的治疗失败率更高[30]。但是目前尚未明确药物外排是否会导致失应答，以及持续的黏膜炎症是否会造成药物外排。

近年来，很多研究已探讨了 pK 与抗 TNF 制剂临床应答间的关系，这一问题我们将在另外的章节详细阐述。对于很多药物来说,药物应答取决于药物浓度或者药物暴露(AUC),因此药物浓度指导的个体化治疗很重要[24]。举例来说,一项关于英夫利昔单抗的 meta 分析研究显示,接受该药物治疗的患者,药物浓度达到 2μg/ml 者比小于 2μg/ml 者达到临床缓解或者实现内镜缓解的可能性高 3 倍[31]。据研究报道,阿达木单抗、赛妥珠单抗和戈利木单抗也存在这种浓度 - 效应关系[21]。

抗整合素

目前已被 FDA 批准用于 IBD 治疗的两个抗整合素药物是那他珠单抗和维多珠单抗。那他珠单抗是一种人单克隆抗体抗细胞黏附分子 α4-整合素。尽管该药物已被批准用于 CD 的治疗,但因该药物与进行性多病灶脑白质病有关,其在 IBD 中的应用受到了限制,特别是在维多珠单抗被批准应用于临床后。维多珠单抗是一种人源化的单克隆抗体,主要对抗 α4β7 整合素异质二聚体,并阻断 α4β7 与 MAdCAM-1 的作用。其他的抗整合素药物仍在临床试验阶段,如 etrolizumab 及抗 MAdCAM-1 抗体 PF-00547659。由于维多珠单抗是目前唯一被批准并广泛使用的抗整合素单抗,这部分内容主要讨论该药物。

维多珠单抗的药效学

在 IBD 中,目前已确认的病理过程包括肠道黏膜被 T 淋巴细胞浸润,并通过对肠道的独特分子机制致病[32]。位于 T 淋巴细胞的黏附分子及信号分子(选择素、整合素、趋化因子受体)可与位于内皮细胞上的配体相互作用,并引起 T 淋巴细胞的迁移[33]。T 淋巴细胞利用 α4β7 整合素结合内皮细胞上的人黏膜地址素细胞黏附分子 1(MAdCAM-1)[34]。维多珠单抗通过结合到外周血淋巴细胞上的 α4β7 整合素,抑制了淋巴细胞与 MAdCAM-1 进行黏附。除了循环中的单核细胞,维多珠单抗也会结合到淋巴组织、肠道和胆囊中的单核细胞[35]。维多珠单抗结合率最高的是表达 α4β7+ 的 CD45RO+CD4+ 记忆 T 细胞,以及 B 淋巴细胞、CD8T 淋巴细胞、Th17 细胞、自然杀伤细胞以及嗜碱性粒细胞。应用维多珠单抗后,接近 100% 的 MAdCAM-1-Fc 受体迅速被饱和,这个效应在服用最后一次药物的近 20 周左右消失[36,37]。这些数据表明在给予维多珠单抗后,可抑制一系列促炎免疫细胞。

除了该药物对效应 T 细胞(Teff)的作用外(促炎),β7 整合素还参与了调节性 T 细胞的迁移过程。缺乏 β7 整合素的小鼠结肠组织的调节性 T 细胞(Treg)受损,且结肠组织中出现大量巨噬细胞浸润,因而加重了 DSS 诱导的肠炎[38]。此外,在 UC 患者中,维多珠单抗可明显抑制肠道组织中的 Treg 活性,并导致外周血中 Teff 与 Treg 细胞比例的降低[39]。但是目前还不清楚该药物是否对 Treg 细胞和 CD4+ 细胞在免疫监视中的保护作用有影响。临床数据报道,接受维多珠单抗治疗的患者发生严重感染的风险增高(6% vs 3%),最近的一系列病例报道显示相比于接受抗 TNF 制剂的患者,接受维多珠单抗治疗的患者手术部位发生感染的风险更高[40,41]。有待其他研究进一步明确肠黏膜组织在限制 T 细胞迁移中的作用。

维多珠单抗的药动学

与抗 TNF 药物相似,维多珠单抗是一种人源化的免疫球蛋白 G1 单克隆抗体(IgG1),因此两种药物的很多 pK 指标一样。在 UC 患者中,血清浓度随着维多珠单抗的剂量增加而呈现线性增长,且在最后一次服药后呈线性下降[36]。一项基于群体的 II 期临床试验的药动学研究,结果显示疾病类型(UC 或者 CD)对于该药物的代谢动力学没有影响[37]。对于 UC 和 CD 患者,线性的清除率是 0.15L/d,最终的药物半衰期($t_{1/2}$)是 26 天。在这些研究中,极度低白蛋白血症(<3.2g/dl)以及极度肥胖者(>120kg)均与更高的药物清除率有关。但粪便钙卫蛋白、CDAI 评分、疾病活动度评分、年龄及之前的抗 TNF 治疗史、ADA 状态以及伴随用药均与临床上维多珠单抗的清除率没有相关性[37]。在这个 pK 模型中,接受诱导治疗后,内镜评分为 3 分的患者比评分结果为 0 分的患者,清除率平均上升 25%,这也再次说明了在使用抗 TNF 制剂时的"组织沉默"效应。11 例(28%)接受维多珠单抗治疗的患者出现持续的 ADA 阳性,这些患者的清除率比没有持续 ADA 阳性者高出 12%[42]。然而,在维多珠单抗浓度低于临床治疗浓度时,α4β7 受体也可维持饱和状态(1μg/ml),因此我们推测,是否仅达到受体饱和就可满足临床的有效性(维多珠单抗浓度在 15μg/ml 以上)[37]。

抗 IL12/23

细胞因子 IL-12 和 IL23 是以异质二聚体形式分泌的细胞因子,均包含 p40 蛋白亚基。IL-12 主要由吞噬细胞和树突状细胞分泌,对微生物刺激产生相应应答,并通过诱导淋巴因子激活的杀伤细胞,激活天然杀伤细胞、T 淋巴细胞,特别是 Th1 细胞来产生细胞介导的免疫反应[43]。IL-23 可刺激 T 细胞产生 IL-17、IL-6 和 TNF[44]。在 IBD 中,全基因组测序研究发现编码 IL-23 受体和 p40 的基因存在变异,并形成 IBD 发病的易感基因。活动期 UC 和 CD 患者的 IL-17mRNA 表达水平增高,并与 CD4+T 细胞的密度有关[45]。在 IL-23 被刺激后,仅由 UC 患者肠道黏膜固有层 CD4+T 细胞产生的 IL-17 明显增高[46]。IL-17 也参与 IBD 的发病过程,因为该细胞因子可刺激固有免疫细胞和上皮细胞产生 IL-1、IL-6 和 IL-8,这些细胞因子可诱导中性粒细胞的聚集,并上调其他促炎信号通路[47]。但是,应该注意的是,目前也有证据表明 IL-17 在黏膜稳态中发挥作用,可保护肠上皮细胞和促进抗菌肽的分泌[13]。

优特克单抗的药效学

优特克单抗是一种人 IgG1 单克隆抗体,可结合 IL-12,后来研究发现该单抗可特异性结合 IL-12 的 p40 蛋白亚基[48]。尤特克单抗被研发出来后,紧接着细胞因子 IL-23 包含了 p40 亚基被确认,且优特克单抗可与其结合。这种双重的特异性在已被批准的生物制剂里是独特的,但由于参与了非预期的信号通路(IL-17),对其使用提出了一定的挑战。优特克单抗与这些细胞因子 p40 亚基的结合,阻断了 IL-12 和 IL-23 与 NK 细胞和 T 细胞表面的受体 IL-12Rβ1 和 IL-23R(IL-12Rβ1/23R)复合体结合[49]。该药物只可与游离的细胞因子结合,不能与受体复合体结合,这样就不可能介导 Fc 片段相关效应,如 ADCC 或者 CDC(参照抗 TNF)。优特克单抗的结合可减轻 IL-12/IL-23 介导的应答,如 IFNγI、IL-17A、IL-17F 和 IL-22 等细胞因子的产生。当然,需要注意的是,尽管优特克单抗可有效中和 IL-12 和 IL-23 介导的功能应答,但该药物不能影响其他细胞因子或者细胞活动产生的免疫应答,例如:Th2 细胞因子。

优特克单抗的药动学

优特克单抗已被 FDA 批准可以采用两种方式治疗克罗恩病:采用静脉注射达到负荷剂量以及联合皮下注射用于维持治疗。优特克单抗的药物代谢动力学(pK)是典型的以 IgG 为基础的治疗性单抗的药代学行为,类似于抗 TNF。已发现其药代学特征呈现线性特征,与银屑病患者体内单剂量静脉(Ⅳ)给药(0.09~4.5mg/kg)或者皮下(SC)给药(0.27~2.7mg/kg)的药代学改变类似[50]。该药物的绝对生物利用度约为 57%,其分布容积约为 8.9L,这与该药物局限于循环系统,且在血管外组织分布很少的状况是一致的。据估计,优特克的中位半衰期($t_{1/2}$)为 22 小时,这也支持了 IBD 患者用药时采用每 8 周一次的较小剂量的给药方法[50]。该药物在较重患者及肥胖患者体内的清除中适度增加,但是在这些研究中尚未发现同时使用免疫抑制剂时的作用效果。在暴露 - 有效性模型中,相比于对优特克单抗有应答的银屑病患者,仅有部分应答或者没有应答者呈现出更低的暴露剂量[51]。在 CD 患者的 UNITE 研究中,中度血清水平的药物浓度与疾病的临床缓解有关。而在 44 周时抗药抗体的出现概率在这些临床试验中也较低(2%)[52]。

总结

在本章节中,所综述的研究数据总结了目前已被批准用于 IBD 治疗的生物制剂的作用机制和药物代谢动力学。应该明确的是,这些药物使用中很多非预期的免疫作用结果除了保证药物的有效性外,还带来了药物的不良反应。对于暴露 - 效应动力模型的认识使医生"推迟"采用药物治疗监测,并在规定的剂量之外,对患者采用个体化剂量及个体化给药时间。新型生物制剂的临床研制及其临床应用或可从这些发现中获益。

参考文献

1. Xavier RJ, Podolsky DK. Unravelling the pathogenesis of inflammatory bowel disease. Nature. 2007;448:427–34.
2. Sedger LM, McDermott MF. TNF and TNF-receptors: from mediators of cell death and inflammation to therapeutic giants – past, present and future. Cytokine Growth Factor Rev. 2014;25:453–72.
3. Van Deventer SJ. Tumour necrosis factor and Crohn's disease. Gut. 1997;40:443–8.
4. Lala S, Ogura Y, Osborne C, et al. Crohn's disease and the NOD2 gene: a role for paneth cells. Gastroenterology. 2003;125:47–57.
5. Wong GH, Tartaglia LA, Lee MS, et al. Antiviral activity of tumor necrosis factor is signaled through the 55-kDa type I TNF receptor [corrected]. J Immunol. 1992;149:3350–3.
6. Nesbitt A, Fossati G, Bergin M, et al. Mechanism of action of certolizumab pegol (CDP870): in vitro comparison with other anti-tumor necrosis factor alpha agents. Inflamm Bowel Dis. 2007;13:1323–32.
7. Ben-Horin S, Vande Casteele N, Schreiber S, et al. Biosimilars in inflammatory bowel disease: facts and fears of extrapolation. Clin Gastroenterol Hepatol. 2016;14:1685–96.
8. Eissner G, Kirchner S, Lindner H, et al. Reverse signaling through transmembrane TNF confers resistance to lipopolysaccharide in human monocytes and macrophages. J Immunol. 2000;164:6193–8.
9. Kaymakcalan Z, Sakorafas P, Bose S, et al. Comparisons of affinities, avidities, and complement activation of adalimumab, infliximab, and etanercept in binding to soluble and membrane tumor necrosis factor. Clin Immunol. 2009;131:308–16.
10. Sandborn WJ, Hanauer SB, Katz S, et al. Etanercept for active Crohn's disease: a randomized, double-blind, placebo-controlled trial. Gastroenterology. 2001;121:1088–94.
11. Billmeier U, Dieterich W, Neurath MF, et al. Molecular mechanism of action of anti-tumor necrosis factor antibodies in inflammatory bowel diseases. World J Gastroenterol. 2016;22:9300–13.
12. Dahlen R, Strid H, Lundgren A, et al. Infliximab inhibits activation and effector functions of peripheral blood T cells in vitro from patients with clinically active ulcerative colitis. Scand J Immunol. 2013;78:275–84.

13. Li L, Boussiotis VA. The role of IL-17-producing Foxp3+ CD4+ T cells in inflammatory bowel disease and colon cancer. Clin Immunol. 2013;148:246–53.
14. Mitoma H, Horiuchi T, Hatta N, et al. Infliximab induces potent anti-inflammatory responses by outside-to-inside signals through transmembrane TNF-alpha. Gastroenterology. 2005;128:376–92.
15. Van den Brande JM, Koehler TC, Zelinkova Z, et al. Prediction of antitumour necrosis factor clinical efficacy by real-time visualisation of apoptosis in patients with Crohn's disease. Gut. 2007;56:509–17.
16. Shen C, Assche GV, Colpaert S, et al. Adalimumab induces apoptosis of human monocytes: a comparative study with infliximab and etanercept. Aliment Pharmacol Ther. 2005;21:251–8.
17. Mitoma H, Horiuchi T, Tsukamoto H, et al. Mechanisms for cytotoxic effects of anti-tumor necrosis factor agents on transmembrane tumor necrosis factor alpha-expressing cells: comparison among infliximab, etanercept, and adalimumab. Arthritis Rheum. 2008;58:1248–57.
18. Atreya R, Zimmer M, Bartsch B, et al. Antibodies against tumor necrosis factor (TNF) induce T-cell apoptosis in patients with inflammatory bowel diseases via TNF receptor 2 and intestinal CD14(+) macrophages. Gastroenterology. 2011;141:2026–38.
19. Yan L, Hu R, Tu S, et al. Establishment of a cell model for screening antibody drugs against rheumatoid arthritis with ADCC and CDC. Int J Clin Exp Med. 2015;8:20065–71.
20. Arijs I, Li K, Toedter G, et al. Mucosal gene signatures to predict response to infliximab in patients with ulcerative colitis. Gut. 2009;58:1612–9.
21. Vande Casteele N, Gils A. Pharmacokinetics of anti-TNF monoclonal antibodies in inflammatory bowel disease: adding value to current practice. J Clin Pharmacol. 2015;55(Suppl 3):S39–50.
22. Ordas I, Feagan BG, Sandborn WJ. Therapeutic drug monitoring of tumor necrosis factor antagonists in inflammatory bowel disease. Clin Gastroenterol Hepatol. 2012;10:1079–87; quiz e85-6.
23. Louis E, El Ghoul Z, Vermeire S, et al. Association between polymorphism in IgG Fc receptor IIIa coding gene and biological response to infliximab in Crohn's disease. Aliment Pharmacol Ther. 2004;19:511–9.
24. Cornillie F, Shealy D, D'Haens G, et al. Infliximab induces potent anti-inflammatory and local immunomodulatory activity but no systemic immune suppression in patients with Crohn's disease. Aliment Pharmacol Ther. 2001;15:463–73.
25. Klotz U, Teml A, Schwab M. Clinical pharmacokinetics and use of infliximab. Clin Pharmacokinet. 2007;46:645–60.
26. Fasanmade AA, Adedokun OJ, Ford J, et al. Population pharmacokinetic analysis of infliximab in patients with ulcerative colitis. Eur J Clin Pharmacol. 2009;65:1211–28.
27. Raghavan KS, Nemeth GA, Gray DB, et al. Solubility enhancement of a bisnaphthalimide tumoricidal agent, DMP 840, through complexation. Pharm Dev Technol. 1996;1:231–8.
28. Ternant D, Aubourg A, Magdelaine-Beuzelin C, et al. Infliximab pharmacokinetics in inflammatory bowel disease patients. Ther Drug Monit. 2008;30:523–9.
29. Moss AC, Brinks V, Carpenter JF. Review article: immunogenicity of anti-TNF biologics in IBD – the role of patient, product and prescriber factors. Aliment Pharmacol Ther. 2013;38:1188–97.
30. Brandse JF, van den Brink GR, Wildenberg ME, et al. Loss of infliximab into feces is associated with lack of response to therapy in patients with severe ulcerative colitis. Gastroenterology. 2015;149:350–5.e2.
31. Moore C, Corbett G, Moss AC. Systematic review and meta-analysis: serum infliximab levels during maintenance therapy and outcomes in inflammatory bowel disease. J Crohns Colitis. 2016;10:619–25.
32. Agace WW. Tissue-tropic effector T cells: generation and targeting opportunities. Nat Rev Immunol. 2006;6:682–92.
33. Salmi M, Jalkanen S. Cell-surface enzymes in control of leukocyte trafficking. Nat Rev Immunol. 2005;5:760–71.
34. Andrew DP, Rott LS, Kilshaw PJ, et al. Distribution of alpha 4 beta 7 and alpha E beta 7 integrins on thymocytes, intestinal epithelial lymphocytes and peripheral lymphocytes. Eur

J Immunol. 1996;26:897–905.

35. Soler D, Chapman T, Yang LL, et al. The binding specificity and selective antagonism of vedolizumab, an anti-alpha4beta7 integrin therapeutic antibody in development for inflammatory bowel diseases. J Pharmacol Exp Ther. 2009;330:864–75.

36. Parikh A, Leach T, Wyant T, et al. Vedolizumab for the treatment of active ulcerative colitis: a randomized controlled phase 2 dose-ranging study. Inflamm Bowel Dis. 2012;18:1470–9.

37. Rosario M, Dirks NL, Gastonguay MR, et al. Population pharmacokinetics-pharmacodynamics of vedolizumab in patients with ulcerative colitis and Crohn's disease. Aliment Pharmacol Ther. 2015;42:188–202.

38. Zhang HL, Zheng YJ, Pan YD, et al. Regulatory T-cell depletion in the gut caused by integrin beta7 deficiency exacerbates DSS colitis by evoking aberrant innate immunity. Mucosal Immunol. 2016;9:391–400.

39. Fischer A, Zundler S, Atreya R, et al. Differential effects of alpha4beta7 and GPR15 on homing of effector and regulatory T cells from patients with UC to the inflamed gut in vivo. Gut. 2016;65:1642–64.

40. Lightner AL, Raffals LE, Mathis KL et al. Postoperative outcomes in vedolizumab-treated patients undergoing abdominal operations for inflammatory bowel disease. J Crohns Colitis. 2017;11(2):185–90.

41. Sandborn WJ, Feagan BG, Rutgeerts P, et al. Vedolizumab as induction and maintenance therapy for Crohn's disease. N Engl J Med. 2013;369:711–21.

42. Rosario M, Wyant T, Leach T, et al. Vedolizumab pharmacokinetics, pharmacodynamics, safety, and tolerability following administration of a single, ascending, intravenous dose to healthy volunteers. Clin Drug Investig. 2016;36:913–23.

43. Kobayashi M, Fitz L, Ryan M, et al. Identification and purification of natural killer cell stimulatory factor (NKSF), a cytokine with multiple biologic effects on human lymphocytes. J Exp Med. 1989;170:827–45.

44. Langrish CL, Chen Y, Blumenschein WM, et al. IL-23 drives a pathogenic T cell population that induces autoimmune inflammation. J Exp Med. 2005;201:233–40.

45. Nielsen OH, Kirman I, Rudiger N, et al. Upregulation of interleukin-12 and -17 in active inflammatory bowel disease. Scand J Gastroenterol. 2003;38:180–5.

46. Kobayashi T, Okamoto S, Hisamatsu T, et al. IL23 differentially regulates the Th1/Th17 balance in ulcerative colitis and Crohn's disease. Gut. 2008;57:1682–9.

47. Park H, Li Z, Yang XO, et al. A distinct lineage of CD4 T cells regulates tissue inflammation by producing interleukin 17. Nat Immunol. 2005;6:1133–41.

48. Benson JM, Peritt D, Scallon BJ, et al. Discovery and mechanism of ustekinumab: a human monoclonal antibody targeting interleukin-12 and interleukin-23 for treatment of immune-mediated disorders. MAbs. 2011;3:535–45.

49. Lupardus PJ, Garcia KC. The structure of interleukin-23 reveals the molecular basis of p40 subunit sharing with interleukin-12. J Mol Biol. 2008;382:931–41.

50. Zhu Y, Hu C, Lu M, et al. Population pharmacokinetic modeling of ustekinumab, a human monoclonal antibody targeting IL-12/23p40, in patients with moderate to severe plaque psoriasis. J Clin Pharmacol. 2009;49:162–75.

51. Zhou H, Hu C, Zhu Y, et al. Population-based exposure-efficacy modeling of ustekinumab in patients with moderate to severe plaque psoriasis. J Clin Pharmacol. 2010;50:257–67.

52. Feagan BG, Sandborn WJ, Gasink C, et al. Ustekinumab as induction and maintenance therapy for Crohn's disease. N Engl J Med. 2016;375:1946–60.

第二章
抗 TNF 单抗在溃疡性结肠炎中的应用

引言

溃疡性结肠炎（ulcerative colitis，UC）是一种自身免疫性炎症性肠病（IBD），会导致结肠黏膜出现溃疡，从而产生相应临床症状，典型症状包括腹痛、腹泻及便血。UC 的自然病程缓解复发交替，活动期 UC 出现肠道狭窄、异型增生和癌变的风险增加。当疾病没有有效控制时，还会影响患者的生活质量。尽管大多数的 UC 患者目前主要采用药物治疗，但仍有 20%~30% 的患者会因为药物无效而选择结肠切除术[1,2]。UC 的治疗方案主要依据于疾病的严重程度及病变范围。生物制剂治疗，如拮抗肿瘤坏死因子制剂（抗 TNF），主要被用来治疗中重度活动性 UC。这些药物经常与其他药物一起联用，主要治疗目标是实现非激素依赖的临床缓解和内镜下缓解。目前被批准用于 UC 治疗的抗 TNF-α 药物包括英夫利昔单抗（Remicade）、阿达木单抗（Humira）及戈利木单抗（Simponi）。而对于 FDA 已批准且可用的生物类似物，以及有其他作用机制的可用生物制剂暂不在这一章讨论。

目前认为治疗中重度活动性 UC 的最有效的方案是采用包括抗 TNFα 制剂在内的生物制剂治疗同时联用或不联用免疫调节剂。各项临床试验支持了抗 TNFα 治疗的有效性，数据显示约三分之二的患者在接受第一次抗 TNF 治疗后实现了临床应答，三分之一实现了临床缓解，另有三分之一的患者对药物治疗无效或者不耐受药物治疗[3]。抗 TNFα 药物一般耐受性良好，潜在的不良反应主要包括注射部位反应以及输液反应、感染、自身免疫反应、中性粒细胞减少症、皮肤反应、恶性肿瘤以及脱髓鞘疾病或心力衰竭。本章将综述抗 TNF 药物在 UC 中的使用，包括治疗指征、治疗目标以及每种药物的有效性与安全性。同时将讨论对于老年患者的治疗，药物安全性和有效性的一般监测，影响抗 TNF 制剂选择的因素，以及关于调整药物的条件以及患者教育时的重点话题。

溃疡性结肠炎中使用抗 TNF 制剂的指征

UC 的治疗方法依据于内镜下疾病范围以及疾病的临床严重程度决定。内镜下的疾病范围包括局限于直肠的疾病(溃疡性直肠炎),累及整个结肠(泛结肠炎)或者疾病范围位于上述两种之间。疾病严重程度分为轻度、中度、重度和爆发性肠炎,该严重程度分类用来指导药物治疗方案的选择[4]。抗 TNFα 制剂适用于那些对于一线治疗无效(将在另一章中论述)或者有系统性疾病的患者。抗 TNF 治疗的适应人群为:激素治疗无效或者激素依赖的中重度活动性广泛结肠炎患者和(或)美沙拉嗪或者硫唑嘌呤治疗失败的患者。如果患者对抗 TNFα 诱导方案产生应答,之后维持治疗阶段可用这些药物继续维持缓解。抗 TNFα 治疗的禁忌人群为:有活动性感染、未经治疗的潜伏性结核病、中重度先天性心衰、脱髓鞘疾病或恶性肿瘤的患者。

抗 TNF 治疗目标

UC 治疗目标包括:①诱导并维持非激素依赖的缓解;②阻止疾病相关的并发症;③改善患者的生活质量并防治不良反应[5]。但是,近年来,UC 的治疗目标也发生了改变,之前的主要治疗目标是缓解患者的临床症状,但近年来研究发现,实现内镜或者黏膜改善与较高的持续临床缓解率、较高的非激素依赖的临床缓解率、住院率降低以及患者生活质量的改善有关[6-9]。荟萃分析显示黏膜愈合与更高的临床缓解率、避免结肠切除、持续的黏膜愈合以及非激素依赖的临床缓解有关[10]。尽管黏膜愈合被认为是UC 治疗的重要目标,但黏膜愈合尚无统一的定义。

抗 TNF 单抗

引言

TNFα 是 CD 发病中重要的促炎细胞因子,在 UC 患者的外周血、结肠组织以及粪便中也可发现 TNFa 的浓度升高[11-13]。抗 TNFα 制剂的作用机制是结合游离型以及膜性 TNFα,这样可阻止 TNFα 与其受体位点结合,并降低其生物活性。目前有 3 种抗 TNFα 制剂被研究可用于 UC 临床诱导缓解和维持治疗（表 2.1 和表 2.2）。这些药物中，英夫利昔单抗采用静脉（Ⅳ）给药，而阿达木单抗和戈利木单抗采用皮下注射（SC）方式给药。目前仅有各自的安慰剂 - 对照试验评估其安全性和有效性，暂缺乏比较这三种单抗有效性与安全性的临床研究。

英夫利昔单抗

诱导和维持治疗临床试验

英夫利昔单抗是一种通过静脉给药的嵌合单克隆抗体，拮抗 TNFα 用于 UC 治疗，也可用于类风湿性关节炎、强直性脊柱炎、斑块型银屑病、牛皮癣性关节炎和 CD 的治疗[14]。在 UC 患者中，活动性溃疡性结肠炎试验 1 和 2（ACT1 和 ACT2）研究发现接受英夫利昔单抗治疗的中重度活动性 UC 患者比接受安慰剂治疗者实现临床缓解的概率更高。两个研究均为安慰剂 - 对照双盲试验，试验评估了开始后 0 周，2 周和 6 周给予英夫利昔单抗 5~10mg/kg 或者安慰剂治疗，随后每 8 周给药一次，在 ACT2 试验中该治疗截止到 22 周，在 ACT1 中截止到 46 周[15]。这些试验也包括了之前没有接受过 TNFα 治疗且对于传统药物治疗无效或者不耐受的中重度活动性 UC 患者。在每个试验中除了激素在 8 周后逐渐减量外，其他同时使用的药物在整个试验中均维持稳定状态。每个试验的主要终点是 8 周时的临床应答。

在 ACT1 中，相比于 37.2% 接受安慰剂的患者（45/121），分别有 69.4% 接受 5mg/kg 英夫利昔单抗的患者（84/121）和 61.5% 接受 10mg/kg 的患者（75/122）在 8 周时达到了临床应答（每组对比 $P<0.001$）。在 ACT2 中，相比于 29.3% 接受安慰剂的患者（36/123），64.5% 接受 5mg/kg 英夫利昔单抗的患者（78/121）和 69.2% 接受 10mg/kg 的患者（83/120）在 8 周时达到了临床应答（每组对比 $P<0.001$）。在 ACT1 和 ACT2 试验中，分别在第 8 周、30 周和 54 周以及在 8 周、30 周时，接受英夫利昔单抗治疗的患者相比于安慰剂组达到临床缓解和黏膜改善的比例更高（所有对比 P 值≤0.009）。在 ACT1 中 54 周时出现英夫利昔单抗抗体的比例为 6.1%（14/229 患者），在 30 周 ACT2 中有 6.4%（12/188 患者）出现抗药抗体。在 ACT1 中，输液反应在安慰剂组的发生率为 10.7%（13 例患者），在 5mg/kg 组为 9.9%（12 例患者），在 10mg/kg 组为 12.3%（15 例患者）（$P=1.00$）。在 ACT2 中，输液反应在安慰剂组的发生率为 8.1%（10 例患者），在 5mg/kg 组为 11.6%（14 例患者），在 10mg/kg 组为 11.7%（14 例患者）（$P=0.37$）。在 ACT1 中，54 周时形成英夫利昔单抗抗体的患者出现输液反应的比例为 35.4%，而这一比例在抗药抗体为阴性或者不包含抗药抗体的患者中为 9.8%（分别为 5/14

表 2.1　抗 TNFα 制剂用于 UC 诱导及维持治疗临床试验的疗效总结

抗 TNFα 药物	作者 参考文献	研究总结	入组患者及样本量	药物剂量信息	临床应答	临床缓解和黏膜改善
英夫利昔单抗	Rutgeerts 等[15]	诱导治疗（ACT1）	364 例未接受过 TNF 治疗的中重度活动期 UC	第 0、2 和 6 周接受安慰剂或者英夫利昔单抗 5mg/kg，或者 10mg/kg，静脉注射，之后每 8 周一次直到 46 周	第 8 周时，5mg/kg 组 69% 的患者，10mg/kg 中 61% 的患者，安慰剂组 37% 的患者出现临床应答（两组与安慰剂组相比，P 均 <0.001）	第 8 周时，5mg/kg 组 38.8% 的患者，10mg/kg 中 32% 的患者，安慰剂 14.9% 的患者实现临床缓解（分别为 P<0.001，P=0.002）相比于安慰剂组，英夫利昔单抗组在第 8 周，30 周，54 周时有更多患者实现黏膜改善（P 均 <0.001）
		诱导治疗（ACT2）	364 例未接受过 TNF 治疗的中重度活动期 UC	第 0、2 和 6 周接受安慰剂或者英夫利昔单抗 5mg/kg，或者 10mg/kg，静脉注射，之后每 8 周一次直到 22 周	第 8 周时，5mg/kg 组 64% 的患者，10mg/kg 69% 的患者，安慰剂组 29% 的患者出现临床应答（两组与安慰剂组相比，P 均 <0.001）	第 8 周时，5mg/kg 组 33.9% 的患者，10mg/kg 中 27.5% 的患者，安慰剂组 5.7% 的患者实现临床缓解（分别为 P 均 <0.001）相比于安慰剂组，英夫利昔单抗组在第 8 周，30 周时有更多患者实现黏膜改善（P 均 <0.009）
阿达木单抗	Reinisch 等[18]	诱导治疗（ULTRA1）	576 例中重度活动期 UC，可同时服用激素或者免疫抑制剂	1:1:1 随机分配在第 0 周接受 160mg 阿达木单抗治疗，在第 2 周接受 80mg，在第 4、6 周（ADA160/80）接受 40mg；或者在第 0 周接受 80mg，在第 2、4、6 周接受 40mg（ADA80/40）或者接受安慰剂治疗	第 8 周时，ADA160/80 组 54.6% 的患者，ADA80/40 组中 51.5% 的患者，安慰剂组 44.6% 的患者出现临床应答	第 8 周时，ADA160/80 组 18.5% 的患者（P=0.031），ADA80/40 组 10.0% 的患者（P=0.833），安慰剂组 9.2% 的患者实现临床缓解 ADA160/80 组 46.9% 的患者，ADA80/40 组实现临床 37.7% 的患者，安慰剂组实现 41.5% 的患者实现黏膜改善

续表

抗TNFa药物	作者参考文献	研究总结	入组患者及样本量	药物剂量信息	临床应答	临床缓解和黏膜改善
阿达木单抗	Sandborn等[19]	维持治疗(ULTRA-2)	研究方案进行了修正,形成两次分析(ITT-A3,N=390以及ITT-E,N=576)a	第0周时接受阿达木单抗160mg,第2周80mg,之后每隔一周40mg,或者安慰剂治疗	第8周时,接受阿达木单抗治疗组50.4%的患者,安慰剂组34.6%的患者出现临床应答($P<0.001$)。第52周时,接受阿达木单抗治疗组30.2%的患者,安慰剂组18.3%的患者出现临床应答($P<0.002$)	第8周时,接受阿达木单抗治疗组有16.5%的患者实现总体临床缓解,安慰剂组有9.3%的患者实现总体临床缓解($P=0.19$);第52周时,接受阿达木单抗治疗组有17.3%实现总体临床缓解,安慰剂组有8.5%的患者实现总体临床缓解;第8周时,阿达木治疗组和安慰剂组,分别有41.1%和31.7%的患者实现黏膜改善($P=0.032$)。第52周时,阿达木治疗组和安慰剂组分别有25.0%和15.4%的患者实现黏膜改善($P=0.009$)
戈利木单抗	Sandborn等[28]	采用皮下注射戈利木单抗诱导治疗(PURSUIT-SC)	761例患者	随机分配在第0,2周接受安慰剂,200/100mg和400/200mg治疗	第6周时,安慰剂组,200/100mg戈利木单抗组和400/200mg戈利木单抗组的应答率分别为30.3%,51.0%和54.9%($P≤0.001$)	第6周时,安慰剂组,200/100mg戈利木单抗组和400/200mg戈利木单抗组的临床缓解率分别为6.4%,17.8%和17.9%($P<0.001$);安慰剂组,200/100mg戈利木单抗组和400/200mg戈利木单抗组的黏膜改善率分别为28.7%,42.3%和45.1%(P值分别为$P=0.0014$,$P<0.0001$)

续表

抗TNFa药物	作者参考文献	研究总结	入组患者及样本量	药物剂量信息	临床应答	临床缓解和黏膜改善
戈利木单抗	Sandborn等[29]	维持治疗(PURSUIT-SC)	464例对诱导治疗有应答的患者	随机分配每4周分别接受安慰剂、50mg或者100mg戈利木单抗治疗	安慰剂组、200/100mg戈利木单抗组和400/200mg戈利木单抗组,在54周内临床应答维持率分别为31.2%、47.0%、49.7%(P值分别为P=0.010以及P<0.001)	第30周、第54周时,安慰剂组临床缓解率和黏膜改善率为15.6%和26.6%,50mg戈利木单抗组为23.3%、41.7%,100mg戈利木单抗组为27.8%和42.4%(P值分别为P=0.004,P=0.002)

"临床应答、临床缓解和黏膜改善的结果均来自诱导治疗方案后的患者,即ITT-A3治疗组

表 2.2　FDA 已批准用于 UC 诱导及维持治疗的抗 TNFa 药物剂量总结

抗TNFa药物	诱导剂量	维持剂量
英夫利昔单抗	0、2、6周静脉注射5mg/kg	每8周一次5~10mg静脉注射
阿达木单抗	第1天皮下注射160mg,第15天皮下注射80mg;或者第1、2、15天皮下注射80mg	第29天开始每2周一次皮下注射40mg
戈利木单抗	第一天皮下注射200mg,第15天皮下注射100mg	每4周皮下注射100mg

和 21/215）。在 ACT2 中，30 周时形成英夫利昔单抗抗体的患者出现输液反应的比例为 50%，但在抗药抗体为阴性或者不包含抗药抗体的患者中为 9.7%（分别为 6/12 和 17/176），这表明抗药抗体阳性的患者相比于没有抗药抗体的患者，更有可能出现输液反应。患者对英夫利昔单抗耐受性良好，不良事件和感染的发生在药物治疗组和安慰剂治疗组之间没有差别。

远期安全性和有效性

ACT1 和 ACT2 扩展研究评估了在 UC 维持治疗中长期英夫利昔单抗的使用，在这两个试验中，接受英夫利昔单抗治疗有效的患者继续接受 3 年的该药物治疗[16]。在 ACT1 和 ACT2 试验中，484 例接受英夫利昔单抗治疗的患者，有 229 例在扩展研究中继续接受该药物治疗。这 229 例患者中，有 70 例（30.6%）停止注射：其中 24 例（10.5%）因为发生药物不良事件，11 例（4.8%）由于药物有效性不足，1 例（0.4%）需要结肠切除，34 例（14.8%）为其他原因导致的停药。疗效分析的主要目的是评估药物维持治疗的有效性。在扩展研究的开始，42.4% 患者（97/229 例患者）处于疾病非活动期，在第 152 周，54.6% 患者（125/229 例患者）处于疾病非活动期。在研究开始时，轻度或者非疾病活动期的患者比例为 76.9%（176/229 例患者），在第 152 周时该比例为 89.5%（205/229 例患者）。根据意向性分析中的研究结果，在两个亚组中，该药物的有效性均被维持。要注意的是，在这个临床试验中，由于试验终止或其他原因而终止研究的患者，随着研究进行其最后一次观察结果仍可用。

药物的安全性以每 100 例患者每年的事件数来报道，对于那些接受过一次以上英夫利昔单抗注射的患者（N=230），在扩展研究中平均治疗持续时间为 1.99 年。总体上，不良事件概率是 506/（100 例患者·年），由于不良事件而停用该药物的比例是 4.63/（100 例患者·年）（36/230 例患者）。只有 3 例患者出现了严重的输液反应。在扩展研究中，有 5 例患者被诊断为恶性肿瘤，包括肺腺癌、乳腺癌、前列腺癌、基底细胞癌以及鼻部和前臂的皮肤癌[1.01 患者/（100 例患者·年）]相比于之前的英夫利昔单抗的安全性资料，在扩展研究中，没有新发或突发的不良事件发生。

阿达木单抗

诱导和维持治疗临床试验

阿达木单抗是皮下给药的重组人抗 TNFα 抗体，已被批准用于 UC 治疗，此外还可用于类风湿性关节炎、青少年特发性关节炎、化脓性汗腺炎、强直性脊柱炎、斑块状银屑病、牛皮癣性关节炎和克罗恩病的治疗[17]。第一个评估阿达木单抗在 UC 中有效性与安全性的临床试验为 ULTRA1。该实验是有关阿达木单抗用于 UC 中长期缓解和维持治疗的临床试验,为期 8 周,采用多中心随机双盲安慰剂 - 对照试验方法,评估了阿达木单抗对于中重度 UC 患者的临床诱导缓解治疗,纳入患者均未接受过抗 TNFα 治疗,但有些同时使用激素和(或)免疫抑制剂治疗[18]。第二个多中心随机双盲安慰剂 - 对照临床试验是 ULTRA2,进一步评估了阿达木治疗中重度 UC 患者中的有效性和安全性,并收集了长期研究数据[19]。

ULTRA1 试验方案原本包括阿达木单抗治疗组和安慰剂组,药物治疗组患者在第 0 周接受 160mg 阿达木单抗治疗,在第 2 周接受 80mg,在第 4 周、第 6 周(ADA160/80)均接受 40mg 阿达木单抗。但是,研究方案之后调整为增加另一个阿达木单抗诱导治疗组,在第 0 周接受 80mg 阿达木单抗,在第 2、4 和 6 周接受 80mg 阿达木单抗(ADA80/40)。在研究中,患者每两周皮下注射阿达木单抗 40mg,观察至 52 周的开放性研究阶段为止。目前已有的两个意向治疗分析,其中一个对调整研究方案后的患者(ITT-A3,N=390)进行研究,另一个意向治疗人群包括所有原本试验方案中的患者和调整方案中的患者(ITT-E,N=575)。在 ITT-A3 患者中,在第 8 周时 ADA160/80 有 18.5% 的患者达到了临床缓解,ADA80/40 组有 10% 的患者实现临床缓解,安慰剂组中 9.2% 的患者实现临床缓解(相比于安慰剂组,P=0.031,P=0.833)。两种阿达木单抗治疗诱导剂量时均耐受性良好,且总体的安全性与安慰剂组相当。ULTRA1 试验显示:ADA160/80 对于诱导中重度 UC 缓解治疗是安全有效的。

ULTRA 试验 2 将 474 例中重度活动期 UC 随机分为阿达木单抗治疗组和安慰剂组,并且不考虑患者联用激素和(或)免疫调节剂的治疗情况。与 ULTRA1 试验不同,那些之前接受过英夫利昔单抗的患者,如果因为对药物无应答或者不耐受药物的时间超过 8 周,也被纳入到 ULTRA2 实验中,研究还发现该实验中接近 40% 的人群之前有过英夫利昔单抗用药史。患者根据之前抗 TNFα 用药史分层后,又被 1∶1 随机分配到阿达木单抗 160/80 或者安慰剂组。主要的有效性终点是第 8 周和第 52 周时的临床缓解率。在第 8 周时,16.5% 接受阿达木治疗的患者实现临床缓解,在安慰剂组这一比例为 9.3%(P=0.019)。同样地,在第 52 周,接受阿达木治疗的患者达到了更高的临床缓解率(17.3% 比 8.5%,P=0.004)。在第 52 周,相比于安慰剂组,使用 TNFα 治疗的患者和未使用 TNFα 治疗者实现临床缓解的比例均显著增高(22% vs 12.4%,P=0.029;10.2% vs 3%,P=0.039)。而在第 8 周时,相比于安慰剂组,仅有那些从未接受过抗 TNFα 治疗者的临床缓解率显著增高(21.3% vs 11%,P=0.017)。该研究的第二个终点分析显示,在第 8 周和第 52 周时,相比于安慰剂组,那些接受阿达木单抗的患者实现临床缓解的比例更高（50.4% vs 34.6%，$P<0.001$；30.2% vs 18.3%，$P=0.002$）。相比于安慰剂组，阿达木治疗组患者同时实现黏膜改善的比例更高（第8周，41.1% vs 31.7%，$P=0.032$；第52周，25% vs 15.4%，$P=0.009$）。整体而言，阿达木单抗治疗与安慰剂组的安全性无差别。

ULTRA2试验是为首次接受治疗后无充足应答的患者所设计的，这些患者转向了开放性试验，在12周之后开始每隔一周接受40mg阿达木单抗治疗，对于调整药物后仍没有充分应答的患者，给予每周40mg的阿达木单抗治疗。在第12周时，31.7%（39/123）在第8周有应答的患者和61.6%（77/125）在第8周没有应答的患者纳入到开放性的阿达木治疗试验中。进一步研究发现，对于第8周时的应答者和无应答者，分别有16.3%（20/123）和38.4%（48/125）的患者升级到每周一次的阿达木单抗治疗[20]。对于前8周有应答的患者来说，52周时的缓解率、应答率、黏膜改善率分别为20%，45%和45%。而在前8周没有应答者中，52周时的缓解率、应答率、黏膜改善率分别为2.1%，25%和29.2%。这些结果表明剂量升级到每周一次阿达木治疗，除了对首次无应答者有效外，还可能对于起初对诱导剂量有应答之后失去应答的患者有效，并且每周一次的剂量与药物不良反应的发生风险增加无关。

长期安全性和有效性

ULTRA1和ULTRA2试验也报道了所纳入的患者长期使用阿达木单抗时的安全性与有效性。Colombel等评估了上述两个试验纳入的1094例患者中的600名患者，这些患者至少接受了一次阿达木单抗治疗（ADA随机设置），其中199例患者在208周时仍继续接受阿达木单抗治疗[21]。对于长期的缓解率和黏膜改善率采用了无应答填补法（nonresponder imputation，NRI），该方法将所有失访（missing）患者均假设为没有实现临床终点。对于ADA随机集合，在第4年时，每个部分Mayo评分缓解率为27.7%[148/600（NRI）]，黏膜改善率为27.7%[166/600（NRI）]。作者也评估了为期156周的维持治疗阶段阿达木单抗的有效性，在开放性试验ULTRA3中，纳入了588例患者，这些患者来自ULTRA1和ULTRA2试验（ADA扩展集合）。在ULTRA3中有360例患者在156周内均维持阿达木单抗治疗。在156周时（共242例患者达到缓解），每部分Mayo评分黏膜改善率是63.3%（NRI），在144周时（共409例患者达到黏膜改善），该比例为59.9%（NRI）。

在ULTRA1，2和3试验中（N=1010例患者或暴露了2338患者·年），也显示了接受过至少一次阿达木治疗的患者的安全性研究数据。严重不良事件每100患者·年暴露率与之前研究中观察到的数据是相似或者更低。相比于整个ADA治疗中17.7事件每100患者·年，在52周时的

ADA160/80/40 治疗中为 30.7 事件每 100 例患者。在 ULTRA3 试验中,有 3 例 B 细胞淋巴瘤发生,但是这些患者均正在使用硫唑嘌呤或者之前有过该药物使用史。严重的不良事件包括:2 例巨细胞病毒性肠炎,1 例严重的结核感染,1 例心脏呼吸骤停,1 例右心衰竭。与以前的阿达木单抗安全性的数据相比,在拓展研究期间没有报道新发或突发的不良事件。

戈利木单抗

诱导和维持治疗临床试验

戈利木单抗是一种完全人源化的皮下给药的抗 TNFα 抗体,已被批准用于 UC 治疗,同时可用于类风湿性关节炎,强直性脊柱炎和银屑病性关节炎的治疗[22-27]。在 UC 患者中,溃疡性结肠炎研究计划(The Programme of Ulcerative Colitis Research Studies)通过研究治疗 - 皮下给药(PURSUIT-SC)评估了皮下注射戈利木单抗在诱导治疗时的安全性和有效性[28]。该多中心随机双盲安慰剂对照试验发现在第 0 周,第 2 周时采用 SC 戈利木单抗 200/100mg 以及 400/200mg 诱导治疗,对于中重度活性 UC 实现临床应答,并能有效获得临床缓解以及黏膜改善。该研究也发现诱导治疗中患者耐受性良好,其安全性与其他抗 TNFα 疗法一致。

该研究还整合了 2 期和 3 期临床研究,纳入了对口服 5- 氨基水杨酸盐、口服皮质类固醇、硫唑嘌呤和(或)6- 巯基嘌呤等不耐受或无效,但未接受过抗 -TNFα 治疗的中重度 UC 患者。在 2 期研究剂量探索部分,169 例受试者被 1∶1∶1 随机分配,在第 0 周、第 2 周接受 SC 安慰剂或者戈利木单抗 100/50mg,200/100mg 或者 400/200mg 治疗。在第 6 周时,接受戈利木单抗 200/100mg 和 400/200mg 治疗的患者中有 51.0% 和 54.9% 实现了临床应答,而安慰剂组临床应答率为 30.3%。这个结果有明显统计学差异,并实现了该研究的主要临床终点($P<0.0001$)。此外,相比于安慰剂组,接受戈利木单抗 200/100mg 或者 400/200mg 的患者临床缓解率更高(分别为 6.4%、17.8% 和 17.9%,$P<0.0001$)。同样,这些患者获得了黏膜改善比例更高,其中,戈利木单抗 200/100mg 组黏膜改善比例为 42.3%($P<0.0014$),戈利木单抗 400/200mg 组为 45.1%($P<0.0001$),而安慰剂组实现黏膜改善的比例为 28.7%。戈利木单抗的耐受性普遍良好,不良事件发生率和安慰剂组相比无差别。严重的不良事件以及严重的感染罕见[28]。

3 期研究是一个多中心安慰剂对照双盲随机停药物研究,1228 例完成其中一个诱导治疗研究的患者被纳入其中,以评估 SC 戈利木单抗维持治疗[29]。患者接受戈利木单抗 50mg 和 100mg 或者接受安慰剂治疗,每 4 周一次,一直持续到 52 周。最初的人群(N=456)研究结果显示,相比于安慰剂组,接受戈利木单抗 100mg 或者 50mg 组中维持临床应答的患者比例显著增多(31.2%,49.7%,47.0%;P 值分别为 P<0.001 和 P=0.010),因此该研究实现了主要的临床终点。对于 52 周内的临床应答,在戈利木单抗 100mg 和 50mg 治疗组中因不良反应需要治疗的患者数目分别是 5 和 6,相比于安慰剂组,30 周和 54 周时戈利木单抗 100mg 组实现临床缓解的患者比例显著增加(分别为 15.6% 和 27.8%,P=0.004)。在戈利木 50mgSC 组中虽可观察到临床缓解率的增加,但在统计学上没有显著差异。在 100mg 组需要治疗去实现临床缓解的患者为 8 个。分析显示 54 周后出现抗戈利木单抗抗体的有 2.9%,亚组分析显示同时接受免疫调节剂治疗的患者有 1.1%(4/362)出现抗药抗体,而单独接受戈利木治疗的患者有 3.8% 出现抗药抗体[29]。在维持治疗临床试验中,总体上安全性与戈利木已知的安全性是一致的,包括罕见严重感染的发生、结核、恶性肿瘤和抗药抗体的发生[29]。

长期安全性和有效性

研究者在 2016 年发表了有关 SC 戈利木的长期安全性与有效性研究的论文[30]。1240 例来自 PURSUIT 试验且未接受过抗 TNFα 的中重度 UC 患者,被随机分配到维持治疗阶段接受 52 周的安慰剂或者戈利木单抗 50、100 或者 200mg,之后在扩展研究中继续接受治疗至 104 周[30]。在 104 周时,研究者发现 86% 纳入的患者表现为无疾病活动度或者是轻度疾病活动度。此外,有 174 例患者在 54 周时为非激素依赖,有 88.5% 的患者在 104 周时仍保持着非激素依赖。

对于接受过至少一次戈利木治疗的患者(1664 患者·年),其安全性与之前研究中结果是一致的。严重不良事件每 100 患者·年暴露在 54 周和 104 周时的发生率差异无统计学意义(19.65% vs 11.10%),以及导致戈利木单抗停药的不良事件的发生率差异也无统计学意义(分别为 12.72% vs 5.98%)。作者报道有关结核感染、机会感染和恶性肿瘤的发生率较低;在试验期间,第 54~104 周之间有 2 例非黑色素瘤皮肤癌,1 例转移性结肠癌和 2 例死亡事件(全心衰,败血症)发生[30]。

60 岁以上患者的抗 TNFα 治疗

在美国,据估计有 10%~15% 的 IBD 患者在 60 岁时初次发病,发病率为 6~8/(10 万·年)[31]。此外,早期被诊断为 IBD 的老年患者也增加了 IBD 老年患者人数。目前评估抗 TNFα 生物制剂在老年患者中的安全性和有效性的数据有限,目前老年患者群体中使用抗 TNFα 药物的指征与年轻患者一样[32]。尽管如此,由于缺乏临床研究评估药物使用时的安全性和有效性,对于老年 UC 患者的药物治疗决策较复杂。此外,老年人伴有并发疾病及同时使用多种药物,其治疗的风险更高,并且随着年龄增长,老年人生理功能发生改变,增加了疾病的发病率和死亡率。另有研究报道显示 65 岁以上患者占了 IBD 住院人数的 1/4。

目前少有研究评估 65 岁以上患者接受抗 TNFa 治疗的安全性与有效性。实际上,在临床研究参与者的纳入阶段,老年患者通常被排除在外[5,34]。2011 年,一项回顾性研究评估了来自意大利的 95 例 65 岁以上 IBD 患者组成的队列,其中(36 例 UC 患者和 58 例克罗恩患者)有 78 例患者接受了抗 TNFα 治疗同时联用或未联用免疫调节剂治疗。回顾性研究显示 37 例 UC 患者中有 22 例(59%),58 例 CD 患者中有 38 例实现临床缓解。在接受抗 TNFα 治疗的患者中,11% 的患者发生严重感染,3% 发生肿瘤,10% 死亡;而在相应的对照组中,0.5% 的患者发生严重感染,2% 发生肿瘤,2% 死亡[33]。尽管研究结果显示在老年患者应用生物制剂治疗的风险更高,但回顾性研究限制了该类研究的可比性,并且相比于对照组,接受抗 TNFα 治疗的患者可能有更严重的疾病,这会使研究结果出现明显偏倚。

另一项 2015 年的观察性回顾性研究对比了 66 例 65 岁以上接受抗 TNFα 治疗的 IBD 患者,112 例 65 岁以下的 IBD 患者以及 61 例从未接受过抗 TNFα 治疗的患者。作者报道,相比于 65 岁以下接受抗 TNFα 治疗的患者,在 65 岁以上接受该种药物治疗的队列中严重不良事件的发生率更高($RR=4.7$,$P<0.001$)。这一风险也比 65 岁以上未接受抗 TNFα 治疗组出现严重不良事件的风险高($RR=3.09$,$P=0.0008$)[35]。作者也报道,相比于小于 65 岁接受抗 TNFα 治疗的患者,超过 65 岁的患者接受 10 周抗 TNFa 治疗后的临床应答显著降低;但是在治疗 6 月后,临床应答在两组间没有差别。需要注意的是,上述评估仍局限于回顾性研究,临床应答也仅仅依据于临床评估,不包含内镜评估[35]。

与老年 IBD 患者接受抗 TNFα 治疗有关的另一个考虑因素是该药物已知的并发症和不良事件的发生风险。例如,抗 TNFα 药物对于中重度心衰评分为Ⅲ或者Ⅳ级(New York Heart Association class)的患者禁用[36],而这种并发症在老年患者中更常见。此外,IBD 与黑色素瘤和非黑色素瘤皮肤癌的风险增加有关。这一问题将在另一章节进一步讨论,但是考虑到老年患者中治疗风险增加,因此目前仍需要恰当的筛查措施[37]。目前认为 IBD 患者增殖性疾病的风险与普通患者一样或者较普通人群稍有增高,但使用硫唑嘌呤治疗与相对风险增加 4~6 倍有关。相比于更年轻患者,年龄超过 70 岁的患者绝对风险增高,目前认为 20~29 岁患者绝对风险为

1/4000~1/5000,70 岁以上患者绝对风险为 1/300~400[38]。但是我们认为这种风险不是联合硫唑嘌呤与抗 TNFa 药物治疗的绝对禁忌证,因此这种风险的增加应该发生于特殊人群中。与抗 TNFα 单抗治疗有关的真正风险目前尚未明确,因为很多接受抗 TNFα 治疗的患者同时接受了免疫调节剂的治疗,这将在接下来的章节中讨论。

在药物使用时应该考虑可能增加并发症的风险,老年 UC 患者可在药物使用时出现严重的疾病,如果有用药指征,这些患者应该予以有效性最强的治疗方式,包括必要时使用抗 TNFα 制剂。在这些患者中评估治疗风险应该对比可供选择的的药物,包括其他的生物制剂、正在接受激素治疗患者的风险,以及手术风险,这些风险在老年患者中均较高。考虑到这些患者并发症发生的风险较高,虽目前尚无评估有效性的前瞻性对照试验,但试验性治疗并降低并发症的发生仍很重要。目前抗 TNFα 治疗指南中,对于高风险的评估较少,包括在开始治疗前评估感染或者伴发疾病的状况,这将限制抗 TNFα 制剂的使用。此外,指南推荐对于有指征的患者应该进行恰当的免疫疾病以及癌症的筛查护理。由于老年患者使用抗 TNFα 药物时出现不良反应的绝对风险最高,评估伴发疾病并实施免疫疾病和癌症的筛查在老年患者中尤为重要。

抗 TNFα 制剂安全性和有效性的一般监测

在开始抗 TNFα 制剂治疗时,UC 患者应该筛查治疗的禁忌证,包括结核病、乙型肝炎病毒和活动性感染。应考虑的其他相对和绝对禁忌证,还包括心力衰竭病史、脱髓鞘疾病、目前患有恶性肿瘤,以及近期活疫苗的接种史。在整个治疗过程中,应观察患者有无感染、心衰、过敏反应、狼疮样综合征和恶性肿瘤的症状体征出现。在基线和整个治疗中监测安全性的实验室方法包括全血细胞计数和肝功能检测[39]。治疗的有效性一般采用临床症状改善、能否停用激素以及实验室检测指标和内镜表现的改善等来评估。药物治疗监测将在下面的章节中详细讨论。

UC 治疗中抗 TNFα 药物的选择

一般来讲,抗 TNFα 药物治疗中重度活动性 UC 的安全性和有效性在不同的药物中是一样的。虽然每种药物目前已经在双盲安慰剂对照临床试验中被单独评估,但目前没有比较两种抗 TNFα 药物的研究。因此,当考虑使用哪种抗 TNFα 药物时,需要考虑影响治疗的因素:如药物的给药方式、药物种类的选择以及治疗费用[40]。

患者偏好也是影响药物选择的因素之一,不同药物在治疗时可采用不同的给药方式,如皮下注射或者静脉输注[40]。同样,维持治疗的时间长短也因人而异,通常英夫利昔单抗每 8 周静脉输注一次,而阿达木单抗每 2 周皮下给药一次,戈利木单抗每 4 周皮下给药一次。患者的生活方式也是重要的考虑因素,因为不同药物的给药方式及时间会影响患者的治疗偏好。例如,离中心城区较远的患者或者对于定点给药时间不方便的患者会更喜欢在家自行使用的注射药物,而其他患者会更喜欢给药次数低的方式,如每 2 个月一次的静脉给药。此外,还需考虑静脉给药的方便程度,静脉给药途径困难的患者会更喜欢皮下给药方式。对于另外一些患者来说,自我注射时的不适也是影响药物选择的因素。另外,药物通常在冰箱内储存,在临床医疗点可提供静脉药物而不需要患者自行储存药物。

局部给药也会影响治疗选择。静脉给药由专业的医护人员实施,地点可在注射中心,也可在患者的家中,这对于希望在接受药物治疗时有医务人员监护的患者,或者对于自我给药时间存在困难的患者来说是更佳选择。并且静脉给药时可更方便地监测实验室指标变化,而不再需要去其他医疗机构进行持续的抽血检验。

最后,考虑到 TNFα 治疗的费用,在缺乏一定治疗指征的情况下,医疗保险通常会影响患者对一线治疗药物的选择。而这往往是患者选择抗TNFα 治疗的主要因素。但目前尚无有关两种药物正面对比的临床试验,因此,没有可靠的数据去判定一个特定的抗 TNFα 治疗是否比另一个安全或有效。

调整抗 TNFα 治疗

停用一种抗 TNFα 并换用其他抗 TNFα 药物治疗,可发生在由于对前一种药物原发性或继发性无应答、应答不充分、出现过敏反应、患者依从性差或者其他的原因,导致治疗中止时。研究已经表明应答率和缓解率在第一次药物治疗后最高,而在第二次和第三次药物治疗后降低。但这也表明前一种抗 TNFα 治疗的停药原因可预测后续治疗的应答情况。一般来说,对于已经对特定抗 TNFα 药物有应答的患者,我们不建议将抗 TNFα 药物"调整"为另一种药物,除非患者已经丧失应答或者出现不良反应。

据估计,未接受过抗 TNFα 的 IBD 患者中,有三分之二对第一次抗TNFα 药物产生临床应答,三分之一可实现临床缓解,三分之一患者不耐受药物或者对药物产生抵抗[3]。药物治疗时无应答的患者可分为原发性无应答者(这些患者对于药物治疗没有明显的应答),继发性无应答者(这些患者起初对治疗有应答但之后丧失应答),以及对于药物不耐受者。

接受第二种抗 TNFα 药物的患者,其应答率可与第一种药物的停药原因有关。一项荟萃分析显示 61% 第一次抗 TNFα 药物不耐受的患者,45%第二种药物无应答的患者和 30% 原发性无应答的患者,在换用第二种抗 TNFα 药物治疗时实现了缓解[3]。但是,应答率和缓解率在回顾性研究中各有不同,目前仅有一项安慰剂对照试验评估了克罗恩病患者接受第二种抗 TNFα 药物治疗时的疗效[41]。在一项研究中,301 例英夫利昔单抗治疗失败的患者被随机分配接受阿达木单抗或者安慰剂诱导治疗。21% 接受阿达木治疗的患者和 7% 安慰剂组患者在治疗 4 周后实现缓解($P<0.001$)。这表明对于应答不充分的患者或者不耐受英夫利昔单抗的患者接受第二种抗 TNFα 药物—阿达木单抗可实现缓解[41]。

有限的研究已经评估了在前两次抗 TNFα 治疗失败后使用第三种TNFα 药物治疗 IBD 的疗效,且大多数数据是在 CD 人群中获得的[42]。一项回顾性研究评估了 67 例 CD 患者,他们接受了第三次 TNFα 药物治疗,这些患者前两次 TNFα 治疗失败或不耐受。这项小型回顾性研究表明,在第 6 周和第 20 周,有 61% 和 51% 的患者分别报告了临床应答;然而,这项研究存在明显的研究不足,包括样本小、回顾性设计和缺乏对先前抗 TNFα治疗失败的标准化定义[42,43]。另一项小型回顾性研究对 63 例 IBD 患者进行了第三次 TNFα 治疗后报告,75% 的患者在治疗 3 个月后取得了临床疗效,36% 的患者获得了缓解[42,44]。

患者教育

进行抗 TNFα 药物的患者教育对于以患者为中心的共同决策(patient-centered shared decision-making)是十分重要的,可告知患者治疗的风险和益处,并改善患者依从性。对患者的教育应该包括治疗目标的确定,不良反应的发生风险以及药物安全性和有效性的检测计划。同时应告知患者在有做手术的计划时应与医护团队保持联系,因为这可能影响医师对药物的调整。当患者怀孕或者考虑怀孕时,也应告知其医护团队,从而讨论并决定妊娠中的治疗情况。

在应用抗 TNFα 药物诱导并维持缓解治疗时,应该强调依从性的重要性。依从性对于维持应答以及减少抗药抗体的出现很重要,抗药抗体的出现又与丧失应答以及不良反应的发生风险有关。目前治疗方法着重强调在维持治疗时的依从性,从而控制活动性疾病;停药的后果将在后续的章节中讨论。

　　值得注意的是,接受包括抗 TNFα 的免疫抑制药物治疗的患者应该与其医护人员讨论,并制定出与其年龄相适应的维持治疗方案,并据此考虑接种疫苗以降低潜在的不良风险[45,46]。但医师应该告诫患者,在接受免疫抑制剂期间禁止接种活疫苗。此外,还应商讨与年龄性别相关的肿瘤筛查。除此之外,应告知患者关于抗 TNFα 药物的医疗保险覆盖相关问题,包括需要通知医疗人员有关医疗保险的变化,以便于批准药物治疗并防止给药延迟。

总结

　　对于已接受过 UC 一线治疗方法但失败的患者,抗 TNFα 药物可用于诱导并维持缓解治疗。抗 TNFα 药物已成为研究最多的生物制剂,并已被证实对 UC 的治疗相对安全且有效。对于开始接受抗 TNFα 治疗的患者,医生应该认识到治疗目标包括改善患者的生活质量和缓解症状。但除此之外,其他的治疗目标也同样重要,如实现非激素依赖的缓解,避免 UC 相关入院和并发症发生,并在内镜评估时疾病严重程度得到改善。

　　目前美国 FDA 已批准的抗 TNFα 制剂有三种,包括英夫利昔单抗、阿达木单抗和戈利木单抗。一般来说,这三种药物的安全性和有效性没有差别。但目前尚比较两种药物疗效的研究明确显示是否其中一种抗 TNFα 制剂较其他两种更好。与抗 TNFα 药物有关最主要的风险是感染风险、药物的不良反应(输液反应或者注射部位反应)以及不常见的与其他免疫反应发生有关的风险出现(狼疮样反应、银屑病样皮疹)。

　　一般来讲,这些药物治疗的耐受性良好,但对接受治疗的患者特别是年龄超过 60 岁的患者,应该仔细检测药物本身不良反应、感染和恶性肿瘤的发生。抗 TNFα 治疗的主要禁忌证是出现活动性感染(例如:结核病、机会性感染或者乙肝病毒感染)、三级或者四级心衰病史、已知的脱髓鞘疾病,已知的超敏反应或并发恶性肿瘤。

　　由于目前尚无证据表明一种药物优于其他药物,因此对于开始治疗时抗 TNFα 药物的选择,主要取决于患者的医疗保险种类、输注与注射的偏好以及治疗费用的综合考虑。尽管英夫利昔单抗对于静脉给药途径有困难的患者并没有被禁止使用,但是阿达木单抗和戈利木单抗将更符合这些患者的首要选择,因为这两种药物不需要静脉注射。

　　一般来说,我们不推荐因为患者不方便或者因保险因素将一种抗

TNFα 药物调整为另一种单抗。但是对于已经出现药物不耐受或者对于之前的抗 TNFα 制剂丧失应答的患者,理应考虑换用另一种抗 TNFα 药物。我们不提倡调整药物,除非患者已经丧失应答或者对于特定的抗 TNFa 药物不耐受,因为这会增加前一种抗 TNFα 药物抗体的发生风险。此外,研究已经显示,相对于第一种药物,开始第二种抗 TNFα 治疗的患者,其应答率和缓解率一般更低。同时接受免疫抑制药物和抗 TNFα 制剂的治疗将在其他章节讨论。但是,一般我们推荐大多数患者应该同时使用免疫抑制剂和抗 TNFα 制剂,除非患者对于药物不耐受或者存在禁忌证。

在患者教育部分,有关使用抗 TNFα 制剂的风险和获益的宣讲很重要。更加重要的是让患者理解中止治疗会导致抗药抗体的形成以及应答丧失。因此,患者依从性是长期维持抗 TNFα 治疗中的重要问题。

综上所述,对于一线治疗已经失败的 UC 患者,抗 TNFα 治疗可被用来诱导治疗并维持缓解。抗 TNFα 治疗对于特定的 UC 患者治疗是相对安全且有效的,但应保证这些患者没有治疗的禁忌证,并且在治疗中仔细监测所有接受药物的患者。

参考文献

1. Langholz E, Munkholm P, Davidsen M, Binder V. Colorectal cancer risk and mortality in patients with ulcerative colitis. Gastroenterology. 1992;103(5):1444–51.
2. Solberg IC, Lygren I, Jahnsen J, Aadland E, Hoie O, Cvancarova M, et al. Clinical course during the first 10 years of ulcerative colitis: results from a population-based inception cohort (IBSEN Study). Scand J Gastroenterol. 2009;44(4):431–40.
3. Gisbert JP, Marin AC, McNicholl AG, Chaparro M. Systematic review with meta-analysis: the efficacy of a second anti-TNF in patients with inflammatory bowel disease whose previous anti-TNF treatment has failed. Aliment Pharmacol Ther. 2015;41(7):613–23.
4. Kornbluth A, Sachar DB. Ulcerative colitis practice guidelines in adults: American College Of Gastroenterology, Practice Parameters Committee. Am J Gastroenterol. 2010;105(3):501–23; quiz 24.
5. Taleban S, Colombel JF, Mohler MJ, Fain MJ. Inflammatory bowel disease and the elderly: a review. J Crohns Colitis. 2015;9(6):507–15.
6. Lichtenstein GR, Rutgeerts P. Importance of mucosal healing in ulcerative colitis. Inflamm Bowel Dis. 2010;16(2):338–46.
7. Pineton de Chambrun G, Peyrin-Biroulet L, Lemann M, Colombel JF. Clinical implications of mucosal healing for the management of IBD. Nat Rev Gastroenterol Hepatol. 2010;7(1):15–29.
8. Rutter M, Saunders B, Wilkinson K, Rumbles S, Schofield G, Kamm M, et al. Severity of inflammation is a risk factor for colorectal neoplasia in ulcerative colitis. Gastroenterology. 2004;126(2):451–9.
9. Dave M, Loftus EV Jr. Mucosal healing in inflammatory bowel disease-a true paradigm of success? Gastroenterol Hepatol (N Y). 2012;8(1):29–38.
10. Shah SC, Colombel JF, Sands BE, Narula N. Mucosal healing is associated with improved long-term outcomes of patients with ulcerative colitis: a systematic review and meta-analysis. Clin Gastroenterol Hepatol. 2016;14(9):1245–55.
11. Braegger CP, Nicholls S, Murch SH, Stephens S, MacDonald TT. Tumour necrosis factor

alpha in stool as a marker of intestinal inflammation. Lancet. 1992;339(8785):89–91.

12. Murch SH, Braegger CP, Walker-Smith JA, MacDonald TT. Location of tumour necrosis factor alpha by immunohistochemistry in chronic inflammatory bowel disease. Gut. 1993;34(12):1705–9.

13. Murch SH, Lamkin VA, Savage MO, Walker-Smith JA, MacDonald TT. Serum concentrations of tumour necrosis factor alpha in childhood chronic inflammatory bowel disease. Gut. 1991;32(8):913–7.

14. Remicade (R) [package insert]. Horsham, PA: Jansenn Biotech; 2013.

15. Rutgeerts P, Sandborn WJ, Feagan BG, Reinisch W, Olson A, Johanns J, et al. Infliximab for induction and maintenance therapy for ulcerative colitis. N Engl J Med. 2005;353(23):2462–76.

16. Reinisch W, Sandborn WJ, Rutgeerts P, Feagan BG, Rachmilewitz D, Hanauer SB, et al. Long-term infliximab maintenance therapy for ulcerative colitis: the ACT-1 and -2 extension studies. Inflamm Bowel Dis. 2012;18(2):201–11.

17. Humira (R) [package insert]. North Chicago, IL: AbbVie; 2016.

18. Reinisch W, Sandborn WJ, Hommes DW, D'Haens G, Hanauer S, Schreiber S, et al. Adalimumab for induction of clinical remission in moderately to severely active ulcerative colitis: results of a randomised controlled trial. Gut. 2011;60(6):780–7.

19. Sandborn WJ, van Assche G, Reinisch W, Colombel JF, D'Haens G, Wolf DC, et al. Adalimumab induces and maintains clinical remission in patients with moderate-to-severe ulcerative colitis. Gastroenterology. 2012;142(2):257–65.e1-3.

20. Wolf D, D'Haens G, Sandborn WJ, Colombel JF, Van Assche G, Robinson AM, et al. Escalation to weekly dosing recaptures response in adalimumab-treated patients with moderately to severely active ulcerative colitis. Aliment Pharmacol Ther. 2014;40(5):486–97.

21. Colombel JF, Sandborn WJ, Ghosh S, Wolf DC, Panaccione R, Feagan B, et al. Four-year maintenance treatment with adalimumab in patients with moderately to severely active ulcerative colitis: data from ULTRA 1, 2, and 3. Am J Gastroenterol. 2014;109(11):1771–80.

22. Kay J, Matteson EL, Dasgupta B, Nash P, Durez P, Hall S, et al. Golimumab in patients with active rheumatoid arthritis despite treatment with methotrexate: a randomized, double-blind, placebo-controlled, dose-ranging study. Arthritis Rheum. 2008;58(4):964–75.

23. Keystone E, Genovese MC, Klareskog L, Hsia EC, Hall S, Miranda PC, et al. Golimumab in patients with active rheumatoid arthritis despite methotrexate therapy: 52-week results of the GO-FORWARD study. Ann Rheum Dis. 2010;69(6):1129–35.

24. Emery P, Fleischmann RM, Moreland LW, Hsia EC, Strusberg I, Durez P, et al. Golimumab, a human anti-tumor necrosis factor alpha monoclonal antibody, injected subcutaneously every four weeks in methotrexate-naive patients with active rheumatoid arthritis: twenty-four-week results of a phase III, multicenter, randomized, double-blind, placebo-controlled study of golimumab before methotrexate as first-line therapy for early-onset rheumatoid arthritis. Arthritis Rheum. 2009;60(8):2272–83.

25. Smolen JS, Kay J, Doyle MK, Landewe R, Matteson EL, Wollenhaupt J, et al. Golimumab in patients with active rheumatoid arthritis after treatment with tumour necrosis factor alpha inhibitors (GO-AFTER study): a multicentre, randomised, double-blind, placebo-controlled, phase III trial. Lancet. 2009;374(9685):210–21.

26. Braun J, Deodhar A, Inman RD, van der Heijde D, Mack M, Xu S, et al. Golimumab administered subcutaneously every 4 weeks in ankylosing spondylitis: 104-week results of the GO-RAISE study. Ann Rheum Dis. 2012;71(5):661–7.

27. Kavanaugh A, van der Heijde D, McInnes IB, Mease P, Krueger GG, Gladman DD, et al. Golimumab in psoriatic arthritis: one-year clinical efficacy, radiographic, and safety results from a phase III, randomized, placebo-controlled trial. Arthritis Rheum. 2012;64(8):2504–17.

28. Sandborn WJ, Feagan BG, Marano C, Zhang H, Strauss R, Johanns J, et al. Subcutaneous golimumab induces clinical response and remission in patients with moderate-to-severe ulcerative colitis. Gastroenterology. 2014;146(1):85–95; quiz e14-5.

29. Sandborn WJ, Feagan BG, Marano C, Zhang H, Strauss R, Johanns J, et al. Subcutaneous golimumab maintains clinical response in patients with moderate-to-severe ulcerative colitis. Gastroenterology. 2014;146(1):96–109.e1.

30. Gibson PR, Feagan BG, Sandborn WJ, Marano C, Strauss R, Johanns J, et al. Maintenance of

efficacy and continuing safety of golimumab for active ulcerative colitis: PURSUIT-SC maintenance study extension through 1 year. Clin Transl Gastroenterol. 2016;7:e168.

31. Loftus EV Jr, Silverstein MD, Sandborn WJ, Tremaine WJ, Harmsen WS, Zinsmeister AR. Ulcerative colitis in Olmsted County, Minnesota, 1940-1993: incidence, prevalence, and survival. Gut. 2000;46(3):336–43.

32. Nimmons D, Limdi JK. Elderly patients and inflammatory bowel disease. World J Gastrointest Pharmacol Ther. 2016;7(1):51–65.

33. Cottone M, Kohn A, Daperno M, Armuzzi A, Guidi L, D'Inca R, et al. Advanced age is an independent risk factor for severe infections and mortality in patients given anti-tumor necrosis factor therapy for inflammatory bowel disease. Clin Gastroenterol Hepatol. 2011;9(1):30–5.

34. Desai A, Zator ZA, de Silva P, Nguyen DD, Korzenik J, Yajnik V, et al. Older age is associated with higher rate of discontinuation of anti-TNF therapy in patients with inflammatory bowel disease. Inflamm Bowel Dis. 2013;19(2):309–15.

35. Lobaton T, Ferrante M, Rutgeerts P, Ballet V, Van Assche G, Vermeire S. Efficacy and safety of anti-TNF therapy in elderly patients with inflammatory bowel disease. Aliment Pharmacol Ther. 2015;42(4):441–51.

36. Lichtenstein GR, Hanauer SB, Sandborn WJ. Management of Crohn's disease in adults. Am J Gastroenterol. 2009;104(2):465–83; quiz 4, 84.

37. Long MD, Martin CF, Pipkin CA, Herfarth HH, Sandler RS, Kappelman MD. Risk of melanoma and nonmelanoma skin cancer among patients with inflammatory bowel disease. Gastroenterology. 2012;143(2):390–9.e1.

38. Subramaniam K, D'Rozario J, Pavli P. Lymphoma and other lymphoproliferative disorders in inflammatory bowel disease: a review. J Gastroenterol Hepatol. 2013;28(1):24–30.

39. Kornbluth A, Sachar DB. Ulcerative colitis practice guidelines in adults. American College of Gastroenterology, Practice Parameters Committee. Am J Gastroenterol. 1997;92(2):204–11.

40. Sylwestrzak G, Liu J, Stephenson JJ, Ruggieri AP, DeVries A. Considering patient preferences when selecting anti-tumor necrosis factor therapeutic options. Am Health Drug Benefits. 2014;7(2):71–81.

41. Sandborn WJ, Rutgeerts P, Enns R, Hanauer SB, Colombel JF, Panaccione R, et al. Adalimumab induction therapy for Crohn disease previously treated with infliximab: a randomized trial. Ann Intern Med. 2007;146(12):829–38.

42. Gisbert JP, Chaparro M. Use of a third anti-TNF after failure of two previous anti-TNFs in patients with inflammatory bowel disease: is it worth it? Scand J Gastroenterol. 2015;50(4):379–86.

43. de Silva PS, Nguyen DD, Sauk J, Korzenik J, Yajnik V, Ananthakrishnan AN. Long-term outcome of a third anti-TNF monoclonal antibody after the failure of two prior anti-TNFs in inflammatory bowel disease. Aliment Pharmacol Ther. 2012;36(5):459–66.

44. Allez M, Vermeire S, Mozziconacci N, Michetti P, Laharie D, Louis E, et al. The efficacy and safety of a third anti-TNF monoclonal antibody in Crohn's disease after failure of two other anti-TNF antibodies. Aliment Pharmacol Ther. 2010;31(1):92–101.

45. Reich JS, Farraye FA, Wasan SK. Preventative care in the patient with inflammatory bowel disease: what is new? Dig Dis Sci. 2016;61(8):2205–16.

46. Wasan SK, Baker SE, Skolnik PR, Farraye FA. A practical guide to vaccinating the inflammatory bowel disease patient. Am J Gastroenterol. 2010;105(6):1231–8.

第三章
抗 TNF 单抗在克罗恩病中的应用

引言

　　抗肿瘤坏死因子药物（抗 TNF）对克罗恩病（CD）的治疗具有里程碑的意义。如前文所述，TNF 在刺激促炎细胞因子以及黏附分子的表达和成纤维细胞的增殖中发挥关键作用[1,2]。临床上，大便 TNF 浓度升高与疾病活动度有关，而抑制 TNF 可防止体外肉芽肿的形成[3-5]。这些关联引出这样的假设：抑制 TNF 可能成为治疗 TNF 介导的炎症性疾病的一种方法。纽约大学研制的鼠单克隆抗体（cA2）对人 TNF 具有较高的亲和力和特异性[6]。这种抗体最终研制成为英夫利昔单抗（Remicade，Janssen），并于1998 年首次被批准用于治疗 CD。此后，其他一些抗 TNF 药物也被批准用于治疗 CD，包括 2007 年的阿达木单抗（Humira，AbbVie）和 2008 年的赛妥珠单抗（Cimzia，UCB）。本章将通过引用重大临床试验的研究数据，详细地回顾多种用于 CD 治疗的抗 TNF 药物。

英夫利昔单抗

　　英夫利昔单抗（IFX）是一种抗人可溶性跨膜 TNF 的嵌合、小鼠 - 人单克隆抗体[7]。该抗体的保守区域来自人体，而变化区域来自小鼠（约为25%）。IFX 首先应用于一例应用泼尼松、美沙拉秦、硫唑嘌呤、半要素饮食和甲硝唑治疗失败的 12 岁女孩 CD 患者[8]。该患儿 CD 相关症状和生长发育迟缓长达 2 年，之后患者接受了两次开放式 IFX 注射，剂量为 10mg/kg。在接受 IFX 治疗之后即进入临床和内镜的完全缓解状态，但最终出现症状复发。这次单例试验使得一项纳入 10 例糖皮质激素治疗无效的 CD 患者的小型开放性试验得以开展[9]。8 例患者接受 IFX 10mg/kg 单剂量注射，另外 2 例患者接受 IFX 20mg/kg 注射，以评估更高剂量的安全性。在可随访

的 9 例患者中,有 8 例患者的临床测量结果显示,CD 活动指数评分(CDAI)
降低。

临床疗效

　　基于 IFX 开放性试验的显著有效性,研究者设计了一项多中心随
机对照试验,以评估该药物对中重度活动期 CD 患者的疗效[10]。在这项
试验中,108 名受试者被随机分为单剂量安慰剂组,以及单剂量 5mg/kg、
10mg/kg 或 20mg/kg IFX 组。以 4 周时 CDAI 评分降低 70 分为主要终点,
在接受 IFX 治疗的患者中达标率为 65%,而在接受安慰剂的患者中达标
率为 17%(P<0.001)。在接受 IFX 治疗的患者中,33% 的患者处于临床
缓解期,安慰剂组则为 4%(P<0.005)(图 3.1)。但该研究因每个组仅包含
25~28 个受试者,未能检测出剂量反应差异。接受药物治疗 12 周后,IFX
与安慰剂组的临床应答差异仍然显著(分别为 41% 和 12%,P<0.008),而
另一方面前者缓解率虽然在数值上高于后者,但没有统计学差异(分别为
24% 和 8%,P<0.31)。

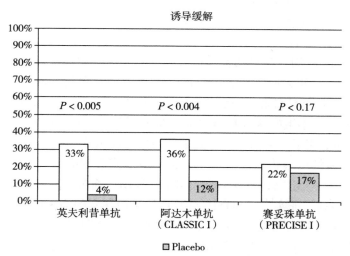

图 3.1　每临床试验中抗 TNF 单抗与安慰剂的诱导缓解率比较(注意:试验有不同的
入选标准和终点,因此不能在同一个图表上直接比较)。英利昔单抗结果:第 4 周缓解
(定义为 CDAI<150),药物剂量包括 5mg/kg、10mg/kg 和 20mg/kg[10]。阿达木单抗结果:
在 160mg/80mg 诱导方案后的第 4 周缓解(定义为 CDAI<150)[31]。赛妥珠单抗结果:
在第 0 周、第 2 周和第 4 周给予 400mg 诱导后第 6 周缓解[48]

　　前期研究发现,单次给药后数周至数月疾病可复发,实现第 4 周为主
要终点有效(CDAI 评分降低 70 分)的患者被随机分为每 8 周接受四次输

注 10mg/kg IFX 或安慰剂,进行延伸研究[11]。73 名受试者被随机分为两组,在 44 周结束时,使用 IFX 的患者比安慰剂组处于缓解状态概率更高(分别为 53% 和 20%,$P<0.013$)。但是,尽管缓解率有显著性差异,维持临床应答的主要结果在数值上更高,却没有统计学意义。

21 世纪初,由于 IFX 维持疾病缓解的结果喜忧参半,故而被间断性用于活动性 CD 患者。然而,有人认为造成这种现状的主要原因是,小型试验中存在较多人为误差。因此,ACCENT I(一种在新长期治疗方案中评估英夫利昔单抗的克罗恩氏病临床试验)被设计用于评估重复输注 IFX 对那些初次输注发生应答的患者的疗效和安全性[12]。所有受试者均先给予单次 5mg/kg IFX,继而随机分为 3 个治疗组(安慰剂组、IFX 5mg/kg 组或 IFX 10mg/kg 组,每 8 周一次),之后按照临床应答分层(定义 CDAI 评分降低≥70 分)。主要终点是第 30 周时的临床缓解和至第 54 周时的失去应答的时间。573 例患者给予 IFX 5mg/kg 中,335 例(58%)患者在第 2 周时出现临床应答。与接受安慰剂的患者相比,接受 IFX 治疗的受试者更有可能在 30 周时获得临床缓解($OR=2.7$,95%$CI=1.6,4.6$),失去应答的时间明显更长。尽管 IFX 5mg/kg 和 10mg/kg 之间没有统计学显著性差异,但在第 30 周和第 54 周缓解和应答数值剂量反应表明高剂量组疗效更佳。此外,5mg/kg 组患者的失去应答中位时间为 38 周,而 10mg/kg 组则失去应答时间大于 54 周。在最初被随机分配到安慰剂组的那些患者中(包括第 2 周的应答者和无应答者),49% 超过了英夫利昔单抗 5mg/kg 组[13]。间歇性给药(即安慰剂组)具有较高的 CDAI 评分和较低的缓解评分。来自 ACCENT 研究小组的这些数据明确了英夫利昔单维持治疗首次应答的作用,并且还表明了规律治疗而非间歇性治疗的优越性。

本章后续内容将讨论有关 IFX 和免疫调节剂的联合治疗。而 IFX 的疗效已在 SONIC 试验(生物制剂和 / 免疫调节剂对初治 CD 患者的疗效研究)中得到了证实[14]。SONIC 试验仍然是最翔实的临床试验之一,因为它直接比较了硫唑嘌呤单药、IFX 单药和两者联合用药治疗中度至重度初治 CD 患者的疗效。IFX 单药治疗组中 44% 的受试者在 26 周时获得无糖皮质激素临床缓解,而硫唑嘌呤单药治疗组为 30%($P<0.006$),但联合治疗组的临床缓解率优于两组。

关于 IFX 的主要考虑是成本问题,即药物成本和注射中心成本。然而,许多研究已经评估了 IFX 在一年内减少住院和外科手术中产生的经济利益[15-17]。与第一年的依从性差的患者相比,坚持 IFX 维持治疗患者可以缩短住院时间,降低住院的总体费用[18,19]。

黏膜愈合

除了可以实现临床应答和诱导疾病缓解，IFX 还可促进黏膜愈合。IFX 初始试验的亚组分析结果表明，CD 内镜下严重程度指数（CDEIS）的改善与临床缓解的改善相关[20]。ACCENT I 试验的内镜方面研究发现，与第 10 周单剂量（31% vs 0%，$P<0.01$）和第 54 周单剂量（50% vs 间断给药组 7%，$P<0.007$）相比，计划输注 IFX 的患者黏膜愈合得以改善（定义为无黏膜溃疡）[21]。同样，黏膜愈合（定义为试验前有黏膜溃疡的患者用药后溃疡愈合）是 SONIC 试验的次要终点[14]。IFX 单药治疗组 30% 的受试者和联合治疗组 43.9% 的受试者达到了黏膜愈合。

瘘管愈合

在确定 IFX 治疗瘘管愈合有效性的早期研究中，有 94 例受试者随机接受安慰剂，IFX 5mg/kg 或 10mg/kg，瘘管反应（连续两次随访患者较用药前瘘管排出量减少 50% 或更多）在 IFX 5mg/kg 的患者中达到 68%，IFX 10mg/kg 达到 56%，而安慰剂组为 26%（分别为 $P<0.002$ 和 $P<0.02$）[22]。随后 ACCENT II 被设计专门用以评估 IFX 对维持瘘闭合治疗的有效性和安全性[23]。在 ACCENT II 中，受试者在第 0,2 和 6 周时接受 5mg/kg 的 IFX。有应答的患者（在第 10 周和第 14 周时瘘管引流量减少 50%）随机接受预定的 IFX 5mg/kg 或安慰剂。安慰剂组失去应答时间中位数为 14 周，IFX 组为 40 周以上（$P<0.001$）。在第 54 周时，接受安慰剂的受试者中有 19% 完全没有引流瘘，而接受预定 IFX 的患者中有 36%（$p<0.009$）。与安慰剂相比，ACCENT II 中维持 IFX 治疗的患者住院率，手术率和手术次数明显减少[24]。在一项单中心研究中，与瘘管挂线引流联合使用的 IFX 也可以使大约三分之二的受试者达到完全康复[25]。ACCENT II 实验还表明了 IFX 可促进直肠阴道瘘的闭合。在有应答的患者中，72% 的直肠阴道瘘在 14 周时几乎闭合[26]。

瘘管不能愈合的潜在原因还包括瘘管局部的药物浓度不足。另一项成功的小型研究中报道，将 IFX 局部注射入瘘管道，11 例患者每四周进行多次 IFX 注射，为期 16 周。73% 的受试者瘘管症状有所改善，缓解率为 36%[27]。此外，高浓度的 IFX 与瘘管愈合有关：在一项研究中，IFX 谷浓度 >20.2 与 86% 瘘管愈合率相关[28]。

阿达木单抗

IFX 的免疫原性往往被认为是引起输液反应的重要因素,为了克服这一点,研究者研发了重组人源化单克隆抗体,阿达木单抗(Humira,Abbott Laboratories,Chicago,IL)[29,30]。阿达木单抗(ADA)对可溶性 TNF 具有高亲和力,但与 IFX 不同的是,ADA 需要皮下给药。

临床疗效

CLASSIC Ⅰ试验(评估了阿达木单抗对诱导 CD 患者临床缓解治疗的安全性和有效性)确定了阿达木诱导疾病缓解治疗的临床疗效[31]。该试验评估了不同诱导剂量(第 0 周 / 第 2 周)对中重度初次接受抗 TNF 单抗的 CD 患者的影响。受试者在第 0 周和第 2 周给予负荷剂量,主要终点是在第 4 周缓解。研究达到了其主要终点,接受最大剂量(160mg/80mg)的受试者在第 4 周有 36% 缓解,而较低剂量(80mg/40mg)则为 24% 和安慰剂组为 12%($P<0.004$)(图 3.1)。在 4 周的诱导过程中,ADA 抗体仅见于两名受试者,一名在 ADA 治疗组和一名安慰剂组。诱导缓解后,一项小型Ⅱ期临床试验 CLASSIC Ⅱ表明每 2 周皮下注射 40mg ADA 对维持缓解优于安慰剂组[32]。鉴于 CLASSIC Ⅱ的严格缓解标准,只有 55 名来自CLASSIC Ⅰ的受试者被随机分配入组。然而,尽管样本量相对较少,但与安慰剂组相比,ADA 组患者在 56 周时维持缓解的可能性是安慰剂组的1.5~2 倍。

鉴于 ADA 在 CLASSIC Ⅱ中维持缓解治疗的良好疗效,全人源化的 ADA 对 CD 患者维持治疗的临床试验(CHARM)进一步确定了 ADA 对中重度 CD 患者维持治疗的最佳给药剂量[33]。在第 0 周和第 2 周分别给予受试者 80mg 和 40mg 开放性的 ADA 进行诱导缓解,并且随机分配至三组,分别为每 2 周给予 40mgADA,每周给予 ADA 或安慰剂。值得注意的是,受试者不必是初次接受抗 TNF 治疗的患者。共有 845 名受试者入组,499名(58%)在第 4 周对 ADA 作出反应,随后随机分组。与安慰剂相比,接受ADA 治疗的患者在 26 周和 56 周时更有可能缓解(图 3.2,26 周数据)。但是,在 CHARM 中未测量 ADA 浓度和抗 ADA 抗体。与连续性 IFX 治疗相比,对整个 CHARM 队列(包括那些接受开放性 ADA 的患者)的深入分析发现,相对于临床复发后的再次诱导缓解治疗,连续性给予 ADA 是一种更有效的治疗策略[34]。

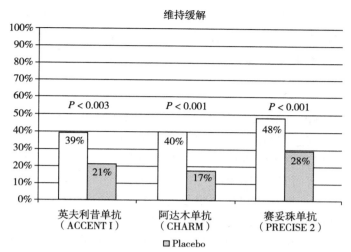

图 3.2　高质量的临床试验中抗 TNF 单抗与相应安慰剂的维持缓解率的比较(注意:试验有不同的入选标准和终点,因此不能在同一个图表上直接比较)。英夫利昔单抗结果:剂量 5mg/kg,第 30 周临床缓解[12]。阿达木单抗结果:剂量每隔一周 40mg,第 26 周临床缓解。赛妥珠单抗结果:剂量每 4 周 100mg,第 26 周临床缓解

　　来自 CHARM 和开放性扩展试验的 ADA 长期随访研究,以及使用 HUMIRA 进行额外长期给药以评估 CD 中的持续缓解和有效性的研究(ADHERE),其结果显示,与安慰剂组相比,在第 2,3 和 4 年后非糖皮质激素依赖的缓解率有所提高[35-37]。此外,来自这些大型随机对照试验的多项分析表明,ADA 可有效改善患者的 CD 报告结果[38-40],降低成本[38,41],并减少住院和手术率[42]。

黏膜愈合

　　EXTEND(通过内镜下治疗促进阿达木单抗的安全性和有效性)试验评估了 ADA 诱导和维持黏膜愈合的疗效[43]。这项研究值得注意的是,它是第一项以黏膜愈合为结局的前瞻性随机安慰剂对照研究。所有受试者均接受开放性 ADA 诱导治疗(起始剂量 160mg 和第 2 周 80mg),临床应答(CDAI 至少较前下降 70)的患者随机接受每 2 周 ADA 40mg 维持治疗或安慰剂。偶有反应或无反应的受试者被给予开放性的 ADA 治疗。使用 CDEIS 评分进行结肠镜下表现评分,初次评估由特定的研究点评估,而最后的评估是由采取了盲法措施的中心评估者进行。在治疗意向分析中,ADA 组 27% 的受试者在第 12 周达到黏膜愈合,而安慰剂组为 13%(P<0.056)。在第 52 周时,ADA 组患者的黏膜愈合率为 24%,而安慰剂组没有患者实现黏膜愈合(P<0.001)。此外,EXTEND 的临床数据显示,ADA

可改善包括临床缓解和黏膜愈合在内的临床结局[44]。与黏膜愈合率类似，ADA 组和安慰剂组在第 12 周没有显著差异，而在 ADA 组患者中有 19% 在 52 周达到深度缓解，而安慰剂组为 0%（$P<0.001$）。

瘘管愈合

在 CLASSIC Ⅰ 期试验中，尽管有 11% 的随机患者有引流性肠外瘘，但 ADA 组和安慰剂组的瘘口改善率和缓解率没有显著差异[31]。在初次合并瘘管的患者中，CHARM 中有 33% 的患者在 ADA 治疗第 56 周时达到完全瘘管闭合，而安慰剂组则为 13%（$P<0.016$）[33]。一项来自加拿大的开放性临床试验—阿达木单抗在中重度 CD 患者的应用（ACCESS），结果发现，在抗 TNF 初治的受试者中第 24 周瘘管愈合率高达 60%，而之前使用 IFX 治疗时瘘管愈合率为 28%[40]。在一项随机对照试验中，ADA 联合环丙沙星与单用 ADA 治疗相比，ADA 联合环丙沙星治疗 12 周时瘘管好转率明显高于单用 ADA 组（71% 比 47%，$P<0.047$）[45]。在第 12 周 ADA 受试者中有 33% 发生完全瘘管闭合，而 ADA 联合环丙沙星的发生率为 65%（$P<0.009$）。

赛妥珠单抗

赛妥珠单抗（CZP）是单克隆抗体的人源化片段，是 TNF 的强中和剂，但缺少亲代 IgG4 抗体的典型 Fc 部分，它含有两个聚乙二醇分子[46]。抗体的聚乙二醇化可增加血浆半衰期，并可防止妊娠期间穿过胎盘[47]。

临床疗效

CZP 的早期Ⅱ期随机安慰剂对照试验，由 92 名中重度 CD 成人患者组成，分为不同剂量 CZP 组和安慰剂组[46]。三个 CZP 治疗组（5mg/kg、10mg/kg 和 20mg/kg）和安慰剂组在第 4 周时的临床应答的主要疗效类似，所有应答范围都在 45% 和 60% 之间（定义为 CDAI 减少≥100）。析因分析显示，与安慰剂组相比，10mg/kg 剂量组的第 2 周缓解率在统计学上存在显著性差异。此外，用 CZP 20mg/kg 治疗的受试者在第 2 周具有最低的 CRP 几何平均值。本试验采用 CZP 的静脉输液方式，以优化药物动力学评价。总的来说，由于研究期间安慰剂应答率为 52%~60%，试验被认为是阴性的。鉴于这一发现，随后的Ⅱ期试验旨在评估更大人群的疗效和安全性以及剂量反应[47]。260 名受试者被随机分为 CZP 100mg、200mg、400mg 或安慰剂组。与最初的Ⅱ期研究类似，该研究在第 12 周未能达到临床应答的主要终点（CDAI≥100）。在其他任何时间点,任何剂量的 CZP 在数值上都优于安慰剂;此外,除第 12 周外,CZP 400mg 在所有时间点上都明显优于安慰剂。所有 CZP 治疗组的第 4 周的缓解率较优于安慰剂,并且较高剂量的 CZP 更多地降低 CRP,尽管结果并无显著的统计学意义。在 12 周内,12.3% 的受试者具有至少一种阳性抗药物抗体。与先前的 II 期研究类似,该研究在研究期间具有出乎意料的安慰剂反应率,高达 15%~36%。进一步的析因分析发现 CZP 400mg 和安慰剂之间的最大益处是那些治疗前 CRP 高的患者。

　　考虑到 CZP 的 II 期试验和高安慰剂反应率,CZP III 期诱导试验专门设计用于 CRP 升高的患者。CD 中的聚乙二醇化抗体片段评估:安全性和有效性（PRECISE I 期和 II 期）试验评估了中度至重度 CD 的缓解诱导和维持的疗效[48,49]。PRECISE 试验不同于其他抗 TNF 试验,因为它们不仅随机分配短期应答者,而且设计了为期 26 周的诱导 / 维持研究。在 PRECISE 1 中,在 CRP>10mg/L 的受试者中,CDAI≥100 的主要结果在 CZP 400mg 组（第 0、2、4 周,然后每 4 周）中的达到 37%,而安慰剂组 CDAI≥100 为 26%（$P<0.04$）[48]。无论 CRP 水平如何（CZP 为 35%,安慰剂为 27%,$P<0.02$）,整个人群中都观察到类似的结果。不管 CRP 分层如何,CZP 和安慰剂的第 6 周和第 26 周缓解率相似（图 3.1,第 6 周数据）。当在每个时间点检测缓解时,CZP 患者在第 4 周和第 26 周缓解的患者数量明显增加。PRECISE 2 评估了维持 CZP 超过 26 周以及 CZP 撤回对那些对开放性 CZP 有临床应答的患者的影响。3 次剂量 CZP 400mg（第 0、2、4 周）开放性诱导后,64% 的患者有临床疗效（CDAI 下降 100 或更多）,48% 缓解（CDAI<150）（见图 3.2）。在 CRP>10mg/L 的 6 周应答者中,CZP 组有 62% 的患者在第 26 周时实现临床应答,而安慰剂组只有 34% 有反应（$P<0.001$）。鉴于 PRECISE1 中模棱两可的缓解数据,诱导疗效需要进一步的数据来验证。虽然,在 439 名患有中至重度 CD 的成年人中,随后对 CZP 和安慰剂进行的试验未能在第 6 周达到临床缓解的主要结果（CZP 和安慰剂分别为 32% 和 25%,$P<0.174$）[50]。但是,与其他 CZP 试验一样,仅观察 CRP 升高（>5mg/L）者,CZP 与安慰剂之间有显著性差异。在 PRECISE 1 和 2 中,单抗抗体的产生率分别为 8% 和 9%[48,49]。

　　PRECISE 3 是一个包括来自 PRECISE 1 和 2 的参与者开放性的扩展试验,在较长的时间内证明了 CZP 的有效性,并确定连续治疗优于间断治疗[51]。PRECISE 1 或 2 的安慰剂组患者在研究结束时给予开放性 CZP 的选择,然后再增加 54 周时间。与其他抗 TNF 类似,连续 CZP 组的应答率为 40%,而接受 CZP 间断组的应答率为 27%。开始参加开放性扩展试验的患者中有百分之二十完成了 7 年的随访。在 7 年时间内,开始延期缓解研究的患者中,与在延期开始时未缓解的患者相比,有较高比例的患者仍处于缓解期,表明获得 CZP 缓解的患者可维持长期缓解[52]。

黏膜愈合

PRECISE 1 和 2 的研究重点并不包括黏膜愈合这个指标。用 CZP 试验治疗活动性 CD 患者的内镜黏膜改善(MUSIC)是一项开放性单组研究,用于评估 CZP 对黏膜愈合的疗效[53]。受试者在第 0、2、4 和 8 周给予 400mg CZP,然后每 4 周给予 1 次,主要结果是通过 CEDIS 在第 10 周与用药前相比评估内镜改善;次要结局是 54 周时内镜改善。在纳入的 89 名受试者中,88% 的患者第 10 周进行了结肠镜检查,发现黏膜损伤显著减少(平均 CDEIS 较前下降了 5.7,95%CI 5.3,7.6,P<0.001),4%(95%CI=1~11)黏膜正在愈合[53]。在第 54 周时,黏膜愈合率增加至 13%(95%CI=6~25)。虽然这项研究缺乏对照组,但 CZP 的黏膜损伤显著减少,并持续 1 年。

瘘管愈合

在 PRECISE 1 期试验中,CZP 和安慰剂组的瘘管愈合率相近(分别为 30% 和 31%)[48]。在 PRECISE 2 期试验中,只有 14% 的患者在入组时有引流瘘,因此无法得出关于瘘闭合的结论[49]。瑞士的一项多中心队列调查的小型研究反映了 CZP 的实际用药经验,结果表明 73%(8/11)的患者在第 6 周时引流肛周瘘的数量减少了 50%[54]。

儿童疗效

与成人患者相似,抗 TNF 在诱导和维持儿童 IBD 缓解方面是有效的。REACH(一项用于评估抗 TNFα 嵌合单克隆抗体治疗儿童中重度 CD 患者安全性和有效性的随机多中心开放性研究)评估了三种剂量诱导对减轻儿童 CD 症状和体征的效果。84% 的受试者在第 10 周有临床应答,临床缓解有 58.9%。生活质量、糖皮质激素的使用以及那些有发育迟缓患者的身高都有所改善。其他研究证实了 IFX 对 CD 患儿黏膜愈合和促进生长的影响[55,56]。在 REACH 队列中,英利昔单抗能够迅速缓解症状性肛周疾病[57]。在诱导和维持缓解方面,阿达木单抗也有类似的结果[58]。

早期积极治疗或序贯治疗

抗 TNF 的试验通常包括中度至重度 CD,并且常常限于具有标准治疗难治性疾病。在免疫调节剂和糖皮质激素之后,抗 TNF 成为治疗金字塔的"顶部"。然而,如果抗 TNF 是最有效的治疗方法(正如 SONIC 数据所显示的)[14],或许它们应该在疾病进展到中重度爆发之前更早地使用。该策略的难点在于并非所有患者都会进展至中度至重度。来自丹麦的一项基于人群的研究确定,50% 的患者在 CD 诊断后 1 年内缓解,只有 1/3 的患者患有活动性疾病[59]。而积极的早期治疗可能会减少一部分不需要免疫抑制的人群。然而,一项大规模的欧洲随机对照试验(top-down)评估了早期联合使用 IFX 与硫唑嘌呤和早期联合使用 IFX 与糖皮质激素,以及依次使用硫唑嘌呤和 IFX[60]。该试验中,所有患者在 4 年内被诊断并且之前并未使用过糖皮质激素、免疫调节剂或抗 TNF 药物。早期联合治疗在 26 周(60% 对 36%,$P<0.006$)和 52 周(62% vs 42%,$P<0.03$)的缓解率更高。

尽管 top-down 试验和 SONIC 都表明 CD 早期联合免疫抑制优于序贯治疗,但对副作用、感染和成本的担忧似乎限制了这一策略[61,62]。REACT 试验试图通过大型开放性集群随机试验来检测早期联合治疗(即 top-down 的方法)的益处[63]。在随机分组的 41 项实践中,两种策略的无糖皮质激素依赖性缓解结局相似;然而,早期联合免疫抑制剂组的手术、住院或严重疾病相关并发症的 2 年综合结果较低。因此个体患者的需求 / 风险因素可能决定初始治疗的决策;然而,现有的数据总体上倾向于 top-down(或早期积极)的方法。

为什么抗 TNF 疗效不一?

虽然抗 TNF 对 CD 疗效甚好,但并非所有的抗 TNF 药物疗效一样。目前没有前瞻性的头对头试验或两种抗 TNF。然而,一些抗 TNF 仅在某些亚组中具有其关键作用(例如,CZP 仅满足高 CRP 亚组的诱导终点),而另一些在 CD 中似乎不起作用。依那西普是 RA 中常用的抗 TNF,在 Ⅱ 期临床试验中未能显示对 CD 的临床疗效[64]。其他抗 TNF 也未能在 CD 的 Ⅱ 期和 Ⅲ 期试验中产生益处[65-68]。药物之间不同的临床活性可能受到不同体外机制的影响。例如,尽管 IFX 可以结合可溶性 TNF 的单体(无活性)和三聚体(活性)两种形式并形成稳定的复合物[69],但依那西普主要结合活性形式的可溶性 TNF,并且不能形成如其他抗 TNF 那样稳定的复合物,从而导致药物和靶点的解离[70]。依那西普确实具有结合淋巴毒素(TNF-β)的作用,但这与 CD 并不具有临床相关性[71]。药物成分本身也可能起作用。值得注意的是,迄今为止,只有 IgG1 单克隆抗体在包括临床缓解、CRP 降低和黏膜愈合在内的所有相关结局中有所表现[72]。

三种抗 TNF 之间存在关键的给药和剂量差异,这也可能导致不同的疗效并可能影响某些情况下的临床决策。IFX 是 FDA 批准的唯一一种需要输注(Ⅳ)的抗肿瘤坏死因子。输注有利于迅速达到血清药物浓度的峰值,并且易于改变剂量。尽管有注射器,但 ADA 和 CZP 是皮下(SC)注射剂,通常是固定剂量的预填充笔。与输液中心相比,注射的好处是便于患者使用(通常在家中),降低医疗利用成本[73]。

除了这些临床差异,Ⅳ 和 SC 途径之间存在着重要的药代动力学差异。Ⅳ 给药每次输注的生物利用度可重复,而 SC 途径可能涉及通过淋巴系统摄取,随后缓慢释放到血管系统[74]。这个过程可能会导致生物利用度的变化和药物浓度峰值时间的延长。此外,由于皮肤中的树突状细胞,SC 途径可能会增加产生抗药物抗体的可能性[75]。如果没有直接的对照试验,就不可能普遍推荐一种抗 TNF 而不是另一种。相反,决定启动特异性抗 TNF 应考虑到包括患者(偏好,既往治疗,保险范围),药代动力学因素(快速,高药物浓度和抗体开发的需要)和成本在内的因素。

结论

总之,抗 TNF 药物类的应用已显著改变了 CD 的治疗前景。它们在诱导和维持缓解、促进黏膜愈合和瘘管愈合方面均有效。总的来说,由于住院治疗和手术的短期减少,以及生活质量的提高,它们具有成本效益。目前还不能明确抗 TNF 是否会改变 CD 的自然病程。虽然自 1998 年以来抗 TNF 已被批准用于治疗 CD,但需要更久随访的数据来确定 CD 的自然病程是否会改变。包括联合治疗和治疗药物监测在内的治疗策略的改进可能会继续改善预后并减少抗 TNF 治疗的副作用。

参考文献

1. Baert FJ, D'Haens GR, Peeters M, Hiele MI, Schaible TF, Shealy D, et al. Tumor necrosis factor alpha antibody (infliximab) therapy profoundly down-regulates the inflammation in Crohn's ileocolitis. Gastroenterology. 1999;116(1):22–8.
2. Abraham C, Cho JH. Inflammatory bowel disease. N Engl J Med. 2009;361(21):2066–78.
3. Braegger CP, Nicholls S, Murch SH, Stephens S, MacDonald TT. Tumour necrosis factor alpha in stool as a marker of intestinal inflammation. Lancet. 1992;339(8785):89–91.

4. Breese EJ, Michie CA, Nicholls SW, Murch SH, Williams CB, Domizio P, et al. Tumor necrosis factor alpha-producing cells in the intestinal mucosa of children with inflammatory bowel disease. Gastroenterology. 1994;106(6):1455–66.

5. Lukacs NW, Chensue SW, Strieter RM, Warmington K, Kunkel SL. Inflammatory granuloma formation is mediated by TNF-alpha-inducible intercellular adhesion molecule-1. J Immunol. 1994;152(12):5883–9.

6. Knight DM, Trinh H, Le J, Siegel S, Shealy D, McDonough M, et al. Construction and initial characterization of a mouse-human chimeric anti-TNF antibody. Mol Immunol. 1993;30(16):1443–53.

7. Scallon BJ, Moore MA, Trinh H, Knight DM, Ghrayeb J. Chimeric anti-TNF-alpha monoclonal antibody cA2 binds recombinant transmembrane TNF-alpha and activates immune effector functions. Cytokine. 1995;7(3):251–9.

8. Derkx B, Taminiau J, Radema S, Stronkhorst A, Wortel C, Tytgat G, et al. Tumour-necrosis-factor antibody treatment in Crohn's disease. Lancet. 1993;342(8864):173–4.

9. van Dullemen HM, van Deventer SJ, Hommes DW, Bijl HA, Jansen J, Tytgat GN, et al. Treatment of Crohn's disease with anti-tumor necrosis factor chimeric monoclonal antibody (cA2). Gastroenterology. 1995;109(1):129–35.

10. Targan SR, Hanauer SB, van Deventer SJ, Mayer L, Present DH, Braakman T, et al. A short-term study of chimeric monoclonal antibody cA2 to tumor necrosis factor alpha for Crohn's disease. Crohn's Disease cA2 Study Group. N Engl J Med. 1997;337(15):1029–35.

11. Rutgeerts P, D'Haens G, Targan S, Vasiliauskas E, Hanauer SB, Present DH, et al. Efficacy and safety of retreatment with anti-tumor necrosis factor antibody (infliximab) to maintain remission in Crohn's disease. Gastroenterology. 1999;117(4):761–9.

12. Hanauer SB, Feagan BG, Lichtenstein GR, Mayer LF, Schreiber S, Colombel JF, et al. Maintenance infliximab for Crohn's disease: the ACCENT I randomised trial. Lancet. 2002;359(9317):1541–9.

13. Rutgeerts P, Feagan BG, Lichtenstein GR, Mayer LF, Schreiber S, Colombel JF, et al. Comparison of scheduled and episodic treatment strategies of infliximab in Crohn's disease. Gastroenterology. 2004;126(2):402–13.

14. Colombel JF, Sandborn WJ, Reinisch W, Mantzaris GJ, Kornbluth A, Rachmilewitz D, et al. Infliximab, azathioprine, or combination therapy for Crohn's disease. N Engl J Med. 2010;362(15):1383–95.

15. Feagan BG, Kozma CM, Slaton TL, Olson WH, Wan GJ. Healthcare costs for Crohn's disease patients treated with Infliximab:CD: a propensity weighted comparison of the effects of treatment adherence. J Med Econ. 2014;17(12):872–80.

16. Carter CT, Waters HC, Smith DB. Impact of infliximab adherence on Crohn's disease-related healthcare utilization and inpatient costs. Adv Ther. 2011;28(8):671–83.

17. Leombruno JP, Nguyen GC, Grootendorst P, Juurlink D, Einarson T. Hospitalization and surgical rates in patients with Crohn's disease treated with Infliximab:CD: a matched analysis. Pharmacoepidemiol Drug Saf. 2011;20(8):838–48.

18. Kane SV, Chao J, Mulani PM. Adherence to infliximab maintenance therapy and health care utilization and costs by Crohn's disease patients. Adv Ther. 2009;26(10):936–46.

19. Wan GJ, Kozma CM, Slaton TL, Olson WH, Feagan BG. Inflammatory bowel disease: healthcare costs for patients who are adherent or non-adherent with infliximab therapy. J Med Econ. 2014;17(6):384–93.

20. D'Haens G, Van Deventer S, Van Hogezand R, Chalmers D, Kothe C, Baert F, et al. Endoscopic and histological healing with infliximab anti-tumor necrosis factor antibodies in Crohn's disease: a European multicenter trial. Gastroenterology. 1999;116(5):1029–34.

21. Rutgeerts P, Diamond RH, Bala M, Olson A, Lichtenstein GR, Bao W, et al. Scheduled maintenance treatment with infliximab is superior to episodic treatment for the healing of mucosal ulceration associated with Crohn's disease. Gastrointest Endosc. 2006;63(3):433–42; quiz 64.

22. Present DH, Rutgeerts P, Targan S, Hanauer SB, Mayer L, van Hogezand RA, et al. Infliximab for the treatment of fistulas in patients with Crohn's disease. N Engl J Med. 1999;340(18):1398–405.

23. Sands BE, Anderson FH, Bernstein CN, Chey WY, Feagan BG, Fedorak RN, et al. Infliximab

maintenance therapy for fistulizing Crohn's disease. N Engl J Med. 2004;350(9):876–85.

24. Lichtenstein GR, Yan S, Bala M, Blank M, Sands BE. Infliximab maintenance treatment reduces hospitalizations, surgeries, and procedures in fistulizing Crohn's disease. Gastroenterology. 2005;128(4):862–9.

25. Topstad DR, Panaccione R, Heine JA, Johnson DR, MacLean AR, Buie WD. Combined seton placement, infliximab infusion, and maintenance immunosuppressives improve healing rate in fistulizing anorectal Crohn's disease: a single center experience. Dis Colon Rectum. 2003;46(5):577–83.

26. Sands BE, Blank MA, Patel K, van Deventer SJ. Long-term treatment of rectovaginal fistulas in Crohn's disease: response to infliximab in the ACCENT II Study. Clin Gastroenterol Hepatol. 2004;2(10):912–20.

27. Asteria CR, Ficari F, Bagnoli S, Milla M, Tonelli F. Treatment of perianal fistulas in Crohn's disease by local injection of antibody to TNF-alpha accounts for a favourable clinical response in selected cases: a pilot study. Scand J Gastroenterol. 2006;41(9):1064–72.

28. Yarur A, Kanagala V, Stein D, Czul F, Agrawal D, Zadvornova Y, et al. 514 Higher infliximab trough levels are associated with a higher rate of perianal fistula healing in patients with Crohn's disease. Gastroenterology. 2016;150(4):S105–S6.

29. Baert F, Noman M, Vermeire S, Van Assche G, D'Haens G, Carbonez A, et al. Influence of immunogenicity on the long-term efficacy of infliximab in Crohn's disease. N Engl J Med. 2003;348(7):601–8.

30. Cheifetz A, Smedley M, Martin S, Reiter M, Leone G, Mayer L, et al. The incidence and management of infusion reactions to Infliximab:CD: a large center experience. Am J Gastroenterol. 2003;98(6):1315–24.

31. Hanauer SB, Sandborn WJ, Rutgeerts P, Fedorak RN, Lukas M, MacIntosh D, et al. Human anti-tumor necrosis factor monoclonal antibody (adalimumab) in Crohn's disease: the CLASSIC-I trial. Gastroenterology. 2006;130(2):323–33; quiz 591.

32. Sandborn WJ, Hanauer SB, Rutgeerts P, Fedorak RN, Lukas M, MacIntosh DG, et al. Adalimumab for maintenance treatment of Crohn's disease: results of the CLASSIC II trial. Gut. 2007;56(9):1232–9.

33. Colombel JF, Sandborn WJ, Rutgeerts P, Enns R, Hanauer SB, Panaccione R, et al. Adalimumab for maintenance of clinical response and remission in patients with Crohn's disease: the CHARM trial. Gastroenterology. 2007;132(1):52–65.

34. Colombel JF, Sandborn WJ, Rutgeerts P, Kamm MA, Yu AP, Wu EQ, et al. Comparison of two adalimumab treatment schedule strategies for moderate-to-severe Crohn's disease: results from the CHARM trial. Am J Gastroenterol. 2009;104(5):1170–9.

35. Panaccione R, Colombel JF, Sandborn WJ, Rutgeerts P, D'Haens GR, Robinson AM, et al. Adalimumab sustains clinical remission and overall clinical benefit after 2 years of therapy for Crohn's disease. Aliment Pharmacol Ther. 2010;31(12):1296–309.

36. Kamm MA, Hanauer SB, Panaccione R, Colombel JF, Sandborn WJ, Pollack PF, et al. Adalimumab sustains steroid-free remission after 3 years of therapy for Crohn's disease. Aliment Pharmacol Ther. 2011;34(3):306–17.

37. Panaccione R, Colombel JF, Sandborn WJ, D'Haens G, Zhou Q, Pollack PF, et al. Adalimumab maintains remission of Crohn's disease after up to 4 years of treatment: data from CHARM and ADHERE. Aliment Pharmacol Ther. 2013;38(10):1236–47.

38. Louis E, Lofberg R, Reinisch W, Camez A, Yang M, Pollack PF, et al. Adalimumab improves patient-reported outcomes and reduces indirect costs in patients with moderate to severe Crohn's disease: results from the CARE trial. J Crohns Colitis. 2013;7(1):34–43.

39. Loftus EV, Feagan BG, Colombel JF, Rubin DT, Wu EQ, Yu AP, et al. Effects of adalimumab maintenance therapy on health-related quality of life of patients with Crohn's disease: patient-reported outcomes of the CHARM trial. Am J Gastroenterol. 2008;103(12):3132–41.

40. Panaccione R, Loftus EV Jr, Binion D, McHugh K, Alam S, Chen N, et al. Efficacy and safety of adalimumab in Canadian patients with moderate to severe Crohn's disease: results of the Adalimumab in Canadian SubjeCts with ModErate to Severe Crohn's DiseaSe (ACCESS) trial. Can J Gastroenterol. 2011;25(8):419–25.

41. Loftus EV Jr, Johnson SJ, Yu AP, Wu EQ, Chao J, Mulani PM. Cost-effectiveness of adalim-

umab for the maintenance of remission in patients with Crohn's disease. Eur J Gastroenterol Hepatol. 2009;21(11):1302–9.

42. Feagan BG, Panaccione R, Sandborn WJ, D'Haens GR, Schreiber S, Rutgeerts PJ, et al. Effects of adalimumab therapy on incidence of hospitalization and surgery in Crohn's disease: results from the CHARM study. Gastroenterology. 2008;135(5):1493–9.

43. Rutgeerts P, Van Assche G, Sandborn WJ, Wolf DC, Geboes K, Colombel JF, et al. Adalimumab induces and maintains mucosal healing in patients with Crohn's disease: data from the EXTEND trial. Gastroenterology. 2012;142(5):1102–11.e2.

44. Colombel JF, Rutgeerts PJ, Sandborn WJ, Yang M, Camez A, Pollack PF, et al. Adalimumab induces deep remission in patients with Crohn's disease. Clin Gastroenterol Hepatol. 2014;12(3):414–22.e5.

45. Dewint P, Hansen BE, Verhey E, Oldenburg B, Hommes DW, Pierik M, et al. Adalimumab combined with ciprofloxacin is superior to adalimumab monotherapy in perianal fistula closure in Crohn's disease: a randomised, double-blind, placebo controlled trial (ADAFI). Gut. 2014;63(2):292–9.

46. Winter TA, Wright J, Ghosh S, Jahnsen J, Innes A, Round P. Intravenous CDP870, a PEGylated Fab' fragment of a humanized antitumour necrosis factor antibody, in patients with moderate-to-severe Crohn's disease: an exploratory study. Aliment Pharmacol Ther. 2004;20(11-12):1337–46.

47. Schreiber S, Rutgeerts P, Fedorak RN, Khaliq-Kareemi M, Kamm MA, Boivin M, et al. A randomized, placebo-controlled trial of certolizumab pegol (CDP870) for treatment of Crohn's disease. Gastroenterology. 2005;129(3):807–18.

48. Sandborn WJ, Feagan BG, Stoinov S, Honiball PJ, Rutgeerts P, Mason D, et al. Certolizumab pegol for the treatment of Crohn's disease. N Engl J Med. 2007;357(3):228–38.

49. Schreiber S, Khaliq-Kareemi M, Lawrance IC, Thomsen OO, Hanauer SB, McColm J, et al. Maintenance therapy with certolizumab pegol for Crohn's disease. N Engl J Med. 2007;357(3):239–50.

50. Sandborn WJ, Schreiber S, Feagan BG, Rutgeerts P, Younes ZH, Bloomfield R, et al. Certolizumab pegol for active Crohn's disease: a placebo-controlled, randomized trial. Clin Gastroenterol Hepatol. 2011;9(8):670–8.e3.

51. Lichtenstein GR, Thomsen OO, Schreiber S, Lawrance IC, Hanauer SB, Bloomfield R, et al. Continuous therapy with certolizumab pegol maintains remission of patients with Crohn's disease for up to 18 months. Clin Gastroenterol Hepatol. 2010;8(7):600–9.

52. Sandborn WJ, Lee SD, Randall C, Gutierrez A, Schwartz DA, Ambarkhane S, et al. Long-term safety and efficacy of certolizumab pegol in the treatment of Crohn's disease: 7-year results from the PRECiSE 3 study. Aliment Pharmacol Ther. 2014;40(8):903–16.

53. Hebuterne X, Lemann M, Bouhnik Y, Dewit O, Dupas JL, Mross M, et al. Endoscopic improvement of mucosal lesions in patients with moderate to severe ileocolonic Crohn's disease following treatment with certolizumab pegol. Gut. 2013;62(2):201–8.

54. Schoepfer AM, Vavricka SR, Binek J, Felley C, Geyer M, Manz M, et al. Efficacy and safety of certolizumab pegol induction therapy in an unselected Crohn's disease population: results of the FACTS survey. Inflamm Bowel Dis. 2010;16(6):933–8.

55. Borrelli O, Bascietto C, Viola F, Bueno de Mesquita M, Barbato M, Mancini V, et al. Infliximab heals intestinal inflammatory lesions and restores growth in children with Crohn's disease. Dig Liver Dis. 2004;36(5):342–7.

56. Kierkus J, Dadalski M, Szymanska E, Oracz G, Wegner A, Gorczewska M, et al. The impact of infliximab induction therapy on mucosal healing and clinical remission in Polish pediatric patients with moderate-to-severe Crohn's disease. Eur J Gastroenterol Hepatol. 2012;24(5):495–500.

57. Crandall W, Hyams J, Kugathasan S, Griffiths A, Zrubek J, Olson A, et al. Infliximab therapy in children with concurrent perianal Crohn disease: observations from REACH. J Pediatr Gastroenterol Nutr. 2009;49(2):183–90.

58. Hyams JS, Griffiths A, Markowitz J, Baldassano RN, Faubion WA Jr, Colletti RB, et al. Safety and efficacy of adalimumab for moderate to severe Crohn's disease in children. Gastroenterology. 2012;143(2):365–74.e2.

59. Munkholm P, Langholz E, Davidsen M, Binder V. Disease activity courses in a regional cohort of Crohn's disease patients. Scand J Gastroenterol. 1995;30(7):699–706.
60. D'Haens G, Baert F, van Assche G, Caenepeel P, Vergauwe P, Tuynman H, et al. Early combined immunosuppression or conventional management in patients with newly diagnosed Crohn's disease: an open randomised trial. Lancet. 2008;371(9613):660–7.
61. St Charles M, Smith SR, Beardsley R, Fedder DO, Carter-Pokras O, Cross RK. Gastroenterologists' prescribing of infliximab for Crohn's disease: a national survey. Inflamm Bowel Dis. 2009;15(10):1467–75.
62. Donovan M, Lunney K, Carter-Pokras O, Cross RK. Prescribing patterns and awareness of adverse effects of Infliximab:CD: a health survey of gastroenterologists. Dig Dis Sci. 2007;52(8):1798–805.
63. Khanna R, Bressler B, Levesque BG, Zou G, Stitt LW, Greenberg GR, et al. Early combined immunosuppression for the management of Crohn's disease (REACT): a cluster randomised controlled trial. Lancet. 2015;386(10006):1825–34.
64. Sandborn WJ, Hanauer SB, Katz S, Safdi M, Wolf DG, Baerg RD, et al. Etanercept for active Crohn's disease: a randomized, double-blind, placebo-controlled trial. Gastroenterology. 2001;121(5):1088–94.
65. Rutgeerts P, Sandborn WJ, Fedorak RN, Rachmilewitz D, Tarabar D, Gibson P, et al. Onercept for moderate-to-severe Crohn's disease: a randomized, double-blind, placebo-controlled trial. Clin Gastroenterol Hepatol. 2006;4(7):888–93.
66. Sandborn WJ, Feagan BG, Hanauer SB, Present DH, Sutherland LR, Kamm MA, et al. An engineered human antibody to TNF (CDP571) for active Crohn's disease: a randomized double-blind placebo-controlled trial. Gastroenterology. 2001;120(6):1330–8.
67. Feagan BG, Sandborn WJ, Lichtenstein G, Radford-Smith G, Patel J, Innes A. CDP571, a humanized monoclonal antibody to tumour necrosis factor-alpha, for steroid-dependent Crohn's disease: a randomized, double-blind, placebo-controlled trial. Aliment Pharmacol Ther. 2006;23(5):617–28.
68. Sandborn WJ, Feagan BG, Radford-Smith G, Kovacs A, Enns R, Innes A, et al. CDP571, a humanised monoclonal antibody to tumour necrosis factor alpha, for moderate to severe Crohn's disease: a randomised, double blind, placebo controlled trial. Gut. 2004;53(10):1485–93.
69. Scallon B, Cai A, Solowski N, Rosenberg A, Song XY, Shealy D, et al. Binding and functional comparisons of two types of tumor necrosis factor antagonists. J Pharmacol Exp Ther. 2002;301(2):418–26.
70. Banner DW, D'Arcy A, Janes W, Gentz R, Schoenfeld HJ, Broger C, et al. Crystal structure of the soluble human 55 kd TNF receptor-human TNF beta complex: implications for TNF receptor activation. Cell. 1993;73(3):431–45.
71. Mohler KM, Torrance DS, Smith CA, Goodwin RG, Stremler KE, Fung VP, et al. Soluble tumor necrosis factor (TNF) receptors are effective therapeutic agents in lethal endotoxemia and function simultaneously as both TNF carriers and TNF antagonists. J Immunol. 1993;151(3):1548–61.
72. Levin AD, Wildenberg ME, van den Brink GR. Mechanism of action of anti-TNF therapy in inflammatory bowel disease. J Crohns Colitis. 2016;10(8):989–97.
73. Jin JF, Zhu LL, Chen M, Xu HM, Wang HF, Feng XQ, et al. The optimal choice of medication administration route regarding intravenous, intramuscular, and subcutaneous injection. Patient Prefer Adherence. 2015;9:923–42.
74. Lobo ED, Hansen RJ, Balthasar JP. Antibody pharmacokinetics and pharmacodynamics. J Pharm Sci. 2004;93(11):2645–68.
75. Schellekens H. Factors influencing the immunogenicity of therapeutic proteins. Nephrol Dial Transplant. 2005;20(Suppl 6):vi3–9.

第四章

抗 TNF 制剂对于炎症性肠病肠外表现的治疗

炎症性肠病（IBD）的肠外表现（extraintestinal manifestations,EIM）常见,有近一半的患者可出现肠外表现[1-7]。由于这些肠道外表现对患者的健康状况及生活质量影响较大,因此治疗这些肠道外表现具有重要的临床意义。IBD 的 EIM 几乎可累积任何器官,程度可由轻到重。患者可同时出现一种或者多种 EIM,一种 EIM 的出现可增加其他 EIM 的发生风险[3,6]。在一些情况下,EIM 会比肠道疾病本身更加严重。尽管一些 EIM 如:结节性红斑和关节炎通常与肠道疾病活动一致,但其他疾病如葡萄膜炎和强直性脊柱炎等疾病位于活动期时,可不伴随肠道疾病[8,9]。由于 IBD 的 EIM 可在肠道症状出现前发生,因此疾病模式和治疗方法会随之变得复杂[8]。

虽然 IBD 的 EIM 可影响几乎每个器官系统,但抗 TNF 治疗仅在少数肠外表现中被研究证实,且其疗效与所研究的疾病相关。在 IBD 的 EIM 中,大多数关于使用抗 TNFα 药物的研究是回顾性研究,且主要关注于克罗恩病（CD）患者,对溃疡性结肠炎（UC）关注较少。而在一些肠外疾病中,对于抗 TNF 治疗的研究数据却较完整。

在治疗 IBD 患者的一些肠外表现时,研究表明英夫利昔单抗和阿达木单抗是有效的,这一点我们将在下面阐述。而 EIM 中使用赛妥珠单抗pegol 和戈利木单抗的研究数据较少。并且,和肠道疾病治疗情况一样,依那西普的有效性可能不如英夫利昔单抗和阿达木单抗,尽管关于上述对比的研究数目仍较少。一项来自丹麦的研究总结了英夫利昔单抗的治疗经验,该研究收集 1999 年到 2005 年的资料,并表明 80% 有皮肤或者关节症状的 CD 患者在治疗时症状有改善或者缓解[10],类似的总体应答率也在阿达木单抗研究中被报道[11]。最近,一项包含了 9 项干预性研究和 13 个非干预性研究的荟萃分析,得出结论:英夫利昔单抗和阿达木单抗对于一些EIM 如某些肌肉骨骼,皮肤病和眼部表现是有效的[12]。2016 年欧洲克罗恩病和结肠炎组织（ECCO）专家共识文件关于使用抗 TNF 药物管理 IBD 患者肠外表现时,也指出抗 TNF 药物对于一些 EIMs 是有效的,并推荐在脊柱关节病、关节炎、皮肤病表现如脓皮病,或结节性红斑和葡萄膜炎的患者中可考虑使用抗 TNF 药物治疗[13],与荟萃分析的结论一致。

周围型关节炎

IBD 相关的周围型关节炎可分为 2 个不同的亚型:1 型周围型关节炎和 2 型周围型关节炎。1 型周围关节炎通常急性起病,侵及大关节(膝关节最常见),其典型特点是与肠道疾病的活动度一致。而 2 型周围关节炎通常与肠道疾病无相关性,侵及多个小关节(特别是掌指关节),其慢性病程更常见[8,14]。

目前已有数据显示抗 TNF 药物能有效治疗关节炎和银屑病关节炎[15],与上述两种疾病一致,研究证据也表明抗 TNF 药物可有效治疗 IBD 相关周围型关节炎。在一项有关 CD 患者的前瞻性开放研究中,纳入接受激素、硫唑嘌呤、6- 巯基嘌呤或甲氨蝶呤治疗失败的患者,重点研究伴有关节炎或关节疼痛患者的治疗情况。结果显示 61%（36/59）的患者关节症状得到改善,46%（27/59）的患者症状好转[16]。另一项研究发现,在 11 例伴随有关节疼痛的克罗恩病患者中,7 例患者在接受单剂量 5mg/kg 英夫利昔单抗注射治疗后,症状得到改善[17]。

尽管目前对于阿达木单抗的研究较少,但 CARE 试验中涉及了有关该药物在 IBD 相关关节炎中的疗效。在超过 900 例 CD 患者中,82 例在治疗前有关节炎的患者,经阿达木单抗治疗 20 周时其中 20 例患者的关节炎好转[18]。

一般来说,抗 TNF 治疗对于有肠道疾病全身治疗指征的周围型关节炎患者是主要选择。而在缺乏直接的肠道疾病全身治疗指征的情况下,决定是否选用抗 TNF 制剂治疗 IBD 相关外周关节炎时,需咨询风湿病专家。

中央型关节炎

强直性脊柱炎（AS）和骶髂关节炎的发生与 IBD 相关,但它们发生率低于周围型关节炎,并通常与 IBD 活动的关系并不密切[8,14]。

研究证实抗 TNF 单抗能有效治疗不合并 IBD 的 AS 患者[19-22]。在多中心随机安慰剂对照试验中,53%（18/34）的 AS 患者接受英夫利昔单抗治疗后（在第 0、2 和 6 周时接受 5mg/kg）,在 12 周时出现症状改善,而安慰剂组 9% 的患者症状改善（$P<0.0001$）[20]。一项开放性随访研究进行了 3 年的英夫利昔单抗维持治疗，结果显示该药物在维持 AS 缓解治疗方面有效[21]。

目前并无太多研究评估抗 TNF 制剂在患有 IBD 的中央型关节炎患者的疗效。样本量最大的一项研究中，24 例接受英夫利昔单抗（在第 0，2 和 6 周时接受 5m/kg 药物，之后每 5~8 周接受 3~5mg/kg）的 CD 患者（其中 16 个为活动性疾病），与 12 例接受其他治疗的活动性 CD 患者对比。尽管两组间克罗恩病疾病活动指数（CDAI）的改善无差别，但接受英夫利昔单抗治疗组中患者的关节炎评分更好[23]。在一个更小样本量的队列研究中，11 例 CD 相关炎性下背疼痛患者接受英夫利昔单抗治疗后，有 7 例患者从治疗中获益[17]。

阿达木单抗也被显示可有效治疗 IBD 相关的中央型关节炎[11,18]。例如，在 CARE 开放性试验中，16 例接受阿达木单抗治疗的 AS 患者中，有 15 例患者在治疗 20 周之后，其关节症状得到缓解[18]。

依据目前已有研究，当患者达到肠道疾病全身用药指征时，可考虑用抗 TNF 制剂治疗中央型关节炎。但当缺乏直接的肠道疾病全身用药指征时，应与风湿病专家讨论后决定对于 IBD 相关中央型关节炎的治疗。

葡萄膜炎

尽管 IBD 有一些眼部表现，但仅在葡萄膜炎的治疗中，有文献支持抗 TNF 制剂的疗效。这种慢性疾病的典型表现是眼痛、视力模糊、畏光和头痛，可在肠道症状发生之前或者之后出现，并且经常与关节炎同时发生[8,9,24]。

抗 TNF 制剂虽然不是葡萄膜炎的一线治疗药物，但是在治疗过程中显示出重要作用。目前已在动物模型和人类眼液分析中被证明，这些药物可拮抗 TNFα 对眼部的促炎作用[25]。阿达木单抗、英夫利昔单抗和依那西普已经在葡萄膜炎的治疗中被研究证明，但是，这些研究包含了难治性葡萄膜炎患者，并且没有局限于 IBD 患者[26-31]。已有数据显示，对于治疗葡萄膜炎，英夫利昔单抗似乎比依那西普更加有效，阿达木单抗也可能比依那西普更有效。

在 2005 年的一项的研究中，纳入了 4 个安慰剂对照试验和 3 个开放性研究，试验中的 AS 患者被给予英夫利昔单抗或者依那西普，并评估伴有前葡萄膜炎患者的预后。397 例患者的随访数据显示，接受抗 TNF 制剂的患者葡萄膜炎复发为 6.8/（100 人·年），而在安慰剂组中为 15.6/（100 人·年）。接受英夫利昔单抗治疗的患者中复发率较接受依那西普的低，但该差异没有统计学意义[27]。

　　同样,一项包含 17 例慢性普通葡萄膜炎儿童患者的研究中,受试者被
予以大剂量英夫利昔单抗治疗(在不同的间隔,药物剂量为 10~20mg/kg),
结果显示这些患者对抗 TNF 可有效应答:13 例儿童在第一次输液 1~2 周
内眼内炎症完全缓解,另外 4 例直至 7 次输液后出现症状缓解[28]。另一
项儿童葡萄膜炎的回顾性研究中(未确证是否均为 IBD 患者),21 例伴有
活动性顽固性葡萄膜炎的患者应用该类药物治疗有效,尽管依那西普和英
夫利昔单抗的治疗应答率有限。38% 接受英夫利昔单抗的患者有"好"应
答,即降低激素和免疫抑制剂用量的 50% 或者更多,而 54% 出现了中度的
应答,即激素或者免疫抑制剂减低率≥50[29]。相比于接受依那西普的患者,
接受英夫利昔单抗治疗者并发症更少,青光眼和视敏度改善率更高[29]。

　　阿达木单抗的研究数据比英夫利昔单抗更少。一项纳入 18 例慢性葡
萄膜炎儿童患者的回顾性研究,这些患者在使用其他免疫抑制剂失败后接
受了阿达木单抗治疗,该研究以复发率评估药物治疗的应答情况,结果显
示应答率为 88%。与其他研究一样,这些儿童大多数患有幼年特发性关节
炎,并且未患过 IBD[26]。

　　虽然目前关于抗 TNF 治疗在葡萄膜炎中的研究数据,大多数来自于
不伴 IBD 的葡萄膜炎研究,但这些研究数据也可拓展到与 IBD 有关的葡
萄膜炎患者中,并且有更小样本量的研究的确证实,这些患者使用该药物
时可获益。但在考虑使用抗 TNF 治疗难治性葡萄膜炎之前,还应该参考
眼科医生的建议。

坏疽性脓皮病

　　坏疽性脓皮病(pyoderma gangrenosum,PG)是一种罕见的皮肤慢性溃
疡性疾病,有时会伴随过敏反应[32]。对于这种 IBD 肠外表现,抗 TNF 药物
的作用尚未被广泛研究;但相比其他肠外表现,对于该疾病的研究证据质
量是最高的,并且清楚地表明了抗 TNF 治疗的获益。

　　关于抗 TNF 治疗 PG 的安慰剂对照随机试验很少,目前已有的一个研
究使用抗 TNF 制剂治疗 IBD 的肠外表现,给予 13 例 PG 患者 5mg/kg 单一
剂量的英夫利昔单抗,并与 17 例安慰剂对照组患者对比疗效差别。药物
治疗的有效性依据于第 2 周和第 6 周时患者的问卷调查和医生评估。在
第 2 周时,依据上述评估方法,英夫利昔单抗组改善了 46%,而安慰剂组改
善 6%。在该时间点,所有没有产生应答者均接受了开放性的英夫利昔单
抗试验。在第 6 周时,69% 患者(20/29)得到改善,而 21%(6/29)实现了
完全缓解[33]。

回顾性研究显示出了更明显的药物应答,部分原因是由于对给药剂量的限制较少。在一项 13 例接受英夫利昔单抗的中重度 PG 组成的研究中,有 3 例在诱导剂量后出现应答,剩下的 10 例在持续剂量中出现应答,并且所有的患者都可停用激素治疗[34]。最近一项西班牙的研究,纳入 67 例 PG 患者(61.2% 有潜在的克罗恩病,37.3% 的伴有 UC)中,31 例患者被给予英夫利昔单抗(24)或者阿达木单抗(7),结果显示有 29 例患者出现 PG 的改善(93.5%)[35]。此外,研究结果显示英夫利昔单抗和阿达木单抗两种药物疗效明确(例如,在该研究中没有后续的药物治疗),有效率分别有 91.7% 和 100%。

当然,值得注意的是,在接受英夫利昔单抗治疗时,PG 的预后不同[36-38]。在已报道的两个案例中,当将英夫利昔单抗转变为环孢素或者阿达木单抗时,皮肤病变好转[36-38]。在另一个案例中,患者有潜在的类似风湿关节炎,当英夫利昔单抗转变为依那西普时,病变持续存在,而转变为米诺环素时,病情好转[37]。这些病案表明,PG 预后的不同不是由同一种效果所导致,可能是疾病对于某一种特定生物制剂的免疫反应。

结节性红斑

结节性红斑(erythema nodosum,EN)是一种皮肤病,包括在皮肤上出现常见的皮下脆嫩红色结节[32]。EN 已经被描述与多种系统性炎性疾病存在相关性,而在 IBD 患者中,EN 与克罗恩病的相关性最常见[8,9]。由于 EN 的活动性一般与肠道疾病的活动性一致,因此其一线治疗主要关注于潜在 IBD 的治疗。当肠道疾病出现应答时,EN 一般也会缓解[6]。但也有报道显示阿达木单抗可成功治疗特发性 EN(没有 IBD 相关性)[39]。此外,正如在 PG 中,"异常"的 EN 病情发展在使用英夫利昔单抗中也被报道[40]。

原发性硬化性胆管炎

尽管早期报道显示,在 UC 患者中使用英夫利昔单抗可导致原发性硬化性胆管炎的生化指标(PSC)的改善,但这点在后续的研究中没有被证实。一项随机双盲安慰剂对照试验对比了 10 例接受英夫利昔单抗以及安慰剂治疗的 PSC 患者,结果显示,经过 6 个月的治疗,两组间在生化、症状或者组织学的改善上没有差别[41]。尽管英夫利昔单抗可能适用于并发 PSC 的 UC 患者的治疗,但是目前的普遍观点认为英夫利昔单抗对 PSC 治疗无效。

骨骼代谢

尽管 IBD 患者骨质减少或者骨质疏松的发生率较高,但对于其发生的病理生理与 IBD 相关性还未完全阐明[42]。其原因可能是多方面的;主要因素包括糖皮质激素的使用、钙和维生素 D 的缺乏、年龄因素、日常活动的减少以及疾病本身的炎症环境[42]。

关于抗 TNF 制剂是否对骨密度有影响目前尚无统一定论,但已有研究提示抗 TNF 制剂可有效改善骨密度,具体机制可能是通过缓解炎症状态或者通过直接拮抗 TNF 对骨质代谢的效应实现。多个研究已经表明接受英夫利昔单抗治疗的克罗恩病患者其骨质代谢的生物标记物升高[43-45]。其他研究更偏向临床相关的结局指标,特别是骨密度(BMD)。一项纳入了46 例 CD 患者的研究,CD 患者每 6~8 周接受英夫利昔单抗 5mg/kg 的治疗,时间长达 1 年的 CD 患者在左股骨和腰椎处 BMD 增加了 2%~3%。但研究结果显示 BMD 改变与基础骨质疏松水平、激素使用、钙剂使用或者 CRP 改变间没有相关性[46]。一项类似的回顾性研究,对比了 15 例接受英夫利昔单抗治疗的 CD 患者和 30 例没有接受该药物的 CD 患者,治疗组患者每4~8 周接受 5mg/kg 英夫利昔单抗治疗一次,并平均持续 18 个月。研究结果显示,尽管对照组在相同时间段内(22.6 ± 11 个月)体重增加更多,但治疗组患者可观察到腰椎部 BMD 的增高(8.13% ± 7.7%)[47]。

一项回顾性研究纳入了 61 例伴有低 BMD 的 CD 患者,这些患者接受英夫利昔单抗(23)和(或)双磷酸盐(36),结果同样显示出 BMD 的改变。在控制激素的使用后,同时接受英夫利昔单抗和双磷酸盐治疗的患者要比仅接受双磷酸盐的患者,腰椎 BMD 的 T 值增高更多(6.7%/ 年 vs 4.5%/ 年),但最终结果显示,单独使用英夫利昔单抗对于 BMD 没有效应。仅接受双磷酸盐的患者腰椎 BMD 增高 4.0%,而没有接受双磷酸盐的患者 BMD 降低 3.7%。研究者推测,同时使用英夫利昔单抗或可增加单独双磷酸盐治疗的获益,但仍需要更大的样本数据去研究单独使用英夫利昔单抗的获益情况[48]。

关于英夫利昔单抗与 BMD 的研究正在进行,但目前大多数为无对照的小样本量、小效应量的回顾性研究,并且目前还有高级别的证据支持的其他治疗方式,因此我们不推荐只为了改善骨密度而在 IBD 患者中使用抗TNF 制剂。

总结

目前支持抗 TNF 使用的研究数据大多数来自于回顾性研究,并较少针对 UC 患者,但抗 TNF 制剂仍对治疗多种 IBD 中的 EIM 提供了有价值的治疗策略。基于上述研究的局限性,生物制剂或对治疗 IBD 相关的周围型关节炎、中央型关节炎以及脓皮病有效。除了 IBD 外,抗 TNF 药物也显示出对葡萄膜炎治疗的有效性,虽然目前关于葡萄膜炎的研究数据较少,特别在 IBD 患者中的数据更少,但已有证据表明,该药物可应用于治疗难治性葡萄膜炎患者。使用抗 TNF 也可改善骨密度,但研究数据仍不充足,在仅有该指征时不足以推荐使用该类药物。另有一些疾病使用抗 TNF 药物不能获益,例如 PSC。最后,我们发现,使用抗 TNF 药物有时会导致“自相矛盾”的疾病发展,疾病病情在停用抗 TNF 药物后反而缓解,例如 PG 或者 EN,但上述情况好像并不是同一个效应所致。在下一步的研究中,我们仍需要设计更加理想的随机对照实验并纳入足够 UC 患者,以丰富目前的研究证据,以提高我们对于这类复杂患者的治疗和管理能力。

参考文献

1. Vavricka SR, Rogler G, Gantenbein C, Spoerri M, Prinz Vavricka M, Navarini AA, et al. Chronological order of appearance of extraintestinal manifestations relative to the time of IBD diagnosis in the Swiss inflammatory bowel disease cohort. Inflamm Bowel Dis. 2015;21:1794–800.
2. Bernstein CN, Blanchard JF, Rawsthorne P, Yu N. The prevalence of extraintestinal diseases in inflammatory bowel disease: a population-based study. Am J Gastroenterol. 2001;96:1116–22.
3. Vavricka SR, Brun L, Ballabeni P, Pittet V, Prinz Vavricka BM, Zeitz J, et al. Frequency and risk factors for extraintestinal manifestations in the Swiss inflammatory bowel disease cohort. Am J Gastroenterol. 2011;106:110–9.
4. Zippi M, Corrado C, Pica R, Avallone EV, Cassieri C, De Nitto D, et al. Extraintestinal manifestations in a large series of Italian inflammatory bowel disease patients. World J Gastroenterol. 2014;20:17463–7.
5. Isene R, Bernklev T, Hoie O, Munkholm P, Tsianos E, Stockbrugger R, et al. Extraintestinal manifestations in Crohn's disease and ulcerative colitis: results from a prospective, population-based European inception cohort. Scand J Gastroenterol. 2015;50:300–5.
6. Veloso FT, Carvalho J, Magro F. Immune-related systemic manifestations of inflammatory bowel disease. A prospective study of 792 patients. J Clin Gastroenterol. 1996;23:29–34.
7. Greenstein AJ, Janowitz HD, Sachar DB. The extra-intestinal complications of Crohn's disease and ulcerative colitis: a study of 700 patients. Medicine. 1976;55:401–12.
8. Vavricka SR, Schoepfer A, Scharl M, Lakatos PL, Navarini A, Rogler G. Extraintestinal manifestations of inflammatory bowel disease. Inflamm Bowel Dis. 2015;21:1982–92.
9. Levine JS, Burakoff R. Extraintestinal manifestations of inflammatory bowel disease. Gastroenterol Hepatol. 2011;7:235–41.
10. Caspersen S, Elkjaer M, Riis L, Pedersen N, Mortensen C, Jess T, et al. Infliximab for inflammatory bowel disease in Denmark 1999-2005: clinical outcome and follow-up evaluation of

malignancy and mortality. Clin Gastroenterol Hepatol. 2008;6:1212–7. quiz 176

11. Barreiro-de-Acosta M, Lorenzo A, Dominguez-Munoz JE. Efficacy of adalimumab for the treatment of extraintestinal manifestations of Crohn's disease. Rev Esp Enferm Dig. 2012;104:468–72.

12. Peyrin-Biroulet L, Van Assche G, Gomez-Ulloa D, Garcia-Alvarez L, Lara N, Black CM, et al. Systematic review of tumour necrosis factor antagonists in extraintestinal manifestations in inflammatory bowel disease. Clin Gastroenterol Hepatol. 2017;15:25.

13. Harbord M, Annese V, Vavricka SR, Allez M, Barreiro-de Acosta M, Boberg KM, et al. The first European evidence-based consensus on extra-intestinal manifestations in inflammatory bowel disease. J Crohns Colitis. 2016;10:239–54.

14. Wordsworth P. Arthritis and inflammatory bowel disease. Curr Rheumatol Rep. 2000;2:87–8.

15. Barrie A, Regueiro M. Biologic therapy in the management of extraintestinal manifestations of inflammatory bowel disease. Inflamm Bowel Dis. 2007;13:1424–9.

16. Herfarth H, Obermeier F, Andus T, Rogler G, Nikolaus S, Kuehbacher T, et al. Improvement of arthritis and arthralgia after treatment with infliximab (Remicade) in a German prospective, open-label, multicenter trial in refractory Crohn's disease. Am J Gastroenterol. 2002;97:2688–90.

17. Kaufman I, Caspi D, Yeshurun D, Dotan I, Yaron M, Elkayam O. The effect of infliximab on extraintestinal manifestations of Crohn's disease. Rheumatol Int. 2005;25:406–10.

18. Lofberg R, Louis EV, Reinisch W, Robinson AM, Kron M, Camez A, et al. Adalimumab produces clinical remission and reduces extraintestinal manifestations in Crohn's disease: results from CARE. Inflamm Bowel Dis. 2012;18:1–9.

19. Van Den Bosch F, Kruithof E, Baeten D, Herssens A, de Keyser F, Mielants H, et al. Randomized double-blind comparison of chimeric monoclonal antibody to tumor necrosis factor alpha (infliximab) versus placebo in active spondylarthropathy. Arthritis Rheum. 2002;46:755–65.

20. Braun J, Brandt J, Listing J, Zink A, Alten R, Golder W, et al. Treatment of active ankylosing spondylitis with infliximab: a randomised controlled multicentre trial. Lancet. 2002;359:1187–93.

21. Braun J, Baraliakos X, Brandt J, Listing J, Zink A, Alten R, et al. Persistent clinical response to the anti-TNF-alpha antibody infliximab in patients with ankylosing spondylitis over 3 years. Rheumatology. 2005;44:670–6.

22. van der Heijde D, Kivitz A, Schiff MH, Sieper J, Dijkmans BA, Braun J, et al. Efficacy and safety of adalimumab in patients with ankylosing spondylitis: results of a multicenter, randomized, double-blind, placebo-controlled trial. Arthritis Rheum. 2006;54:2136–46.

23. Generini S, Giacomelli R, Fedi R, Fulminis A, Pignone A, Frieri G, et al. Infliximab in spondyloarthropathy associated with Crohn's disease: an open study on the efficacy of inducing and maintaining remission of musculoskeletal and gut manifestations. Ann Rheum Dis. 2004;63:1664–9.

24. Petrelli EA, McKinley M, Troncale FJ. Ocular manifestations of inflammatory bowel disease. Ann Ophthalmol. 1982;14:356–60.

25. Hale S, Lightman S. Anti-TNF therapies in the management of acute and chronic uveitis. Cytokine. 2006;33:231–7.

26. Biester S, Deuter C, Michels H, Haefner R, Kuemmerle-Deschner J, Doycheva D, et al. Adalimumab in the therapy of uveitis in childhood. Br J Ophthalmol. 2007;91:319–24.

27. Braun J, Baraliakos X, Listing J, Sieper J. Decreased incidence of anterior uveitis in patients with ankylosing spondylitis treated with the anti-tumor necrosis factor agents infliximab and etanercept. Arthritis Rheum. 2005;52:2447–51.

28. Kahn P, Weiss M, Imundo LF, Levy DM. Favorable response to high-dose infliximab for refractory childhood uveitis. Ophthalmology. 2006;113:860–4. e2

29. Saurenmann RK, Levin AV, Rose JB, Parker S, Rabinovitch T, Tyrrell PN, et al. Tumour necrosis factor alpha inhibitors in the treatment of childhood uveitis. Rheumatology. 2006;45:982–9.

30. Schmeling H, Horneff G. Etanercept and uveitis in patients with juvenile idiopathic arthritis. Rheumatology. 2005;44:1008–11.

31. Suhler EB, Smith JR, Wertheim MS, Lauer AK, Kurz DE, Pickard TD, et al. A prospective trial of infliximab therapy for refractory uveitis: preliminary safety and efficacy outcomes. Arch

Ophthalmol. 2005;123:903–12.

32. Lebwohl M, Lebwohl O. Cutaneous manifestations of inflammatory bowel disease. Inflamm Bowel Dis. 1998;4:142–8.

33. Brooklyn TN, Dunnill MG, Shetty A, Bowden JJ, Williams JD, Griffiths CE, et al. Infliximab for the treatment of pyoderma gangrenosum: a randomised, double blind, placebo controlled trial. Gut. 2006;55:505–9.

34. Regueiro M, Valentine J, Plevy S, Fleisher MR, Lichtenstein GR. Infliximab for treatment of pyoderma gangrenosum associated with inflammatory bowel disease. Am J Gastroenterol. 2003;98:1821–6.

35. Arguelles-Arias F, Castro-Laria L, Lobaton T, Aguas-Peris M, Rojas-Feria M, Barreiro-de Acosta M, et al. Characteristics and treatment of pyoderma gangrenosum in inflammatory bowel disease. Dig Dis Sci. 2013;58:2949–54.

36. Fonder MA, Cummins DL, Ehst BD, Anhalt GJ, Meyerle JH. Adalimumab therapy for recalcitrant pyoderma gangrenosum. J Burns Wounds. 2006;5:e8.

37. Vandevyvere K, Luyten FP, Verschueren P, Lories R, Segaert S, Westhovens R. Pyoderma gangrenosum developing during therapy with TNF-alpha antagonists in a patient with rheumatoid arthritis. Clin Rheumatol. 2007;26:2205–6.

38. Brunasso AM, Laimer M, Massone C. Paradoxical reactions to targeted biological treatments: a way to treat and trigger? Acta Derm Venereol. 2010;90:183–5.

39. Ortego-Centeno N, Callejas-Rubio JL, Sanchez-Cano D, Caballero-Morales T. Refractory chronic erythema nodosum successfully treated with adalimumab. J Eur Acad Dermatol Venereol. 2007;21:408–10.

40. Rosen T, Martinelli P. Erythema nodosum associated with infliximab therapy. Dermatol Online J. 2008;14:3.

41. Hommes DW, Erkelens W, Ponsioen C, Stokkers P, Rauws E, van der Spek M, et al. A double-blind, placebo-controlled, randomized study of infliximab in primary sclerosing cholangitis. J Clin Gastroenterol. 2008;42:522–6.

42. Vavricka SR, Gubler M, Gantenbein C, Spoerri M, Froehlich F, Seibold F, et al. Anti-TNF treatment for extraintestinal manifestations of inflammatory bowel disease in the Swiss IBD cohort study. Inflamm Bowel Dis. 2017;23:1174–81.

43. Abreu MT, Geller JL, Vasiliauskas EA, Kam LY, Vora P, Martyak LA, et al. Treatment with infliximab is associated with increased markers of bone formation in patients with Crohn's disease. J Clin Gastroenterol. 2006;40:55–63.

44. Franchimont N, Putzeys V, Collette J, Vermeire S, Rutgeerts P, De Vos M, et al. Rapid improvement of bone metabolism after infliximab treatment in Crohn's disease. Aliment Pharmacol Ther. 2004;20:607–14.

45. Ryan BM, Russel MG, Schurgers L, Wichers M, Sijbrandij J, Stockbrugger RW, et al. Effect of antitumour necrosis factor-alpha therapy on bone turnover in patients with active Crohn's disease: a prospective study. Aliment Pharmacol Ther. 2004;20:851–7.

46. Bernstein M, Irwin S, Greenberg GR. Maintenance infliximab treatment is associated with improved bone mineral density in Crohn's disease. Am J Gastroenterol. 2005;100:2031–5.

47. Mauro M, Radovic V, Armstrong D. Improvement of lumbar bone mass after infliximab therapy in Crohn's disease patients. Can J Gastroenterol. 2007;21:637–42.

48. Pazianas M, Rhim AD, Weinberg AM, Su C, Lichtenstein GR. The effect of anti-TNF-alpha therapy on spinal bone mineral density in patients with Crohn's disease. Ann N Y Acad Sci. 2006;1068:543–56.

第五章
克罗恩病的术后管理：生物制剂的应用

术后复发的负担

在使用常规免疫疗法治疗克罗恩病（CD）之前，大多数患者需要手术治疗，且手术复发率（postoperative recurrence，POR）高达 30%~60%[1]。内镜检查显示，多达 70%~90% 的 CD 患者在接受手术切除后 1 年内内镜下可观察到疾病复发。3~5 年内 30%~60% 的患者会复发[2-4]。随着生物制剂如抗肿瘤坏死因子（antitumor necrosis factor，a-TNF）等药物的出现和使用，手术治疗的必要性降低，但尚未完全避免。生物制剂时代的研究已经证实术后 1 年、5 年和 10 年的累计手术风险为 16.3%、33.3% 和 46.6%[5]。此外，50% 的患者需要在第一次手术之后的 5 年内再次接受手术治疗。因此，POR 对患者的健康和预后是一种重大的威胁。

但临床工作中，POR 却经常被忽略。在一项关于 CD 患者术后的研究中，Rutgeerts 等观察到 72%（21/29）的患者在术后 1 年内可见内镜下复发；然而，这些患者大多数没有临床症状[6]。此外，对 89 位术后患者进行随访，1 年内只有 20% 的患者出现临床症状，3 年内为 34%；而内镜下疾病检出率分别为 73% 和 85%[3]。Regueiro 等对英夫利昔单抗预防 POR 的初步研究发现在患者的内镜评分与 CD 活动指数（Crohn's Disease Activity Index，CDAI）之间的相关性系数为 0.12，该研究提示 POR 的临床症状与内镜检查结果之间的不一致（表 5.1）[7]。这样，依据患者临床表现诊断 POR 可能会漏诊一些已经受到影响的患者。最终，术后 CD 患者的复发应根据内镜检测、临床症状和手术复发来综合考虑。

表 5.1　克罗恩病切除术后不同随访时间及复发率

术后随访时间		
1 年	临床复发	0%~44%
	内镜复发	0%~84%
	外科复发	4%~25%
5 年	临床复发	32%
	内镜复发	55%~77%
	外科复发	4%~25%
10 年	临床复发	52%
	内镜复发	74%
	外科复发	12%~57%

来自 Connelly et al. 的研究[60]

术后复发检测

内镜检查

由于许多 POR 患者缺乏明显的临床症状,因此对 POR 多种检测方法进行了研究。内镜检查可能是最适合的研究方法。内镜下检测 CD 复发的关键在于内镜对疾病的诊断。Rutgeerts 等证明,在 1 年内内镜疾病的严重程度与症状复发的进展直接相关,并最能预测临床结果[3]。然后作者提出了内镜评分系统,鲁特格茨评分(Rutgeerts score),以明确与预后结果相关的关键的内镜下表现(表 5.2)。鲁特格茨评分系统主要根据末端回肠溃疡的程度来定义疾病的严重程度。5 个及 5 个以下的溃疡为 i0,5 个以上溃疡但其间黏膜正常或溃疡为较大跳跃性病变者为 i1,溃疡病变局限在回肠内为 i2,回肠末端弥漫性病变为 i3,合并较大溃疡(≥5mm)、结节和(或)肠腔狭窄则为最严重的分类 i4。

表 5.2　Rutgeerts 评分系统评估回肠切除术后克罗恩病的内镜复发

Rutgeerts 分值	内窥镜特征
i0	无溃疡
i1	≤5 个溃疡
i2	>5 个病灶,病变间黏膜正常或较大跳跃性病变或局限于回肠吻合的病变

续表

Rutgeerts 分值	内窥镜特征
i3	弥漫的溃疡贯穿末端回肠并伴有病变间黏膜炎症
i4	伴有弥漫性炎症的大溃疡(≥5mm)、结节、管腔缩小

对于 Rutgeerts score 为 i0 或 i1 且病程在 1 年以内的患者,8 年内仅 8.6% 的患者存在临床症状[3]。相反,Rutgeerts score 为 i4 的患者 4 年内症状复发率为 100%。这些拥有较高复发率的患者(i3~i4)最可能采用另一种与 CD 相关的手术方式进行治疗[3,8,9]。因此,术后临床研究使用 Rutgeerts score 系统将处于 i2~i4 的患者确诊为复发,而处于 i0~i1 期则为缓解。这种通过 Rutgeerts score 系统规定的复发或缓解是否能反馈治疗标准,这一点尚未被证实。使用 Rutgeerts score 系统的内部观察证明其可靠性较好,kappa 指数在 0.43 到 0.67 之间[10,11]。最可能的差异点来自于 i1 和 i2 的内镜表现差异,因为增加一个口腔溃疡可以将 i1 病变升级到 i2。尽管存在局限性,由于与临床结果的相关性,Rutgeerts 评分系统已经成为检测 POR 的黄金标准。

粪便钙卫蛋白

虽然回肠镜检查对复发的检测很敏感,但其为侵入性的检查,且费用较高,并伴有相关风险。因此,我们一直在努力寻找 POR 的无创性检测方法。其中一种方法就是粪便钙卫蛋白。粪便钙卫蛋白(fecal calprotectin,fCal)是黏膜白细胞和上皮细胞产生的黏膜损伤位点的一种分子。

最初研究 fCal 作为 POR 的标记物是有争议的。Lasson 等报道,1 年内术后内镜下复发的 CD 患者与缓解患者相比,fCal 表达水平无差异[12]。然而,这项研究由于样本量较小而受限(n=30)。随后一项纳入 86 名无症状的术后 CD 患者的研究显示与处于内镜缓解期(i0~i1)患者相比,术后内镜下复发的患者(i2~i4)其 fCal 表达水平显著升高。(均数 ± 标准差:$473 \pm 78\mu g/g$ vs $115 \pm 18\mu g/g$;$P<0.0001$)[13]。另有相同研究表明以 100μg/g 为临界值来检测内镜复发其敏感性为 95%,特异性为 54%,阳性预测值为 69%(PPV),93% 的阴性预测值(NPV),73% 的整体精度。Qiu 等对十项前瞻性研究共计纳入 613 位术后 CD 患者进行 Meta 分析,结果显示,敏感性为 82%(95% CI 73~89%)和特异性为 61%(95% CI 51~71%),检测术后内镜下复发患者整体 PPV 为 2.11(95% CI 1.68~2.66)和 NPV 为 0.29(95% CI 0.197~0.44)[14]。此外,作者还分析了 fCal 与临床复发的关系,发现其总

敏感性为 59%（95% CI 47~71%），特异性为 88%（95% CI 80~93%），PPV 为 5.10，NPV 为 0.47。这项研究表明，fCal 是一种有效的、无创的 POR 检测指标。Wright 等通过检测术后 6 个月和 18 个月接受结肠镜检查的 CD 患者的 fCal 表达水平进行随机对照分析，结果发现 fCal 水平与内镜检查结果一致。因此，建议对于 47% 术后不进行结肠镜检查的患者可通过检测 fCal 进行复查[15]。

此外，Wright 等还对 fCal 作为治疗反馈的标记物的表达水平进行了研究。在他们的研究中，随机选择接受药物治疗或不接受的术后患者（参见"术后预防"的 POCER 试验讨论部分）。作者发现接受药物治疗的内镜下复发患者在 12 个月 fCal 浓度显著降低（从 324 降到 180μg/g（$P=0.005$），在 18 个月时为 109μg/g（$P=0.004$）），而接受药物治疗的内镜下得到缓解的患者 fCal 浓度增高（在 12 个月从 129 升到 153μg/g（$P=0.194$），在 18 个月时为 178μg/g（$P=0.245$））[15]。这表明在 POR 治疗中 fCal 可作为一种非侵入性的、间接的治疗反馈指标。

C 反应蛋白

血清炎症标志物 c-反应蛋白（C-reactive protein，CRP）在预测 POR 中的作用已在几项研究中进行分析，但结果不一致。Boschetti 等收集了 86 例无症状的术后 CD 患者 CRP 数据，发现术后内镜下缓解者与复发者相比其 CPR 存在一个微弱但具有显著意义的浓度差（$3.0 \pm 0.7, 0.7 \pm 8.5$mg/L，分别；$P=0.001$）[13]。此外，根据 Rutgeerts score，CRP 水平也有显著增加（Ptrend=0.02），但个体亚分数之间没有显著差异。与 fCal 相比，CRP 预测内镜复发的准确率较低（fCal 为 53%，fCal 为 77%），fCal 曲线下面积为 0.86，CRP<0.70，表明 fCal 是较好的检测方式。与此相反，在同样的随机对照试验中，CD 患者手术切除后的药物治疗中，Wright 等也收集了 CRP 数据，发现 CRP 与内镜复发（Rutgeerts i2~i4）或内镜严重程度（i0~i4）无显著相关性[15]。考虑到相互矛盾的结果，需要进一步研究 CRP 在内镜和临床术后复发预测中的作用。

超声

包括腹部超声在内的非侵入性放射学也在检测 POR 时对其进行了研究。一项纳入了 32 例经一次或多次肠切除 CD 患者的传统腹部超声（TUS）结果显示，TUS 检测 POR 其精准度为 93.7%。该结果已通过影像学、内镜、活检等证实。当肠壁厚度 >5mm 为阳性结果时，内镜检查和活检其敏感性为 82%，特异性为 100%[16]。该研究由于 POR 发生率较小（n=9）而受限,但这些发现在 Andreoli 等研究中同样被证实,研究显示在 41 例术后 CD 患者中进行 TUS 检查,在肠壁厚度一致时,其灵敏度为 81%,特异性为 86%,准确率为 83%,PPV 为 96%[17]。

在一项称为小肠造影超声(SICUS)的技术中,造影剂的加入提高了 US 的检测能力。使用 SICUS 和口服造影剂可发现,在吻合口周围至少 4cm 区域肠道壁厚度时可至少观察精准到 3mm,肠扩张(>25mm),或狭窄(<10mm)。Calabrese 等分析了 72 例 CD 患者术后 6 个月内分别使用回结肠镜和 SICUS 进行检测,发现其敏感性增加至 93%[18]。肠壁厚度与 Rutgeerts score 的相关性较强(P=0.0001,r=0.67)。在 US 使用静脉注射增强剂时,这些发现也得到了证实。Paredes 等通过 >5mm 肠壁厚度或 >46% 的对比增强,进一步证实其 98% 的敏感性、100% 的敏感性、100% 的 PPV 和 92% 的 NPV 用于检测内镜下的复发(i1~i4)[19]。腹腔超声在 POR 检测中的应用价值值得商榷,这些技术在美国的临床应用仍然有限,因为经验丰富的放射科医生需要接受高级培训。

术后复发因素的预测

患者因素

许多研究都对影响 POR 发展的因素进行了评价。这些在表 5.3 中列出。这些因素可分为以患者为中心的、疾病的和手术的特异性。在患者因素中与术后复发最相关和最稳定的因素是术后吸烟。Sutherland 等证明,吸烟者 5~10 年复发率(分别为 36% 和 70%)比不吸烟者的复发率(分别为 20% 和 41%)明显增高,其 OR 值为 2.1(P=0.007)[20]。同时,女性吸烟者的患病风险高于男性(OR 4.2;女性 95% CI 2.0~4.2 的;OR 1.5;男性 95% CI 0.8~6.0)。复发的风险与吸烟剂量也相关,每日吸烟≥15 支患者的患病率或术后复发率更高,这一结论在其他研究中也有证实[21,22]。术后戒烟的患者与不吸烟者术后复发率类似。Ryan 等在对 267 例回肠切除后 CD 患者进行的问卷调查中发现,手术切除后戒烟的患者,其 1、2 和 3 再次手术的 POR 相对发生率均显著降低(RIR 0.25,95% CI 0.15~0.41);RIR 0.30,95% CI 0.16~0.57;RIR 0.25%、95% CI 0.10~0.71),CD 的回盲肠部复发率也同样减低(RIR 0.27,95% CI 0.15~0.47)[23]。因此,术后吸烟是 POR 的一个显著相关的危险因素。

表5.3 克罗恩病术后复发的相关因素

	风险等级
患者	
吸烟	++
发病年龄	~
手术前的疾病持续时间	~
家族史	+/~
疾病	
穿孔	++
有克罗恩氏病手术史	+++
手术前应用抗 TNF 药物	+
手术 / 病理学	
吻合类型	~
肠肌神经丛炎	+
活动性炎症	+
肉芽肿	~

注:+,弱;++,中等;+++,强;~,模棱两可或未知

　　由于几个患者存在相关性不一致因素,因此不能得出明确的结论。有几项研究对患者发病时的年龄进行了评估,但结果并不一致。与疾病复发呈正相关这一结果可能与随访时间的延长有关,由此而导致的复发,并不存在真正的因果关系[24]。

　　与患者发病时的年龄类似,在手术切除前病程时间较短可能是影响 POR 的一个因素,尽管由于结果相互矛盾,这一点仍存在疑问。由于在一些研究中对"持续时间短"的定义不同,从而影响研究的汇总与比较。如果在手术切除之前患者的病程较短,则其疾病表型可能更具有侵袭性,因此患者可能面临更高的 POR 风险。

　　Unkart 等证实炎症性肠病具有家族史,该研究纳入 176 例术后 CD 患者中,其再次手术的风险增加了 2.2 倍,但目前这种发现尚未被重复验证[25]。

　　另有一些学者对 POR 的遗传风险因素进行研究。Fowler 等对 194 例肠切除 CD 患者进行了研究,其中的 69 例患者需要再次进行切除术。SMAD3 风险等位基因纯合子的患者作为独立危险因素可增加重复手术的风险(危险比 4.04,$P=0.001$)[26]。同样,Germain 等在对 200 个基因变异的研究中发现,与无风险等位基因携带者相比,CARD8 风险等位基因纯合子患者的手术复

发风险增加了 7 倍[27]。一些研究已经检验了 NOD2（也被称为 CARD15）的作用，之前研究认为其与回肠狭窄有关。这些研究显示了相互矛盾的结果。一个纳入了 6 组、共 1003 名 CD 患者的 Meta 分析对 NOD2 多态性进行研究，结果显示 NOD2 可使患者进一步增加手术切除的风险但结果不具有统计学意义（OR 1.58，95% CI 0.97~2.57，P=0.06）。该作者认为这种结果可能与异质性相关（Cochran Q：12.36，P=0.03，I：59.6%）。最后，Meresse 等在 36 例术后CD 患者中研究了白细胞介素 10，并没有发现与内镜复发的相关性[28]。因此，可能存在各种可使患者易患 POR 的遗传特征；然而，目前的数据仍不够完善，因此需要更多高质量结果可重复的大数据研究。

疾病因素

疾病因素是手术切除中常见的危险因素之一，狭窄型和穿孔型 CD 均可增加手术的风险。然而，由于 CD 患者病情不稳定、临床表现随时间变化而改变以及对药物治疗的反应不同，因此很难将疾病因素与术后复发联系起来。Pascua 等对 12 项检查术后复发的研究进行了 Meta 分析，发现穿孔型 / 瘘管型是内镜复发率的一个危险因素（10% 的安慰剂治疗组患者存在瘘管型疾病；OR 1.59，95% CI 1.37~1.84）[29]。在同样的研究中，接受过CD 手术的患者，其患 POR 的风险显著增加（OR 1.14，95% CI 1.04~1.26 每增加 10%）。这种风险相关性的结果在其他研究中也得到了证实。Simillis等证明，有特殊疾病因素的手术患者经常复发，且因同样的原因需再次手术[30]。由此可见，任何与 CD 相关的手术史，无论何种疾病，都是术后复发的重要原因。然而，值得注意的是，大多数的研究并没有对狭窄型疾病伴穿孔和无狭窄型疾病伴穿孔进行区分。

术前要求的一些药物也被证实与术后复发风险相关。在一些研究中发现术前抗 -TNF 疗法的应用可使 POR 发生率更高[31,32]。药物本身可能不会导致疾病复发，但它们更可能是在切除前对疾病的活动度、严重程度或并发症的反映。

手术技术 / 研究结果

吻合术是影响 POR 的重要因素。与手工缝合的端 - 端吻合相比，钉合术具有腔容量更大，可防止粪便淤积和细菌过度生长的优点。Yamamoto等随访 45 例钉合术患者（"端到端"功能钉合）和 78 例进行了常规缝合的端端吻合术患者进行比较，发现经过 1、2、5 年后，与传统吻合术（分别为5%、11% 和 5%、plog-rank=0.007）相比使用钉合术（分别为 0%，0%，和 3%）的患者回结肠因复发而需再次手术的比例显著减低[33]。这些发现已经在其他几个回顾性的研究中得到证实[24]。然而,在对 98 例和 139 例 CD 患者进行的两项前瞻性随机对照试验研究中,这两项研究均未能显示吻合类型对临床或内镜复发影响的明显差异。

三项独立研究发现,无论是内镜还是临床,肠道的神经丛炎都是 POR 的重要预测因子[34,35]。此外,神经丛炎的严重程度与早期(3 个月)和晚期(12 个月)内镜复发的严重程度有关。

手术标本的特征性发现可能与 POR 有关。在几项研究中,组织学炎症活动度与回结肠 CD 中吻合口的复发率增加有关[24]。关于手术病理中肉芽肿的存在与几项大型研究数据相互矛盾,这些研究显示如果手术标本中检测到肉芽肿,则倾向于 POR[36-38]。然而,这种组织学上的变化与 POR 的关系仍然是不确定的。

早期的一些报告表明,肉眼可见的较宽的边缘和较低的复发风险之间存在关联。Fazio 等对 152 例 CD 患者进行了随机对照试验,这些患者接受了局限(2cm)或扩大(12cm)范围的回结肠切除[39]。两组患者的复发率无显著差异(25% 为限制范围,18% 为扩大范围)。在显微镜下观察的边缘活动度,31.7% 复发,17.8% 边缘无活动性,结果显示该研究与 POR 相关性没有统计学意义(P=0.07)。因此,边缘大小或组织学活性似乎不影响 POR。

预防术后复发

考虑到术后 CD 复发的频率和影响,许多研究都旨在寻求预防或减少 POR 的潜在方法。过去,POR 的治疗方式遵循“自下而上”的方法,使用类固醇、抗生素和(或)5-氨基水杨酸酯(5-ASA)。随着疾病的爆发或发展,免疫调节剂或生物制剂(如果当时有的话)被使用。因此,对 POR 药物治疗的研究存在时间效应。

非生物药物治疗的选择

传统的治疗方法包括 5-ASAs,抗生素和免疫调节剂,已被证实可在一定程度上降低临床和内镜复发的风险。美沙拉嗪是 5-ASA 的一种,其用于治疗较安全,但是极少作为降低 POR 发病的选择。Doherty 等进行 Cochrane 分析,结果显示与安慰剂相比美沙拉嗪可有效减少临床复发(RR 0.75,95% CI 0.75~0.62)和内镜复发的严重程度(RR 0.50,95% CI 0.50~0.29),但纳入患者分别只有 12 和 8 人[40]。随后 Ford 等进行 Meta 分析显示,与安慰剂相比,柳氮磺吡啶类药物美沙拉嗪对 448 例患者并没有预防 POR 的作用（RR=0.97,95% CI 0.72~1.31）[41]。作者得出的结论是，美沙拉嗪在预防 POR 方面有一定的帮助，但只有在免疫抑制治疗无效或禁忌的情况下才应该使用。

在前面提到的 Cochrane Meta 分析中，Doherty 等还研究了硝基咪唑（包括甲硝唑）抗生素的作用，发现与安慰剂组相比，这些药物显著减少了临床（RR 0.23,95% CI 0.09~0.57,NNT=4）以及三个月内内镜复发的风险（Rutgeerts≥i2）（RR 0.44,95% CI 0.26~0.74,NNT=4）[40]。然而，这些药物与严重不良反应的高发生率显著相关（RR 2.39,95% CI 1.5~3.7），并且在排除奥硝唑后，预防临床复发作用无统计学意义。因此，由于不良反应的发生，抗生素仅在短期内可有限的预防 POR。

免疫调节剂也可用于预防 POR。在上述 Cochrane Meta 分析中，Doherty 等研究了硫唑嘌呤类药物和安慰剂对 POR 的预防作用的两项试验，发现使用硫唑嘌呤（AZA）/6- 巯基嘌呤（6- 巯基嘌呤）可显著减少 12 个月内临床（RR 0.59,95% CI 0.38~0.92,NNT=7）和内镜复发（RR 0.64,95% CI 0.44~0.92,NNT=4）的严重程度（Rutgeerts≥i3）[40]。美沙拉嗪与硫唑嘌呤类药物相比，在 12 个月内美沙拉嗪的内镜复发风险显著增高（RR 1.45,95% CI 1.03~2.06）但其严重不良反应明显减少（RR 0.51,95% CI 0.30~0.89）。Peyrin-Biroulet 等采用 Meta 分析进行相同研究中也观察到了类似的发现，但发现与安慰剂相比免疫调节剂预防临床复发的优势可延长至 2 年（平均差 13%,95% CI 2~24%,P=0.0016,NNT=8）[42]。

然而，免疫调节剂在预防非常严重患者（Rutgeerts i3-i4）复发方面的疗效并不理想。在最近的一项研究 6- 巯基嘌呤预防 POR 作用的随机、双盲、安慰剂对照、平行对照试验中，Arnott 等研究了 240 名接受肠切除的 CD 患者，发现安慰剂组的患者临床复发率更高（CDAI>150+100 点上升）（23.2% 比 12.5%），但方差分析无统计学意义（P=0.07）[43]。根据吸烟情况进行分析显示，在吸烟者临床复发患者，安慰剂组与 6-MP 组有显著差异（HR 0.127,95% CI 0.04~0.46,NNT=3），非吸烟者组则无显著差异（HR 0.898,95% CI 0.42~1.94,NNT=31）。大量接受 6-MP 治疗的患者在 1 年（29.7% vs 14.4%,P=0.006）和 3 年（22.5% vs 12.5%,P=0.041）维持完全内镜缓解（Rutgeertsi0）。作者得出的结论是，硫唑嘌呤类药物在吸烟的 CD 患者中可显著降低 POR，但对非吸烟者则无明显作用。

短期甲硝唑联合 AZA 可以进一步改善疗效。术后使用甲硝唑治疗 3 个月的 CD 患者和使用甲硝唑治疗 12 个月的 AZA（每天 100~150mg,视体重而定）患者 1 年的内镜复发率（Rutgeerts i2~i4）明显低于单独使用甲硝唑的患者（43.7% vs 69.0%,P=0.048）[44]。

在两项预防 POR 的对照试验中对布地奈德进行了研究。两项研究的 Meta 分析没有发现布地奈德与安慰剂治疗的差异（平均差异 7.9%，95% CI 6.0~21.9%，P=0.263）[45]。

生物疗法预防 POR

越来越多的证据表明，生物制剂是预防手术后复发最有效的疗法。在这类中的最佳制剂是抗肿瘤坏死因子 α（anti-TNFα）制剂。Sorrentino 等报道了 2006 年首次成功应用英夫利昔单抗（IFX）治疗部分结肠切除后的 CD 性结肠炎病例[46]。自从最初的描述以来，许多研究集中在抗肿瘤坏死因子在预防 POR 中的作用。Regueiro 等进行了第一次随机、对照试验，检验 IFX（在手术 4 周内开始）在回结肠切除 1 年后防止内镜复发的效果[47]。在本研究中，对 24 例有中至高度 POR 风险的患者进行随机分组，与对照组相比，IFX 组内镜下复发率显著减低（1/11，9.2% vs 11/13，84.6%，P=0.0006）。对以上患者进行术后 5 年随访，IFX 组患者内镜复发率一直保持显著降低的状态（22.2%；93.9%，P<0.0001），并且平均首次内镜复发的时间较长（1231 ± 747 天；460 ± 121 天，P=0.003）[48]。最初分配到 IFX 组的患者其手术复发时间显著延长（1798 ± 359 天与 1058 ± 529 天，P=0.04）。那些长期使用 IFX 的患者的手术复发率也显著降低（20.0% vs 64.3%，P=0.047）。这表明预防性 IFX 具有维持作用。Sorrentino 等进一步证实了这一结果，当患者术后 3 年持续使用 IFX（5mg/kg）后，停止使用 IFX[49]。该研究的 12 例患者在停止 IFX 之前没有内镜或临床复发的证据，10/12（83%）在停止服用 IFX 后 4 个月出现内镜复发。用低剂量的 IFX（每 8 周 3mg/kg）进行再处理，黏膜恢复完整性。Yoshida 等同样证明了 IFX 作用的持久性，他们对 31 名术后 CD 患者进行了随访，这些患者每 8 周持续服用 5mg/kg 的 IFX（n=15）或安慰剂（n=16）。在试验期间，两组每天接受 1.5g 口服美沙拉嗪。他们发现与使用安慰剂的患者相比，IFX 治疗的患者在临床、血清学（CRP）和内镜下的缓解率均显著提高[50]。

在后续重要的的研究中，Regueiro 等进行了一项前瞻性、多中心、随机、双盲、对照试验，比较 IFX（每 8 周 5mg/kg，无诱导剂量）与对照组 POR（预防研究）风险增加的个体之间的差异[32]。在这项研究中，如果患者在 10 年内有一次（或更多）手术切除史，或切除一个有穿透性的并发症（脓肿、瘘管）、肛瘘疾病或吸烟，那么患者的风险就会增加。根据风险因素随机分配患者（1 或 ≥1）。允许患者继续服用稳定剂量的美沙拉嗪或免疫抑制剂。禁止使用抗生素和类固醇。此研究的终点是出现吻合端的临床复发（定义为总 CDAI 增加 ≥70 且总 CDAI ≥200）和内镜下复发的证据（Rutgeerts ≥i2）

或术后 76 周出现新的穿透并发症。如果出现临床复发,患者每 8 周英夫利昔单抗可增加到 10mg/kg。该研究共纳入 297 例患者进行随机分组。研究在第 104 周终止,因为未达到研究终点的条件。预防性 IFX 与剂量相关,可降低临床复发率(12.9% IFX vs 20.0% 安慰剂,$P=0.097$),但无统计学意义。同样,IFX 的复合临床复发和内镜下复发率低于安慰剂组(4.1% vs 9.3%),但没有统计学意义($P=0.056$)。在第二次终点分析中,仅内镜复发率(22.4% IFX 与 51.3% 安慰剂)或内镜复发率或新的穿透性并发症在 IFX 组中显著降低(30.6% IFX vs 60.0% 安慰剂,$P<0.001$)。作者提出了几个方面来解释本研究最终失败的原因。首先,本研究中安慰剂的临床复发率比之前报道的要低(分别为 20.0% 和 38.5%)。该研究的大多数人群(69.6%)只有一个危险因素,且首次接受 CD 切除手术的人有 57.4%,这可能会减低"高危"人群的影响。此外,本研究假设的危险因素的附加效应尚未得到正式的证实。这些可能导致对 IFX 作用的过高评估。此外,该研究人群 CDAI 得分中值较低(105.5),这要求许多患者 CDAI 加倍之后才能达到临床复发临界值 CDAI≥200。这可能会限制复发率。最后,与 2009 年 Regueiro 等的研究相比,在"预防试验"中,免疫抑制剂的使用率较低(分别为 17.5% 和 45.8%)。免疫抑制剂可提高 IFX 水平,降低免疫原性,增加 IFX 的效力。最后,本研究中使用的复合终点尚未有研究报道和证实。因此,在本研究设计的范围内,预防性使用 IFX 并不能明显减少临床复发,但却能减少内镜复发。

对 8 例局部(长度小于 5cm)内镜复发且无临床复发(CDAI<150)的 CD 患者进行局部注射英夫利昔单抗的开放性试验研究[51]。这项研究发现在 14~21 个月的随访内镜或组织学评分没有显著降低。

Armuzzi 等对 IFX 和硫嘌呤类药物进行研究,对 22 例术后高风险 CD 患者进行在开放性试验研究比较 AZA(2.5mg/(kg/d))和 IFX(标准诱导后维持 55mg/kg))对 POR 的预防作用。结果显示,IFX 没有显著减少内镜复发率,结果数据显示无统计学意义(AZA 40% vs 9% IFX,$P=0.14$)[52]。IFX 治疗组的组织学活性明显降低(80% AZA vs 18% IFX)。12 个月后临床复发无明显差异。

阿达木单抗(ADA)也用来研究对 POR 的预防作用。Savarino 等于 2012 年进行了首次报道,在 6 例 CD 回盲肠切除术后患者的治疗中,采用 ADA 诱导和维持(160/80/40mg/2 周),结果显示 3 年内保持临床、影像学和内镜的完全缓解[53]。同样,在一项为期 2 年的前瞻性试验研究中,Papamichael 等对 23 例高危 CD 患者进行了切除后的随访。在 8 例患者中,在术后第 14 天开始进行 ADA 预防(诱导后进行维持剂量),1/8(12.5%)患者在 6 个月时内镜复发,2/8(25%)在 24 个月时内镜复发[54]。其余 15 例患者在术后 6 个月时显示出内镜 POR,但没有接受 IFX 和 AZA 的治疗。经 24 个月的 ADA 治疗后,9/15(60%)达到黏膜完全愈合。这些研究受因缺乏对照组而受限。在一项比较 ADA(160/80/40mg/2 周)、(2mg/(kg/d))或美沙拉嗪(3g/day)的随机对照试验中,Savarino 等证明了 AZA 相比 ADA 内镜复发率降低(6.3% ADA vs 64.7% AZA,OR 0.036,95% CI 0.004~0.347)或美沙拉嗪(83.3%,OR 0.013,95% CI 0.001~0.14)[55]。同样,接受 ADA 治疗的患者的临床复发率显著降低(12.5% ADA 比 64.7%,OR 0.078,95% CI 0.013~0.464),美沙拉嗪(50%,OR 0.143,95% CI 0.025~0.819)。因此,与英夫利昔单抗类似,阿达木单抗在预防 POR 方面优于硫唑嘌呤类和 5-ASA 两种药物。使用随机对照试验对各种药物的复发率进行检测,见表 5.4。

表 5.4　随机对照试验报道一年后克罗恩病的临床和内镜复发率
（引用 Regueiro 的研究[61]）

	临床复发率	内镜复发率
安慰剂	25%~77%	53%~79%
5- 氨基水杨酸	24%~58%	63%~66%
布地奈德	19%~32%	52%~57%
硝基咪唑	7%~8%	52%~54%
咪唑硫唑呤 /6- 巯基嘌呤	34%~50%	42%~44%
抗肿瘤坏死因子[a]	0%~13%	6%~22%

[a] 包括英夫利昔单抗和阿达木单抗

Singh 等通过直接和间接使用贝叶斯网络 Meta 分析进行研究,该研究结合了 2006 年术后 CD 患者的 21 个试验资料和 7 个不同的治疗策略,比较了多种药物干预在预防 POR 中的治疗效果[45]。美沙拉嗪(RR 0.60,95% CI 0.60~0.88),抗生素(RR 0.26,95% CI 0.26~0.08),免疫抑制剂单药疗法(RR 0.36,95% CI 0.36~0.17),免疫调节剂用抗生素(RR 0.11,95% CI 0.51~0.02),和抗 -TNF 单药疗法(RR 0.04,95% CI 0.04~0.00),与安慰剂相比(CDAI>150 或临床复发由研究者确定)预防临床复发的疗效均优。在所有的治疗方式中,只有布地奈德(RR 0.93,95% CI 0.40~1.84)在预防临床复发方面没有明显优于安慰剂组。类似地,在预防内镜复发方面(Rutgeerts≥i2),抗生素(RR 0.16,95% CI 0.16~0.15),免疫抑制剂单药治疗(RR 0.33,95% CI 0.13~0.68),抗生素免疫抑制剂(RR 0.16,95% CI 0.04~0.48),抗 -TNF 单药治疗(RR 0.01,95% CI 0.00~0.05)均明显优于安慰剂。对于预防内镜复发，美沙拉嗪（RR 0.67，95% CI 0.39~1.08）和布地奈德（RR 0.86，95% CI 0.61~1.22）与安慰剂相比均无显著差异。作者认为，抗肿瘤坏死因子单药治疗是预防 POR 的最有效的药物干预方法，其疗效与其他所有方案相比疗效较好（临床复发，RR 0.02~0.20；内镜复发，RR 0.005~0.04）。

抗 -TNF 治疗的安全性已在多项研究中得到证实。Regueiro 等发现，IFX 治疗组的患者与安慰剂组（包括术后 1 年内并发症）相比，没有增加患者不良反应的发生[56]。同样地，Savarino 等报道，在 2 年的随访期内，与 AZA- 和美沙拉嗪治疗组相比 ADA 治疗组的 CD 患者不良反应发生较少[55]。

到目前为止，还没有使用塞妥珠单抗、优特克单抗或维多珠单抗评估 POR 的研究报道。抗白介素 -12/ 抗白介素 -23（优特克单抗）和抗整合素（维多珠单抗）在预防术后 CD 复发中的定位尚待明确。

治疗 CD 术后复发的方法

复发前的治疗

大多数 CD 患者术后出现复发，但并不是普遍存在。因此，普遍的术后预防措施可能会造成一部分患者的过度治疗，使他们面临不必要的药物、风险和费用。有几项研究表明，抗 -TNF 药物能够诱导已发展至 POR 的患者病情缓解。Yamamoto 等研究了 26 例处于临床缓解期的 CD 术后患者（CDAI<150），但在切除后 6 个月后，尽管已预防使用美沙拉嗪（3g/d），仍然发生了内镜下的复发[57]。8 例患者接着使用 IFX（每 8 周 5mg/kg），8 例患者接受 AZA（50mg/d），10 例继续使用美沙拉嗪（3g/d）。6 个月后，与 IFX 治疗组（0%）相比美沙拉嗪（70%）和 AZA（38%）组临床复发明显增加。此外，在 IFX 组 75% 患者（38% 黏膜完全愈合）有内镜改善，AZA 组为 38%（13% 完全愈合），美沙拉嗪组为 0%（P=0.006，改善；P=0.10，完全愈合）。Sorrentino 等对 43 例 CD 术后患者进行了随访，且结果一致[49]。在术后第 6 个月，24 例发展为内镜复发（≥i2）。随后 1 年，13 例患者使用 IFX 治疗和 11 例使用美沙拉嗪治疗。在 IFX 治疗组的患者中，大多数（54%）患者内镜缓解（<i2），而美沙拉嗪治疗组的患者未出现内镜下改善者[54]。ADA 在治疗早期复发方面同样有效，如 Papamichael 等研究[54]所示。ADA 促进了 60% 在术后 6 个月出现内镜疾病患者（n=15）的黏膜愈合。综上所述，这些研究表明抗 -TNF 在治疗早期术后复发患者的黏膜愈合中是有效的。因此，观察和治疗疾病复发在某些患者中是合理的选择。

术后预防

　　如前所述,在术后立即使用多种药物可以显著降低内镜和临床复发率,这些药物中在抗-TNF的效果最显著。

　　在一项具有里程碑意义的研究中,我们评估了在术后进行第一次回肠镜检查以检测内镜复发的时机,以及治疗内镜复发的最佳药物治疗方法[58]。这个多中心随机试验的主要结果是内镜复发发生于术后18个月内。术后CD患者以2∶1的比例随机分组,在6个月进行结肠镜检查(积极治疗)或不到6个月进行结肠镜检查(标准治疗)。所有患者均在术后18个月进行结肠镜检查。患者在术后根据复发风险采取预防措施。如果患者是重度吸烟者(香烟数量较大),并且有穿孔疾病或手术史,则为高风险患者。缺乏这些因素者为低风险患者。所有患者术后3个月内每日两次服用甲硝唑400mg。如果不能耐受,剂量减少到200mg每天两次或停止。高复发率的患者在术后1个月内每天同时服用AZA 2mg/kg或6-MP 1.5mg/kg的治疗,为期18个月。对不耐受的患者进行ADA(160/80/40mg诱导,然后每两周40mg)治疗18个月。如果在6个月结肠镜检查时有内镜复发(≥i2)证据,则"加强"药物治疗。对6个月内镜下复发风险低的患者进行硫唑嘌呤类药物治疗。对于高风险的患者接受硫唑嘌呤类药物联合ADA诱导和维持治疗,对于已经接受ADA维持治疗的患者,每周剂量增加到40mg。作者发现,18个月为内镜复发的关键节点,与标准治疗措施相比积极治疗措施显著减少。(49% vs 67%,P=0.03)。对术后即刻使用ADA治疗的患者与在6个月时(高危人群)使用ADA联合硫唑嘌呤类药物的患者进行比较,结果显示18个月时内镜复发率无明显差异(术后即刻开始,12/28,48%;6个月开始,20/33,61%,P=0.17)。

　　因此,随着早期的内镜检查和药物治疗的增加,可以显著地改变之后内镜疾病发生率。此外,早期内镜指导下抗TNF的使用与术后立即开始服用疗效相似,并可降低费用和副作用。然而,近一半的患者在术后18个月内仍有内镜下复发,提示仍需继续探索POR的治疗。

治疗术后复发的实用策略

　　术后CD治疗有两种新策略。与POCER的研究方法一致的策略是根据复发风险对高危患者进行术后分层(如吸烟者、肠道穿孔或CD切除术既往史),如果不耐受硫唑嘌呤,可使用抗TNF(图5.1)。然后,患者应该早期(在6~12个月)进行回肠结肠镜检查,随着内窥镜检查(≥i2)发现的复发而进

行医疗护理的升级。未经治疗的患者将开始接受硫唑嘌呤治疗,接受硫唑嘌呤
治疗的患者将进展为抗 TNF 治疗或增加抗 TNF 治疗的剂量。

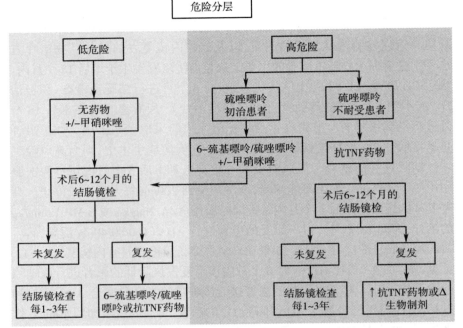

图 5.1　术后克罗恩病复发患者的管理流程图。高风险患者包括活跃的吸烟者、穿孔
患者或既往已行克罗恩病手术切除的患者。低风险包括所有其他患者

　　第二个策略(作者的经验)是开始对高危和中危患者进行预防性治疗
(图 5.2)。那些复发风险低的患者不用开始术后医学上的 POR 预防。低
风险患者是那些进行第一次 CD 相关手术的患者,其伴有长期 CD(>10 年)
的经历过狭窄范围较短(<10cm)的外科手术。中度风险的患者包括接受
第一次 CD 相关手术的患者,但病程较短(<10 年),并且有病变范围较长的
肠段(>10cm)。中等风险患者在手术后立即接受硫唑嘌呤治疗。如果患者
能够耐受甲硝唑,那么考虑到增加的好处,将其联合免疫调节剂治疗是合
理的。高风险患者包括穿孔或穿透性疾病,活跃吸烟者和(或)先前肠切
除的患者。高危患者接受硫唑嘌呤和抗 TNF 药物的术后联合治疗。

　　所有患者,无论风险如何,都将在 6~12 个月进行结肠镜检查,并根据
内镜下复发的发现进行治疗升级。低风险患者将开始治疗,可能使用免疫
调节剂。中度风险的患者将在抗 TNF 药物与感应启动,随后维持剂量的
抗 TNF- 初治患者。高风险患者接受有复发疾病证据的术后联合治疗应根

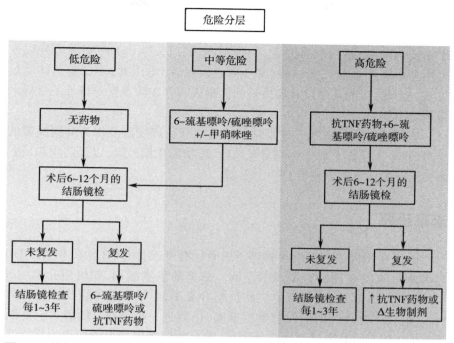

图 5.2　所有患者术后预防措施,预防术后克罗恩病复发的低风险的流程图。低风险的患者是那些首次 CD 相关手术(受影响的肠段 <10cm)且存在 CD 超过 10 年;中度风险的患者是那些进行首次 CD 相关手术(受影响的肠段较长 >10cm)但病程较短(<10年)的患者;高危患者包括穿孔或穿透性疾病、活跃的吸烟者和(或)有肠切除的患者

据药物结果进行调整,包括药物和抗体水平的优化,和(或)考虑转用其他抗 TNF 药物。值得注意的是,在常规实施的同时,抗 TNF 药物和硫唑呤的术后联合疗法尚未正式研究预防术后复发。在大多数临床研究中,开始用药的时间一般在术后 2~4 周内。这一时期允许充分的识别和治疗大多数术后感染并发症。

　　Ferrante 和他的同事对这两种策略进行了比较,即术后早期医疗预防和内镜引导治疗。作者进行了一项 63 例 CD 患者的随机对照试验,随机分为手术后 2 周内常规术后体重基础 AZA(32 例)或术后 6~12 个月内镜评估,随后在内镜下复发时开始基于体重的 AZA[59]。在预防内镜和临床复发方面,与内镜检查治疗(17/32 vs 18/31;RR 0.91;95% CI 0.59~1.42)相比,常规术后医疗预防(12/32 vs 14/31;RR 0.83;95% CI 0.46~1.50)没有显著差异。美国胃肠病学协会临床指南估计,低风险人群(0~1 复发危险因素)术后常规预防估计,每 1000 个接受该策略治疗的患者中,临床复发患者减少 34 人,内窥镜复发患者减少 27 人[62]。对于高危患者群体(>1 次复发风险因素），每1000例患者接受常规医疗预防可能导致临床复发患者减少85例，内镜复发发作减少72例。值得注意的是，AGA指南认为，由于偏倚风险高，基线预后因素（如吸烟率，高流失率（33%）显著差异以及因招募缓慢而提前终止试验（63/200提议患者）等因素，该试验总体质量较差。因此，目前几乎没有高质量的证据表明存在除观察等待外的常规术后预防措施。

这两种方法的选择应该是基于医生的舒适程度以及作为共同决策的患者，在个人层面上对于疾病复发风险、药物副作用风险，以及药物和（或）内镜治疗的成本和方便性有一个平衡。

未来研究

即使在积极的术后治疗管理下患者仍有复发，因此在预防和治疗CD患者术后复发方面仍有提高的空间。新型的生物制剂，如抗白介素-12/抗白介素-23制剂、优特克单抗和抗整合素制剂、维多珠单抗均可能预防POR，但在本文发表时尚没有数据证实，仍需进一步研究。随着人们不断加深对CD背后复杂机制通路的理解，潜在的机制信号可能即将为临床医生提供预防POR的最佳医疗方案。同样，随着敏感性和特异性的增加，疾病复发的特异的分子标记可能有助于POR的检测。根据术前因素，通过验证风险评分来预测患者个人的疾病复发风险，将有助于患者和执行者术后治疗方法合理合适。我们正在探索新的内镜评分机制，以确定关键的内镜证据预测的反应和临床结果。

随着生物制剂类似药物的大量涌入，到目前为止常规治疗CD的数据显示，与生物制剂类似药物的疗效几乎相当；然而，它们在POR中发挥的作用需要明确。类似地，在预防POR的过程中联合使用抗TNF药物和巯基嘌呤类药物，并没有明确显示疗效优于单用任何一种药物的效果。因此，虽然在理解和治疗术后CD复发方面已经取得了重大进展，但仍有许多方面需要进一步探索，以帮助解决这一频繁发生的问题。

参考文献

1. Lennard-Jones JE, Stalder GA. Prognosis after resection of chronic regional ileitis. Gut. 1967;8(4):332–6.
2. Olaison G, Smedh K, Sjodahl R. Natural course of Crohn's disease after ileocolic resection: endoscopically visualised ileal ulcers preceding symptoms. Gut. 1992;33(3):331–5.
3. Rutgeerts P, Geboes K, Vantrappen G, Beyls J, Kerremans R, Hiele M. Predictability of the postoperative course of Crohn's disease. Gastroenterology. 1990;99(4):956–63.

4. Sachar DB. The problem of postoperative recurrence of Crohn's disease. Med Clin North Am. 1990;74(1):183–8.
5. Frolkis AD, Dykeman J, Negron ME, Debruyn J, Jette N, Fiest KM, et al. Risk of surgery for inflammatory bowel diseases has decreased over time: a systematic review and meta-analysis of population-based studies. Gastroenterology. 2013;145(5):996–1006.
6. Rutgeerts P, Geboes K, Vantrappen G, Kerremans R, Coenegrachts JL, Coremans G. Natural history of recurrent Crohn's disease at the ileocolonic anastomosis after curative surgery. Gut. 1984;25(6):665–72.
7. Regueiro M, Kip KE, Schraut W, Baidoo L, Sepulveda AR, Pesci M, et al. Crohn's disease activity index does not correlate with endoscopic recurrence one year after ileocolonic resection. Inflamm Bowel Dis. 2011;17(1):118–26.
8. Blum E, Katz JA. Postoperative therapy for Crohn's disease. Inflamm Bowel Dis. 2009;15(3):463–72.
9. Katz JA. Postoperative endoscopic surveillance in Crohn's disease: bottom up or top down? Gastrointest Endosc. 2007;66(3):541–3.
10. Daperno M, Comberlato M, Bossa F, Biancone L, Bonanomi AG, Cassinotti A, et al. Inter-observer agreement in endoscopic scoring systems: preliminary report of an ongoing study from the Italian Group for Inflammatory Bowel Disease (IG-IBD). Dig Liver Dis. 2014;46(11):969–73.
11. Marteau P, Laharie D, Colombel JF, Martin L, Coevoet H, Allez M, et al. Interobserver variation study of the rutgeerts score to assess endoscopic recurrence after surgery for Crohn's disease. J Crohns Colitis. 2016;10(9):1001–5.
12. Lasson A, Strid H, Ohman L, Isaksson S, Olsson M, Rydstrom B, et al. Fecal calprotectin one year after ileocaecal resection for Crohn's disease – a comparison with findings at ileocolonoscopy. J Crohns Colitis. 2014;8(8):789–95.
13. Boschetti G, Laidet M, Moussata D, Stefanescu C, Roblin X, Phelip G, et al. Levels of fecal calprotectin are associated with the severity of postoperative endoscopic recurrence in asymptomatic patients with Crohn's disease. Am J Gastroenterol. 2015;110(6):865–72.
14. Qiu Y, Mao R, Chen BL, He Y, Zeng ZR, Xue L, et al. Fecal calprotectin for evaluating postoperative recurrence of Crohn's disease: a meta-analysis of prospective studies. Inflamm Bowel Dis. 2015;21(2):315–22.
15. Wright EK, Kamm MA, De Cruz P, Hamilton AL, Ritchie KJ, Krejany EO, et al. Measurement of fecal calprotectin improves monitoring and detection of recurrence of Crohn's disease after surgery. Gastroenterology. 2015;148(5):938–47.e1.
16. DiCandio G, Mosca F, Campatelli A, Bianchini M, D'Elia F, Dellagiovampaola C. Sonographic detection of postsurgical recurrence of Crohn disease. AJR Am J Roentgenol. 1986;146(3):523–6.
17. Andreoli A, Cerro P, Falasco G, Giglio LA, Prantera C. Role of ultrasonography in the diagnosis of postsurgical recurrence of Crohn's disease. Am J Gastroenterol. 1998;93(7):1117–21.
18. Calabrese E, Petruzziello C, Onali S, Condino G, Zorzi F, Pallone F, et al. Severity of postoperative recurrence in Crohn's disease: correlation between endoscopic and sonographic findings. Inflamm Bowel Dis. 2009;15(11):1635–42.
19. Paredes JM, Ripolles T, Cortes X, Moreno N, Martinez MJ, Bustamante-Balen M, et al. Contrast-enhanced ultrasonography: usefulness in the assessment of postoperative recurrence of Crohn's disease. J Crohns Colitis. 2013;7(3):192–201.
20. Sutherland LR, Ramcharan S, Bryant H, Fick G. Effect of cigarette smoking on recurrence of Crohn's disease. Gastroenterology. 1990;98(5 Pt 1):1123–8.
21. Breuer-Katschinski BD, Hollander N, Goebell H. Effect of cigarette smoking on the course of Crohn's disease. Eur J Gastroenterol Hepatol. 1996;8(3):225–8.
22. Yamamoto T, Keighley MR. The association of cigarette smoking with a high risk of recurrence after ileocolonic resection for ileocecal Crohn's disease. Surg Today. 1999;29(6):579–80.
23. Ryan WR, Allan RN, Yamamoto T, Keighley MR. Crohn's disease patients who quit smoking have a reduced risk of reoperation for recurrence. Am J Surg. 2004;187(2):219–25.
24. Yamamoto T. Factors affecting recurrence after surgery for Crohn's disease. World J Gastroenterol. 2005;11(26):3971–9.

25. Unkart JT, Anderson L, Li E, Miller C, Yan Y, Gu CC, et al. Risk factors for surgical recurrence after ileocolic resection of Crohn's disease. Dis Colon Rectum. 2008;51(8):1211–6.
26. Fowler SA, Ananthakrishnan AN, Gardet A, Stevens CR, Korzenik JR, Sands BE, et al. SMAD3 gene variant is a risk factor for recurrent surgery in patients with Crohn's disease. J Crohns Colitis. 2014;8(8):845–51.
27. Germain A, Gueant RM, Chamaillard M, Bresler L, Gueant JL, Peyrin-Biroulet L. CARD8 gene variant is a risk factor for recurrent surgery in patients with Crohn's disease. Dig Liver Dis. 2015;47(11):938–42.
28. Meresse B, Rutgeerts P, Malchow H, Dubucquoi S, Dessaint JP, Cohard M, et al. Low ileal interleukin 10 concentrations are predictive of endoscopic recurrence in patients with Crohn's disease. Gut. 2002;50(1):25–8.
29. Pascua M, Su C, Lewis JD, Brensinger C, Lichtenstein GR. Meta-analysis: factors predicting post-operative recurrence with placebo therapy in patients with Crohn's disease. Aliment Pharmacol Ther. 2008;28(5):545–56.
30. Simillis C, Yamamoto T, Reese GE, Umegae S, Matsumoto K, Darzi AW, et al. A meta-analysis comparing incidence of recurrence and indication for reoperation after surgery for perforating versus nonperforating Crohn's disease. Am J Gastroenterol. 2008;103(1):196–205.
31. Boucher AL, Pereira B, Decousus S, Goutte M, Goutorbe F, Dubois A, et al. Endoscopy-based management decreases the risk of postoperative recurrences in Crohn's disease. World J Gastroenterol. 2016;22(21):5068–78.
32. Regueiro M, Feagan BG, Zou B, Johanns J, Blank MA, Chevrier M, et al. Infliximab reduces endoscopic, but not clinical, recurrence of Crohn's disease after ileocolonic resection. Gastroenterology. 2016;150(7):1568–78.
33. Yamamoto T, Bain IM, Mylonakis E, Allan RN, Keighley MR. Stapled functional end-to-end anastomosis versus sutured end-to-end anastomosis after ileocolonic resection in Crohn disease. Scand J Gastroenterol. 1999;34(7):708–13.
34. Ferrante M, de Hertogh G, Hlavaty T, D'Haens G, Penninckx F, D'Hoore A, et al. The value of myenteric plexitis to predict early postoperative Crohn's disease recurrence. Gastroenterology. 2006;130(6):1595–606.
35. Sokol H, Polin V, Lavergne-Slove A, Panis Y, Treton X, Dray X, et al. Plexitis as a predictive factor of early postoperative clinical recurrence in Crohn's disease. Gut. 2009;58(9):1218–25.
36. Anseline PF, Wlodarczyk J, Murugasu R. Presence of granulomas is associated with recurrence after surgery for Crohn's disease: experience of a surgical unit. Br J Surg. 1997;84(1):78–82.
37. Cullen G, O'Toole A, Keegan D, Sheahan K, Hyland JM, O'Donoghue DP. Long-term clinical results of ileocecal resection for Crohn's disease. Inflamm Bowel Dis. 2007;13(11):1369–73.
38. Malireddy K, Larson DW, Sandborn WJ, Loftus EV, Faubion WA, Pardi DS, et al. Recurrence and impact of postoperative prophylaxis in laparoscopically treated primary ileocolic Crohn disease. Arch Surg. 2010;145(1):42–7.
39. Fazio VW, Marchetti F, Church M, Goldblum JR, Lavery C, Hull TL, et al. Effect of resection margins on the recurrence of Crohn's disease in the small bowel. A randomized controlled trial. Ann Surg. 1996;224(4):563–71; discussion 71-3.
40. Doherty G, Bennett G, Patil S, Cheifetz A, Moss AC. Interventions for prevention of post-operative recurrence of Crohn's disease. Cochrane Database Syst Rev. 2009;4:Cd006873.
41. Ford AC, Khan KJ, Talley NJ, Moayyedi P. 5-aminosalicylates prevent relapse of Crohn's disease after surgically induced remission: systematic review and meta-analysis. Am J Gastroenterol. 2011;106(3):413–20.
42. Peyrin-Biroulet L, Deltenre P, Ardizzone S, D'Haens G, Hanauer SB, Herfarth H, et al. Azathioprine and 6-mercaptopurine for the prevention of postoperative recurrence in Crohn's disease: a meta-analysis. Am J Gastroenterol. 2009;104(8):2089–96.
43. Arnott I, Mowat C, Ennis H, Keerie C, Lewis S, Kennedy N, Cahill A, Morris A, Dunlop M, Bloom S, Lindsay J, Subramanian S, Satsangi J. The TOPPIC trial: a randomized, double-blind parallel group trial of mercaptopurine vs placebo to prevent recurrence of Crohn's disease following surgical resection in 240 patients. Gastroenterology. 2016;150(4):S182.
44. D'Haens GR, Vermeire S, Van Assche G, Noman M, Aerden I, Van Olmen G, et al. Therapy

of metronidazole with azathioprine to prevent postoperative recurrence of Crohn's disease: a controlled randomized trial. Gastroenterology. 2008;135(4):1123–9.

45. Singh S, Garg SK, Pardi DS, Wang Z, Murad MH, Loftus EV Jr. Comparative efficacy of pharmacologic interventions in preventing relapse of Crohn's disease after surgery: a systematic review and network meta-analysis. Gastroenterology. 2015;148(1):64–76.e2; quiz e14.

46. Sorrentino D, Terrosu G, Avellini C, Beltrami CA, Bresadola V, Toso F. Prevention of postoperative recurrence of Crohn's disease by infliximab. Eur J Gastroenterol Hepatol. 2006;18(4):457–9.

47. Regueiro M, Schraut W, Baidoo L, Kip KE, Sepulveda AR, Pesci M, et al. Infliximab prevents Crohn's disease recurrence after ileal resection. Gastroenterology. 2009;136(2):441–50.e1; quiz 716.

48. Regueiro M, Kip KE, Baidoo L, Swoger JM, Schraut W. Postoperative therapy with infliximab prevents long-term Crohn's disease recurrence. Clin Gastroenterol Hepatol. 2014;12(9):1494–502.e1.

49. Sorrentino D, Paviotti A, Terrosu G, Avellini C, Geraci M, Zarifi D. Low-dose maintenance therapy with infliximab prevents postsurgical recurrence of Crohn's disease. Clin Gastroenterol Hepatol. 2010;8(7):591–9.e1; quiz e78-9.

50. Yoshida K, Fukunaga K, Ikeuchi H, Kamikozuru K, Hida N, Ohda Y, et al. Scheduled infliximab monotherapy to prevent recurrence of Crohn's disease following ileocolic or ileal resection: a 3-year prospective randomized open trial. Inflamm Bowel Dis. 2012;18(9):1617–23.

51. Biancone L, Cretella M, Tosti C, Palmieri G, Petruzziello C, Geremia A, et al. Local injection of infliximab in the postoperative recurrence of Crohn's disease. Gastrointest Endosc. 2006;63(3):486–92.

52. Armuzzi A, Felice C, Papa A, Marzo M, Pugliese D, Andrisani G, et al. Prevention of postoperative recurrence with azathioprine or infliximab in patients with Crohn's disease: an open-label pilot study. J Crohns Colitis. 2013;7(12):e623–9.

53. Savarino E, Dulbecco P, Bodini G, Assandri L, Savarino V. Prevention of postoperative recurrence of Crohn's disease by Adalimumab: a case series. Eur J Gastroenterol Hepatol. 2012;24(4):468–70.

54. Papamichael K, Archavlis E, Lariou C, Mantzaris GJ. Adalimumab for the prevention and/or treatment of post-operative recurrence of Crohn's disease: a prospective, two-year, single center, pilot study. J Crohns Colitis. 2012;6(9):924–31.

55. Savarino E, Bodini G, Dulbecco P, Assandri L, Bruzzone L, Mazza F, et al. Adalimumab is more effective than azathioprine and mesalamine at preventing postoperative recurrence of Crohn's disease: a randomized controlled trial. Am J Gastroenterol. 2013;108(11):1731–42.

56. Regueiro M, El-Hachem S, Kip KE, Schraut W, Baidoo L, Watson A, et al. Postoperative infliximab is not associated with an increase in adverse events in Crohn's disease. Dig Dis Sci. 2011;56(12):3610–5.

57. Yamamoto T, Umegae S, Matsumoto K. Impact of infliximab therapy after early endoscopic recurrence following ileocolonic resection of Crohn's disease: a prospective pilot study. Inflamm Bowel Dis. 2009;15(10):1460–6.

58. De Cruz P, Kamm MA, Hamilton AL, Ritchie KJ, Krejany EO, Gorelik A, et al. Crohn's disease management after intestinal resection: a randomised trial. Lancet (London, England). 2015;385(9976):1406–17.

59. Ferrante M, Papamichael K, Duricova D, D'Haens G, Vermeire S, Archavlis E, et al. Systematic versus endoscopy-driven treatment with azathioprine to prevent postoperative ileal Crohn's disease recurrence. J Crohns Colitis. 2015;9(8):617–24.

60. Connelly TM, Messaris E. Predictors of recurrence of Crohn's disease after ileocolectomy: a review. World J Gastroenterol. 2014;20(39):14393–406.

61. Regueiro M. Management and prevention of postoperative Crohn's disease. Inflamm Bowel Dis. 2009;15(10):1583–90.

62. Regueiro M, Velayos F, Greer JB, Bougatsos C, Chou R, Sultan S, Singh S. American gastroenterological association technical review in the management of crohn's disease after surgical resection. Gastroenterology. 2017;152(1):277–95.

第六章
生物制剂在妊娠和哺乳期的研究

引言

炎症性肠病（IBD），包括溃疡性结肠炎（UC）和克罗恩病（CD）。通常首次诊断是在一生中的第 20 年和第 30 年[1]。因为这些是慢性炎症疾病，通常需要终生治疗，意味着在育龄期患者仍需要继续用药。女性 IBD 患者在怀孕前都会担心这些药物对发育中的胎儿和怀孕的母亲的潜在影响。由于怀孕为大多数新治疗药物临床试验的排除标准，因此，药物在怀孕和母乳喂养中使用的安全性基于临床经验，临床上通常是先无意地使用，然后由于缺乏其他有效的治疗方法而使用。此外，随着每一种新的治疗方法的出现，确定用药安全性这个缓慢的过程将重新开始。

育龄期妇女患有 IBD 疾病，即便是在静止期，仍然是妊娠期并发症（早产、胎膜早破、子痫前期、静脉血栓栓塞等）[2-4]和不良妊娠结局（早产儿、小于胎龄儿、死胎）[5]的危险因素。处于 IBD 疾病活跃期的患者怀孕将进一步增加早产和自然流产的风险[6-7]，而且妊娠期间该疾病的活动可导致更高风险的不良结局（低出生体重儿、早产及死胎）的发生[8-13]。孕前咨询关于至少在 3 个月前获得疾病缓解的重要性和为了在怀孕期间保持疾病缓解，坚持适当的治疗对优化孕期和新生儿的结果是至关重要的（表 6.1）。这一章将提供最近关于现有生物药物安全性的证据，包括怀孕期间和哺乳期间使用的抗 TNF-a 抑制剂、抗整合素药物和抗 IL-12/IL-23 药剂。美国的食品和药品管理局（FDA）已经对怀孕和哺乳期具有安全性的药物标签进行了修订，并且不再用字母表示妊娠期药物类别（A、B、C、D、X）[14]。因此，本章我们不会引用之前使用过的药物类别。

表 6.1　结局指标的定义

项目	定义
不良妊娠结局	自然流产 / 流产
	人工流产
	早产（分娩 <37 周龄）
	小于胎龄儿（出生体重 < 孕龄体重 10%）
	死产
	宫外孕
胎儿 / 新生儿不良结局	先天异常（畸形）
	低出生体重（<2500g）
	宫内生长受限
	新生儿癫痫发作
	进入新生儿重症监护病房
	婴儿死亡率

抗肿瘤坏死因子药物

肿瘤坏死因子在 IBD 的炎症的发展和进展中起着重要作用。抗肿瘤坏死因子 α（TNFα）是一组抑制 TNFα 活性的单克隆抗体，因此阻止了炎症的信号。这类药物包括英夫利昔（商品名类克、杨森公司），是一种嵌合小鼠 / 人免疫球蛋白（Ig）G1 单克隆抗体，并批准用于 CD 和 UC 的治疗；阿达木单抗（商品名美乐、雅培公司）是一个完全人类 IgG1 单克隆抗体，也批准用于 CD 和 UC 的治疗；赛妥珠单抗（商品名赛妥珠单抗、UCB 公司），聚乙二醇（PEG）化的 fab 片段的人抗 TNFα 单克隆抗体在美国批准治疗 CD；高利单抗（商品名欣普尼、杨森公司），是一种完全人类 IgG1 单克隆抗体，批准用于 UC 的治疗。最近越来越多的研究表明，这些药物的早期治疗可以改善患者的预后以及预防并发症[15]。这些药物在年轻患者中的使用越来越普遍，包括育龄期妇女。

生物制剂的胎盘转移

胎儿免疫是通过从母体循环到胎儿循环的被动和主动转移的 IgG 实现的[16]。主动转运出现在合胞体滋养层胎盘层，通过选择性将母体 IgG 抗体的 Fc-γ 部分结合到新生儿 Fc 受体分子，然后将 IgG 抗体转运到胎儿血液循环中[17]。大约妊娠 13 周时,IgG 主动输运开始连续性的线性增加,直到分娩[18-20]。首先转运的是 IgG1,随后是 IgG4、IgG3,最后是 IgG2。这是很重要的机制,因为许多治疗 IBD 的新药都是免疫球蛋白抗体[21](表 6.2)。

表 6.2　目前生物制剂、分子结构和安全性

药物名称	分子结构	妊娠期安全性	哺乳期安全性
英夫利昔	抗 TNF,IgG1	低风险	兼容性
阿达木单抗	抗 TNF,IgG1	低风险	兼容性
赛妥珠单抗	抗 TNF,Fab 片段	低风险,只是被动地转移到胎儿	兼容性
高利单抗	抗 TNF,IgG1	低风险	兼容性
那他珠单抗	抗人 α4 整合素,IgG4	妊娠前三个月停止使用	可能是兼容的,人类的研究有限
维多珠单抗	抗人 α4β7 整合素,IgG4	低风险	可能是兼容的,人类的研究有限
优特克单抗	抗 IL-12/IL-23,IgG1	人类的研究有限	可能是兼容的,人类的研究有限

　　抗 TNFα 药物中具有完全抗体的有英夫利昔单抗(IFX)、阿达木单抗(ADA)和高利单抗(GOL),它们通过上述机制被积极运送到胎儿循环。由于赛妥珠单抗是一种 Fc 片段,它只是被动地从母体转移到胎儿循环。

　　通过脐带血中可检测到的药物水平,一些研究已经证实了 IFX 和 ADA 的胎盘转移[22-28]。在一项前瞻性研究中,特别关注了抗 TNFα 药物的胎盘转移,Mahadevan 等包括 31 名患有 IBD 的孕妇有 11 人使用 IFX、10 人使用 ADA、10 人使用 CZP,测定在婴儿出生时母体血清、婴儿血清和脐带血中的药物浓度,之后每月检查一次药物浓度,直至药物浓度无法检测出[23]。IFX 脐带血中母体药物浓度的中数比率为 160%(87%~400%);对于 ADA 来说是 179%(98%~293%);对于 CZP 来说是 3.9%(1.5%~24%)。这项研究发现,ADA 从出生到 11 周后的婴儿血清中仍然可以检测到,IFX 则出生 7 个月仍可检测到。最近,一个前瞻性多中心研究,80 例 IBD 孕妇接受抗 -TNF 药物治疗,其中 IFX 药物治疗的有 44 个,ADA 的有 36 个,同时有 39 个使用硫嘌呤类药物,测量出生时的母亲血液和脐血中药物水平,以及每 3 个月检测一次婴儿血液药物水平,直到药物浓度检测不到为止[26]。与之前的研究相似,脐血两种药物浓度中位数均高于出生时母体药物浓度中位数[IFX:5.9μg/ml(0.12~28.7)vs 2.0μg/ml(0~22.2);ADA: 2.0μg/ml(0~12.1)vs 1.5μg/ml(0~10.0)]。在出生时,IFX 的婴儿药物浓度与母体药物浓度的平均比值为 1.97(95%CI 1.50~2.43),ADA 为 1.21(95% CI 0.94~1.49)。值得注意的是,这项研究发现了婴儿的药物清除时间要比平均药物清除时间长得多,IFX 是 4 个月(95% CI 2.9~5.0),ADA 是 7.3 个月(95% CI 6.2~8.3;P<0.0001)。而且,这些药物在一些 12 个月的婴儿身上仍然可以检测到。在所有的研究中,都存在可检测的 TNF 药物浓度,没有发现不良妊娠或胎儿结局的增加。然而,尽管这些药物浓度是可以检测到的,但婴儿是免疫抑制状态,不应注射活疫苗,直到血清药物浓度不可检测。之前的建议是 6 个月内避免接种轮状病毒、口服脊髓灰质炎病毒和卡介苗(BCG)疫苗[29,30]。然而,现在建议这个时间框架可能需要扩展到出生 12 个月,或给宫内注射抗 TNF 的胎儿注射活疫苗之前要进行抗 TNF 药物浓度测试。

妊娠期抗 TNFα 药物

英夫利昔单抗

很少有研究关注 IBD 患者中只接触 IFX 的妇女的妊娠结局研究。一个关于英夫利昔单抗的研究数据表明,包括 96 名患有自身免疫性疾病的孕妇(CD82 例、UC1 例、类风湿关节炎 8 例、幼年型类风湿性关节炎 2 例,未知的 3 例)均接触了 IFX 药物,药物暴露时间从怀孕前的 3 个月到妊娠早期[31]。96 次怀孕的结果包括 64 例(67%)活产、14 例(15%)自然流产 SAs 和 18 例(19%)选择性流产。据报道,这与美国一般人口的预期妊娠结局相似。FDA 执行的 IFX 安全注册中心(TREAT)数据显示,142 例接受 IFX 的妊娠女性中,83.1%(118/142)活产、92.4%(109/118)是健康的且没有任何先天缺陷及不良事件发生;IBD 妊娠女性中进行其他治疗的数据显示,90.7%(68/75)活产,85.3%(58/68)健康且无先天性缺陷或不良事件[32]。一个早期回顾性图表研究包括 10 名在怀孕期间接触 IFX 的妇女显示所有病例均有正常婴儿的出生,其中三个出生过早(孕期小于 37 周),出生体重较轻(小于 2500g)[33]。在另一个病例报道四名妇女在怀孕期间继续 IFX 治疗,所有出生的婴儿都是足月健康的,可检测到的脐带血药含量为 75%(3/4),在一个婴儿的身上持续长时间(孕周 21,分娩)检测不到药物浓度[28]。并没有观察到孩子们有感染率的增加,所有 6 个月时均产生对流感嗜血杆菌 B 型和肺炎球菌的保护性抗体。

阿达木单抗

关于 ADA 的研究,有几个案例报道在怀孕前使用 ADA,直到怀孕的前三个月[34]。一些报道称 ADA 的使用贯穿怀孕期间有 IBD 的持续活跃[35-36],有一个报道了怀孕期间使用 ADA 有严重的激素耐药[37]。在这些病例报告中,不管何时开始使用 ADA 治疗以及妊娠后持续使用多久,所有的怀孕结果均是健康的婴儿出生,且出生后 6 个月随访[35-36]、1 年的随访[37]、2 年的随访[34]均没有发现任何发育异常。由组织畸形学信息专家(OTIS)进行的一项前瞻性队列研究,结果显示孕妇因类风湿性关节炎(RA)而应用 ADA 的组别与 RA 孕妇未应用 ADA 组别、健康对照组相比未增加不良胎儿结局[38]。最近有一项来源于 ADA 妊娠风险注册中心(APER)的不良事件数据,是 OTIS 进行的一个前瞻性观察队列研究,包括 15 132 名有 ADA 的 RA 患者,发现没有增加自然流产的风险,而且与未有 ADA 的 RA 组和健康对照组相比出生婴儿的主要出生缺陷风险也没有增加[39]。

赛妥珠单抗聚乙二醇

一份关于在怀孕期间使用 CZP 的初步病例报告,一名 22 岁的妇女怀孕前接受了 11 次药物注射,在妊娠前三个月注射 1 次,因 CD 活动在妊娠末三个月注射 1 次[40]。该患者顺利产下健康婴儿,且 1 个月内观察到婴儿正常发育。最近,通过是透过大型药物安全资料库而获得 339 例孕妇(192 例 CD、118 例风湿病)接受 CZP 药物的数据[41]。339 例妊娠患者(113 例为回顾性报告,226 例为前瞻性报告)数据资料显示,254 例(74.9%)活产,52 例(15.3%)流产,32 例(9.4%)人工流产,1 例死胎。总的来说,作者发现不同来源报告(前瞻性、回顾性报告)在结果上有一些不同,因为在前瞻性报告的队列中结果较好。但总的来说,在怀孕情况下使用的 CZP 未增加不良妊娠和胎儿预后的风险。

戈利木单抗

制造商提供的个别病例报告,一项研究报道了 47 例自身免疫性疾病妇女(30RA、1 个银屑病关节炎、5 个强直性脊柱炎、11 UC)使用戈利木单抗的妊娠结局[42]。结果显示,有 26 例(55.3%)活产,13 例(27.7%)自然流产,7(14.9%)诱导流产,1(2.1%)异位妊娠。12 例孕妇同时服用甲氨蝶呤,在 13 例中有 4 例(30.8%)报告自然流产和 1 例先天性异常报告。总的来说,使用戈利木单抗所致自然流产的发生率与对照组的发生率相似。

多种抗 TNF 生物制剂的研究

大多数研究着眼于怀孕期间使用抗 TNF 药物的妊娠结局和新生儿结局后,发现与接受替代疗法治疗的妇女相比接受这些药物治疗的患者的不良反应发生率没有差异[43-46]。事实上,一项研究报道抗 TNF 单药治疗改善妊娠和新生儿结局(OR 0.57,95% CI 0.41~0.79),特别是应用 CZP 药物(OR 0.12,95% CI 0.07~0.20,P<0.001)[47]。为了解决宫内使用抗 TNF 药物对不良妊娠和胎儿结局的发生风险等具体问题,一项关于 IBD 的妊娠和新生儿结局(PIANO)注册的多中心国际前瞻性研究建立[48]。这项研究根据药物暴露的情况将队列分组,包括 1052 名女性(337 未使用药物、265 应用 AZA/6MP、102 应用 IFX, ADA, or CZP、59 联合使用药物),结果显示应用巯嘌呤类药物或抗 TNF 药物不增加不良妊娠和新生儿结局。然而,曾在子宫内接受过联合治疗的婴儿在 12 个月时的感染率有所上升。

一些研究发现,在怀孕期间使用抗 TNF 药物后自然流产的风险增加。英国风湿病生物学学会注册中心研究了 130 例 RA 患者在怀孕前或怀孕期间使用抗 TNF 药物(IFX、ADA、依那西普)的妊娠结局,作者发现,在怀孕期间服用抗 TNF 药物的人群自然流产的风险轻微增加,但并不显著。然而,同时服用甲氨蝶呤(MTX)或列氟胺(LEF)的队列(33%)自然流产的发生率较使用抗 TNF 药物但没有服用 MTX 或 LEF 的队列(24%)、怀孕前用药(17%)、未使用抗 TNF 药物人群(10%)等高[49]。另一项回顾性研究包括 86 例自身免疫性疾病孕妇使用抗 TNF 药物(35 IFX、25 依那西普、23 ADA),此研究被以色列畸形学信息服务建议。97.6% 孕妇在怀孕的前三个月使用抗 TNF 药物,抗 TNF 药物使用组的自然流产发生率(10.8%)较一组没有接触到潜在致畸剂孕妇(2.9%)高,与疾病配对的孕妇组相比没有明显增加(5.8%)[50]。同样,最近一项关于日本女性 IBD 妊娠结局的研究,包括 24 例使用于抗 TNF 药物的孕妇((23 IFX、1 ADA),其中 7 例孕妇经硫唑嘌呤单药治疗,10 例孕妇用 IFX 和硫唑嘌呤联合治疗,31 例孕妇未使用的任何药物。结果显示,发现抗 TNF 药物使用组(单药治疗组和联合治疗组)自然流产的发生率高于无 TNF 药物使用组中(17.7% vs 0%,P=0.009)[51]。在这三项研究中,都没有发现两组胎儿结局的差异。

一项比较不良事件的前瞻性队列研究,欧洲畸形学信息服务网络(ENTIS)报道,纳入了 495 例自身免疫性疾病的孕妇在妊娠前三个月接受抗 TNF 药物(IFX、ADA、CZP、GOL、ETA)治疗以及 1532 例因其他与药物无关的问题而联系 ENTIS 的未接触抗 TNF 药物的怀孕妇女,发现接受抗 TNF 药物的孕妇自然流产或死胎的风险没有增加,但是早产的发病率较高（OR 1.69,95% CI 1.1~2.5）[52]。此外,研究还发现在抗 TNF 药物使用的队列中,发生严重出生缺陷的风险高于非抗 TNF 药物使用队列（5.0% vs 1.5%,OR 2.20,95% CI 1.01~4.8）。然而,没有明显的先天缺陷模式来证明有无相关的效应。

为了探讨关于不良妊娠和新生儿结局的危险因素,有一项 GETAID 中心的关于 133 例孕妇回顾性研究,其中 124 例为 IBD 患者,结果发现在怀孕期间或妊娠前 3 个月在接触抗 TNF 药物的患者与对照组相比妊娠和新生儿结局无差异[46]。然而,通过多变量分析发现,与不良妊娠结局相关的危险因素包括吸烟（$P=0.004$）、怀孕时疾病的加剧（$P=0.006$）、狭窄的 CD 表型（$P=0.004$）、先前出现妊娠并发症（$P=0.007$）;而只有发病超过 10 年是与新生儿并发症相关的危险因素（$P=0.007$）。怀孕期间使用抗 TNF 药物未被发现是危险因素,因为缺乏一致的证据显示,抗 TNF 药物的使用是不良妊娠或新生儿结局的风险。风湿病和胃肠病学专家的建议怀孕期间使用抗 TNF 药物被认为是低风险的[29,30,53,54]。

抗 TNF 药物联合免疫调节剂

对应用生物制剂和免疫调节剂的 CD 的患者进行跟踪研究（SONIC）试验,结果显示,与任何一种药物治疗相比,抗 TNF 药物和硫唑呤类药物联合使用组缓解率较高[55]。以及针对 IBD 治疗终点的建议,包括对具有较强侵袭性的疾病的患者进行免疫抑制治疗[15],更多的 IBD 患者经常接受联合治疗。几项研究比较妇女接受抗 TNF 药物和硫唑呤类药物联合治疗和在其他治疗方案上的妊娠和胎儿结局。一项回顾性多中心试验的亚分析发现,联合治疗可以改善不良妊娠和胎儿的发生率,而且在抗 TNF 单药治疗的早产率较抗 TNF 药物和巯基嘌呤联合组高（60.9% vs 39.1%,$P=0.04$ and 16% vs 0%,$P=0.02$）[45]。在前面提到的 PIANO 注册中心提供的数据,2012 年的数据包括 1052 名女性,其中 337 例未使用药物,265 例经硫唑呤单药治疗,102 例抗 TNF 单药治疗,59 例为联合治疗,并报告显示使用抗 TNF 药物没有增加相关的并发症。然而,在 12 个月大的婴儿中,联合治疗组胎儿感染较未使用组显著增加（RR 1.50,1.08~2.09）[48]。同样,最近的一项前瞻性研究包括 80 例怀孕,发现 39 名 IBD 的女性患者子宫内使用联合药物治疗与抗 TNF 单药治疗相比,其婴儿在出生的第一年感染的风险增加了两倍（RR 2.7,95% CI 1.09~6.78,$P=0.02$）[26]。值得注意的是感染都是良性病程无不良后遗症。

为了维持疾病缓解状态,母亲需要继续进行联合治疗,这种治疗可能增加新生儿感染的风险。因此,有两项研究显示,从联合治疗转换为抗

TNF 单药治疗,患者的短期复发率没有增加[56,57]。然而,为确保疾病持续的缓解,这个转换需要在妊娠前早期完成[30]。

抗 TNF 药物对新生儿的影响

子宫内的抗 TNF 药物的使用,特别是在怀孕后期,可引起婴儿感染风险增加的担忧,对改变新生儿免疫系统的发展也引起了人们的担忧。妊娠晚期宫内接触 IFX 的四个新生儿病例研究,报告显示所有婴儿出生时出现中性粒细胞减少症,14 周后恢复正常[58]。这一发现在其他研究中未重复验证。利用 PIANO 注册中心,Mahadevan 等学者评估了妊娠晚期使用抗 TNF 药物的相关结局,包括 422 名妊娠晚期接触生物制剂的孕妇、597 名妊娠晚期未接触过生物制剂的孕妇[70 例,在第一个和(或)第二个妊娠期使用抗 TNF 药物,但在第 3 个妊娠期之前停止],发现两组早产风险、妊娠晚期或产后 4 个月疾病活动恶化的风险、在长达 12 个月的随访中婴儿感染增加的风险均无差异[59]。最近来自 PIANO 注册中心的前瞻性研究,观察妊娠期接触抗 TNF 药物的婴儿接种疫苗后的免疫反应,其中 10 名婴儿接触 IFX 和 2 名婴儿接触 ADA,测量婴儿免疫球蛋白水平和接种疫苗后针对破伤风和流感嗜血杆菌的抗体,发现 5 个婴儿检测到低 IgM 的水平,此临床意义尚不明确,但有 92% 的婴儿有足够的疫苗接种反应[60]。其他类似的研究也证实,宫内暴露了抗 TNF 药物的婴儿接种疫苗后有足够的免疫能力[22,28]。

在一份病例报告[61]和系统评价[62]表明,宫内抗 TNF 药物的使用会导致一个 VACTERL 先天性异常(包括椎体缺损、肛门闭锁、心脏异常、气管食管瘘或气管闭锁/狭窄,食管闭锁,肾和(或)桡骨异常,上肢内侧的肢体异常),随后的一项基于人口数据库研究评估了这种关系,不能证实在 VACTERL 范围内增加先天性异常风险[63]。尽管有这些研究和先前提到的研究发现,在宫内接触抗 TNF 药物和免疫调节药物联合治疗后的第一年增加感染的风险[26,48]。然而,与免疫调节剂队列或者疾病匹配的队列相比,大多数关于宫内抗 TNF 药物使用后妊娠新生儿结局的研究尚未发现不良胎儿结局的风险,尤其是先天性畸形的增加[43-47,50,51,64]。

一些研究调查了宫内抗 TNF 药物使用后的长期结局。一项研究发现年龄≥12 个月的 25 个孩子在妊娠期使用过抗 TNF 药物均生长发育正常,仅 1 例患儿(双卵双胎 1,6 个月时诊断为轻度延迟)[65]。60% 的儿童接受抗生素治疗,20(80%)的儿童至少一个有感染。按照推荐方案接种疫苗,15 例宫内使用 IFX 的儿童在出生后 1 周内接种卡介苗导致 3 个孩子的皮肤反应,但没有其他并发症。所有婴儿的细胞免疫都是正常的,15 名儿童对疫苗接种的反应是适当的。

　　PIANO 注册中心最近更新的一个评估,通过在母亲 4、9、12 月时丹佛发育评分(Denver Developmental Score)和胎儿 1、2、3、4 岁的年龄和发展阶段问卷(Ages and Stages Questionnaire)评价发育。结果显示,在所有发育领域,接触硫唑吟、抗 TNF 药物或联合治疗的婴儿有与未接触的婴儿有类似的情况或者发育得更好[66]。

妊娠期使用抗 TNF 药物

　　在怀孕期间停止抗 TNF 药物的时机主要由妊娠期 IBD 患者的病情决定。当前的建议,处于疾病缓解期时,在怀孕 20 周最后一次注射 IFX 或妊娠 24 周最后一次内注射 ADA,CZP 贯穿妊娠期使用是安全的[30]。调整剂量的目的是母亲疾病保持缓解,同时尽量减少胎儿药物的暴露。在一项病例对照研究中,51 名缓解期妇女在 GW 25 之前停止了抗 TNF 药物的治疗不会导致疾病发生率的增加(5/51,9.8%),与继续抗 TNF 药物到超过 30 周人群相比也不会导致疾病发生率的增加(5/32,15.6%;P=0.14)[25]。在另一项研究中,31 名怀孕中有 28 例都是静止的疾病,在妊娠期 30 周之前停止了 IFX 治疗的 12/18(71%)所有女性都处于缓解状态。而在妊娠期 30 周之前中断 ADA 治疗的女性有 2/13(15.3%)导致疾病爆发[24]。这两项研究都得出结论,静止疾病的妇女可以在妊娠中期安全地停止抗 TNF 药物。

　　在妊娠中期停止抗 TNF 药物治疗的目的是在母亲对胎儿免疫球蛋白的最高传播时间段内限制药物暴露。一些研究表明,最后一剂抗 TNF 药物给药的时机选择与母体血清和脐带血药物水平有关,但是非线性方式。在一项关于脐带血中 IFX,ADA 和 CZP 水平的研究,Mahadevan 等学者表明,从最后一次注射药物到分娩的期间越长,并不是总是与低脐血药浓度相关[23]。例如,有宫内使用 ADA 药物的两个婴儿,一名是最后一次使用 ADA 药物与出生前相距 7 天,另一个与出生前相距 56 天,在出生时他们有类似的脐带血药物浓度(6.17 和 6.01μg/ml)。类似的研究发现,有宫内使用 IFX 药物的两个婴儿出生时脐带血药物含量分别为 23.6 和 28.2μg/ml,第一个婴儿最后一次注射药物是在分娩前 14 天,第二个是分娩前 55 天注射药物。这种差异可能是由于母体药物剂量、用药间隔、个别药物动力学的不同,以及新生儿网状内皮系统的不成熟。Julsgaard 等也指出了类似的脐带血药浓度的变化,指出通过预测出生时无法检测到的药物浓度来确定停止母体抗 TNF 药物治疗的妊娠周是不可能的[26]。然而,尽管脐带血药物浓度存在差异,但没有研究显示其新生儿不良结局增加与婴儿药物水平相关。因为由于这些药物水平的持续存在,对于有子宫内抗 TNF 药物暴露史的婴儿在至少 6 个月甚至 1 年都必须接种活疫苗。

抗整合素药物

目前,有两种抗整合药物治疗 IBD。那他珠单抗(Tysabri®,Biogen Idec),是针对 α4β1 和 α4β7 整合素分子中 α4 亚基的人单克隆 IgG4 抗体,已批准治疗多发性硬化(MS)和 CD。维多珠单抗(Entyvio®,Takeda)是一种针对 α4β7 整合素分子的 IgG4 的单克隆抗体。使其作用机制对胃肠黏膜更具有特异性,经批准用于 UC 和 CD 的治疗。

那他珠单抗

动物体内那他珠单抗(NAT)的超治疗剂量的研究结果复杂,包括无致畸或使致畸作用增加[67],及自然流产率及血液效应(轻度贫血和血小板减少症)增加[68]。由于 α4- 整合素及其配体在哺乳动物的发展中的作用及没有关于 NAT 对怀孕和胎儿结局的数据,目前建议考虑怀孕的女性患者在怀孕前 3 个月停止接受 NAT 治疗。有几个病例报告在怀孕期间接触 NAT 的患者,包括 3 个患有多发性硬化症的女性,都有健康的足月婴儿,其中一个就是小于胎龄儿[69-71]。关于 NAT 使用的几个前瞻性研究,在怀孕期间,137 名患有多发性硬化症的妇女的可以归因于 NAT 使用的不良妊娠或胎儿的结局没有增加[72,73]。一个来自 NAT 妊娠使用注册中心(TPER)的研究,包括 375 名患有自身免疫性疾病的妇女(368 例患有 MS;7 例患有 CD)在怀孕的 90 天内使用过 NAT[74]。在这些怀孕中,有 314 个活产,13 个是选择性流产,34 例自然流产,1 例死胎,11 例妊娠中,还有 10 名妇女在随访中丢失。作者报告,在 28 例怀孕的 26 名妇女中,主要和(或)小缺陷被观察到,但没有进一步提供细节。然而,总的来说,这项研究并没有显示出 NAT 使用对妊娠结局的作用。

在最近的一个病例研究中,我们专门研究了妊娠晚期使用 NAT 的 13 例孕妇(12 例 MS 的妇女),由于严重的难治性复发疾病,在整个怀孕过程中进行 NAT 治疗,治疗报告显示 13 例中有 10 例发生血小板减少(n=6)和贫血(n=8),大约 4 个月时缓解[75]。一位母亲出现了严重的疾病复发,需要加强治疗,所生的婴儿出生时是小于胎龄儿,并且 1 岁后发育迟缓。在分娩的时候,另一个婴儿超声发现大脑中有囊性物形成,可能是由于颅内出血。然而,之前报道[76],在 12 周未检测到任何异常,并且在 2 岁时没有发育迟缓。来自 PIANO 注册中心的研究,关于妊娠晚期接触生物制剂后的妊娠结局,有 9 名受试者接触了 NAT,结果发现组间妊娠结局没有差异[59]。最近有一项前瞻性研究,包括 101 名在妊娠早期间接触 NAT 的 MS 患者,并与未接触 NAT 的疾病配对组和健康对照组比较了怀孕和胎儿结局[77]。疾病匹配(DM)组(21.1%)和 NAT 组(17.3%)的流产率较健康对照组(4.1%)高(P=0.0004),疾病匹配(DM)组(3198.3±515.3g)和 NAT 组(3159±478.9g)的出生体重较健康对照组(3436.7±549.5g)低(P=0.001)。在 NAT 暴露组和 DM 组之间比较,流产率和出生体重指标没有显著性差异。此外,各组之间在畸形率或早产率上没有差异。这些最近的研究并显示,在怀孕期间使用 NAT 和不良怀孕或胎儿结局之间没有相关性。

维多利珠单抗

由于维多利珠单抗(VDZ)最近获得了 FDA 的批准,有关 VDZ 被用于怀孕的安全性的数据仅来源于 VDZ 临床发展计划。研究包括 24 例暴露 VDZ 的孕妇,其中 11 例产活胎儿(45.8%)、2 例早产、1 例(4.16%)健康的有怀孕前并发症的志愿者在一次服药后 79 天出现先天性异常[78]。这个描述性研究关于接触 VDZ 的妊娠结局提供了一些见解。然而,还需要进一步的研究。

抗 IL-12/ 抗 IL-23 制剂

尤特克单抗(UST)是一种人类单克隆抗体,通过与 IL-12 和 IL-23 上的 p40 亚基结合而降低细胞因子活性。此药已经完成治疗 CD 的临床试验,预计 2016 年下半年将被 FDA 批准为治疗 CD 的适应证。它已经被用于治疗牛皮癣和牛皮癣关节炎(PsA)多年。就其本身而言,还没有多少关于怀孕期间使用 UST 的安全性的证据。然而,较少的来自动物研究和皮肤科的动物研究和病例报告可以利用。

在动物实验中,怀孕的结果有好有坏。一项在怀孕的猴子身上使用的另一种 IL-12/IL-23 抗体的研究导致其雌性猴仔雄性化[79],而猕猴怀孕期和哺乳期间使用 UST 并没有显示任何不良妊娠或胎儿结局[80]。重要的是,在最后的研究发现,UST 组和 UST 未使用组的自发性流产率是相似的。

在人类研究,有关怀孕使用 UST 安全性的数据仅限于未发表的临床试验和几个案例报告。在 2010 年 6 月,来自临床试验的未公布的数据得知,42 位孕妇在妊娠期使用 UST 治疗牛皮癣,其中 10 例的出生为正常婴儿、2 例有不良事件的活产(未提供进一步细节)、6 个自发性流产(SAs),8 例选择性流产,16 例未获得结局[81]。有一个病例报告了一例不良妊娠结局,发生在一个 35 岁的吸烟者身上,她有 10 年的牛皮癣病史,并且有过两次健康怀孕,在第五次注射 UST 后被诊断为意外怀孕[82]。尽管戒烟了,她还是在妊娠 12 周经历了的自发性流产(SA)。经过 16 个月的随访,所有的病例报告在怀孕前[83]和妊娠期[84-86]使用过 UST 均生产足月、健康、发育正常婴儿[85]。

关于在怀孕期间使用 UST 的最新共识,目前的并没有证据显示宫内接触 UST 导致不良胎儿结局的增加。但是,由于可利用的证据较有限,当其他适合在怀孕期间使用的治疗方案控制孕妇疾病无效时,才能使用 UST 治疗[87]。讨论继续治疗可能的风险和好处需要在个案的基础上进行。

哺乳期应用生物制剂

抗 TNF 制剂

两个早期病例报告,在母乳喂养期间使用 IFX 的患者母乳(一个患者 3 次随机样品[22]和另一个患者 30 天内每天的样品[88])未检测到的药物水平。另一项关于 IFX 排泄母乳的研究,3 例 CD 患者(1 例注射 IFX7 天后获取样品、一个在注射 IFX 5 天后获取样品,一个在注射 IFX 43 天后获取样品)。3 名女性的母乳中均检测不到 IFX 含量[89]。然而,最近的研究表明抗 TNF 的药物水平可在母乳中检测到。关于分娩后继续接受 IFX 治疗的 3 名 CD 患者的类似研究发现,在 IFX 输注后的 8 天内获得的母乳样本可检测到药物水平,在注射药物 12 小时后的第 2~3 天内,母乳样本的药物峰值是 90~105ng/ml,在同一时间血清药物水平是 18~64μg/ml,母乳的药物水平大约为血清水平的 1/200[90]。3 个病案报告称,3 名妇女(其中两名患有 CD,1 名患有 UC)产后继续接受 IFX 治疗,在注射药物后 5 天里每天获得母乳样本,发现母乳药物浓度在注射后的第 2 天从开始检测的最小量到第 6 天中最大的药物浓度为 300ng/ml[91]。所有接触含 IFX 母乳的儿童都是健康的,没有任何不良反应,本研究未与母体血清药物浓度进行比较。然而,他们的确计算出母亲接受 IFX 治疗的母乳喂养的婴儿的药物剂量,据估计,IFX 的剂量约为 0.045mg/(kg·d),明显低于母体剂量。

一个关注母乳中的 ADA 药物浓度病例报告,26 岁女性 CD 患者产后继续 ADA 治疗,每 2 天采集一次血清和母乳样本,共 8 天,注射后第 3 天血清药物浓度最高(4300ng/ml),在注射后第 6 天母乳浓度最高(31ng/ml),母乳中的对应的药物水平小于血清水平的 1/100[92]。在一个由 4 名患者组成的研究案例中,两名患者接受了 IFX 治疗,另外 2 名患者接受 ADA,结果发现,接受 IFX 治疗的母乳中 IFX 含量为母体血清水平的 1/20,而母乳中 ADA 含量为母体血清水平的 <1/1000[93]。所有病例均无药物治疗的不良反应,而且没有增加感染或过敏反应,所有婴儿都有正常的体重增加和正常的发育。

只有一项研究检测了母乳中 CZP 的水平,结果发现药物注射 4 小时后、注射后 3 天、注射后 6 天的全部母乳样品中的 CZP 水平无法检测[23]。在猕猴的乳汁中有戈利木单抗(golimumab)排泄的证据,然而没有人类的研究报道[94]。

多项研究表明,尽管继续接受抗 TNF 药物治疗的母亲仍在母乳喂养,婴儿的血清药物水平仍继续呈下降趋势[22,26]。这为口服吸收药物不导致治疗药物的水平提供了证据。

抗整合素制剂

关于那他珠单抗(NAT)研究表明,在人体母乳可检测到 NAT 的水平[95]。维多利单抗(VDZ)研究发现,在哺乳期的猴子的乳汁中可检测到 VDZ,但在人乳中没有进行相关的研究[96]。

尤特克单抗

动物研究已经证实,在哺乳期猴子的乳汁中存在优特克单抗(UST)[80]。故推广到人类研究,猜想 UST 也在人乳中分泌的。与抗 TNF 制剂相似,UST 通过胃肠道吸收被认为是很小的,几乎没有治疗作用。然而,这一点尚不明确。

总结和患者咨询

患有 IBD 的妇女有潜在的增加不良妊娠结局的风险,在疾病活动的情况下,风险将进一步增加。怀孕前和怀孕期间的疾病缓解是好的结局最重要的相关的因素。现有的证据表明,在怀孕期间和哺乳期间使用抗 TNF 药物可能是安全的。然而,抗 TNF 和免疫调节药物联合治疗有被证明在出生的第一年增加新生儿感染的风险。目前,关于抗整合素药物和抗 IL-12/IL-23 药物的使用安全性的资料有限。然而,考虑到它们的分子结构,它们很可能在怀孕期间转移到胎儿循环系统中。

随着这些生物药物主动转移到胎儿身上,免疫抑制的风险将增加,因此在出生的前 6 个月,甚至可能长达 1 年,或者直到在孩子体内检测不到血清药物浓度时避免使用活疫苗的重要性就显现出来了。

参考文献

1. Molodecky NA, Soon IS, Rabi DM, et al. Increasing incidence and prevalence of the inflamma-tory bowel diseases with time, based on systematic review. Gastroenterology. 2012;142:46–54.
2. Boyd HA, Basit S, Harpsoe MC, et al. Inflammatory bowel disease and risk of adverse preg-nancy outcomes. PLoS One. 2015;10:e0129567.
3. Mahadevan U, Sandborn WJ, Li DK, et al. Pregnancy outcomes in women with inflammatory bowel disease: a large community-based study from Northern California. Gastroenterology. 2007;133:1106–12.
4. Bröms G, Granath F, Linder M, et al. Complications from inflammatory bowel disease during pregnancy and delivery. Clin Gastroenterol Hepatol. 2012;10:1246–52.
5. O'Toole A, Nwanne O, Tomlinson T. Inflammatory bowel disease increases risk of adverse pregnancy outcomes: a meta-analysis. Dig Dis Sci. 2015;60:2750–61.
6. Nielsen OH, Andreasson B, Bondesen S, et al. Pregnancy in Crohn's disease. Scand J Gastroenterol. 1984;19:724–32.
7. Nielsen OH, Andreasson B, Bondesen S, et al. Pregnancy in ulcerative colitis. Scand J Gastroenterol. 1983;18:735–42.
8. Reddy D, Murphy SJ, Kane SV, et al. Relapses of inflammatory bowel disease during preg-nancy: in-hospital management and birth outcomes. Am J Gastroenterol. 2008;103:1203–9.
9. Bush MC, Patel S, Lapinski RH, et al. Perinatal outcomes in inflammatory bowel disease. J Matern Fetal Neonatal Med. 2004;15:237–41.
10. Bröms G, Granath F, Linder M, et al. Birth outcomes in women with inflammatory bowel disease: effects of disease activity and drug exposure. Inflamm Bowel Dis. 2014;20:1091–8.
11. Nørgård B, Hundborg H, Jacobsen BA, et al. Disease activity in pregnant women with Crohn's disease and birth outcomes: a regional Danish cohort study. Am J Gastroenterol. 2007;102:1947–54.
12. Nørgård B, Fonager K, Sorensen HT, et al. Birth outcomes of women with ulcerative colitis: a nationwide Danish cohort study. Am J Gastroenterol. 2000;95:3165–70.
13. Stephansson O, Larssen H, Pedersen L, et al. Congenital anomalies and other birth outcomes in children born to women with ulcerative colitis in Denmark and Sweden. Inflamm Bowel Dis. 2011;17:795–801.
14. Food and Drug Administration. Content and format of labeling for human prescription drug and biological products; requirements for pregnancy and lactation labeling [Federal Register Web site]. Available at: http://federalregister.gov/a/2014-28241. 2014. Accessed 20 July 2016.
15. Bossuyt P, Vermeire S. Treat to target in inflammatory bowel disease. Curr Treat Options Gastroenterol. 2016;14:61–72.
16. Brambell FWR. The passive immunity of the young mammal. Biol Rev. 1958;33:485–531.
17. Wood WG, Fricke H, von Klitzing L, et al. Solid phase antigen luminescent immunoassays (SPALT) for the determination of insulin, insulin antibodies and gentamicin levels in human serum. J Clin Chem Clin Biochem. 1982;20:825–31.
18. Malek A, Sager R, Schneider H. Maternal-fetal transport of immunoglobulin G and its sub-classes during the third trimester of human pregnancy. Am J Reprod Immunol. 1994;32:8–14.
19. Simister NE. Placental transport of immunoglobulin G. Vaccine. 2003;21:3365–9.
20. Palmeira P, Quinello C, Silveriera-Lessa AL, et al. IgG placental transfer in healthy and patho-logical pregnancies. Clin Dev Immunol. 2012;2012:1–13.
21. Kane SV, Acquah LA. Placental transport of immunoglobulins: a clinical review for gastroen-terologists who prescribe therapeutic monoclonal antibodies to women during conception and pregnancy. Am J Gastroenterol. 2009;104:228–33.
22. Vasiliauskas EA, Church JA, Silverman N, et al. Case report: evidence for transplacental transfer of maternally administered infliximab to the newborn. Clin Gastroenterol Hepatol. 2006;4:1255–8.
23. Mahadevan U, Wolf DC, Dubinsky M, et al. Placental transfer of anti-tumor necrosis fac-

tor agents in pregnant patients with inflammatory bowel disease. Clin Gastroenterol Hepatol. 2013;11:286–92.

24. Zelinkova Z, van der Ent C, Bruin KF, et al. Effects of discontinuing anti-tumor necrosis factor therapy during pregnancy on the course of inflammatory bowel disease and neonatal exposure. Clin Gastroenterol Hepatol. 2013;11:318–21.

25. de Lima A, Zelinkova Z, van der Ent C, et al. Tailored anti-TNF therapy during pregnancy in patients with IBD: maternal and fetal safety. Gut. 2016;65(8):1261–8.

26. Julsgaard M, Christensen L, Gibson PR, et al. Concentrations of adalimumab and infliximab in mothers and newborns, and effects on infection. Gastroenterology. 2016;151:110–9.

27. Julsgaard M, Brown S, Gibson P, Bell S. Adalimumab levels in an infant. J Crohns Colitis. 2013;7:597–8.

28. Zelinkova Z, de Haar C, de Ridder L, et al. High intra-uterine exposure to infliximab following maternal anti-TNF treatment during pregnancy. Aliment Pharmacol Ther. 2011;33:1053–8.

29. van der Woude CJ, Kolacek S, Dotan I, et al. European evidence-based consensus on reproduction in inflammatory bowel disease. J Crohns Colitis. 2010;4:493–510.

30. Nguyen GC, Seow CH, Maxwell C, et al. The Toronto consensus statements for the management of inflammatory bowel disease in pregnancy. Gastroenterology. 2016;150:734–57.

31. Katz JA, Antoni C, Keenan GF, et al. Outcome of pregnancy in women receiving infliximab for the treatment of Crohn's disease and rheumatoid arthritis. Am J Gastroenterol. 2004;99:2385–92.

32. Lichtenstein GR, Feagan BG, Cohen RD, et al. Serious infections and mortality in patients with Crohn's disease: more than 5 years of follow-up in the TREAT registry. Am J Gastroenterol. 2012;107:1409–22.

33. Mahadevan U, Kane S, Sandborn WJ, et al. Intentional inflimab use during pregnancy for induction or maintenance of remission in Crohn's disease. Aliment Pharmacol Ther. 2005;21:733–8.

34. Jurgens M, Brand S, Filik L, et al. Safety of adalimumab in Crohn's disease during pregnancy: case report and review of the literature. Inflamm Bowel Dis. 2010;16:1634–6.

35. Vesga L, Terdiman JP, Mahadevan U. Adalimumab use in pregnancy. Gut. 2005;54:890.

36. Mishkin DS, Van Deinse W, Becker JM, Farraye FA. Successful use of adalimumab (Humira) for Crohn's disease in pregnancy. Inflamm Bowel Dis. 2006;12:827–8.

37. Coburn LA, Wise PE, Schwartz DA. The successful use of adalimumab to treat active Crohn's disease of an ileoanal pouch during pregnancy. Dig Dis Sci. 2006;51:2045–7.

38. Johnson DL, Jones KL, Chambers CD, Salas E. Pregnancy outcomes in women exposed to adalimumab: the OTIS autoimmune diseases in pregnancy project. Gastroenterology. 2009;136:A27.

39. Burmester GR, Landewe R, Genovese MC, et al. Adalimumab long-term safety: infections, vaccination response and pregnancy outcomes in patients with rheumatoid arthritis. Ann Rheum Dis. 2017;76:414–7.

40. Oussalah A, Bigard MA, Peyrin-Biroulet L. Certolizumab use in pregnancy. Gut. 2009;58:608.

41. Clowse MEB, Wolf DC, Forger F, et al. Pregnancy outcomes in subjects exposed to certolizumab pegol. J Rheumatol. 2015;42:2270–8.

42. Lau A, Clark M, Harrison DD, et al. Pregnancy outcomes in women exposed to the tumor necrosis factor inhibitor, golimumab. Ann Rheum Dis. 2014;73:232–3.

43. Schnitzler F, Fidder H, Ferrante M, et al. Outcome of pregnancy in women with inflammatory bowel disease treated with antitumor necrosis factor therapy. Inflamm Bowel Dis. 2011;17:1846–54.

44. Bortlik M, Machkova N, Duricova D, et al. Pregnancy and newborn outcome of mothers with inflammatory bowel diseases exposed to anti-TNF-a therapy during pregnancy: three-center study. Scand J Gastroenterol. 2013;48:951–8.

45. Casanova MJ, Chaparro M, Domenech E, et al. Safety of thiopurines and anti-TNF-a drugs during pregnancy in patients with inflammatory bowel disease. Am J Gastroenterol. 2013;108:433–40.

46. Seirafi M, de Vroey B, Amiot A, et al. Factors associated with pregnancy outcome in anti-TNF treated women with inflammatory bowel disease. Aliment Pharmacol Ther. 2014;40:363–73.

47. Deepak P, Stobaugh D. Maternal and foetal adverse events with tumour necrosis factor-alpha inhibitors in inflammatory bowel disease. Aliment Pharmacol Ther. 2014;40:1035–43.

48. Mahadevan U, Martin C, Sandler R, et al. PIANO: a 1000 patient prospective registry of pregnancy outcomes in women with IBD exposed to immunomodulators and biologic therapy. Gastroenterology. 2012;142:S149.

49. Verstappen SMM, King Y, Watson KD, et al. Anti-TNF therapies and pregnancy: outcome of 130 pregnancies in the British Society for Rheumatology Biologics Register. Ann Rheum Dis. 2011;70:823–6.

50. Diav-Citrin O, Otcheretianski-Volodarsky A, Shechtman S, Ornoy A. Pregnancy outcome following gestational exposure to TNF-alpha-inhibitors: a prospective, comparative, observational study. Reprod Toxicol. 2014;43:78–84.

51. Komoto S, Motoya S, Nishiwaki Y, et al. Pregnancy outcome in women with inflammatory bowel disease treated with anti-tumor necrosis factor and/or thiopurine therapy: a multicenter study from Japan. Intest Res. 2016;14:139–45.

52. Weber-Schoendorfer C, Oppermann M, Wacker E, et al. Pregnancy outcome after TNF-a inhibitor therapy during the first trimester: a prospective multicentre cohort study. Br J Clin Pharmacol. 2015;80:727–39.

53. Mahadevan U, Cucchiara S, Hyams JS, et al. The London position statement of the World Congress of Gastroenterology on Biological Therapy for IBD with the European Crohn's and Colitis Organization: pregnancy and pediatrics. Am J Gastroenterol. 2011;106:214–23.

54. Kavanaugh A, Cush JJ, Ahmed MS, et al. Proceedings from the American College of Rheumatology Reproductive Health Summit: the management of fertility, pregnancy, and lactation in women with autoimmune and systemic inflammatory diseases. Arthritis Care Res. 2015;67:313–25.

55. Colombel JF, Sandborn WJ, Reinisch W, et al. Infliximab, azathioprine or combination therapy for Crohn's disease. N Engl J Med. 2010;362:1383–95.

56. Van Assche G, Madelaine-Beuzelin C, D'Haens G, et al. Withdrawal of immunosuppression in Crohn's disease treated with scheduled infliximab maintenance: a randomized trial. Gastroenterology. 2008;134:1861–8.

57. Torres J, Boyapati RK, Kennedy NA, et al. Systematic review of effects of withdrawal of immunomodulators or biologic agents from patients with inflammatory bowel disease. Gastroenterology. 2015;149:1716–30.

58. Guiddir T, Fremond MC, Triki TB, et al. Anti-TNF-a therapy may cause neonatal neuropenia. Pediatrics. 2014;134:e1189–93.

59. Mahadevan U, Martin CF, Dubinsky M, et al. Exposure to anti-TNFα therapy in the third trimester of pregnancy is not associated with increased adverse outcomes: results from the PIANO registry. Gastroenterology. 2014;146:S–170.

60. Sheibani S, Cohen R, Kane S, et al. The effect of maternal peripartum anti-TNFa use on infant immune response. Dig Dis Sci. 2016;61:1622–7.

61. Carter JD, Ladhani A, Vasey FB. Tumor necrosis factor inhibition and VATER association: a causal relationship. J Rheumatol. 2006;33:1014–7.

62. Carter JD, Ladhani A, Ricca LR, et al. A safety assessment of TNF antagonists during pregnancy: a review of the FDA database. J Rheumatol. 2009;36:635–41.

63. Crijns HJMJ, Jentink J, Garne E, et al. The distribution of congenital anomalies within the VACTERL association among tumor necrosis factor antagonist-exposed pregnancies is similar to the general population. J Rheumatol. 2011;38:1871–4.

64. Bröms G, Granath F, Ekbom A, et al. Low risk of birth defects for infants whose mothers are treated with anti-tumor necrosis factor agents during pregnancy. Clin Gastroenterol Hepatol. 2016;14:234–41.

65. Bortlik M, Duricova D, Machkova N, et al. Impact of anti-tumor necrosis factor alpha antibodies administered to pregnant women with inflammatory bowel diease on long-term outcome of exposed children. Inflamm Bowel Dis. 2014;20:495–501.

66. Mahadevan U, Martin CF, Chambers C, et al. Achievement of developmental milestones among offspring of women with inflammatory bowel disease: the PIANO Registry. Gastroenterology. 2014;146:S–1.

67. Wehner NG, Shopp G, Rocca MS, Clarke J. Effects of natalizumab, an alpha4 integrin inhibitor, on the development of Hartley guinea pigs. Birth Defects Res B Dev Reprod Toxicol.

2009;86(2):98–107.

68. Wehner NG, Shopp G, Osterburg I, et al. Postnatal development in cynomolgus monkeys following prenatal exposure to natalizumab, an alpha4 integrin inhibitor. Birth Defects Res. 2009;86:144–56.

69. Bayas A, Penzien J, Helwigg K. Accidental natalizumab administration to the third trimester of pregnancy in an adolescent patient with multiple sclerosis. Acta Neurol Scand. 2011;124:290–2.

70. Hoevenaren IA, de Vries LC, Rijnders RJP, Lotgering FK. Delivery of healthy babies after natalizumab use for multiple sclerosis: a report of two cases. Acta Neurol Scand. 2011;123:430–3.

71. Theaudin M, Elefant E, Senat MV. Natalizumab continuation during pregnancy in a patient with previous severe IRIS syndrome. J Neurol Sci. 2015;359:211–2012.

72. Hellwig K, Haghikia A, Gold R. Pregnancy and natalizumab: results of an observational study in 35 accidental pregnancies during natalizumab treatment. Mult Scler. 2011;17(8):958–63.

73. Mahadevan U, Nazareth M, Cristiano L, et al. Natalizumab use in pregnancy. Am J Gastroenterol. 2008;103:s449.

74. Cristiano L, Friend S, Bozic C, Bloomgren G. Evaluation of pregnancy outcomes from the Tysabri(R) (Natalizumab) Pregnancy Exposure Registry. Neurology. 2013;80:P02–127.

75. Haghikia A, Langer-Gould A, Reliensmann G, et al. Natalizumab use during the third trimester of pregnancy. JAMA Neurol. 2014;71(7):891–5.

76. Schneider H, Weber CE, Hellwig K, et al. Natalizumab treatment during pregnancy: effects on the neonatal immune system. Acta Neurol Scand. 2012;127(1):e1–4.

77. Ebrahimi N, Herbstritt S, Gold R, et al. Pregnancy and fetal outcomes following natalizumab exposure in pregnancy. A prospective, controlled observational study. Mult Scler. 2015;21(2):198–205.

78. Dubinsky M, Mahadevan U, Vermeire S, et al. Vedolizumab exposure in pregnancy: outcomes from clinical studies in inflammatory bowel disease. ECCO. 2015. p. 563.

79. Description from FDA NDA review document. http://www.accessdata.fda.gov/drugsatfda_docs/nda/2009/125261s000_OtherR.pdf.

80. Martin PL, Sachs C, Imai N, et al. Development in the cynomolgus macaque following administration of ustekinumab, a human anti-IL-12/23p40 monoclonal antibody during pregnancy and lactation. Birth Defects Res B Dev Reprod Toxicol. 2010;89:351–63.

81. Data on file. Reports of pregnancy with ustekinumab: STE/Inj/DoF/Sep2010/EMEA001. 2010. Janssen. Available from: http://www.stelarahcp.com, accessed on July 4, 2017.

82. Fotiadou C, Lazaridou E, Sotiriou E, Ioannides D. Spontanous abortion during ustekinumab therapy. J Dermatol Case Rep. 2012;6(4):105–7.

83. Rocha K, Piccinin MC, Kalache L, et al. Pregnancy during ustekinumab treatment for severe psoriasis. Dermatology. 2015;231:103–4.

84. Adrulonis R, Ferris LK. Treatment of severe psoriasis with ustekinumab during pregnancy. J Drugs Dermatol. 2012;11(10):1240–1.

85. Alsenaid A, Prinz JC. Inadvertant pregnancy during ustekinumab therapy in a patient with plaque psoriasis and impetigo herpetiformis. JEADV. 2016;30:488–90.

86. Sheeran C, Nicolopoulos J. Pregnancy outcomes of two patients exposed to ustekinumab in the first trimester. Australas J Dermatol. 2014;55:235–6.

87. Gotestam Skorpen C, Hoeltzenbein M, Tincani A, et al. The EULAR points to consider for use of antirheumatic drugs before pregnancy, during pregnancy and lactation. Ann Rheum Dis. 2016;75:795–810.

88. Stengel JZ, Arnold HL. Is infliximab safe to use while breastfeeding? World J Gastroenterol. 2008;14(19):3085–7.

89. Kane S, Ford J, Cohen R, Wagner C. Absence of infliximab in infants and breast milk from nursing mothers receiving therapy for Crohn's disease before and after delivery. J Clin Gastroenterol. 2009;43:613–6.

90. Ben-Horin S, Yovzori M, Kopylov U, et al. Detection of infliximab in breast milk of nursing mothers with inflammatory bowel disease. J Crohns Colitis. 2011;5:555–8.

91. Grosen A, Julsgaard M, Kelsen J, Christensen LA. Infliximab concentrations in the milk of nursing mothers with inflammatory bowel disease. J Crohns Colitis. 2014;8:175–6.

92. Ben-Horin S, Yovzori M, Katz L, et al. Adalimumab level in breast milk of a nursing mother. Clin Gastroenterol Hepatol. 2010;8:475–6.

93. Fritzsche J, Pilch A, Mury D, et al. Infliximab and adalimumab use during breastfeeding. J Clin Gastroenterol. 2012;46:718–9.

94. Martin PL, Oneda S, Treacy G. Effects of an anti-TNFa monoclonal antibody, administered throughout pregnancy and lactation, on the development of the macaque immune system. Am J Reprod Immunol. 2007;58:138–49.

95. Natalizumab (Tysabri) package insert. Cambridge: Biogen Inc. 2004. Available from: http://www.avonex.com.

96. Vedolizumab (Entyvio) package insert. Cambridge: Takeda. 2014. Available from: http://www.general.takedapharm.com.

第七章
TNF 拮抗剂与免疫抑制治疗在炎症性肠病中的联合应用

疗效

抗 TNF

由于抗药物抗体的形成和对药物浓度的影响,因此通常联合使用抗 TNF 和免疫抑制疗法,否则可能会影响治疗的疗效和结局[1-5]。随机对照试验(randomized controlled trials,RCTs)和观察数据支持这一假说[6],但免疫抑制剂联合抗 TNF 疗法和治疗结局之间的关联尚不明确。

对比疗效的 RCTs 证明,在克罗恩病(crohn's disease,CD)和溃疡性结肠炎(ulcerative colitis,UC)的治疗中英夫利昔单抗和硫唑嘌呤联合使用疗效优于英夫利昔单抗单药治疗[7,8]。然而,在 CD 的治疗中英夫利昔单抗和甲氨蝶呤联合使用与英夫利昔单抗单药治疗疗效相比无显著差异[9](表 7.1)。

表 7.1　英利昔单抗单药与免疫抑制剂联合治疗的疗效比较

	克罗恩病				溃疡性结肠炎	
	SONIC[7]		COMMIT[9]		UC-SUCCESS[8]	
	IFX	IFX+AZA	IFX	IFX+MTX	IFX	IFX+AZA
临床缓解率(%)	44	57	78	76	22	40
黏膜愈合(%)	30	44	—	—	55	63
抗药抗体(%)	14.6	0.9	20.4	4.0	19.0	3.0
IFX 药物浓度	1.6μg/ml	3.5μg/ml	3.8μg/ml	6.4μg/ml	—	—

IFX:英夫利昔单抗,AZA:咪唑硫唑嘌呤,MTX:甲氨蝶呤

从表面上看,这些数据显示联合免疫抑制剂治疗时,医务工作者应仅选择硫唑嘌呤,但在解释这些结果时需要考虑以下几个因素。首先,COMMIT 没有将疾病活动性的最低要求列入招募要求中,导致纳入患者病情轻微。其次,COMMIT 在两个治疗组中都使用了高剂量的类固醇诱导方案。考虑到已知的联合使用类固醇的优势和使用类固醇、硫唑嘌呤和英夫利昔单抗三重诱导在成功治疗中的影响[10],高剂量类固醇的使用、病情轻微的患者的纳入和治疗反应增加的倾向,可能掩盖了联合甲氨蝶呤治疗的临床获益。甲氨蝶呤对抗药物抗体以及英夫利昔单抗药物浓度的可测量影响表明在使用这种免疫抑制剂时存在治疗益处。

目前还没有比较抗 TNF 单药治疗与抗 TNF 联合其他抗 TNF 治疗如阿达木单抗[10],塞妥珠单抗和戈利木单抗等治疗有效性的相关研究[11,12]。在回顾分析中,当将 RCTs 按基线免疫抑制用途分层时,联合使用免疫抑制剂可能影响抗 TNF 的药代动力学,但是这种影响在这些试验中并没有直接提高疗效[6,13-18](表 7.2)。

表 7.2　肿瘤坏死因子拮抗剂随机对照试验的分层分析

药物	抗药抗体		临床缓解	
		肿瘤坏死因子拮抗剂单药治疗	联合用药	肿瘤坏死因子拮抗剂单药治疗	联合用药
PRECISE 2	CTZ	12%	2%	64%	61%
CLASSIC II	ADA	3.8%	0	45%	48%
PURSUIT	GOL	3.8%	1.1%	50%	44%

IFX,英夫利昔单抗;CTZ,塞妥珠单抗;ADA,阿达木单抗;GOL,戈利木单抗

阿达木单抗的 RCTs 和观察数据的联合分析表明:与阿达木单抗单药治疗相比,联合免疫抑制疗法在 12 周时的缓解率有所提高(OR 0.78,95%0.64~0.95)。荟萃分析显示虽然联合使用免疫制剂可能存在临床获益,但在 12 周时的改善情况并不能转化为在 52 周时缓解率的提高(OR 1.08,95%CI 0.87~1.33)[19]。另一篇荟萃分析收集了抗 TNF(英夫利昔单抗,阿达木单抗,塞妥珠单抗)中治疗 CD 患者的 RCTs 数据,同样观察到,联合使用阿达木单抗和免疫抑制剂无临床获益[20]。在第二篇荟萃分析中,观察到联合使用免疫抑制剂英夫利昔单抗(OR 1.73,95% CI 0.97~3.07)与第 6 个月缓解率提高相关,而阿达木单抗(OR 0.88,95% CI 0.58~1.35)和塞妥珠单抗(OR 0.93,95% CI 0.65~1.34)则无此现象[20]。在分析这些数据时,我们必须清楚,纳入阿达木单抗和塞妥珠单抗组的患者中有相当大比例是

在英夫利昔单抗治疗中失败的患者,因此在这些患者中联合使用免疫抑制剂代表在更换抗 TNF 后延续使用免疫抑制剂治疗,而不是开始使用免疫抑制剂。此外,这项荟萃分析排除了未曾接受免疫抑制剂治疗的患者,这代表是与更有效的自上而下方法相反的渐进的联合治疗方法。观察中的这些变化有助于强调抗 TNF 中辅助免疫抑制剂的时间与其对抗 TNF 药代动力学的潜在影响同等重要。这一观点得到两个 RCTs 支持,表明早期联合免疫抑制剂优于传统的升级疗法。

"自上而下"的试验是一项随机试验,133 例患者随机分为早期免疫抑制剂联合英夫利昔单抗组(ECI;n=67)或常规治疗组(CM;n=66),其中患者在类固醇治疗后分别接受了硫唑嘌呤和英夫利昔单抗治疗[21]。第 26 周,ECI 组相较于 CM 组(60% vs 35.9%,$P=0.006$)非手术切除性、无糖皮质激素治疗的临床缓解率更高,且这种差异持续到第 52 周(61.5% vs 42.2%,$P=0.0278$)。第 104 周,ECI 组相较于 CM 组(73% vs 30.4%,$P=0.0028$)的溃疡黏膜愈合率(无溃疡率)明显更高。同时,两组之间的严重不良事件发生率相似(30.8% vs 25.3%,$P=1.0$)。这项研究首次证明早期联合免疫抑制剂治疗影响疗效。尽管这项研究显示在与疾病相关的长期并发症(即黏膜愈合)相关的结局上具有统计学上的显著性差异,但是由于样本量较小,无法对住院、手术和整体并发症等结局的影响进行量化分析。

REACT 试验是一项集群 RCTs,其中加拿大(n=34)和比利时(n=5)的社区实践随机将 ECI 组和 CM 组按照 1∶1 的比例分配,包括使用抗 TNF 的 ECI 组(21 个中心,1084 例患者),辅助免疫抑制剂和抗 TNF 的 CM 组(18 个中心,898 例患者)[22]。主要结果[无类固醇情况下缓解由 Harvey-Bradshaw 评分(HBS)≤4 定义]在 12 个月(66% vs 62%,$P=0.65$)和 24 个月(73% 对 65%,$P=0.35$)的 ECI 和 CM 组中的比例相似。然而在本研究中,ECI 组中接受联合免疫抑制 / 抗 TNF 联合治疗的患者比例更高,且 ECI 组并发症发生率(HR 0.74,95%CI 0.62~0.89)、手术率(HR 0.68,95%CI 0.49~0.95)及住院、并发症和手术的合并结局方面(HR 0.74,95%CI 0.62~0.87)显著降低。在这个试验中,研究者遵循治疗目标算法,如果患者在 3 至 6 个月的时间内没有达到临床缓解,则调整治疗方案。这种方法可能已经考虑到 ECI 的整体影响,并表明联合免疫抑制治疗的时机,和监测、调整剂量同等重要。

总体而言,直接比较疗效的研究表明联合使用免疫抑制剂可改善 IBD 患者的预后并减少疾病相关并发症。联合使用抗 TNF 和免疫抑制剂治疗的最佳时期是在病程早期,在未达到临床缓解前需进行监测和调整药物剂量或疗法。根据疗效,免疫抑制剂的理想选择是硫唑嘌呤(6-巯基嘌呤也可以使用),但医务工作者需要考虑不同试验特性以及不同试验结果的差异。因此在个体化的基础上综合考虑免疫抑制安全性进行免疫抑制剂选择。

安全性

在考虑药物最佳使用和联合用药时,我们需要考虑对患者的疗效以及依从性的影响。具体来说,我们必须了解联合使用生物制剂和免疫抑制剂治疗的安全性,以及在联合使用免疫抑制疗法时不良事件高风险的人群。联合免疫抑制剂治疗最严重的两个安全问题是严重感染和恶性肿瘤。

严重感染

治疗相关的严重感染根据结局可大致分为中断或停止治疗、住院以及死亡。尽管 RCTs 并未显示联合使用生物制剂和免疫抑制剂会增加严重感染风险,但基于人群的研究已观察到感染风险增加,主要归因于联合使用糖皮质激素[23-27]。任何泼尼松的使用都可能增加严重感染的风险,但高于 20mg 剂量的泼尼松治疗持续 2 周或更长时间与严重感染的风险相关性最显著,并且这种风险在接触后可持续长达 90 天[28-29]对于已经存在治疗相关严重感染的基线风险增加的患者中,可能进一步增加这一风险。老年组(≥65 岁)和慢性麻醉品组这两个亚组此风险尤为重要[6,28,30,31]。麻醉药增加严重感染和死亡风险的确切机制尚不清楚,这种风险增加可能只是反映更复杂的疾病,疾病相关并发症或疾病严重程度,后者是感染并发症风险增加的独立危险因素[28,32-35]。

当开始联合免疫抑制剂治疗时应特别考虑两种重要的机会性感染,即乙型肝炎病毒和艰难梭状芽胞杆菌(C.diff)感染。免疫抑制药物的使用增加了乙型肝炎再激活的风险,乙型肝炎 DNA 和(或)表面抗原阳性并长期联合使用抗 TNF 治疗的患者中此风险最高[36-38]。与一般人群相比,IBD患者中艰难梭状芽胞杆菌的感染与较高的发病率和死亡率相关[39,40],并且使用免疫抑制治疗而非生物制剂(抗 TNF)与艰难梭状芽胞杆菌感染的风险增加相关[36]。

恶性肿瘤

在 IBD 患者中使用联合免疫抑制治疗时考虑最重要的因素之一是增加潜在恶性肿瘤发展的风险[41]。IBD 患者患恶性肿瘤风险的基线水平增加[42-45],并且使用抗 TNF 似乎并未增加这种风险[46]。然而,联合使用免疫抑制剂治疗与恶性肿瘤风险的增加显著相关,特别是淋巴瘤[47-49]。老年组(≥65 岁)和青年组(≤35 岁)的男性中硫唑嘌呤的使用导致的淋巴瘤发病的风险最高,其致命性淋巴瘤亚型肝脾 T 淋巴瘤(HSTCL)的发展风险显著增高。这两个亚组中,淋巴瘤的风险是持续时间依赖性,药物使用 2 年后的风险最大[49-54]。另一种与硫唑嘌呤使用相关的恶性肿瘤是皮肤癌。几项研究表明,硫唑嘌呤增加非黑色素瘤皮肤癌(NMSC)的风险,与抗 TNF 联合使用时这种风险几乎增加一倍[48,55,56]。然而,使用抗 TNF 而不是免疫抑制剂增加黑素瘤的风险,且在长期接受抗 TNF 治疗的患者中这种风险可能更高[56]。

优化联合使用免疫抑制剂治疗的机会

当结合了联合免疫抑制剂疗法的安全性和疗效的数据后,出现了一些机会可优化个体化治疗的决策(图 7.1)。基于先前的 RAND 适当性小组,系统评价和我们对文献的回顾提示将联合免疫抑制剂治疗作为常规疗法最适合于患有广泛疾病或存在疾病相关并发症风险的 IBD 患者(如:类固醇依赖性或难治性患者)[6,18,57]。在这些患者中,可以通过安全性和长期风险的评估来决定个体化联合使用免疫抑制剂治疗。对于存在 HSTCL 风险的年轻男性患者中,考虑到其致命性,短期联合使用硫唑嘌呤、抗 TNF 单药疗法或使用甲氨蝶呤(MTX)作为联合免疫抑制剂最为合适。对老年人或患淋巴瘤风险的个体而言,抗 TNF 单药疗法、使用硫唑嘌呤 1~2 年后中止或改用甲氨蝶呤可能是合理的选择。使用硫唑嘌呤的患者在使用 2 年后患恶性肿瘤的风险呈指数增加[50,58],停止使用硫唑嘌呤的患者发生恶性肿瘤的风险又恢复到未接触过的患者的基线风险水平[58]。因此,可以考虑在使用 2 年后停止使用硫唑嘌呤,特别是对停止使用免疫抑制剂后复发风险低的患者而言[18](表 7.3)。然而这个方案与抗 TNF 浓度的降低和抗药物抗体的形成相关,因此应密切随访患者,根据需要优化抗 TNF 给药剂量[59-62]。

表 7.3   停止使用免疫抑制剂后疾病复发的相关因素

广泛性疾病或炎症标志物升高(CRP、血小板计数、白血球计数)
内镜下黏膜活性的证据
停药前缓解时间短
短期非类固醇缓解

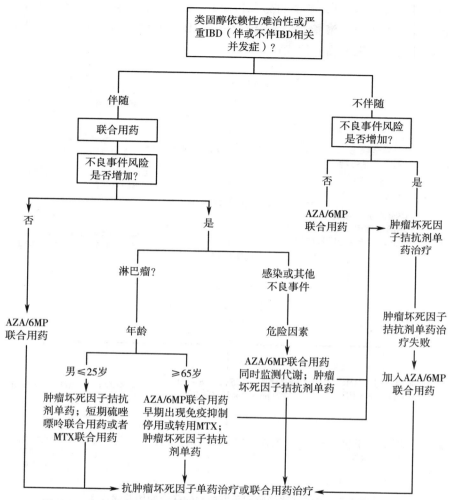

图 7.1　确定是否使用伴随的免疫抑制剂与 TNF- 拮抗剂时的考虑因素
IBD, 炎症性肠病；AZA, azathio Prine；6MP, 6- 巯基嘌呤；MTX, 甲氨蝶呤

　　在面临严重感染或其他硫唑嘌呤相关不良事件风险增加的个体中, 可以通过改变危险因素和硫唑嘌呤代谢物检测来优化伴联合使用免疫抑制剂的疗法[63-67]（图 7.2）。硫唑嘌呤单药治疗的传统疗效窗口是硫鸟嘌呤（TGN）水平在 235pmol/8×10^8 和 450pmol/8×10^8RBCs 之间。然而, 当使用硫唑嘌呤作为联合免疫抑制剂时, 为了减少抗药物抗体治疗疗效窗可能更低（125pmol/8×10^8 个 RBC）[68-70]。外周 RBC 平均红细胞体积（MCV）只能粗略测量 TGN 的水平[71]。在 SONIC 的事后分析中, 相较于 MCV 未能达到 7 以上变化的患者, MCV 平均增加 7 的患者更可能实现非激素缓解

和黏膜愈合,并获得大于 3 的英夫利昔单抗浓度。由于硫唑嘌呤治疗的患者需要定期进行血液检查监测,因此外周 MCV 的测量可作为获得硫唑嘌呤最佳浓度可靠的临时替代物。

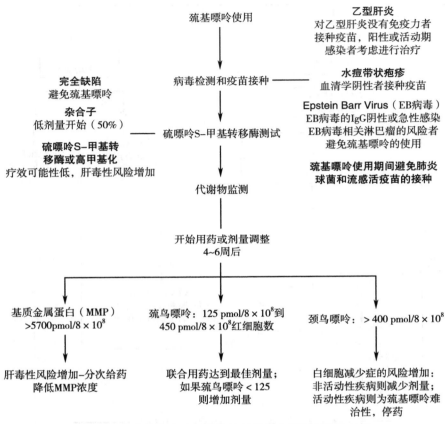

图 7.2　临床算法能监测免疫抑制的联合使用并优化效能

展望

我们已经总结了目前可用于指导抗 TNF 联合免疫抑制剂治疗的证据,但仍然存在一些问题。随着免疫途径特异性生物制剂的出现,可考虑使用第二种生物制剂代替免疫抑制剂以达到最佳临床疗效[72]。需要评估的另一个重要概念是使用联合免疫抑制剂时需基于患者发生并发症的风险特征的个体化治疗决策。由于并非所有炎症性肠病患者都会发生与疾病相关的并发症或不良事件,因此在某些组中可以不必全部使用联合免疫抑制治疗。一个基于网络的程序将有关 CD 治疗的益处和风险的视频决策辅助工具与一个个性化的决策工具联系起来,该工具根据患者的人口、疾病特征、遗传变量和血清学标记来预测疾病的严重程度。医务工作者能够在程序中输入这些数据,并以图形方式描绘患者与疾病相关并发症的个体风险。这种基于网络的患者交流工具现已在成人和儿童CD患者中得到验证,且此工具对医务工作者和患者决定的影响目前正在研究中[73,74]。

总结

总之,抗 TNF 与免疫抑制剂的联合治疗在改善疗效和长期预后的方面上明显优于抗 TNF 单药治疗。使用免疫抑制剂联合治疗的最佳时机是在发生疾病相关并发症前的疾病早期。当联合使用免疫抑制治疗时,可通过适当的疾病和药物监测来达到个性化治疗决策,并降低与治疗相关的风险。在部分患者中,抗 TNF 单一疗法可能更合适,但医务工作者仍需要谨慎对待以确保不会发生应答缺失和出现免疫原性。在新的生物制剂和小分子的开发中,需要进行比较有效性研究,从而了解这些新药物是否应该作为单一疗法使用或与目前可用的生物制剂或免疫抑制剂联合使用。在指导患者做决策过程中,应该通过个体化的方法来综合考量优化疗效和最大程度减少安全问题。我们提供了一个可供参考的摘要大纲,但最终需要根据患者和医务工作者的偏好进行个体化决策。

参考文献

1. Nanda KS, Cheifetz AS, Moss AC. Impact of antibodies to infliximab on clinical outcomes and serum infliximab levels in patients with inflammatory bowel disease (IBD): a meta-analysis. Am J Gastroenterol. 2013;108:40–7.
2. Colombel JF, Sandborn WJ, Allez M, et al. Association between plasma concentrations of certolizumab pegol and endoscopic outcomes of patients with Crohn's disease. Clin Gastroenterol Hepatol. 2013;12(3):423–31.
3. Schreiber S, Rutgeerts P, Fedorak RN, et al. A randomized, placebo-controlled trial of certolizumab pegol (CDP870) for treatment of Crohn's disease. Gastroenterology. 2005;129:807–18.
4. Hanauer SB, Wagner CL, Bala M, et al. Incidence and importance of antibody responses to infliximab after maintenance or episodic treatment in Crohn's disease. Clin Gastroenterol Hepatol. 2004;2:542–53.
5. Vermeire S, Noman M, Van Assche G, et al. Effectiveness of concomitant immunosuppressive therapy in suppressing the formation of antibodies to infliximab in Crohn's disease. Gut. 2007;56:1226–31.
6. Dulai PS, Siegel CA, Colombel JF, et al. Systematic review: monotherapy with antitumour necrosis factor alpha agents versus combination therapy with an immunosuppressive for IBD. Gut. 2014;63:1843–53.
7. Colombel JF, Sandborn WJ, Reinisch W, et al. Infliximab, azathioprine, or combination therapy for Crohn's disease. N Engl J Med. 2010;362:1383–95.
8. Panaccione R, Ghosh S, Middleton S, et al. Infliximab, azathioprine, or infliximab and

azathioprine for treatment of moderate to severe ulcerative colitis: the UC success trial. Gastroenterology. 2011;140:A–202.

9. Feagan BG, McDonald JW, Panaccione R, et al. Methotrexate in combination with infliximab is no more effective than infliximab alone in patients with Crohn's disease. Gastroenterology. 2013;146(3):681–8.

10. Lemann M, Mary JY, Duclos B, et al. Infliximab plus azathioprine for steroid-dependent Crohn's disease patients: a randomized placebo-controlled trial. Gastroenterology. 2006;130:1054–61.

11. Billioud V, Sandborn WJ, Peyrin-Biroulet L. Loss of response and need for adalimumab dose intensification in Crohn's disease: a systematic review. Am J Gastroenterol. 2011;106:674–84.

12. Farrell RJ, Alsahli M, Jeen YT, et al. Intravenous hydrocortisone premedication reduces antibodies to infliximab in Crohn's disease: a randomized controlled trial. Gastroenterology. 2003;124:917–24.

13. Lichtenstein GR, Diamond RH, Wagner CL, et al. Clinical trial: benefits and risks of immunomodulators and maintenance infliximab for IBD-subgroup analyses across four randomized trials. Aliment Pharmacol Ther. 2009;30:210–26.

14. Sandborn WJ, Hanauer SB, Rutgeerts P, et al. Adalimumab for maintenance treatment of Crohn's disease: results of the CLASSIC II trial. Gut. 2007;56:1232–9.

15. Sandborn WJ, Feagan BG, Stoinov S, et al. Certolizumab pegol for the treatment of Crohn's disease. N Engl J Med. 2007;357:228–38.

16. Sandborn WJ, Feagan BG, Marano C, et al. Subcutaneous golimumab maintains clinical response in patients with moderate-to-severe ulcerative colitis. Gastroenterology. 2014;146:96–109.e1.

17. Sandborn WJ, Feagan BG, Marano C, et al. Subcutaneous golimumab induces clinical response and remission in patients with moderate-to-severe ulcerative colitis. Gastroenterology. 2014;146:85–95; quiz e14-5.

18. Dulai PS, Siegel CA, Peyrin-Biroulet L. Anti-tumor necrosis factor-alpha monotherapy versus combination therapy with an immunomodulator in IBD. Gastroenterol Clin N Am. 2014;43:441–56.

19. Kopylov U, Al-Taweel T, Yaghoobi M, Bitton A, Lakatos PL, Ben-Horin S, Seidman EG, Afif W. Adalimumab monotherapy versus combination therapy with adalimumab and immunomodulators for Crohn's disease: a meta-analysis. J Crohns Colitis. 2014;8(12):1632–41.

20. Jones JL, Kaplan GG, Peyrin-Biroulet L, et al. Effects of concomitant immunomodulator therapy on efficacy and safety of anti-tumor necrosis factor therapy for Crohn's disease: a meta-analysis of placebo-controlled trials. Clin Gastroenterol Hepatol. 2015;13:2233–40.e1-2; quiz e177-8.

21. D'Haens G, Baert F, van Assche G, et al. Early combined immunosuppression or conventional management in patients with newly diagnosed Crohn's disease: an open randomised trial. Lancet. 2008;371:660–7.

22. Khanna R, Bressler B, Levesque BG, et al. Early combined immunosuppression for the management of Crohn's disease (REACT): a cluster randomised controlled trial. Lancet. 2015;386:1825–34.

23. Toruner M, Loftus EV Jr, Harmsen WS, et al. Risk factors for opportunistic infections in patients with inflammatory bowel disease. Gastroenterology. 2008;134:929–36.

24. Marehbian J, Arrighi HM, Hass S, et al. Adverse events associated with common therapy regimens for moderate-to-severe Crohn's disease. Am J Gastroenterol. 2009;104:2524–33.

25. Deepak P, Stobaugh DJ, Ehrenpreis ED. Infectious complications of TNF-alpha inhibitor monotherapy versus combination therapy with immunomodulators in inflammatory bowel disease: analysis of the Food and Drug Administration Adverse Event Reporting System. J Gastrointestin Liver Dis. 2013;22:269–76.

26. Dulai PS, Thompson KD, Blunt HB, et al. Risks of serious infection or lymphoma with anti-tumor necrosis factor therapy for pediatric inflammatory bowel disease: a systematic review. Clin Gastroenterol Hepatol. 2014;12:1443–51; quiz e88-9.

27. Kopylov U, Afif W. Risk of infections with biological agents. Gastroenterol Clin N Am. 2014;43:509–24.

28. Lichtenstein GR, Feagan BG, Cohen RD, et al. Serious infection and mortality in patients with Crohn's disease: more than 5 years of follow-up in the TREAT registry. Am J Gastroenterol.

2012;107:1409–22.

29. Brassard P, Bitton A, Suissa A, et al. Oral corticosteroids and the risk of serious infections in patients with elderly-onset inflammatory bowel diseases. Am J Gastroenterol. 2014;109:1795–802; quiz 1803.

30. Cottone M, Kohn A, Daperno M, et al. Advanced age is an independent risk factor for severe infections and mortality in patients given anti-tumor necrosis factor therapy for inflammatory bowel disease. Clin Gastroenterol Hepatol. 2011;9:30–5.

31. Ananthakrishnan AN, McGinley EL. Infection-related hospitalizations are associated with increased mortality in patients with inflammatory bowel diseases. J Crohns Colitis. 2013;7:107–12.

32. Buckley JP, Cook SF, Allen JK, et al. Prevalence of chronic narcotic use among children with inflammatory bowel disease. Clin Gastroenterol Hepatol. 2014;13(2):310–5.

33. Buckley JP, Kappelman MD, Allen JK, et al. The burden of comedication among patients with inflammatory bowel disease. Inflamm Bowel Dis. 2013;19:2725–36.

34. Long MD, Barnes EL, Herfarth HH, et al. Narcotic use for inflammatory bowel disease and risk factors during hospitalization. Inflamm Bowel Dis. 2012;18:869–76.

35. Long MD, Martin C, Sandler RS, et al. Increased risk of pneumonia among patients with inflammatory bowel disease. Am J Gastroenterol. 2013;108:240–8.

36. Rahier JF, Magro F, Abreu C, et al. Second European evidence-based consensus on the prevention, diagnosis and management of opportunistic infections in inflammatory bowel disease. J Crohns Colitis. 2014;8:443–68.

37. Loras C, Saro C, Gonzalez-Huix F, et al. Prevalence and factors related to hepatitis B and C in inflammatory bowel disease patients in Spain: a nationwide, multicenter study. Am J Gastroenterol. 2009;104:57–63.

38. Gisbert JP, Chaparro M, Esteve M. Review article: prevention and management of hepatitis B and C infection in patients with inflammatory bowel disease. Aliment Pharmacol Ther. 2011;33:619–33.

39. Ananthakrishnan AN, McGinley EL, Binion DG. Excess hospitalisation burden associated with Clostridium difficile in patients with inflammatory bowel disease. Gut. 2008;57:205–10.

40. Ananthakrishnan AN, McGinley EL, Saeian K, et al. Temporal trends in disease outcomes related to Clostridium difficile infection in patients with inflammatory bowel disease. Inflamm Bowel Dis. 2011;17:976–83.

41. Biancone L, Onali S, Petruzziello C, et al. Cancer and immunomodulators in inflammatory bowel diseases. Inflamm Bowel Dis. 2015;21:674–98.

42. Pedersen N, Duricova D, Elkjaer M, et al. Risk of extra-intestinal cancer in inflammatory bowel disease: meta-analysis of population-based cohort studies. Am J Gastroenterol. 2010;105:1480–7.

43. Jess T, Horvath-Puho E, Fallingborg J, et al. Cancer risk in inflammatory bowel disease according to patient phenotype and treatment: a Danish population-based cohort study. Am J Gastroenterol. 2013;108:1869–76.

44. Kappelman MD, Farkas DK, Long MD, et al. Risk of cancer in patients with inflammatory bowel diseases: a nationwide population-based cohort study with 30 years of follow-up evaluation. Clin Gastroenterol Hepatol. 2014;12(2):265–73.

45. Beaugerie L, Itzkowitz SH. Cancers complicating inflammatory bowel disease. N Engl J Med. 2015;372:1441–52.

46. Nyboe Andersen N, Pasternak B, Basit S, et al. Association between tumor necrosis factor-alpha antagonists and risk of cancer in patients with inflammatory bowel disease. JAMA. 2014;311:2406–13.

47. Siegel CA, Marden SM, Persing SM, et al. Risk of lymphoma associated with combination anti-tumor necrosis factor and immunomodulator therapy for the treatment of Crohn's disease: a meta-analysis. Clin Gastroenterol Hepatol. 2009;7:874–81.

48. Osterman MT, Sandborn WJ, Colombel JF, et al. Increased risk of malignancy with adalimumab combination therapy, compared to monotherapy, for Crohn's disease. Gastroenterology. 2014;146(4):941–9.

49. Beaugerie L, Brousse N, Bouvier AM, et al. Lymphoproliferative disorders in patients receiving thiopurines for inflammatory bowel disease: a prospective observational cohort study.

Lancet. 2009;374:1617–25.

50. Kotlyar DS, Osterman MT, Diamond RH, et al. A systematic review of factors that contribute to hepatosplenic T-cell lymphoma in patients with inflammatory bowel disease. Clin Gastroenterol Hepatol. 2011;9:36–41.e1.

51. Selvaraj SA, Chairez E, Wilson LM, et al. Use of case reports and the Adverse Event Reporting System in systematic reviews: overcoming barriers to assess the link between Crohn's disease medications and hepatosplenic T-cell lymphoma. Syst Rev. 2013;2:53.

52. Deepak P, Sifuentes H, Sherid M, et al. T-cell non-Hodgkin's lymphomas reported to the FDA AERS with tumor necrosis factor-alpha (TNF-alpha) inhibitors: results of the REFURBISH study. Am J Gastroenterol. 2013;108:99–105.

53. Lichtenstein GR, Feagan BG, Cohen RD, et al. Drug therapies and the risk of malignancy in Crohn's disease: results from the TREAT Registry. Am J Gastroenterol. 2014;109(2):212–23.

54. Kandiel A, Fraser AG, Korelitz BI, et al. Increased risk of lymphoma among inflammatory bowel disease patients treated with azathioprine and 6-mercaptopurine. Gut. 2005;54:1121–5.

55. Long MD, Herfarth HH, Pipkin CA, et al. Increased risk for non-melanoma skin cancer in patients with inflammatory bowel disease. Clin Gastroenterol Hepatol. 2010;8:268–74.

56. Long MD, Martin CF, Pipkin CA, et al. Risk of melanoma and nonmelanoma skin cancer among patients with inflammatory bowel disease. Gastroenterology. 2012;143:390–399.e1.

57. Melmed GY, Spiegel BM, Bressler B, et al. The appropriateness of concomitant immunomodulators with anti-tumor necrosis factor agents for Crohn's disease: one size does not fit all. Clin Gastroenterol Hepatol. 2010;8:655–9.

58. Khan N, Abbas AM, Lichtenstein GR, et al. Risk of lymphoma in patients with ulcerative colitis treated with thiopurines: a nationwide retrospective cohort study. Gastroenterology. 2013;145:1007–1015.e3.

59. Van Assche G, Magdelaine-Beuzelin C, D'Haens G, et al. Withdrawal of immunosuppression in Crohn's disease treated with scheduled infliximab maintenance: a randomized trial. Gastroenterology. 2008;134:1861–8.

60. Ben-Horin S, Waterman M, Kopylov U, et al. Addition of an immunomodulator to infliximab therapy eliminates antidrug antibodies in serum and restores clinical response of patients with inflammatory bowel disease. Clin Gastroenterol Hepatol. 2013;11:444–7.

61. Torres J, Boyapati RK, Kennedy NA, et al. Systematic review of effects of withdrawal of immunomodulators or biologic agents from patients with inflammatory bowel disease. Gastroenterology. 2015;149:1716–30.

62. Pariente B, Laharie D. Review article: why, when and how to de-escalate therapy in inflammatory bowel diseases. Aliment Pharmacol Ther. 2014;40:338–53.

63. Warner B, Johnston E, Arenas-Hernandez M, et al. A practical guide to thiopurine prescribing and monitoring in IBD. Front Gastroenterol. 2016.

64. Sokol H, Beaugerie L, Maynadie M, et al. Excess primary intestinal lymphoproliferative disorders in patients with inflammatory bowel disease. Inflamm Bowel Dis. 2012;18:2063–71.

65. Moreau AC, Paul S, Del Tedesco E, et al. Association between 6-thioguanine nucleotides levels and clinical remission in inflammatory disease: a meta-analysis. Inflamm Bowel Dis. 2014;20:464–71.

66. Smith M, Blaker P, Patel C, et al. The impact of introducing thioguanine nucleotide monitoring into an inflammatory bowel disease clinic. Int J Clin Pract. 2013;67:161–9.

67. Shih DQ, Nguyen M, Zheng L, et al. Split-dose administration of thiopurine drugs: a novel and effective strategy for managing preferential 6-MMP metabolism. Aliment Pharmacol Ther. 2012;36:449–58.

68. van Schaik T, Maljaars JP, Roopram RK, et al. Influence of combination therapy with immune modulators on anti-TNF trough levels and antibodies in patients with IBD. Inflamm Bowel Dis. 2014;20:2292–8.

69. Yarur AJ, Kubiliun MJ, Czul F, et al. Concentrations of 6-thioguanine nucleotide correlate with trough levels of infliximab in patients with inflammatory bowel disease on combination therapy. Clin Gastroenterol Hepatol. 2015;13:1118–24.e3.

70. Dubinsky MC, Lamothe S, Yang HY, et al. Pharmacogenomics and metabolite measurement for 6-mercaptopurine therapy in inflammatory bowel disease. Gastroenterology.

2000;118:705–13.
71. Bouguen G, Sninsky C, Tang KL, et al. Change in erythrocyte mean corpuscular volume during combination therapy with azathioprine and infliximab is associated with mucosal healing: a post hoc analysis from SONIC. Inflamm Bowel Dis. 2015;21:606–14.
72. Hirten R, Longman RS, Bosworth BP, et al. Vedolizumab and infliximab combination therapy in the treatment of Crohn's disease. Am J Gastroenterol. 2015;110:1737–8.
73. Siegel CA, Siegel LS, Hyams JS, et al. Real-time tool to display the predicted disease course and treatment response for children with Crohn's disease. Inflamm Bowel Dis. 2011;17:30–8.
74. Siegel CA, Horton H, Siegel LS, et al. A validated web-based patient communication tool to display individualized Crohn's disease predicted outcomes based on clinical, serological and genetic variables. Gastroenterology. 2014;146(5):S–433.

第八章
生物制剂的药物监测

　　克罗恩病(CD)和溃疡性结肠炎(UC)是炎症性肠病(IBD)的两种主要形式。CD 是透壁炎症过程,可以累及消化道的任何部位,而 UC 在绝大多数个体中仅限于结肠黏膜内层。据经验,中度至重度 CD 和 UC 使用免疫抑制剂如糖皮质激素或硫唑嘌呤进行治疗[1,2]。

　　1998 年 8 月,美国联邦药物管理局(FDA)批准了第一种抗肿瘤坏死因子(抗 TNF)的单克隆抗体英夫利昔单抗用于治疗 CD,从而永久改变了中度到重度的炎症性肠病的治疗前景。在最初的临床试验中,英夫利昔单抗诱导 33% 的患者获得临床缓解,在第 12 周时,41% 的患者出现临床缓解[3]。随后的研究显示,英夫利昔单抗对维持 CD 的临床缓解有明确的疗效,且在 UC 中对诱导和维持临床缓解也进行了类似的评估[4,5]。进一步的研究表明这些药物与硫唑嘌呤[如硫唑嘌呤或 6- 巯基嘌呤(6MP)]联合使用时临床疗效更显著[6,7]。

　　以下的几种抗 TNF 疗法已被批准用于炎症性肠病。修饰英夫利昔单抗,阿达木单抗和戈利木单抗的嵌合 IgG 结构是可注射形式的完全人 IgG 分子[8,9]。阿达木单抗被 FDA 批准用于 CD 和 UC,然而戈利木单抗仅被批准用于 UC。塞妥珠单抗,一种人源化的可注射抗 TNF 抗体,为聚乙二醇化的 Fab' 片段,其在诱导和维持 CD 临床缓解方面有明显疗效[10,11]。

　　除了抗 TNF 以外,一类新的抑制白细胞运输的生物制剂也被批准用于炎症性肠病的治疗。那他珠单抗是一种针对整合素 α-4 的单克隆抗体,是这些药物中的首先被 FDA 批准用于 CD 和多发性硬化症的药物[12]。CD 中那他珠单抗的广泛使用在很大程度上受限,因其与进行性多灶性白质脑病(PML)相关[13]。维多珠单抗是一种靶向结合 α-4 和 β-7 异二聚体的生物制剂,这种化合物在肠道中对白细胞运输具有特异性抑制作用,被批准用于 CD 和 UC 并且不会增加 PML 风险[14]。

生物疗法在炎症性肠病中的免疫原性和药代动力学的临床影响

　　虽然抗 TNF 抗体和抗整合素在诱导和维持 CD 和 UC 的临床缓解方面表现出明显的益处,但早期研究发现这些化合物很可能是因其大型氨基酸的次要结构而存在潜在的免疫原性[15]。在 ACCENT I 试验中,英夫利昔单抗维持治疗 CD 的首批临床实验之一,在只接受一剂药物的患者中 28%可检测到对药物的抗体;在第 54 周,5mg/kg 药物维持治疗的患者中仅有9% 检测出抗体[4]。尽管阿达木单抗的完全人体结构部分设计是为了减少免疫原性,但该药物的 3 期临床试验也显示了免疫原性,CD 的 CLASSIC II维持试验中的有 2.6% 患者和 UC 的 ULTRA 维持试验中的有 2.9% 患者出现了针对该药物的抗体[16,17]。在临床试验中,塞妥珠单抗的抗体阳性率的患者高达 17.7%[11,18]。这些抗药物抗体的结合位点或表位可以是高度可变的,可直接干扰 TNF-α 的结合,或与药物上的其他表位结合,从而加速其代谢[19]。Ben-Horin 及同事在一项评估英夫利昔单抗抗体(ATIs)及其结合位点研究中发现,直接针对 Fab' 片段药物的抗体更为常见,而球形抗体浓度与临床药物应答丧失更密切相关[19]。新的抗整合素的单克隆抗体具有类似的抗体形成速率,例如在 UC 的临床试验中接受维多珠单抗的患者中有 3.7% 在 1 年随访期间可检测到针对该药物的抗体[20]。

　　随着对生物免疫原性的认识日益增加,研究人员开始评估抗药物抗体的临床影响。经过长期研究意识到,最初对生物疗法有反应的患者中很大一部分最终会失去这种反应,抗体形成是假设的机制之一。在两项早期临床试验中,定期或者根据需要在非计划的基础上给予英夫利昔单抗,在可检测到 ATIs 的患者中,应答持续时间较检测不到 ATIs 的患者显著缩短[21,22]。然而,在计划给药的早期临床试验中,抗药物抗体的影响并不显著。在 CD 患者的英夫利昔单抗最初的 ACCENT I 试验中并不支持临床应答的维持和抗体之间存在的关联[4]。类似地,在 105 例接受英夫利昔单抗治疗的 CD 患者的回顾性队列研究中,抗体的存在与缓解持续时间减少、C-反应蛋白(CRP)水平降低和内镜改善无关[23]。在 Seow 及其同事对 UC进行的计划给药研究中,得出 ATIs 存在与否与临床应答无关,与黏膜愈合改善,临床应答和结肠切除率降低相关,但此研究存在不确定的结果(药物存在导致用传统的酶联免疫吸附测定法测定的抗体不准确),以上 ATIs相关性结论也在其不确定结果上得出[24]。

　　对抗阿达木单抗抗体和塞妥珠单抗抗体的临床影响进行了回顾性分

析,结果相互矛盾。在 Karmiris 及其同事的一项观察性研究中,抗阿达木单抗抗体的存在与短期反应率没有关联,虽然抗体阳性与 24 周时阿达木单抗血清水平较低相关[25]。在 PRECISE-2 和 WELCOME 试验中显示抗塞妥珠单抗抗体的存在与不良的临床结局无关[18,26]。然而,使用一种新型的同质迁移率变动分析的另一个较小的队列研究明确显示可检测抗体与血清炎症标志物升高和克罗恩病活动指数(CDAI)之间的相关性[27]。该队列研究中有 35% 的患者可检测的抗体,这表明抗体的测量技术可能对解释和评估生物疗法的抗体产生具有潜在影响。

抗药物抗体的产生也与生物疗法相关的不良事件风险增加有关。具体来说,一些研究已经意识到在抗药物抗体存在的情况下英夫利昔单抗输注反应的风险增加[5,21,23,24]。这些反应包括头痛、恶心和呕吐、发烧、僵硬甚至气促或过敏样反应。这些不良反应风险的增加在 CD 和 UC 中都得到了证实。

药代动力学和药物水平的临床影响

生物疗法的血清浓度和上一次给药后的时间高度相关,在给药后不久达到峰值,随后逐渐下降。尽管不同的药物之间存在差异,但是总体上药物浓度是与给药方式相关。例如,静脉注射英夫利昔单抗比皮下注射抗 TNF 能达到更高的药物水平。而且,皮下药物的半衰期可能比英夫利昔单抗的长[28]。这些药物的代谢和清除可能涉及几种机制,包括通过溶酶体的内化和吞噬作用进行降解或通过内质网系统的内吞作用进行分解代谢[29]。而药物结合抗药物抗体会加速其降解速度。

抗 TNF 治疗的几个临床试验评估了维持足量药物水平的重要性,尽管对这些结果的解释通常是有争议性的[30]。主要问题是早期临床导向的使用,测量结果可能具有主观性,如 CDAI 的测定。另一个潜在的不足是用于测量药物水平的方法;例如,常规的 ELISAs 在药物存在的情况下是不能准确检测出测量抗药物抗体。按照当前的护理标准,研究中的非计划给药和替代剂量方案,或未仔细量化研究中允许的剂量调整的影响,这使得解释药物水平具有挑战性。药物水平测量的时间未标准化也存在问题。

考虑到这些注意事项,一些早期临床试验试图将英夫利昔单抗药物水平与临床应答的影响联系起来。在早期的间歇给药试验中,静注英夫利昔单抗第 4 周,药物血清浓度 >12μg/ml 与 <12μg/ml 相比临床应答持续时间更长(中位数分别为 81.5 天和 68.5 天)[21];而间歇给药的另一项研究认为,随着英夫利昔单抗药物水平的增加内镜下愈合率更高而炎症标志物如 C-

反应蛋白也升高[23]。在涉及定期给药的研究中也得到了类似的结果。另一项研究中,在定期接受预定英夫利昔单抗和达到临床缓解 6 个月或更长时间并停止硫唑嘌呤治疗的患者中,较高的英夫利昔单抗水平与较低的CDAI 和较低的 C- 反应蛋白相关,比较药物水平≤2.23µg/ml 至 >2.23µg/ml的患者,需要剂量增加的几率更高(OR 3.99,95% CI 1.53~10.11)[31]。在UC 的患者中,ACT 1 和 2 的亚组分析表明黏膜愈合率增加与较高的英夫利昔单抗水平和临床应答相关[32]。Seow 及其同事指出,在 115 例接受英夫利昔单抗患者的回顾性队列研究中,与无法检测到单抗水平的患者相比,英利昔单抗水平可检测的患者内镜改善率和临床症状减少的比率更高[24]。在这项研究中,英夫利昔单抗未检测到与后续结肠切除的概率增加 9 倍相关。CD 的几项大型临床试验也支持监测英夫利昔单抗药物水平的观点。在对 ACCENT 1 试验数据的回顾分析中,中位药物浓度与临床应答的相关性如下:在诱导期第六周存在临床应答患者与无临床应答患者的中位药物浓度之比为 12.9∶8.8,在第 14 周中位药物浓度则为 4.6∶1.9[33]。实际上,第 14 周时血清英夫利昔单抗浓度 >3.5µg/ml 与临床应答的概率增加 3.5 倍相关(95% CI 为 1.1~11.4)。在 SONIC 试验中,第 30 周时血清英夫利昔单抗水平 >3µg/ml 与第 26 周时黏膜愈合率增加(OR 3.34,95%CI 1.53~7.28)以及第 50 周时无糖皮质激素临床缓解相关(OR 3.20,95%CI 1.38~7.42)[34]。

最新数据支持英夫利昔单抗或阿达木单抗的药物水平与黏膜愈合率相关。在一项对 145 名患者的横向研究中,评估英夫利昔单抗和阿达木单抗药物水平与黏膜愈合之间的关系,Ungar 及其同事的研究显示,与不能检测到药物水平的患者相比,可检测药物水平的患者黏膜愈合率高出 2 倍[35]。本研究中也存在剂量反应,阿达木单抗血清浓度 >7.1µg/ml 和英夫利昔单抗血清浓度 >5µg/ml 对黏膜愈合有强烈的预测作用。这种效应在阿达木单抗水平 >12µg/ml 或英夫利昔单抗水平 >8µg/ml 时并不显著,提示抗TNF 抗体可能存在特定的药代动力学窗。

其他研究表明,临床疗效与阿达木单抗血清浓度之间可能存在关联。虽然对 CLASSIC Ⅰ 和 Ⅱ 的原始数据进行回顾性分析并未明确证实阿达木单抗水平与临床疗效之间持续的关联,但最近更多的数据支持这种关联[36]。Karmiris 及其同事评估了 130 名患者中阿达木单抗水平与临床疗效之间的关联[25]。那些接受较高负荷剂量的患者(160mg 随后 80mg 组对比于 80mg 随后 40mg 组)在第 4 周时呈更高的阿达木单抗水平,这与 CRP正常化的可能性显著提高、临床受益持续时间更长和原发性无应答率较低相关。此外,较高的中位阿达木单抗水平与较高的早、晚期应答率相关,而较低的中位药物水平与终止治疗相关。如前所述,Ungar 及其同事也证实了血清阿达木单抗浓度与黏膜愈合之间的关联[35]。

鉴于缺乏可用于评估其他抗 TNF 药物水平的测定方法,因此塞妥珠单抗和戈利木单抗药物水平对药效的影响还不太清楚。在 PRECISE-2 试验(PRECISE-4)的开放标签扩展中,接受额外剂量后较高水平的塞妥珠单抗药物水平与临床应答率增加无关[37]。然而,在一个亚组分析中对英夫利昔单抗失效后开始使用上述两种药物,患者的临床缓解与药物水平之间存在关联[38]。关于戈利木单抗,最近对 2 期和 3 期 PURSUIT 试验数据的分析表明,在诱导缓解第 6 周和维持治疗(第 30 和 54 周)中血清的戈利木单抗水平与临床应答率、黏膜愈合和临床缓解相关[39]。需要进一步研究,以更好地评估药物水平与临床应答之间的关联。

与抗 TNF 相比,新的抗整合素如维多珠单抗药物水平的作用更不清楚[40]。在 GEMINI 1 和 2 临床试验中,从每 8 周给药到每 4 周给药,给药频率的增加使维多珠单抗的血清浓度增加($38.3 \pm 24.4\mu g/ml$ 和 $11.2 \pm 7.2\mu g/ml$),但是与临床应答率增加无关。无论剂量如何,检测时约 95% 的 $\alpha 4\beta 7$ 异二聚体(药物靶标)与维多珠单抗结合;这种饱和度可能部分解释血清浓度与临床应答之间的脱节。仍需要对药物水平和这类特定药物的影响进行进一步的研究。

药物浓度和抗药物抗体的测定

已经开发了几种测定抗 TNF 药物水平和抗药物抗体的分析方法(表8.1)。重要的是,较早的测定方法在测量药物水平和抗体时都存在一些缺点,这常常使得最初的临床试验中对测定结果进行解释时具有挑战性[30]。鉴于这些差异,将对每个测定特别针对每个测定方法的局限性进行评估。

表 8.1　检测英夫利昔单抗的抗体试验

试验类型	优点	缺点	美国商业实例
ELISA	易于管理;成本低	假阳性;药物存在下抗体干扰	Early Prometheus and Esoterix assays
RIA	可在英利昔单抗存在下检测出抗体;能抵抗与其他抗体交叉反应	放射性同位素使用;平衡结合时间延长	无
HMSA	其他抗体干扰不敏感;较 ELISA 敏感性增加;	为较新的试验,需进一步验证	Prometheus(HMSA),Mayo(LC-MS/MS)

续表

试验类型	优点	缺点	美国商业实例
HMSA	测定所有抗肿瘤坏死因子的亚型免疫球蛋白;无放射性		
Electrochemiluminescence	可在药物存在下测量抗药抗体;标准实验室设备;无放射性	抗药抗体存在干扰药物水平评估;为相对新的测定,尚未验证	LabCorp

ELISA,酶联免疫吸附测定法;RIA,液相放射性免疫测定法;HMSA,压液相色谱法迁移率变动测定法;Electrochemiluminescence,电化学发光免疫分析法
改编自 Scott FI 等研究[30,40]

许多早期研究采用三明治酶联免疫吸附测定(enzyme linked immuno-sorbent assay,ELISA)法[15]。ELISAs 的方法是将患者血清添加到英夫利昔单抗涂层板上。洗涤平板后,再加入标记的英夫利昔单抗,使其与抗药物抗体上的另一个结合位点结合。重要的是,血清抗 TNF 水平的存在会导致抗药物抗体产生假阴性结果,因为该药物在洗涤后可以抑制标记药物的结合[21,41,42]。因此,基于 ELISA 的检测方法目前还没有被广泛用于抗 TNF 水平和抗体的商业检测中。

三明治 ELISA 的替代方法是液相放射性免疫测定法(RIA)。这种检测方法在美国通常不使用[42],但在欧洲的一些地区使用过。RIA 测定是将血清与放射性标记的可溶性抗原进行孵育,然后加入抗 Fc 片段。再通过离心将这些复合物从溶液中沉淀出来并收集。RIA 可以在药物存在下测量抗药物抗体,也可以在存在抗体的情况下测量药物。然而,放射性化合物的使用限制了该测定方法的应用。

另一种用于测量抗 TNF 药物水平和抗体的液相测定法是高压液相色谱法迁移率变动测定法(HMSA)。在初始的药物和抗药物抗体复合物分离的酸解离阶段,该测定法能够同时测量药物水平和抗药物抗体水平。溶解后,分别使用荧光标记药物或抗药物抗体来测量抗药物抗体和药物水平。液相色谱也可与质谱联用(LC-MS/MS)。与 ELISA 相比,这些独特的方法可以提高灵敏度,而不需要 RIA 所需的放射性标记。

最近开发的一种测定方法是电化学发光免疫分析法(ECLIA),这是一种可以测量抗 TNF 水平和抗 TNF 抗体的固相测试方法。尽管在药物存在的情况下可以测量抗药物抗体的水平,但它们的存在可能增加了测定药物自身水平的不准确性。此测定方法仍需要临床验证[42]。

　　有几种测量方法已经商业化。普罗米修斯开发了两种 HMSA：用于测量英夫利昔单抗和抗英夫利昔单抗抗体水平的 ANSER IFX 测定法和用于测量阿达木单抗和抗阿达木单抗抗体的 ANSER ADA 测定法。如上所述，HMSA 能够独立测量药物和抗药物抗体。其中 ANSER 测定法已在几项临床研究中进行了评估，并已通过验证。限制这项测定方法的应用主要是因为其成本[42]。Corp 实验室还开发了一种商业上可用于测量英夫利昔单抗和阿达木单抗药物水平以及抗药物抗体的方法，特别是 ECLIAs。如前所述，这些分析方法也能够在药物存在下测定抗药物抗体，并且通常比较便宜。然而，关于这种商业化测定方法的临床有效性和应用仍然缺乏数据。最后，梅奥诊所还开发了一种结合了质谱和液相色谱的新型检测方法。与其他自动检测抗体水平和药物水平的方法不同，这种两步测定法首先测定血清药物浓度，然后仅在抗 TNF 水平低于 5.1μg/ml 时才反射性地测定抗体。该方法目前在商业化上仅可用于英夫利昔单抗，且仍需要验证。

药物水平及其抗体数据在临床护理中的应用：治疗药物监测

　　数据表明药物水平和抗体浓度与药物治疗临床应答之间的关系，一些研究评估了治疗性药物监测（TDM）对 IBD 临床结局的影响。通常来说，有两种可能的方法来使用这些实验室测试[42]。"反应性 TDM"是指针对接受生物治疗的患者临床状态的变化而调整药物水平和抗体的使用。当患者的症状加重或无反应时，这些检测方法将被用于确定患者是否能从改变当前药物剂量、改用其他抗 TNF 或转用其他类别的药物从而受益。"前瞻性 TDM"是指在治疗的特定时间点使用这些测定以确保剂量在失去应答或无应答之前优化，目标是实现"治疗性"药物低谷水平以防止疾病的发作。有几项研究评估了这两种方法，并将进行回顾分析。

　　已经开发了一种标准化的算法来指导临床医生解释抗 TNF 药物水平和抗体结果（图 8.1）。在这个反应性 TMD 中，第一步是确定是否存在活动性的黏膜炎症，确保被治疗的症状与其他病因无关，例如合并肠易激综合征、感染、胆盐腹泻、细菌过度生长或其他原因。一旦确认了炎症/活动性疾病，就会收集一个槽样本作为 TDM 的数据，使用槽样本比其他时间点的数据更可靠。通常在输注或注射当天，接受抗 TNF 之前抽取槽样。如果药物水平太低，没有检测到抗体，可以增加药物剂量或减少给药频率。如果药物水平在治疗范围内却检测不到抗体，则应考虑转用另一类具有不同作用机制的药物，如维多珠单抗。如果检测到抗体，那么抗体的浓度可能会影响决策过程，如下所示：如果抗体浓度很高，大多数专家认为转用另一种抗 TNF 是合适的；如果抗体水平低，数据表明可以通过加入免疫调节剂和（或）增加抗 TNF 剂量来抑制抗体，随后临床应答和药物水平也会提高[43]。虽然这可能是对存在抗药物抗体患者的有用方法，但需要在更大的队列研究中进一步证实这些结果。

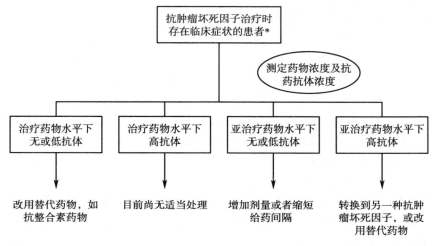

图 8.1　测定抗肿瘤坏死因子（TNF）药物水平和抗药物抗体可产生四种可能的组合之一，取决于每种组合的浓度。对这些结果的适当解释使临床医生可以优化当前的药物，或者改变为替代药物，同时最大限度地发挥潜在的临床效益

　　几项研究使用与上述相似的规则评估了反应性 TDM 的临床效用。Afif 及其同事进行的一项初始回顾性队列研究，其中包括接受了英夫利昔单抗的 121 名 CD 患者、31 名 UC 患者和 3 名不确定结肠炎患者，并评估了该方法的临床影响[44]。76 例患者（49%）接受了 TDM 评估显示临床应答缺失，其中有 34 例（22%）显示部分应答，8 例（5%）显示原发无应答。其余 37 名患者进行了其他几项适应证的检测。155 名患者中 35 名检测出 ATIs 阳性。与所提出的规则一致，12 例抗英夫利昔单抗抗体阳性患者转用另一种抗 TNF，12 例患者中有 11 例得到临床应答改善。对 35 例 ATI 患者中的 6 例进行抗 TNF 的剂量优化，其中仅 2 例具有临床应答改善（$P<0.016$）。63 名患者接受了亚治疗英夫利昔单抗水平；在这个亚组中有 29 名患者接受了剂量优化，86% 具有临床应答改善。6 名患者使用了另一种抗 TNF，其中 33% 得到临床应答改善（$P<0.016$）。总的来说，这些数据支持上述推荐药物水平和抗药物抗体的方法。然而这项回顾性队列研究的样本量较小。这些结果在最近几项研究中也得到了支持。Vande

Casteele 及其同事采用基于 HMSA 的检测方法,能够区分短暂的抗体形成和持续性抗体[45]。对于短暂抗体患者,剂量改变的临床应答率为 69%。然而,在用 HMSA 测量持续性抗体的患者中,对剂量改变的反应仅为 16%(P=0.0028)。Pariente 及其同事的另一项回顾性研究也表明,部分存在 ATI 的患者会对剂量强化作出应答[46]。76 例炎症性肠病患者失去应答后,16 例患者(22.4%)有 ATIs。这 16 名患者中有 10 名接受剂量强化治疗,有效率为 60%,其中高浓度抗体患者的有效率为 50%。

另一项包括 199 例 CD 和 42 例 UC 回顾性研究,其中 140 例接受英夫利昔单抗治疗,107 例接受阿达木单抗治疗,这些患者在失去应答后接受了药物水平和抗体监测[47]。对于接受阿达木单抗治疗而失去应答的患者,当谷浓度水平 >4.5μg/ml 时,对转换为替代疗法的反应存在 100% 阳性预测值(PPV)而对剂量强化无效则存在 90% 阳性预测值。另外,抗阿达木单抗药物抗体效价 >4μg/ml 对剂量增强无效有 76%PPV。此回顾性研究中,英夫利昔单抗的特征预测不如 Afif 及其同事等研究中显著,转换为替代疗法的 PPV 为 72% 和剂量强化无效的 PPV 为 56%。作者提供了在低水平抗体基础下能够继续抗 TNF 的一些证据。特别是抗体水平低的患者,在增加抗 TNF 剂量,药物浓度显著增加,联合使用英夫利昔单抗和阿达木单抗患者临床应答率也显著增加。这与 Pariente 及其同事的研究结果一致,这些数据表明,当抗药物抗体存在但浓度较低时,进一步的抗 TNF 可能是有效的[46]。

在建立模型和临床实践中,反应性 TDM 都被证明是具有成本效益。Velayos 及其同事构建了一个 Markov 模型来模拟在药物水平测量指导下剂量递增的患者,并将其与仅基于症状进行剂量递增的患者相比。虽然两组患者的临床结局相同,但可减少非必需的剂量递增从而实现了显著的成本节约[48]。该模型对每级测量高达 5700 美元的测量成本的变化并不敏感[48,49]。在一项前瞻性 RCTs 中,对 69 例对英夫利昔单抗失去应答的患者进行剂量递增与反应监测,与上述结果相似[50]。每组患者的临床应答率类似,但显著节约了接受治疗药物水平监测患者的成本。

前瞻性 TDM

与反应性 TDM 相反,另一种方法是以主动方式评估药物水平和抗体形成,以确保在诱导和维持治疗期间药物水平在合适的治疗范围内。这种方法被称为 "前瞻性 TDM",旨在最大限度地发挥抗 TNF 疗法的临床效益,目的是通过维持适量的药物谷浓度来预防疾病的发作。在前瞻性 TDM 中,通常在诱导结束时评估药物谷浓度和抗药物抗体,然后至少每 6~12 个月评估一次,适时进行剂量调整或加入免疫调节剂以优化药物水平在理想的治疗范围内。

最近的几项研究评估全部使用英夫利昔单抗治疗患者的前瞻性 TDM 的临床疗效。Cheifetz 及其同事评估了 48 名曾接受过前瞻性 TDM 治疗的患者[51]。48 例中有 12 例患者需要增加剂量,而 15% 需要减少剂量。与对照组的 78 例患者相比,监测组的英夫利昔单抗停用率显著降低(HR 0.3,95%CI 0.1~0.6)。对于 IFX 浓度高于 5μg/ml 的患者,维持英夫利昔单抗治疗的可能性最高,但当 IFX 浓度为 3μg/ml 时也可见相似的结果。

前瞻性 TDM 也通过两项 RCTs 进行了评估。在 TAXIT 试验中,对英夫利昔单抗治疗有稳定临床疗效的 IBD 患者(95% 接受英夫利昔单抗单药治疗)采用初始剂量优化,英夫利昔单抗药物水平达到 3~7μg/ml[52]。在必要的剂量调整后,随后患者被随机分配到靶向英夫利昔单抗水平 3~7μg/ml(也允许剂量递减)的前瞻性 TMD 组或基于临床症状或 C-反应蛋白增加的药物剂量组。尽管两组 1 年缓解率几乎相同,但值得注意的是,初始剂量强化后 CD 患者的缓解率显著高于剂量强化前,因此这意味着前瞻性 TDM 具有有益作用。而且,最初使用 TDM 进行了优化的所有患者的随访时间仅为 1 年,可能不足以观察到差异。此外,前瞻性 TDM 组发病率明显小于对照组(7% 比 17%,P=0.018)。前瞻性 TDM 组的治疗费用也显著降低。

另一项 RCTs—TAILORIX 目前仅以摘要形式出版,其中包括 122 名活动性 CD 患者,在标准 IFX 5mg/kg 诱导后随机分为三种方式:①基于药物水平,临床症状或生物标志物剂量增加 2.5mg/kg;②相似的监测,剂量增加至 10mg/kg;③剂量增加至 10mg/kg[53]。在 54 周时,无溃疡率分别为 47%:38%:40%,黏膜愈合率分别为 51%:65%:40%,但无显著差异(P>0.05)。然而,在第 54 周随访期间,当检测 IFX 水平持续 >3μg/ml 的个体百分比时,与第一个主动监测组(47%)或第二组(46%)相比较,进行反应性监测的第三组持续治疗药物水平最高(60%)。因此,这些结果难以解释。

展望:IBD 生物疗法的 TDM

关于英夫利昔单抗和阿达木单抗,有关于 TDM 的许多可用数据,但仍然存在一些重要数据的不足。首先,尚不清楚应该测量什么水平以最准确地评估药物:谷浓度,峰值,曲线下面积,最低阈值以上的时间等。其次,基于不同的影响因素如白蛋白、体重、疾病活动和负担等,不同患者可能有不同的缓解阈值,因此 TDM 评估个体较人群基线水平更合适。第三,达到缓解的水平相较维持缓解的药物水平更高。第四,对于耐药性产生的抗体,短暂性抗体产生的现象尚不清楚。第五,需要开发出区分中和抗体和非中和抗体的检测方法,这可能会产生不同的临床疗效。第六,需要更多的数据来确定是否需要更高的药物水平诱导 UC 和 CD 缓解。第七,虽然组织药物浓度获得更困难和具有创伤性,组织药物浓度可能比血清药物浓度更准确的预测临床应答。第八,目前药物最高水平尚不清楚,以及高水平药物浓度是否有毒,例如,高水平药物浓度可能与感染、恶性肿瘤、抗 TNF 诱导的牛皮癣样皮疹甚至免疫复合物沉积等风险增加相关。最后,对前瞻性 TDM 而言需要更好设计的随机研究。

两种其他注射用抗 TNF 抗体,塞妥珠单抗和戈利木单抗分别应用于 CD 和 UC。有关于使用这些药物的 TDM 的数据不足,因此,在 TDM 可以有效地用于这些药物之前需要做更多的工作。TDM 联合抗整合素治疗的数据也很少,但预计在不久的将来将进行维多珠单抗的 TDM 研究。新的生物制剂需要进行类似的研究,如尤特克单抗,一种抗白介素 12 和 23 共同亚基可用于治疗 IBD 患者的抗体。

另一个需要研究的领域是 TDM 与进一步开发生物仿制药的作用。生物仿制药是与原始化合物具有相同氨基酸序列的单克隆抗体。但是,由于不同的生产方法或系统,生物仿制药在活体组织中合成,它们可能在氨基酸糖基化,磷酸化或其他转录后修饰方面存在差异。这些药物的免疫原性仍然不明确,因为需要开发出测量针对生物仿制药并非参考药物抗体的方法,以及针对参照药物而不是生物仿制药抗体的方法,或两种药物共同的免疫原性特征[54]。来自风湿病学文献的英夫利昔单抗生物相似药物 CT-P13 的随机对照研究表明其疗效和血清浓度可能与英夫利昔单抗在类风湿性关节炎或强直性脊柱炎患者中类似[55,56]。然而,将这些数据推广到 IBD 可能是有问题的,因为与风湿性疾病相比,IBD 患者的药物清除率、剂量和炎症负担都不同。

结论

抗 TNF-α 的单克隆抗体已经彻底改变了 CD 和 UC 的药物疗法。越来越多的证据表明临床疗效与抗 TNF 血清浓度及抗药物抗体之间存在关联。当患者出现症状复发或对英夫利昔单抗或阿达木单抗缺乏应答时,使用商业化检测方法进行 TDM 的证据也越来越多,而反应性 TDM 正开始成为 IBD 中抗 TNF 治疗的标准方案。需要进一步的研究来确定这两种药物的主动药物水平和抗体监测的效用。另外,这些方法对于测定新抗 TNF,

生物仿制药,抗整合素药物和新类别的生物制剂的作用和有效性仍有待
证实。

参考文献

1. Chande N, Tsoulis DJ, MacDonald JK. Azathioprine or 6-mercaptopurine for induction of remission in Crohn's disease. Cochrane Database Syst Rev. 2013;4:CD000545.
2. Timmer A, McDonald JW, Tsoulis DJ, Macdonald JK. Azathioprine and 6-mercaptopurine for maintenance of remission in ulcerative colitis. Cochrane Database Syst Rev. 2012;9:CD000478.
3. Targan SR, Hanauer SB, van Deventer SJ, et al. A short-term study of chimeric monoclonal antibody cA2 to tumor necrosis factor alpha for Crohn's disease. Crohn's Disease cA2 Study Group. N Engl J Med. 1997;337(15):1029–35.
4. Hanauer SB, Feagan BG, Lichtenstein GR, et al. Maintenance infliximab for Crohn's disease: the ACCENT I randomised trial. Lancet. 2002;359(9317):1541–9.
5. Rutgeerts P, Sandborn WJ, Feagan BG, et al. Infliximab for induction and maintenance therapy for ulcerative colitis. N Engl J Med. 2005;353(23):2462–76.
6. Panaccione R, Ghosh S, Middleton S, et al. Combination therapy with infliximab and azathioprine is superior to monotherapy with either agent in ulcerative colitis. Gastroenterology. 2014;146(2):392–400.e393.
7. Colombel JF, Sandborn WJ, Reinisch W, et al. Infliximab, azathioprine, or combination therapy for Crohn's disease. N Engl J Med. 2010;362(15):1383–95.
8. Hanauer SB, Sandborn WJ, Rutgeerts P, et al. Human anti-tumor necrosis factor monoclonal antibody (adalimumab) in Crohn's disease: the CLASSIC-I trial. Gastroenterology. 2006;130(2):323–33; quiz 591.
9. Sandborn WJ, Feagan BG, Marano C, et al. Subcutaneous golimumab induces clinical response and remission in patients with moderate-to-severe ulcerative colitis. Gastroenterology. 2014;146(1):85–95; quiz e14-85.
10. Sandborn WJ, Feagan BG, Stoinov S, et al. Certolizumab pegol for the treatment of Crohn's disease. N Engl J Med. 2007;357(3):228–38.
11. Lichtenstein GR, Thomsen OO, Schreiber S, et al. Continuous therapy with certolizumab pegol maintains remission of patients with Crohn's disease for up to 18 months. Clin Gastroenterol Hepatol. 2010;8(7):600–9.
12. Sandborn WJ, Colombel JF, Enns R, et al. Natalizumab induction and maintenance therapy for Crohn's disease. N Engl J Med. 2005;353(18):1912–25.
13. Van Assche G, Van Ranst M, Sciot R, et al. Progressive multifocal leukoencephalopathy after natalizumab therapy for Crohn's disease. N Engl J Med. 2005;353(4):362–8.
14. Colombel JF, Sands BE, Rutgeerts P, et al. The safety of vedolizumab for ulcerative colitis and Crohn's disease. Gut. 2017;66(5):839–51.
15. Cassinotti A, Travis S. Incidence and clinical significance of immunogenicity to infliximab in Crohn's disease: a critical systematic review. Inflamm Bowel Dis. 2009;15(8):1264–75.
16. Sandborn WJ, Hanauer SB, Rutgeerts P, et al. Adalimumab for maintenance treatment of Crohn's disease: results of the CLASSIC II trial. Gut. 2007;56(9):1232–9.
17. Sandborn WJ, van Assche G, Reinisch W, et al. Adalimumab induces and maintains clinical remission in patients with moderate-to-severe ulcerative colitis. Gastroenterology. 2012;142(2):257–65; e251-253.
18. Schreiber S, Khaliq-Kareemi M, Lawrance IC, et al. Maintenance therapy with certolizumab pegol for Crohn's disease. N Engl J Med. 2007;357(3):239–50.
19. Ben-Horin S, Yavzori M, Katz L, et al. The immunogenic part of infliximab is the F(ab')2, but measuring antibodies to the intact infliximab molecule is more clinically useful. Gut. 2011;60(1):41–8.
20. Feagan BG, Rutgeerts P, Sands BE, et al. Vedolizumab as induction and maintenance therapy for ulcerative colitis. N Engl J Med. 2013;369(8):699–710.

21. Baert F, Noman M, Vermeire S, et al. Influence of immunogenicity on the long-term efficacy of infliximab in Crohn's disease. N Engl J Med. 2003;348(7):601–8.

22. Farrell RJ, Alsahli M, Jeen YT, Falchuk KR, Peppercorn MA, Michetti P. Intravenous hydrocortisone premedication reduces antibodies to infliximab in Crohn's disease: a randomized controlled trial. Gastroenterology. 2003;124(4):917–24.

23. Maser EA, Villela R, Silverberg MS, Greenberg GR. Association of trough serum infliximab to clinical outcome after scheduled maintenance treatment for Crohn's disease. Clin Gastroenterol Hepatol. 2006;4(10):1248–54.

24. Seow CH, Newman A, Irwin SP, Steinhart AH, Silverberg MS, Greenberg GR. Trough serum infliximab: a predictive factor of clinical outcome for infliximab treatment in acute ulcerative colitis. Gut. 2010;59(1):49–54.

25. Karmiris K, Paintaud G, Noman M, et al. Influence of trough serum levels and immunogenicity on long-term outcome of adalimumab therapy in Crohn's disease. Gastroenterology. 2009;137(5):1628–40.

26. Sandborn WJ, Abreu MT, D'Haens G, et al. Certolizumab pegol in patients with moderate to severe Crohn's disease and secondary failure to infliximab. Clin Gastroenterol Hepatol. 2010;8(8):688–695.e682.

27. Imaeda H, Takahashi K, Fujimoto T, et al. Clinical utility of newly developed immunoassays for serum concentrations of adalimumab and anti-adalimumab antibodies in patients with Crohn's disease. J Gastroenterol. 2014;49(1):100–9.

28. Lichtenstein GR. Comprehensive review: antitumor necrosis factor agents in inflammatory bowel disease and factors implicated in treatment response. Ther Adv Gastroenterol. 2013;6(4):269–93.

29. Keizer RJ, Huitema AD, Schellens JH, Beijnen JH. Clinical pharmacokinetics of therapeutic monoclonal antibodies. Clin Pharmacokinet. 2010;49(8):493–507.

30. Scott FI, Lichtenstein GR. Therapeutic drug monitoring of anti-TNF therapy in inflammatory bowel disease. Curr Treat Options Gastroenterol. 2014;12(1):59–75.

31. Van Assche G, Magdelaine-Beuzelin C, D'Haens G, et al. Withdrawal of immunosuppression in Crohn's disease treated with scheduled infliximab maintenance: a randomized trial. Gastroenterology. 2008;134(7):1861–8.

32. Reinisch W, Feagan BG, Rutgeerts PJ, et al. Infliximab concentration and clinical outcome in patients with ulcerative colitis. Gastroenterology. 2012;142(5):S114; [Abstract].

33. Cornillie F, Hanauer SB, Diamond RH, et al. Postinduction serum infliximab trough level and decrease of C-reactive protein level are associated with durable sustained response to infliximab: a retrospective analysis of the ACCENT I trial. Gut. 2014;63(11):1721–7.

34. Reinisch W, Colombel JF, Sandborn WJ, et al. Factors associated with short- and long-term outcomes of therapy for Crohn's disease. Clin Gastroenterol Hepatol. 2015;13(3):539–547. e532.

35. Ungar B, Levy I, Yavne Y, et al. Optimizing anti-TNF-alpha therapy: serum levels of infliximab and adalimumab associate with mucosal healing in patients with inflammatory bowel diseases. Clin Gastroenterol Hepatol. 2016;14(4):550–57.

36. Li J, Paulson SK, Chiu Y-L, Robinson A, Lomax KG, Pollac PF. Evaluation of potential correlations between serum adalimumab concentration and remission in patients with Crohn's disease in classic I and II. Gastroenterology. 2010;138(5):S101; [Abstract].

37. Sandborn WJ, Schreiber S, Hanauer SB, Colombel JF, Bloomfield R, Lichtenstein GR. Reinduction with certolizumab pegol in patients with relapsed Crohn's disease: results from the PRECiSE 4 Study. Clin Gastroenterol Hepatol. 2010;8(8):696–702.e691.

38. Sandborn WJ, Hanauer SB, Pierre-Louis B, Lichtenstein GR. Certolizumab pegol plasma concentration and clinical remission in Crohn's disease. Gastroenterology. 2012;142(5):S563; [Abstract Su2079].

39. Adedokun OJ, Xu Z, Marano CW, et al. Pharmacokinetics and exposure-response relationship of golimumab in patients with moderately-to-severely active ulcerative colitis: results from phase 2/3 PURSUIT induction and maintenance studies. J Crohns Colitis. 2016;11(1):35–46.

40. Scott FI, Lichtenstein GR. Advances in therapeutic drug monitoring of biologic therapies in inflammatory bowel disease: 2015 in review. Curr Treat Options Gastroenterol.

2016;14(1):91–102.

41. Wang SL, Ohrmund L, Hauenstein S, et al. Development and validation of a homogeneous mobility shift assay for the measurement of infliximab and antibodies-to-infliximab levels in patient serum. J Immunol Methods. 2012;382(1–2):177–88.

42. Vaughn BP, Sandborn WJ, Cheifetz AS. Biologic concentration testing in inflammatory bowel disease. Inflamm Bowel Dis. 2015;21(6):1435–42.

43. Ben-Horin S, Waterman M, Kopylov U, et al. Addition of an immunomodulator to infliximab therapy eliminates antidrug antibodies in serum and restores clinical response of patients with inflammatory bowel disease. Clin Gastroenterol Hepatol. 2013;11(4):444–7.

44. Afif W, Loftus EV Jr, Faubion WA, et al. Clinical utility of measuring infliximab and human anti-chimeric antibody concentrations in patients with inflammatory bowel disease. Am J Gastroenterol. 2010;105(5):1133–9.

45. Vande Casteele N, Gils A, Singh S, et al. Antibody response to infliximab and its impact on pharmacokinetics can be transient. Am J Gastroenterol. 2013;108(6):962–71.

46. Pariente B, Pineton de Chambrun G, Krzysiek R, et al. Trough levels and antibodies to infliximab may not predict response to intensification of infliximab therapy in patients with inflammatory bowel disease. Inflamm Bowel Dis. 2012;18(7):1199–206.

47. Yanai H, Lichtenstein L, Assa A, et al. Levels of drug and antidrug antibodies are associated with outcome of interventions after loss of response to infliximab or adalimumab. Clin Gastroenterol Hepatol. 2015;13(3):522–530.e522.

48. Velayos FS, Kahn JG, Sandborn WJ, Feagan BG. A test-based strategy is more cost effective than empiric dose escalation for patients with Crohn's disease who lose responsiveness to infliximab. Clin Gastroenterol Hepatol. 2013;11(6):654–66.

49. Velayos F. Reply: to PMID 23357488. Clin Gastroenterol Hepatol. 2014;12(2):346.

50. Steenholdt C, Brynskov J, Thomsen OO, et al. Individualised therapy is more cost-effective than dose intensification in patients with Crohn's disease who lose response to anti-TNF treatment: a randomised, controlled trial. Gut. 2014;63(6):919–27.

51. Vaughn BP, Martinez-Vazquez M, Patwardhan VR, Moss AC, Sandborn WJ, Cheifetz AS. Proactive therapeutic concentration monitoring of infliximab may improve outcomes for patients with inflammatory bowel disease: results from a pilot observational study. Inflamm Bowel Dis. 2014;20(11):1996–2003.

52. Vande Casteele N, Ferrante M, Van Assche G, et al. Trough concentrations of infliximab guide dosing for patients with inflammatory bowel disease. Gastroenterology. 2015;148(7):1320–1329.e1323.

53. OP029. Drug-concentration versus symptom-driven dose adaptation of Infliximab in patients with active Crohn's disease: a prospective, randomised, multicentre trial (Tailorix). J Crohns Colitis. 2016;10(Suppl 1):S24.21–S24.

54. Papamichael K, Van Stappen T, Jairath V, et al. Review article: pharmacological aspects of anti-TNF biosimilars in inflammatory bowel diseases. Aliment Pharmacol Ther. 2015;42(10):1158–69.

55. Park W, Hrycaj P, Jeka S, et al. A randomised, double-blind, multicentre, parallel-group, prospective study comparing the pharmacokinetics, safety, and efficacy of CT-P13 and innovator infliximab in patients with ankylosing spondylitis: the PLANETAS study. Ann Rheum Dis. 2013;72(10):1605–12.

56. Yoo DH, Hrycaj P, Miranda P, et al. A randomised, double-blind, parallel-group study to demonstrate equivalence in efficacy and safety of CT-P13 compared with innovator infliximab when coadministered with methotrexate in patients with active rheumatoid arthritis: the PLANETRA study. Ann Rheum Dis. 2013;72(10):1613–20.

第九章
生物制剂在克罗恩病和溃疡性结肠炎的手术前应用和围术期风险

药物治疗对诱导和维持炎症性肠病（IBD）和克罗恩病（CD）起着关键作用。IBD 的发病机制是由于对遗传易感宿主中肠道细菌的过度 T 细胞免疫反应引起的。考虑到这种过度的免疫反应，市场开发了针对减轻这种免疫活性的药物。在这些疗法中，大部分属于"生物疗法"范畴。这些药物是靶向肿瘤坏死因子的单克隆抗体，包括英夫利昔单抗（Remicade©），阿达木单抗（Humira©），塞妥珠单抗（Cimzia©）和戈利木单抗（Simponi©），靶向整合素 α4β7 的维多珠单抗（Intyvio©）[1]。

生物制剂通过停止使用类固醇来改变 IBD 的自然病程，同时维持疾病缓解[2]。这些生物制剂已证明是有效的。例如，自从 1998 年英夫利昔单抗的商业化以来，IBD 手术的总体比率已经下降。遗憾的是，药物治疗尚未能消除肠切除需求；平均 75% 的 CD 和 30% 的 UC 患者因难治性疾病或并发症需接受手术。通常，药物治疗过程中需要进行手术时，抗 TNF 的使用会增加围术期的风险[3,4]。

TNF-α 在细胞水平上具有以下作用。第一，其作为活化巨噬细胞的产物能通过调节系统性炎症细胞信号蛋白从而调节免疫细胞[5]。第二，生物制剂可与可溶性和膜结合形式的 TNF 结合，导致 TNF 介导的炎性细胞凋亡[4]。炎症过程中抑制这种关键细胞因子是 IBD 的主要治疗作用。第三，在炎症初期，TNF-α 在介导中性粒细胞趋化和黏附中发挥重要作用，而在愈合的增殖期，TNF-α 能刺激成纤维细胞增殖和募集到伤口中。这些功能有助于血管生成和胶原形成。英夫利昔单抗及其类似药物对这种功能的抑制作用可以在组织修复和伤口愈合中发挥作用，这可能影响术后结局[3,4]。第四，在易受感染的 TNF 缺陷的小鼠中 TNF-α 能保护其免受感染[6]。通过减少多形核细胞和 T 淋巴细胞来抑制这种功能，会增加机会性感染、肺炎和败血症的风险。基于安全性考虑，围术期应谨慎使用生物制剂。

1998 年,FDA 批准英夫利昔单抗用于治疗 CD,英夫利昔单抗已成为诱导和维持 CD 临床缓解的重要药物。特别是英夫利昔单抗显示出作为类固醇保护剂的价值,并成功地封闭肠外皮、肛周和直肠阴道瘘并保持瘘管闭合[7]。尽管英夫利昔单抗在控制 CD 方面已经证明是有效的,但实际上仍有 75% 的患者因并发症或难治性疾病最终需要接受手术治疗。考虑到大部分患者在手术前接受生物治疗,许多研究都调查了 CD 和 UC 的围术期风险。

在克利夫兰诊所,通过 1998 年至 2008 年的当代和历史队列研究,对回肠结肠切除术后 3 个月内接受英夫利昔单抗的 CD 患者进行了为期 30 天的死亡率、伤口感染 / 并发症、恶性渗漏、脓毒症、腹腔脓肿、再入院率的测定。将 60 例接触英夫利昔单抗的患者与 329 例在未接触 IFX 前进行回盲结肠切除术的同期队列进行比较。该研究排除了 UC 和不确定结肠炎以及手术前暴露英夫利昔单抗 3 个月以上的患者。手术类型包括回肠结肠切除术;不包括其他手术如狭窄成形术、小肠或结肠切除、或先前的胃肠外科手术等。

研究结果显示,英夫利昔单抗组 30 天术后再入院[OR 2.3(1.02~5.33),P=0.045],败血症[OR 2.62(1.12~6.13),P=0.027]和腹内脓肿[OR 5.78(1.69~19.7),P=0.005]等风险增加。回顾分析时注意到,英夫利昔单抗组联合使用免疫抑制剂的比例更高(61.7% vs 16.7%;P=0.001),而非英夫利昔单抗组的类固醇使用率更高(76.9% vs 65%;P=0.05)。尽管后者糖皮质激素暴露的发生率更高,但英夫利昔单抗治疗组的术后不良事件发生率更高。在进一步评估英夫利昔单抗治疗的时间,是否使用 2 个月与 3 个月的英夫利昔单抗改变了结局,研究者研究了在手术后两个月内接受了部分接受生物制剂患者回结肠切除术后的结果。结果显示没有差异。由于 TNF-α 作为延迟伤口愈合的有效炎性介质,因此在术前使用英夫利昔单抗增加脓毒症和脓肿的发生率并不意外。作者共识是 ICRA 术前 3 个月使用英夫利昔单抗能增加术后 30 天内腹腔脓肿、败血症、吻合口瘘和再入院率的风险[8]。

在亚利桑那州斯科茨代尔的梅奥诊所,1999 年 1 月至 2007 年 5 月的历史队列研究中测量了在肠切除术前接受免疫抑制治疗 CD 患者 30 天术后的并发症。围术期治疗的定义包括在手术 1 个月内使用糖皮质激素或免疫调节剂[硫唑嘌呤(Imuran©),6- 巯基嘌呤(嘌呤醇©)]超过 1 周或在手术后 2 个月内使用过英夫利昔单抗。该研究与平行研究不同的是允许多种手术类型,回盲部切除术是最常见的,但也包括全腹部结肠切除术、小肠切除术、碎骨整形术以及闭合造口术和回肠造口术。手术并发症分为主要和次要，主要并发症包括腹部介入（手术或经皮）或需要在重症监护室内监测。

本研究共纳入 112 例患者，其中 69 例接受围术期治疗，包括抗 TNF（24.6%），糖皮质激素（68%）和免疫调节剂（56.5%）。最常见的手术指征是内科治疗失败（28%），其次是梗阻（27%）。大部分患者接受回盲部切除术（48%），其次是小肠切除术（21%）和全腹部结肠切除术（6%）。在免疫抑制治疗的患者中，22 例（32%）出现术后并发症（其中 45% 症状重而 64% 较轻微）。研究中的少数患者单独使用抗 TNF 治疗（n=2），仅一位存在并发症。随着联合用药的数量增加，副作用可能增加，例如在接受一种药物（糖皮质激素，免疫调节剂或抗 TNF）的患者中，5 例患者出现严重并发症（13%，OR 2.0；P=0.36），而在三种药物（类固醇 / 免疫调节剂 / 抗 TNF）的患者中，1 例患者出现严重并发症（33%，OR 6.7；P=0.16）。总体而言，并发症与围术期免疫抑制治疗之间的关联并不显著。研究者认为并发症风险并未随着免疫抑制治疗次数的增加而增加，手术前数月使用抗 TNF 治疗克罗恩病也没有显著增加术后短期疗效[2]。

在纽约 Mount Sinai Medical Center 进行的一项小型回顾性研究中，研究了 1999 年 6 月至 2010 年 5 月期间的术前进行免疫抑制治疗的 CD 患者的术后 30 天并发症发生率（脓毒性、腹腔内和非脓毒性）、住院时间和再住院率[1]。围术期治疗的定义包括手术后 3 个月内接受硫唑嘌呤和抗 TNF 或手术后 6 周内接受糖皮质激素超过 7 天。手术类型分为回肠结肠切除术、小肠切除术、节段性结肠切除术、低位前切除术和分流造口。手术分为“择期”或“急诊”，后者定义为计划外的手术时间少于 24 小时。

与没有使用药物的 69 个患者相比，共有 127 个患者接受免疫抑制药物（抗 TNF18%，糖皮质激素 37%，硫唑吟 35%）。然而抗 TNF 没有按名称分类。各组的 CD 行为按蒙特利尔 B 分级、手术类型和肠吻合口数相似。然而，未接受围术期治疗的患者年龄较小（平均 38.0 岁 vs 42.9 岁，P=0.01），急诊手术（27.6% vs 13.0%，P=0.02）。该研究在 30 天时发现了 45 个并发症（23%），分为腹腔内脓毒性并发症，包括吻合口瘘（n=8，4.1%）、腹腔内脓肿（n=8，4.1%）和肠道皮肤瘘管（4 例，2%）。非脓毒性并发症包括小肠梗阻（n=5，2.6%）和术后腹腔内出血（n=2，1%）。无术后死亡。尽管在与治疗组和未治疗组匹配时出现这些并发症，但在整体发病率或败血症并发症概率无显著差异。抗 TNF 的并发症发生率与无并发症相比无显著性差异（n=7，15.6% 比 n=28，18.5%，P=1.0）。该研究得出结论，包括抗 TNF 在内的免疫抑制治疗并未增加 CD 患者术后的发病率[1]。

在明尼苏达州罗彻斯特的梅奥诊所，一项回顾性分析研究了在 2005

年1月至2009年2月接受CD手术前抗TNF治疗30天的感染性和非感染性并发症[9]。围术期治疗被定义为手术前8周内或术后30天内进行了抗TNF治疗。目的研究吻合口并发症;因此,外科手术只包括那些使缝线或钉线处于感染风险的手术。由于没有缝线/缝线将被置于危险之中,完全直肠切除术和末端回肠吻合术被排除。急诊手术和误诊患者也被排除在外。术后并发症分为感染性或非感染性。

总共119名接受抗TNF治疗的患者与251名对照患者进行了比较,观察了与吻合术和总体并发症相关的感染性并发症,包括伤口感染、肺炎和泌尿系脓毒症。根据ACG疾病分类对疾病严重程度进行分级,以确定手术时是否存在穿透性并发症(瘘管或脓肿)。抗TNF治疗包括不同剂量的英夫利昔单抗,尽管除了阿达木单抗每2周40mg和每4周400mg的赛妥珠单抗,多数为每8周5mg/kg。值得注意的是,以前的研究没有使用英夫利昔单抗以外的其他抗TNF。在两组之间,总体并发症发生率相似,抗TNF组为30.3%,非抗TNF组为27.9%(P=0.63)。根据ACG标准,治疗组有较大比例患者属于"严重疾病",而未治疗组的类固醇暴露率较高。腹腔内脓肿或吻合口瘘的发生率较低(2.4%),两组间无差异(抗TNF为3.99%,非抗TNF为3.36%,P=0.44)。单因素分析显示年龄和存在穿透性疾病是腹腔内感染性并发症的唯一预测因素。该研究未发现围术期抗TNF治疗与术后并发症之间的关系。

根据这些结果,作者得出结论,反对在手术前8~12周接受抗TNF的患者延迟手术,并不鼓励为减少术后并发症而使近端造口功能障碍。将穿透性疾病作为腹腔内感染性并发症增加的预测指标,作者认为脓肿或瘘管的存在可能是并发症发生的最重要影响因素[9]。

据上述研究,抗TNF对CD术后并发症的影响仍存在争议。因此,在1966年至2011年9月间,通过文献数据库进行了一项荟萃分析,观察了接受抗TNF的患者和未接受的患者30天总体并发症发生率和感染及非感染性并发症[10]。感染性并发症分为吻合口相关(脓肿、吻合口瘘或瘘管)等,非感染性并发症分为肠梗阻/肠梗阻延长、血栓栓塞事件、消化道出血、心血管、呼吸和肾脏障碍。卡方测试测量P值<0.1或I2>50%表明具有显著异质性。

应用排除标准后,仍有8项研究共包括1641名参与者,其中423/1641名(25.8%)使用抗TNF。所有研究均使用英利昔单抗,除了一项研究包含阿达木单抗和赛妥珠单抗。调查感染性并发症,共纳入6项研究,结果显示OR为1.50(95%CI 1.08~2.08,I2=43.0%),支持术前接受英夫利昔单抗与术后感染性并发症的临床显著关系(表9.1)。结果汇总时,排除三项低

质量研究,总体不良反应风险增加,虽然存在显著异质性,但缺乏临床意义
(OR 1.72,95%CI 0.93~3.19,I2=76.1%)(表9.2)。非感染性并发症也有类似
趋势;然而,无统计学意义(OR 2.00,95%CI 0.89~4.46,I2=52.7%)。鉴于这
些发现和术后并发症风险较高的整体趋势,作者得出结论,接受抗 TNF 的
患者其手术不良反应风险会增加;因此,择期手术应避免抗 TNF 治疗,尽
管最佳停用剂量日期尚未确定[10]。

表9.1　荟萃分析:克罗恩病术前联合英利昔单抗的感染并发症

研究	英夫利昔单抗(n)	无 - 英夫利昔单抗(n)	总数(n)	OR 值
Appau et al.[8]	60	329	389	2.93(1.63-5.27)
Canedo et al.[11]	65	160	225	1.19(0.58-2.42)
Kasparek et al.[12]	48	48	96	1.00(0.44-2.29)
Marchal et al.[13]	40	39	79	2.27(0.70-7.38)
Tay et al.[14]	22	78	100	1.38(0.33-5.72)
Colombel et al.[15]	52	218	270	0.85(0.39-1.88)
总数	287	872	1159	1.50(1.08-2.08)

异质性检测:X^2=8.78,df=5(P=0.12),I^2=43.0%
改编自 Kopylov 等研究[10]

表9.2　荟萃分析:克罗恩病术前联合英夫利昔单抗的总体并发症

研究	英夫利昔单抗(n)	无 - 英夫利昔单抗(n)	总数(n)	OR 值
Appau et al.[8]	60	329	389	5.63(3.06-10.34)
Indar et al.[2]	17	95	112	1.37(0.46-4.09)
Kasparek et al.[12]	48	48	96	2.20(0.96-5.06)
Marchal et al.[13]	40	39	79	1.24(0.46-3.33)
Nasir et al.[9]	119	251	370	1.12(0.69-1.81)
Colombel et al.[15]	52	218	270	0.98(0.48-2.01)
总数	336	980	1316	1.72(0.93-3.19)

异质性检测:X^2=20.94,df=5(P=0.0008),I^2=76.1%
改编自 Kopylov 等研究[10]

抗 TNF 的使用已被证明是治疗 CD 的首要手段,减少了手术的整体需

求。然而,尽管在治疗中引入了这一方法,但实际上 75% 的 CD 患者由于难治性疾病或并发症仍将进行手术。医务工作者的困惑包括:手术前生物制剂治疗的安全性以及是否应停用英夫利昔单抗等生物制剂。有许多研究来解答这一困惑,大多数研究的抗 TNF 为英夫利昔单抗。所有研究者将术前治疗定义为术前 2 个月或 3 个月接受药物治疗,并进行术后 30 天的随访。而在评估 CD 时,对这一共识进行了争论。一些研究如在斯科茨代尔梅奥诊所、西奈山医疗中心和罗切斯特的梅奥诊所,总结抗 TNF 应用没有显著增加副作用和延迟手术。然而,在克利夫兰诊所,研究者总结在回肠结肠切除吻合术(ICRA)前 3 个月使用英夫利昔单抗导致术后腹腔脓肿、败血症、吻合口瘘和再入院率的升高。鉴于手术前生物制剂安全性的研究差异,进行了包括 8 项研究在内的总共 1641 例患者的荟萃分析,结果显示总并发症和非感染性并发症呈上升趋势,但仅在术后感染性并发症中有显著差异。总而言之,感染性并发症确实是在 CD 中使用抗 TNF 治疗的术后风险,并应考虑推迟择期手术。然而,如果围术期抗 TNF 不能避免,应考虑闭合近端吻合口,以减少不良反应,保护吻合口。

慢性 UC 是一种消耗性炎症性肠病。诱导缓解后,高达 50% 的患者在一年内复发,其中一半患者需再次进行手术治疗。与 CD 相反,UC 手术提供了治疗肠道症状和消除恶性肿瘤风险的机会。然而在手术之前,最终目标是通过医疗管理来维持黏膜愈合。2005 年活动性 UC 试验 1 和 2(分别为 ACT 1 和 ACT 2)奠定了英夫利昔单抗成为中度至重度 UC 的有效药物的基础,英夫利昔单抗组黏膜愈合率明显高于安慰剂组($P \leq 0.009$)[7]。随后,英夫利昔单抗已被 FDA 批准用于治疗中度至重度 UC,并被美国胃肠病学会认可为治疗严重 UC 住院患者的药物[4]。当疾病无法用药物治疗时,恢复性直肠结肠切除术(RP)和回肠吻合术(IPAA)成为首选术式。根据全身疾病的严重程度和炎症程度来确定一、二、三阶段 RP。二阶段手术定义为全直肠结肠切除术和回肠袋构建,其中覆盖回肠造口术,然后在第二阶段进行回肠吻合术。高剂量类固醇、免疫调节剂或严重结肠和直肠炎症的急性病患者常用三阶段手术[16]。与 CD 类似,术前抗 TNF 的安全性和术后并发症风险的问题在英夫利昔单抗治疗中度至重度 UC 中同样存在。为回答这一问题,进行了多项研究。

于 2007 年,在英夫利昔单抗在获得 FDA 批准用于中度至重度 UC 的两年后,一项在初步研究在 Cedars-Sinai 医学中心进行,目的是研究英夫利昔单抗治疗手术后发病率的影响[4]。2000 年 10 月至 2005 年 10 月间记录了二阶段回肠袋 - 肛管吻合术(IPAA)或必要时次全结肠切除术(STC)后 30 天的发病率和死亡率。并发症分为内科和外科,医学并发症分为主要和次要。主要并发症包括肺炎、深静脉血栓形成、胰腺炎、急性肾衰竭和脑血管意外，而次要并发症包括脱水、浅表性血栓性静脉炎、脓皮病和尿潴留。接受手术大部分患者是在术前被诊断为患有全身性结肠炎，并且全部使用Ⅳ类固醇。该研究由 17 名接受英夫利昔单抗治疗的患者与 134 名对照组患者组成。

研究结果显示在内科（$P=0.99$）、外科（$P=0.3$）或全身感染性（$P=0.2$）并发症方面均无统计学意义。大部分患者接受了 IPAA（112 例，69%），而 STC（39 例，31%）；然而，比较手术方法时，在医学、外科或感染性并发症方面没有统计学差异。此外，本研究的目的是观察英利昔单抗联合其他免疫抑制剂如 6-MP 或环孢素 A（CsA）的作用。6-MP+ 英利昔单抗组与单用英利昔单抗组相比，并发症发生率无显著性差异（$P>0.05$），而与英夫利昔单抗单药治疗相比，使用英利昔单抗加 CsA 治疗组并发症发生率为 80%，特别是感染性并发症发生率为 80%。作者得出结论，术前单独使用英利昔单抗可能不会影响 30 天的死亡率；当联合使用 CsA 时，应该考虑感染性并发症的风险[4]。

在明尼苏达州罗切斯特的梅奥诊所，测量了 2002 年至 2005 年在 IPAA 前使用英利昔单抗治疗的慢性 UC 患者的短期（30 天内）术后并发症（吻合口漏、盆腔脓肿和伤口感染）的发生率[17]。围术期治疗的定义包括在手术前 6 个月内使用英夫利昔单抗、糖皮质激素或免疫调节剂治疗。术式只包括于 IPAA，可分为二期或三期。

共有 301 名患者参加了这项研究，其中 47 名接受了英夫利昔单抗治疗。英夫利昔单抗治疗的患者中严重结肠炎的比例较高（$P=0.02$），手术的主要指征是内科难治性疾病。虽然研究中包括了二期和三期 IPAA，但在两组患者中，大多数人都接受了二期手术，回肠造口术后平均 3.1 个月关闭。英夫利昔单抗治疗组较多的患者使用糖皮质激素（89% vs 86%，$P<0.001$），同时服用硫唑嘌呤（91% vs 44%，$P<0.0001$），并联合使用高剂量糖皮质激素、ASA 和 AZA（70% vs 19.3%，$P<0.001$）[17]。

单因素分析，英夫利昔单抗显示囊袋特异性并发症增加（OR 3.5，95% CI 1.6~7.5）。然而，调整年龄、结肠炎严重程度和使用高剂量类固醇和 AZ/6MP，没有进一步增加囊袋特异性并发症的几率。英夫利昔单抗治疗的感染性并发症（包括吻合口瘘、盆腔脓肿和伤口感染）的发生率高于对照组（28% vs 10%，OR 3.5，95% CI 1.6~7.5）与吻合口渗漏和伤口感染类似，而术后瘘管或吻合口狭窄频率无显著性差异。研究表明，术前使用英夫利昔单抗显著增加术后感染并发症的发生率，其中近 20% 患者发生不良反应。吻合口渗漏和盆腔脓肿在长期的肠袋功能中起着重要的作用[17,18]。

在克利夫兰诊所,在 2000 年 1 月至 2006 年 12 月间对英夫利昔单抗治疗的慢性 UC 并接受了二阶段的恢复性 IPAA 的患者进行了早期和晚期的并发症的分析[16]。早期并发症定义为回肠造口术后 30 天内的并发症,晚期并发症则是回肠造口术后 30 天发生的并发症(如口腔炎、小肠梗阻和吻合口狭窄)。本研究的不同之处在于英夫利昔单抗的时间不必符合纳入 /排除标准;时间范围在 4 至 37 周之间,中位数为 13.5 周和 3 次输注。

共有 85 例患者在 523 个回肠袋中接受了英夫利昔单抗治疗。除了在手术前使用类固醇(11~20mg)和免疫调节剂外,结肠炎的范围和严重程度在英夫利昔单抗组和非英夫利昔单抗组间无显著差异。研究结果显示,盆腔脓毒症是作为早期并发症的发生率较高(22% vs 2%,P=0.016),术后出血、静脉血栓形成和肠梗阻的发生率相似。使用英夫利昔单抗组并发症发生率较高(39% vs 15%,P=0.037),但两组总体晚期发病率、小肠梗阻及 IPAA 狭窄分布相似。

根据结肠炎的范围和严重程度、类固醇剂量和免疫抑制剂的使用情况进行统计学调整,使用英夫利昔单抗可增加早期并发症发生率(OR 3.54,95%CI 1.51~8.31),尤其是盆腔脓毒症和结肠袋炎发生率。因此,作者得出结论,在 RP 之前使用英夫利昔单抗治疗中重度 UC 增加了术后早期和晚期并发症的发生率[16]。

以上研究发现,慢性 UC 术前抗 TNF 治疗后,以感染性并发症为主要不良反应,但未在所有研究中得到报道。因此,中国西安西京消化系统医院的作者进行了荟萃分析来进一步分析这个问题[19]。共有 13 项观察性研究被纳入研究,包括 2933 例患者,分析手术后 30 天内的总并发症、感染性并发症和非感染性并发症。其中 7 项研究中术前英夫利昔单抗的定义是在手术前 12 周内,其中 10 项研究在 30 天内确定术后效果,1 项研究在 60 天内确定效果,另 2 项研究忽略了这一数据。当 q 检验的 P 值 <0.10 或 I^2>50% 时,存在显著异质性。

通过将并发症分为感染性、全身性和非感染性,该研究提供了比较术前英夫利昔单抗和对照的独立集合。研究结果显示,对于感染性并发症,合并 OR 为 1.10(95% CI 0.51~2.38;I^2=67%)(表 9.3);对于总并发症(表 9.4),合并 OR 为 1.09(95%CI 0.87~1.37;I^2=28%);对于非感染性并发症,合并 OR 为 1.10(95%CI 0.76~1.59;I^2=31%),这三种方法均与术前英夫利昔单抗无显著性联系,与感染结局存在显著异质性。随后,纽卡斯尔渥太华量表的低质量研究(NOS<7)被移除,仍然显示英夫利昔单抗和非英夫利昔单抗的不良反应没有临床差异。作者总结术前使用英利昔单抗并未增加慢性 UC 术后并发症的风险[19]。

表 9.3　荟萃分析:溃疡性结肠炎术前联合英利昔单抗的感染并发症

研究	英夫利昔单抗(n)	无-英夫利昔单抗(n)	总数(n)	OR 值
Selvasekar et al.[17]	47	254	301	3.50(1.64-7.50)
Schluender et al.[4]	17	134	151	2.40(0.60-9.63)
Mor et al.[16]	46	46	92	12.50(1.53-102.26)
Ferrante et al.[20]	22	119	141	0.31(0.07-1.41)
Coquet-Reinier et al.[21]	13	13	26	0.46(0.04-5.79)
Gainsbury et al.[22]	29	52	81	0.57(0.18-1.77)
Schaufler et al.[23]	33	18	51	0.48(0.10-2.22)
Bregnbak et al.[24]	20	51	71	0.36(0.10-1.22)
Eshuis et al.[25]	38	34	72	1.57(0.53-4.66)
Total	265	721	986	1.10(0.51-2.38)

异质性检测:X^2=23.91;df=8(P=0.002);I^2=67%
改编自 Yang 等研究[19]

表 9.4　荟萃分析:溃疡性结肠炎术前联合英夫利昔单抗的总体并发症

研究	英夫利昔单抗(n)	无-英夫利昔单抗(n)	总数(n)	OR 值
Järnerot et al.[26]	7	14	21	1.00(0.13-7.45)
Selvasekar et al.[17]	47	254	301	1.69(0.89-3.20)
Schluender et al.[4]	17	134	151	1.43(0.49-4.15)
Mor et al.[16]	46	46	92	2.97(1.08-8.14)
Coquet-Reinier et al.[21]	13	13	26	0.48(0.09-2.65)
Gainsbury et al.[22]	29	52	81	1.02(0.41-2.55)
de Silva et al.[27]	34	628	662	0.82(0.36-1.84)
Kennedy et al.[28]	11	27	38	2.51(0.53-12.04)
Schaufler et al.[23]	33	18	51	0.30(0.09-1.00)
Bregnbak et al.[24]	20	51	71	1.04(0.37-2.93)
Nørgård et al.[29]	199	1027	1226	0.89(0.62-1.28)
Eshuis et al.[25]	38	34	72	1.88(0.72-4.92)
总数	494	2298	2792	1.09(0.87-1.37)

异质性检测:X^2=15.19;df=11(P=0.17);I^2=28%
改编自 Yang 等研究[19]

　　由于 CD 患者在抗 TNF 治疗后感染并发症的风险较高,类似的问题促使对慢性 UC 的研究增加。已经进行了大量的研究来调查外科和感染性并发症的发生率。本文选取几项研究进行说明,一项研究显示当患者使用英夫利昔单抗和环孢素时,总体和感染性并发症较高;然而,仅抗 TNF 在内科、外科或感染性并发症方面无显著变化。其他研究显示,术后 6 个月后吻合口漏和伤口感染的发生率更高,盆腔脓毒症和结肠袋炎的发生率也更高。考虑到结果的异质性,我们建立了一种荟萃分析方法,为在手术前获得更好的生物治疗方向。共 13 项研究,包括 2933 名患者,结果显示术后感染、非感染性或总并发症无明显增加。综上所述得出结论,在 UC 患者中术前生物治疗可在进行二期或三期 IPAA 时加以考虑。

　　尽管在 CD 和 UC 的治疗中引入了抗 TNF,但药物治疗可能不能完全抑制疾病活动。如果是手术,就会引起术前生物治疗安全性的问题。我们的结论是,CD 患者手术应该推迟至少 30 天。否则,可以考虑回肠造口术来保护吻合口。然而,在 UC 中,鉴于大多数研究显示缺乏不良反应,我们建议术前抗 TNF 治疗可以在择期的二期或三期 IPAA 之前考虑。

参考文献

1. Bafford AC, Powers S, Ha C, Kruse D, Gorfine SR, Chessin DB, et al. Immunosuppressive therapy does not increase operative morbidity in patients with Crohn's disease. J Clin Gastroenterol. 2013;47(6):491–5.
2. Indar AA, Young-Fadok TM, Heppell J, Efron JE. Effect of perioperative immunosuppressive medication on early outcome in Crohn's disease patients. World J Surg. 2009;33(5):1049–52.
3. Narula N, Charleton D, Marshall JK. Meta-analysis: peri-operative anti-TNFα treatment and post-operative complications in patients with inflammatory bowel disease. Aliment Pharmacol Ther. 2013;37(11):1057–64.
4. Schluender SJ, Ippoliti A, Dubinsky M, Vasiliauskas EA, Papadakis KA, Mei L, et al. Does infliximab influence surgical morbidity of ileal pouch-anal anastomosis in patients with ulcerative colitis? Dis Colon Rectum. 2007;50(11):1747–53.
5. Mooney DP, O'Reilly M, Gamelli RL. Tumor necrosis factor and wound healing. Ann Surg. 1990;211(2):124–9.
6. Marino MW, Dunn A, Grail D, Inglese M, Noguchi Y, Richards E, et al. Characterization of tumor necrosis factor-deficient mice. Proc Natl Acad Sci U S A. 1997;94(15):8093–8.
7. Rutgeerts P, Sandborn WJ, Feagan BG, Reinisch W, Olson A, Johanns J, et al. Infliximab for induction and maintenance therapy for ulcerative colitis. N Engl J Med. 2005;353(23):2462–76.
8. Appau KA, Fazio VW, Shen B, Church JM, Lashner B, Remzi F, et al. Use of infliximab within 3 months of ileocolonic resection is associated with adverse postoperative outcomes in Crohn's patients. J Gastrointest Surg. 2008;12(10):1738–44.
9. Nasir BS, Dozois EJ, Cima RR, Pemberton JH, Wolff BG, Sandborn WJ, et al. Perioperative anti-tumor necrosis factor therapy does not increase the rate of early postoperative complications in Crohn's disease. J Gastrointest Surg. 2010;14(12):1859–65; discussion 1865–6.
10. Kopylov U, Ben-Horin S, Zmora O, Eliakim R, Katz LH. Anti-tumor necrosis factor and postoperative complications in Crohn's disease: systematic review and meta-analysis. Inflamm Bowel Dis. 2012;18(12):2404–13.

11. Canedo J, Lee S-H, Pinto R, Murad-Regadas S, Rosen L, Wexner SD. Surgical resection in Crohn's disease: is immunosuppressive medication associated with higher postoperative infection rates? Colorectal Dis. 2011;13(11):1294–8.
12. Kasparek MS, Bruckmeier A, Beigel F, Müller MH, Brand S, Mansmann U, et al. Infliximab does not affect postoperative complication rates in Crohn's patients undergoing abdominal surgery. Inflamm Bowel Dis. 2012;18(7):1207–13.
13. Marchal L, D'Haens G, Van Assche G, Vermeire S, Noman M, Ferrante M, et al. The risk of post-operative complications associated with infliximab therapy for Crohn's disease: a controlled cohort study. Aliment Pharmacol Ther. 2004;19(7):749–54.
14. Tay GS, Binion DG, Eastwood D, Otterson MF. Multivariate analysis suggests improved perioperative outcome in Crohn's disease patients receiving immunomodulator therapy after segmental resection and/or strictureplasty. Surgery. 2003;134(4):565–72.
15. Colombel JF, Loftus EV, Tremaine WJ, Pemberton JH, Wolff BG, Young-Fadok T, et al. Early postoperative complications are not increased in patients with Crohn's disease treated perioperatively with infliximab or immunosuppressive therapy. Am J Gastroenterol. 2004;99(5):878–83.
16. Mor IJ, Vogel JD, da Luz Moreira A, Shen B, Hammel J, Remzi FH. Infliximab in ulcerative colitis is associated with an increased risk of postoperative complications after restorative proctocolectomy. Dis Colon Rectum. 2008;51(8):1202–7; discussion 1207–10.
17. Selvasekar CR, Cima RR, Larson DW, Dozois EJ, Harrington JR, Harmsen WS, et al. Effect of infliximab on short-term complications in patients undergoing operation for chronic ulcerative colitis. J Am Coll Surg. 2007;204(5):956–62; discussion 962–3.
18. Farouk R, Dozois RR, Pemberton JH, Larson D. Incidence and subsequent impact of pelvic abscess after ileal pouch-anal anastomosis for chronic ulcerative colitis. Dis Colon Rectum. 1998;41(10):1239–43.
19. Yang Z, Wu Q, Wang F, Wu K, Fan D. Meta-analysis: effect of preoperative infliximab use on early postoperative complications in patients with ulcerative colitis undergoing abdominal surgery. Aliment Pharmacol Ther. 2012;36(10):922–8.
20. Ferrante M, D'Hoore A, Vermeire S, Declerck S, Noman M, Van Assche G, et al. Corticosteroids but not infliximab increase short-term postoperative infectious complications in patients with ulcerative colitis. Inflamm Bowel Dis. 2009;15(7):1062–70.
21. Coquet-Reinier B, Berdah SV, Grimaud J-C, Birnbaum D, Cougard P-A, Barthet M, et al. Preoperative infliximab treatment and postoperative complications after laparoscopic restorative proctocolectomy with ileal pouch-anal anastomosis: a case-matched study. Surg Endosc. 2010;24(8):1866–71.
22. Gainsbury ML, Chu DI, Howard LA, Coukos JA, Farraye FA, Stucchi AF, et al. Preoperative infliximab is not associated with an increased risk of short-term postoperative complications after restorative proctocolectomy and ileal pouch-anal anastomosis. J Gastrointest Surg. 2011;15(3):397–403.
23. Schaufler C, Lerer T, Campbell B, Weiss R, Cohen J, Sayej W, et al. Preoperative immunosuppression is not associated with increased postoperative complications following colectomy in children with colitis. J Pediatr Gastroenterol Nutr. 2012;55(4):421–4.
24. Bregnbak D, Mortensen C, Bendtsen F. Infliximab and complications after colectomy in patients with ulcerative colitis. J Crohns Colitis. 2012;6(3):281–6.
25. Eshuis EJ, Al Saady RL, Stokkers PCF, Ponsioen CY, Tanis PJ, Bemelman WA. Previous infliximab therapy and postoperative complications after proctocolectomy with ileum pouch anal anastomosis. J Crohns Colitis. 2013;7(2):142–9.
26. Järnerot G, Hertervig E, Friis-Liby I, Blomquist L, Karlén P, Grännö C, et al. Infliximab as rescue therapy in severe to moderately severe ulcerative colitis: a randomized, placebo-controlled study. Gastroenterology. 2005;128(7):1805–11.
27. de Silva S, Ma C, Proulx M-C, Crespin M, Kaplan BS, Hubbard J, et al. Postoperative complications and mortality following colectomy for ulcerative colitis. Clin Gastroenterol Hepatol. 2011;9(11):972–80.
28. Kennedy R, Potter DD, Moir C, Zarroug AE, Faubion W, Tung J. Pediatric chronic ulcerative colitis: does infliximab increase post-ileal pouch anal anastomosis complications? J Pediatr

Surg. 2012;47(1):199–203.

29. Nørgård BM, Nielsen J, Qvist N, Gradel KO, de Muckadell OBS, Kjeldsen J. Pre-operative use of anti-TNF-α agents and the risk of post-operative complications in patients with ulcerative colitis - a nationwide cohort study. Aliment Pharmacol Ther. 2012;35(11):1301–9.

第十章
停用生物制剂对疾病的影响

引言

炎症性肠病(IBD)是胃肠道的慢性炎症性疾病,其存在复发和缓解交替的病程,可能导致肠道的进行性损伤,该病包括克罗恩病(CD)和溃疡性结肠炎(UC)[1,2]。IBD 常规治疗药物包括皮质类固醇、5- 氨基水杨酸类药物和免疫调节剂(包括硫唑嘌呤和甲氨蝶呤)。因这些药物的治疗效果有限,高达 80% 的 CD 患者和 30% 的 UC 患者需要行肠切除来治疗难治性疾病或相关并发症,如狭窄、瘘管和脓肿[3,4]。生物疗法,特别是抗肿瘤坏死因子 -α(抗 TNF-α)制剂的使用实现了 IBD 的深度缓解,这使得 IBD 的管理有了重大的模式转变[5,6]。IBD 患者的黏膜愈合与较低的住院、手术、术后复发及结直肠癌的发生率有关,其黏膜愈合改善了非手术患者的预后和生活质量[7-11]。尽管抗 TNF-α 治疗总体上在安全性和有效性方面有优势,但患者可能会丧失免疫应答能力,有可能导致感染和恶性肿瘤的发病风险增加,并且该疗法价格高昂。因此,停用生物制剂可能是一个可行的选择。将个别药物从 IBD 治疗的药物中撤出的概念已不是个新概念。在引入抗 TNF-α 制剂疗法之前停用硫唑嘌呤已被研究并被证明与患者的高复发率有关,在患者发病第 1 年,复发率从 11% 到 77% 不等[12]。本书将着眼于解决对于何种患者、何时以及怎样停止生物制剂的使用。就此而言,我们将着重介绍最广泛的生物制剂疗法即抗 TNF-α 疗法,而其他新生物制剂(包括抗整合素,IL-12/23 抑制剂等)的停止使用数据有限。

继续抗 TNF-α 治疗的案例

抗 TNF-α 药物靶向的肿瘤坏死因子 -α 是关键的炎性介质。Targan

等在 1997 年发表了第一项随机双盲安慰剂对照试验,在 CD 患者中给予单一剂量 cA2(英夫利昔单抗)及安慰剂对照,第 4 周的结果显著(临床反应率 81%vs17%,临床缓解率 33%vs 4%,所有比较,P<0.05)[13]。随后 ACCENT 试验和 ACT 试验分别在 CD 患者和 UC 的患者中进行,试验证实了用英夫利昔单抗诱导和维持抗 TNF-α 疗法的疗效[14,15]。有关系统评价和 Meta 分析报道了所有抗 TNF-α 药物具有可观的临床疗效[16,17]。通过将免疫调节剂与抗 TNF-α 治疗相结合并在疾病的早期阶段引入可进一步提高疗效[5,6,18-20]。

现有的数据表明:因有对复发风险的担忧及对使用抗 TNF-α 剂替代品的疑虑,所以只要有疗效且耐受性好,胃肠病专家和患者通常更倾向于继续抗 TNF-α 治疗[21,22]。已有文献证明偶发性抗 TNF-α 治疗导致免疫原性风险增加、继发性失应答和输液反应,因此应该避免在抗 TNF-α 药物治疗过程中选择性更换治疗方案而导致失去疗效[23-25]。

停止抗 TNF-α 治疗的案例

要求停止治疗时其原因应该与患者详细讨论,因为患者和医生在请求停药的情况之下可能会有不同的担忧。在特定情况下,例如对一类疗法的不耐受,将抗 TNF-α 疗法转换为替代生物制剂治疗可能是完全停止抗 TNF-α 治疗的合理替代方案。尽管如此,可能存在特定情况,持续治疗的弊大于利。本书其他章节除讨论妊娠期间 IBD 的管理外还详细讨论了以下主题,在这里简要总结如下。

输注反应 患者对抗 TNF-α 疗法通常具有良好的耐受性,仅有小部分(4%)患者出现输液或局部注射反应,这可以通过改变注射/输注技术;抗组胺药、对乙酰氨基酚或皮质类固醇预处理或选择使用备用治疗[26,27]。出现急性血清病的情况很少见(1%~3% 的患者),但如果出现该反应,则可能需要停止现有的治疗[27,28]。

感染风险 TREAT 登记处随访了 6273 例 IBD 患者的大样本队列研究,报告指出抗 TNF-α 治疗的严重感染风险(HR 1.43;95%CI 1.11~1.84)高于免疫调节剂(HR 1.23;95%CI 0.96~1.57),但低于皮质类固醇(HR 1.57;95%CI1.17~2.10)[29]。分枝杆菌、真菌、细菌和病毒感染在抗 TNF-α 疗法的患者中均有报道,但这些感染可通过筛查来预防,并可提供适当的预防或疫苗接种[30,31]。对于复发或严重感染的患者,可以考虑使用全身不良反应较小的肠道特异性抗体(如维多珠单抗)。

恶性肿瘤风险 TREAT 登记处和两个独立的系统评价均未发现使

用抗 TNF-α 疗法导致恶性肿瘤风险的增加[32-34]。尽管证据尚不充分，但研究表明抗 TNF-α 治疗在活跃或近期的恶性肿瘤患者中使用是安全的[35]。但是，在决定停止抗 TNF-α 疗法前，需要与肿瘤医生进行深入的讨论。

老年 IBD 患者 对老年 IBD 患者的管理需要将药代动力学、多重用药、与年龄相关的免疫系统变化以及合并的其他疾病纳入考虑范围，因为这些可能有增加感染、恶性肿瘤、发病率和死亡率的风险[36]。

健康和经济问题 尽管抗 TNF-α 治疗可以明显降低患者的住院率和手术率，但生物制剂的使用增加改变了住院和手术费用成为总医疗费用的主要部分的模式[37,38]。在美国，估计每个 CD 患者的年度医疗费用为 18 637 美元[39]。后续逐步使用生物制剂可能会降低医疗成本，但仍需要进一步研究。

停止抗 TNF-α 治疗的风险

抗 TNF-α 治疗可能因患者、医生或卫生管理部门基于个人偏好或健康经济问题要求而停止。在这些情况下，最重要的就是确定抗 TNF-α 治疗如何在患者中起到最好的疗效。在 Gisbert 等的 27 项 Meta 分析中报道：停用抗 TNF-α 治疗后 IBD 复发的总体风险为 44%（95%CI 37~51，随访范围 6~125 个月），约有三分之一的患者在停药后 1 年复发[40]。表 10.1 是关于停止抗 -TNF-α 治疗的研究总结。

预测复发的因素

目前已经提出了多种可变和不可变的因素来预测 IBD 复发的风险。这些可以大致分为患者因素、疾病因素（疾病活动度和疾病表型）以及治疗因素等，如表 10.2 所示。

患者因素

前瞻性 STORI 试验研究了 115 例停止英夫利昔单抗治疗的 CD 患者，这些患者至少联合使用一种免疫调节剂治疗 1 年且至少 6 个月无类固醇缓解。多变量分析显示，男性复发的可能性显著高于女性（HR 3.5；95%CI 1.7~7.0)[41]。然而其他研究并不能重复这一发现[42-44]。两个独立的 Meta 分析报告均显示：确诊 IBD 的年龄较小为抗 TNF-α 治疗停药后的不良预后因素[40,45]。据报道吸烟是 CD 患者复发的一个危险因素，现有的数据一致表明吸烟可以增加疾病进展[46]。

表 10.1　关于停止抗 TNF-α 治疗的研究总结

	作者	参与者数量	研究设计	复发率	有意义的预测复发因素	可预测但无意义的预测因素	再次治疗比例率
CD	Brooks 等[52]	86	前瞻性研究	4.7%(3 个月)	回结肠疾病	年龄;性别;疾病行为;外科手术切除史;在开始抗 TNF-a 治疗之前使用免疫抑制剂治疗;病程;需增加抗 TNF-a 药物剂量;联用免疫抑制调节剂治疗;CRP 升高	93%
			88% 联用免疫调节剂	18.6%(1 年)	曾接受抗 TNF-a 治疗		
				36%(1 年)	粪钙卫蛋白增高		
	Domeneh 等[42]	23	前瞻性研究(69% 联用免疫调节剂)	31%(1 年) 伴有肛周疾病的为 66%(1 年)	肛周疾病	性别;吸烟;既往英夫利昔单抗治疗史;联用免疫抑制调节剂治疗;病变位置;急性输注反应的发展	-
	Louis 等(STORI)[41]	115	前瞻性研究(100% 联用免疫调节剂)	43.9%(1 年)	男性;无外科手术切除;白细胞计数升高 >6.0×10⁹/L,血红蛋白≤145g/LC	年龄;吸烟;病变位置;既往手术切除史;病程;治疗过程	88%
					反应蛋白≥5.0mg/L		
				有≤2 个复发预测因素的为 15%(1 年)	粪钙卫蛋白≥300μg/g		
	Reenaers 等(STORI 长期的跟踪研究)[17]	102/115(长期的结果)	前瞻性研究(100% 联用免疫调节剂)	85%(中位数为 8 年)	累及上消化道	未报道	40%
					白细胞计数升高 >6.0×10⁹/L		

续表

	作者	参与者数量	研究设计	复发率	有意义的预测复发因素	可预测但无意义的预测因素	再次治疗比率
CD	Molnar 等[43]	121	前瞻性研究（85% 联用免疫调节剂）	45%（1 年）	生物治疗史 生物制剂强化治疗	性别；生物制剂使用同时使用糖皮质激素；高 CRP；吸烟	50%
	Annunziata 等[78]	16	回顾性研究（未联合免疫调节剂）	63.5%（5 年）	标准化的肠壁厚度缺失	-	-
	Ampuero 等[44]	75	回顾性研究（100% 联用免疫调节剂）	30.9%（1 年）	CRP>5mg/L 诊断的年龄小	性别；吸烟；病变部位；治疗过程	100%
	Molnar 等[53]	50	回顾性研究（86% 联用免疫调节剂）	56%（1 年）	瘘管 吸烟	病变部位	-
	Papamichael 等[66]	100	回顾性研究（84% 联用免疫调节剂）	48%（10 年）	诊断年龄 <25 岁（多元分析）	病变部位；肛周病变行为；瘘管；英夫利昔单抗治疗类型（按需或规律）；英夫利昔单抗治疗剂量；CRP；回结肠切除术史；英夫利昔单抗治疗开始时吸烟；英夫利昔单抗停用后使用的免疫调节剂及剂型；在英夫利昔单抗停用期间使用或停止积极的 ATIs	-

续表

	作者	参与者数量	研究设计	复发率	有意义的预测复发因素	可预测但无意义的预测因素	再次治疗比率
CD	Ramos 等[79]	25	回顾性研究（未报道联用免疫调节剂的比例）	16%（1.6±1年）	未报道	未报道	-
	Waugh 等[54]	48	回顾性研究（67% 联用免疫调节剂）	50%（1.3年）35% 患者在7年的随访时间内无复发	无	年龄;性别;发病部位;从确诊到英夫利昔单抗开始治疗的时间;英夫利昔单抗的治疗剂量	-
UC	Farkas 等[80]	51	回顾性研究（100% 联用免疫调节剂）	35%（0.3年）	既往生物治疗史	性别;吸烟;疾病位置;从确诊到英夫利昔单抗开始治疗的时间;联合免疫调节剂治疗;英夫利昔单抗的治疗剂量	94%
	Munoz Villafranca 等[81]	19	前瞻性研究（57.8% 联用免疫调节剂）	25%（1~2年）	未报道	.	未报道	-
	Fiorino 等[82]	193	回顾性研究（65.3% 联用免疫调节剂）	47.7%（随访的中位数为2年）	停止英夫利昔单抗治疗 未联合硫唑嘌呤治疗	年龄;疾病进程;疾病严重程度;既往治疗法;吸烟	77%
CD/UC	Bortlik 等[83]	CD:61 UC:17	前瞻性研究（77% 和 55% 的 UC 患者联用免疫调节剂）	CD:18%（0.5年），41%（1年），49%（2年）	CD 患者无结肠病变;既往抗 TNF-a 治疗;手术史	抗 TNF-a 单抗的种类;吸烟;疾病行为;生物制剂停用前 1 年内使用糖皮质激素;联用免疫抑制剂;CRP 值;粪钙卫蛋白	82%

续表

	作者	参与者数量	研究设计	复发率	有意义的预测复发因素	可预测但无意义的预测因素	再次治疗比率
CD/UC	Dai 等[49]	CD:109	前瞻性研究	UC:23%(0.6年),23%(1年),36%(2年)		白;抗TNF-a治疗停止时抗TNF-a制剂浓度的最低值	
				CD:21%(1年)	无		CD:78.3%
		UC:107	31%联用免疫调节剂	UC:14%(1年)			UC:66.7%
	Hlavaty 等[84]	CD:17	前瞻性研究	深度缓解的患者:18%(0.5年),27%(1年)	男性	IBD的类型;年龄;病程;CD的病变部位;疾病行为;吸烟;手术史;抗TNF-a制剂的剂型和治疗过程;联用硫唑嘌呤;类钙卫蛋白;Rp;血红蛋白	100%
		UC:5	(临床缓解的36%的患者联用免疫调节剂治疗)(深度临床缓解的64%的患者联用免疫调节剂治疗)	临床缓解的患者:18%(0.5年),27%(1年)			
	Molander 等[67]	CD:17 UC:30	前瞻性研究(83%患者联用免疫调节剂治疗)	CD:29%(1.1年)	无	年龄;性别;病程;中断时的疾病活动度	100%(CD)
		IBDU:5		UC:35%(1.1年)			99%(UC)

续表

	作者	参与者数量	研究设计	复发率	有意义的预测复发因素	可预测但无意义的预测因素	再次治疗比率
CD/UC	Armuzzi 等[55]	CD:65	回顾性研究（联用免疫调节剂治疗的比例未报道）	CD:49%[中位数 1.1 (0.3~6.2)年]	未达到黏膜愈合	未报道	-
		UC:31		UC:41%[中位数 1.3 (0.3~2.5)年]	高 CRP 值		
	Casanova 等[60]	CD:717 UC:338	回顾性研究（71%的患者联用免疫调节剂治疗）	24%(1 年) 38%(2 年) 46%(3 年) 56%(5 年)	阿达木单抗（而不是英夫利昔单抗）；选择性的终端抗 TNF-a 治疗；中断年龄较年轻；未持续免疫调节剂治疗	不适用	75%
	Caviglia 等[85]	CD:29	回顾性研究（100%CD 和 33%UC 患者联用免疫抑制剂）	CD:68%[中位数 0.5 (0.4~2.5)年]	未报道	未报道	-
		UC:9		UC:56%[中位数 0.5 (0.3~1.3)年]			
	Ciria 等[86]	CD:24 UC:10	回顾性研究（未报道联用免疫调节剂的比例）	35%[跟踪随访中位数为 1.7年]	黏膜未愈合	IBD 的类型	-

续表

	作者	参与者数量	研究设计	复发率	有意义的预测复发因素	可预测但无意义的预测因素	再次治疗比率
CD/UC	Farkas 等[87]	CD:41	回顾性研究（85%CD和73%UC患者联用免疫调节剂）	CD:78%（0.4年）	无	临床缓解	81%（CD）
		UC:22		UC:59%（0.6年）		黏膜愈合	54%（UC）
	Luppino 等[88]	CD:21	回顾性研究（100%患者联用免疫调节剂）	42%（复发中位数为1.5年）	病程较长	不适用	80%
		UC:10					
	Marino 等[89]	CD:8	回顾性研究（20%患者联用免疫调节剂）	CD:75%[平均1.2（标准差±0.7）年]	不适用	不适用	100%
		UC:2		UC:0%（平均1.7年）			
	Steenholdt 等[57]	CD:53	回顾性研究86%联用免疫调节剂治疗（CD和UC）	CD:39%（1年），88%（10年）	CD:病程较长	不适用	96%（CD）
		UC:28		UC:25%（1年），60%（4.5年）			71%（UC）
	Gisbert 等[40]	27个研究	系统回顾Meta分析	CD:38%（0.5年，40%（1年），49%（>2.1年）	年龄小；吸烟；病程较长	-	80%

续表

作者	参与者数量	研究设计	复发率	有意义的预测复发因素	可预测但无意义的预测因素	再次治疗比率
CD/UC						
			UC:28%(1年)	CD 肛周瘘管;血红蛋白较低;高 CRP;高粪钙卫蛋白;缺乏黏膜愈合		
Kennedy 等[45]	146 例 CD, 20 例 UC;11 个队列研究共纳入 746 例患者(Meta 分析)	回顾性研究	观察性 CD:36%(1年) 56%(2年) UC/IBDU:42%(1年) 47%(2年) Meta 分析 CD:39%(1年) UC/IBDU:35%(1年)	CD:诊断年龄较小(<22岁);白细胞计数增高 >5.25×10^9/L;粪钙卫蛋白(>50ug/g) UC:尚无确定的预测因素	免疫调节剂的维持治疗 黏膜愈合	88%(CD) 76%(UC/IBDU)
		系统回顾 Meta 分析				
Torres 等[12]	37 个研究	系统回顾	50%(CD/UC),2 年	疾病活动的标志物 包括复杂或复发的预后不良因素	-	54.7%~100%(CD) 67%~100%(UC)

表 10.2　停止抗 TNF-a 治疗后复发的预测因素

	UC（参考文献）	UC（参考文献）
患者因素		
男性		[41]
诊断年龄小		[66]
吸烟		[43,64]
疾病因素		
疾病表型		
疾病行为		瘘管[53]
病变位置 / 病变范围		肛周病变[42,64]
		回结肠病变[52]
疾病活动的标志物		
低血红蛋白		[41]
高 CRP		[41,90]
高白细胞	[90]	[90]
高粪钙卫蛋白	[56]	[41,52,56]
缺乏黏膜愈合	[40]	[40]
黏膜正常化的细胞基因表达缺乏		[58]
黏膜 TNF-a 正常化的缺乏	[59]	
治疗因素		
未联用免疫调节剂	[60]	[60]
免疫调节剂治疗失败史		[64]
生物治疗启动较晚		[66]
有生物治疗史		[43,52]
生物治疗剂量增加		[43]
抗英夫利昔单抗抗体		[91]
手术切除史		[41]

疾病因素

疾病表型

　　具有瘘管或肛周疾病的 CD 患者停止抗 TNF-α 治疗后复发风险较高[40,42]。瘘（肛周）缓解的临床评估常常不理想，即使没有瘘管输出也可能存在瘘,且在瘘管道中持续发生亚临床炎症[47]。在一项前瞻性队列研究中,CD 患者临床缓解后瘘管的影像学下愈合滞后的时间中位数为 12 个月[48]。在停用生物制剂之前应该行 MRI 检查,以便能够充分考虑到包括大便失禁可能的致残结局。同样地,对于那些小肠疾病的患者,应该行放射性检查评估黏膜是否愈合,因为仅凭内镜检查难以确保肠道黏膜完全愈合。内瘘和需行手术的疾病是影响预后的重要标志[40,49-51]。一项前瞻性观察性研究显示回结肠 CD 患者易复发[52]。然而,其他研究并没能重复这一研究结果[41,42,44,53,54]。

疾病活动

停药时疾病的活动性可预测未来复发的风险[12,40,41,44,45,52,55]。临床评估和生化指标都可用于预测复发(表 10.2)。不同的分析和研究指出这些预测指标包括血红蛋白降低、白细胞计数升高、C 反应蛋白浓度、粪便钙卫蛋白水平升高和其他指标阈值的变化[41,45,56]。STORI 试验观察风险比显示:血红蛋白 <145g/L 时危险比为 6.0(95%CI 2.2~16.5),白细胞计数 >6 × 10^9/L 时危险比为 2.4(95%CI 为 1.2~4.7),C- 反应蛋白浓度≥5mg/L 时危险比为 3.2(95%CI 1.6~6.4),粪便钙卫蛋白≥300μg/g 时危险比为 2.5(95%CI 1.1~5.8)[41]。

黏膜愈合是疾病缓解期最重要的预后因素。Gisbert 对 27 项关于 IBD 患者终止抗 TNF-α 治疗研究进行了 Meta 分析,结果显示:如果在停止抗 TNF-α 治疗前达到黏膜愈合,那么复发显著降低。黏膜愈合的 CD 患者停药 1 年后复发的风险为 26%,而那些黏膜未愈合停药的患者则为复发率达到 42%。黏膜愈合的 UC 患者停药 2 年后复发率为 33%,而黏膜未愈合的患者 2 年复发率高达 50%[40]。抗 TNF-α 治疗的持续时间也与停药后复发相关。大多数研究显示抗 TNF-α 疗程平均为 7.5 个月至 2 年。尽管如此,停药 1 年后,21%~45% 的患者复发[41-43,49,52,54,57]。虽然已经提出存在显示黏膜持续缓解的标志物,但目前尚未得到很好的验证[58,59]。

总体而言,停止抗 TNF-α 治疗只应在实现了黏膜持久愈合的患者中考虑,并且患者应该意识到即使在这种情况下停药,复发的风险仍然很大,三分之一的患者停药 1 年后复发,且这一比例随着停药时间增加而增加。

治疗因素

表 10.1 列出了停用抗 TNF-α 疗法的相关数据,重要的是,许多队列研究中的患者正在接受免疫调节剂治疗(表 10.1)。Casanova 等指出:从回顾性观察研究中报告的初步数据来看,维持免疫调节剂治疗可减少停止抗 TNF-α 治疗后三分之一的复发风险(HR=0.70;95%CI=0.57~0.88)[60]。虽然与联合治疗(免疫调节剂和抗 TNF-α 治疗)中停用抗 TNF-α 疗法的患者

相比,停止免疫调节剂使用的患者的复发风险预计会更低,但目前尚无临床的比较。SPARE,一项正在进行的前瞻性随机试验,其比较联合治疗、免疫调节剂单药治疗和英夫利昔单抗单药治疗,将有希望在这方面证实并提供更多的数据[61]。

　　治疗药物监测在预测成功停用抗 TNF-α 需要进一步的前瞻性评估和验证。Drobne 等在回顾性研究中观察到英夫利昔单抗维持治疗的 CD 患者在本研究中定义为 >5μg/ml 的高英夫利昔单抗药物水平,与免疫调节剂停用时检测不到的英夫利昔单抗谷值水平相比,免疫调节剂停用后随访中位数时间 29 个月时复发的风险为 0% 比 86%。联合治疗的中位数时间为 13 个月(IQR,8~23 个月)。尽管说免疫调节剂是在具有持久应答的患者中停用(CRP<10mg/L,具有持久的 IBD 症状的改善),认为黏膜愈合不是停止治疗的先决条件[62]。相比之下,Ben-Horin 的一项研究发现在不可检测到抗 TNF-α 药物浓度的一组患者中,停药后患者达到了临床缓解。重要的是,95% 的患者无内镜或 MRE 下活动性炎症的依据,这并不是暗示药物的失效,而是代表了一个患者亚群,其临床状态不再依赖于抗 TNF-α 疗法或可能具有非 TNF-α 介导的疾病。随着治疗药物监测越来越多地被使用,确定部分患者不会因停止抗 TNF-α 治疗而出现不利影响而成为可能[63]。仍需要进一步的关于治疗药物监测在停止抗 TNF-α 疗法患者预后中作用的前瞻性研究。引用 Ben-Horin 的话,"这说明了需要对药物 / 抗药物抗体结果进行仔细解释,因为当进行血液检测时,根据特殊的临床情况可能结果有很大不同[63]。

　　那些病情较重且在生物制剂治疗的一年里需要增加抗 TNF-α 剂量的患者,被定义为停止治疗后有较高复发的风险的患者(OR 值 12.96;95%CI=1.39~120.5)[43]。此外,先前免疫调节失败和先前暴露于生物制剂的患者,在抗 TNF-α 治疗停止后,复发的风险增加[43,52,64]。

　　病程短(小于 2 年)的 CD 患者更有可能受益于抗 TNF-α 疗法,并且在停用抗 TNF-α 疗法[5,41,54,65-67]之后,复发的风险也可能更低。这可能反映了治疗是在不可逆的免疫和结构损伤之前开始的[68]。与此相一致,先前手术切除的患者的复发风险增加[41]。

必要时如何停止抗 TNF-α 治疗

　　STORI 试验表明,通过谨慎地风险分析后停止抗 TNF-α 疗法是可能的。六个危险因素被确定为复发的预测因子:男性,无手术切除,白细胞数 >6.0 × 10⁹/L,血红蛋白≤145g/L,C 反应蛋白≥5.0mg/L,粪钙卫蛋白≥

300μg/g,有两个或两个以下危险因素者 1 年复发率为 15%[41]。患者在考虑停药前,评估患者临床、生化和内窥镜疾病活动的缓解。患者应无直肠出血、腹痛、大便次数多及排便急促等症状。实验室标记／粪钙卫蛋白／影像应达到正常范围,尽管临床上粪钙卫蛋白的检测较少。在内窥镜检查中,CD 患者无 SES-CD 评分 <3 分的黏膜溃疡[69]。对于 UC,Mayo 临床评分仍然是最常用的,大多数试验将黏膜愈合定义为 Mayo 评分为 0 或 1 分。最近的纵向研究显示,Mayo 评分为 0 分的患者相对 Mayo 评分为 1 分的患者 6 个月的复发风险相对较低(9.4% vs 36.6%,$P<0.001$)[70]。目前,组织学缓解不被视为护理的标准。

深度缓解的最短持续时间需要前瞻性研究验证。EPACT-Ⅱ专家小组建议应用免疫调节剂、抗 TNF-α 药物单药治疗 4 年后处于临床缓解期的 CD 患者可停药。如果两种临床治疗方法都适用,抗 TNF-α 药物单一治疗可缩短至 2 年实现内镜下缓解。对于联合使用免疫调节剂／抗 TNF-α 药物的 CD 患者,抗 TNF-α 药物适合在达到临床和(或)内镜下缓解的 2 年后停药[71]。但对伴有瘘管的 CD 患者不做此推荐。目前没有关于 UC 患者缓解后持续使用抗 TNF-α 药物最短时间的建议。在对 14 项 UC 患者中停用抗 TNF-α 疗法的系统回顾研究中,仅有两项研究在纳入研究前达到缓解的持续时间(至少 6 个月)[12]。

相比于完全停止生物治疗,目前出现了关于使用较低的维持剂量的研究,目的在于尽量减少药物暴露剂量并降低成本。一项关于 12 位术后 CD 患者的前瞻性队列研究观察到:当予以较低剂量英夫利昔单抗治疗后行内镜检查,可发现 3mg/kg 的英夫利昔单抗剂量足以使黏膜愈合[72]。然而,这项研究所选择的是一组接受了手术治疗诱导缓解的患者,因此只需较低的血药浓度与较小的疾病负担有关。另一项关于 16 例 CD 患者的前瞻性研究观察间断给予 10 周而不是 8 周连续每周都给予患者英夫利昔单抗治疗后,粪钙卫蛋白的结果在正常范围内表明治疗有效,且不增加免疫应答丧失的风险[73]。但仍需较多的前瞻性研究。关于抗 TNF-α 药物减量治疗在其他免疫介导的疾病也有相关研究,如类风湿性关节炎。虽然得以维持短期的临床疾病活动和功能,但是药物减量治疗与有意义的影像学下的改善将会带来长期的临床意义[74]。

也有一些新数据支持通过药物监测来使用生物制剂的治疗剂量。在TAXIT 试验中,显示英利昔单抗剂量达到 3~7mcg/ml 的水平时,疾病的缓解率比那些剂量 <3μg/ml 的患者更高,并且对于那些剂量 >7mcg/ml 的患者来说,可通过降低剂量来节省成本[75]。根据英夫利昔单抗浓度(目标值 >3mcg/ml)与活动期 CD 患者的临床症状的相关性在 TAILORIX 试验中也进行了探索。虽然前瞻性研究中的最低剂量强化并不优于临床的剂量,但全部的研究结果仍然是值得期待的[76]。

　　我们仍需要进一步的前瞻性研究,因为即使在那些观察随访时间足够长,表现为黏膜深度愈合缓解的患者停药后仍可能复发。并且应该重点关注并尽早发现那些早期复发且重新开始治疗的患者。目前,尚无足够的证据来证明是否可完全停药或者是否需要维持免疫调节剂治疗。尽管还没关于监测间隔时间的明确建议,但密切监测疾病是否复发是必需的。有人提议每 8~12 周进行一次粪便钙卫蛋白和血清 C- 反应蛋白应的检测,如果 CRP 增加超过 5mg/L 或粪钙卫蛋白≥300mcg/g,需要对病情进行重新评估[41,47]。EPACT 组提出在没有临床症状的情况下,于第 1 年和第 4 年行常规小肠镜和结肠镜检查[71]。具体检查应该根据疾病的部位和表型来决定。

小结

　　就目前而言,处于深度缓解期且复发风险较小的患者停用抗 -TNF-α 药物是有可能的。然而,在做出停止抗 TNF-α 治疗的决定前,需要医生和患者进行详细的讨论,对患者的风险状况进行精细地评估,了解疾病在较长时间后的复发风险。评估时应考虑疾病表型、疾病活动、治疗史,且需考虑具体情况,包括并发症、患者年龄、反复性感染、恶性肿瘤或妊娠等。患有活动性疾病、发病年龄小、吸烟、伴有复杂瘘管或肛周 CD 以及有肠切除史或近期需增加抗 TNF-α 治疗剂量的患者有较高的复发风险。对患者进行个体化管理需要患者密切参与决策过程,咨询疾病的复发风险,告知患者再治疗的应答率将降低。强烈建议患者需密切间断监测病情,以早期确定疾病的复发并及时重新开始治疗。

参考文献

1. Baumgart DC, Sandborn WJ. Crohn's disease. Lancet. 2012;380(9853):1590–605.
2. Ordas I, Eckmann L, Talamini M, Baumgart DC, Sandborn WJ. Ulcerative colitis. Lancet. 2012;380(9853):1606–19.
3. Bouguen G, Peyrin-Biroulet L. Surgery for adult Crohn's disease: what is the actual risk? Gut. 2011;60(9):1178–81.
4. Langholz E, Munkholm P, Davidsen MBV. Course of ulcerative colitis: analysis of changes in disease activity over years. Gastroenterology. 1994;107(1):3–11.
5. Colombel JF, Sandborn WJ, Reinisch W, Mantzaris GJ, Kornbluth A, Rachmilewitz D, et al. Infliximab, azathioprine, or combination therapy for Crohn's disease. N Engl J Med. 2010;362(15):1383–95.

6. Panaccione R, Ghosh S, Middleton S, Marquez JR, Scott BB, Flint L, et al. Combination therapy with infliximab and azathioprine is superior to monotherapy with either agent in ulcerative colitis. Gastroenterology. 2014;146(2):392–400.e3.

7. Schnitzler F, Fidder H, Ferrante M, Noman M, Arijs I, Van Assche G, et al. Mucosal healing predicts long-term outcome of maintenance therapy with infliximab in Crohn's disease. Inflamm Bowel Dis. 2009;15(9):1295–301.

8. Rutgeerts P, Van Assche G, Sandborn WJ, Wolf DC, Geboes K, Colombel JF, et al. Adalimumab induces and maintains mucosal healing in patients with Crohn's disease: data from the EXTEND trial. Inflamm Bowel Dis Monit. 2012;12(4):151–2.

9. Allez M, Lémann M. Role of endoscopy in predicting the disease course in inflammatory bowel disease. World J Gastroenterol. 2010;16(21):2626–32.

10. Laharie D, Filippi J, Roblin X, Nancey S, Chevaux JB, Hébuterne X, et al. Impact of mucosal healing on long-term outcomes in ulcerative colitis treated with infliximab: a multicenter experience. Aliment Pharmacol Ther. 2013;37(10):998–1004.

11. Orlando A, Guglielmi FW, Cottone M, Orlando E, Romano C, Sinagra E. Clinical implications of mucosal healing in the management of patients with inflammatory bowel disease. Dig Liver Dis. 2013;45(12):986–91.

12. Torres J, Boyapati RK, Kennedy NA, Louis E, Colombel JF, Satsangi J. Systematic review of effects of withdrawal of immunomodulators or biologic agents from patients with inflammatory bowel disease. Gastroenterology. 2015;149(7):1716–30.

13. Targan SR, Hanauer SB, van Deventer SJ, Mayer L, Present DH, Braakman T, et al. A short-term study of chimeric monoclonal antibody cA2 to tumor necrosis factor alpha for Crohn's disease. Crohn's Disease cA2 Study Group. N Engl J Med. 1997;337(15):1029–35.

14. Hanauer SB, Feagan BG, Lichtenstein GR, Mayer LF, Schreiber S, Colombel JF, et al. Maintenance infliximab for Crohn's disease: the ACCENT I randomised trial. Lancet. 2002;359(9317):1541–9.

15. Rutgeerts P, Sandborn W, Reagan BG, Reinisch W, Olson A, Johanns J, et al. Infliximab for induction and maintenance therapy for ulcerative colitis. N Engl J Med. 2005;353(23):2462–76.

16. Stidham RW, Lee TCH, Higgins PDR, Deshpande AR, Sussman DA, Singal AG, et al. Systematic review with network meta-analysis: the efficacy of anti-tumour necrosis factor-alpha agents for the treatment of Crohn's disease. Aliment Pharmacol Ther. 2014;39(7):660–71.

17. Stidham RW, Lee TCH, Higgins PDR, Deshpande AR, Sussman DA, Singal AG, et al. Systematic review with network meta-analysis: the efficacy of anti-tumour necrosis factor-alpha agents for the treatment of ulcerative colitis. Aliment Pharmacol Ther. 2014;39(7):660–71.

18. Feagan BG, McDonald JWD, Panaccione R, Enns RA, Bernstein CN, Ponich TP, et al. Methotrexate in combination with infliximab is no more effective than infliximab alone in patients with Crohn's disease. Gastroenterology. 2014;146(3):681–8.e1.

19. D'Haens G, Baert F, van Assche G, Caenepeel P, Vergauwe P, Tuynman H, et al. Early combined immunosuppression or conventional management in patients with newly diagnosed Crohn's disease: an open randomised trial. Lancet. 2008;371(9613):660–7.

20. Khanna R, Bressler B, Levesque BG, Zou G, Stitt LW, Greenberg GR, et al. Early combined immunosuppression for the management of Crohn's disease (REACT): a cluster randomised controlled trial. Lancet. 2015;386(10006):1825–34.

21. Jones J, Panaccione R, Russell ML, Hilsden R. Medical management of inflammatory bowel disease among Canadian gastroenterologists. Can J Gastroenterol. 2011;25(10):565–9.

22. Blackmore L, Harris A. A prospective study of infliximab withdrawal after 12 months of treatment in patients with Crohn's disease: how will NICE guidance affect patient care? Clin Med (Northfield II). 2012;12(3):235–8.

23. Rutgeerts P, Feagan BG, Lichtenstein GR, Mayer LF, Schreiber S, Colombel JF, et al. Comparison of scheduled and episodic treatment strategies of infliximab in Crohn's disease. Gastroenterology. 2004;126(2):402–13.

24. Van Assche G, Vermeire S, Ballet V, Gabriels F, Noman M, D'Haens G, et al. Switch to adalimumab in patients with Crohn's disease controlled by maintenance infliximab: prospective randomised SWITCH trial. Inflamm Bowel Dis Monit. 2012;12(4):150.

25. Duron C, Goutte M, Pereira B, Bommelaer G, Buisson A. Factors influencing acute infusion

reactions in inflammatory bowel disease patients treated with infliximab in the era of scheduled maintenance therapy. Eur J Gastroenterol Hepatol. 2015;27(6):705–11.

26. Shah ED, Siegel CA, Chong K, Melmed GY. Evaluating study withdrawal among biologics and immunomodulators in treating ulcerative colitis: a meta-analysis of controlled clinical trials. Inflamm Bowel Dis. 2016;22(4):933–9.

27. Colombel JF, Loftus EV, Tremaine WJ, Egan LJ, Harmsen WS, Schleck CD, et al. The safety profile of infliximab in patients with Crohn's disease: the mayo clinic experience in 500 patients. Gastroenterology. 2004;126(1):19–31.

28. Seiderer J, Göke B, Ochsenkühn T. Safety aspects of infliximab in inflammatory bowel disease patients: a retrospective cohort study in 100 patients of a German University Hospital. Digestion. 2004;70(1):3–9.

29. Lichtenstein GR, Feagan BG, Cohen RD, Salzberg BA, Diamond RH, Price S, et al. Serious infection and mortality in patients with Crohn's disease: more than 5 years of follow-up in the TREAT™ registry. Am J Gastroenterol. 2012;107(9):1409–22.

30. Sousa P, Allez M. Complications of biologics in inflammatory bowel disease. Curr Opin Gastroenterol. 2015;31(4):296–302.

31. Rahier JF, Magro F, Abreu C, Armuzzi A, Ben-Horin S, Chowers Y, et al. Second European evidence-based consensus on the prevention, diagnosis and management of opportunistic infections in inflammatory bowel disease. J Crohns Colitis. 2014;8(6):443–68.

32. Lichtenstein GR, Feagan BG, Cohen RD, Salzberg BA, Diamond RH, Langholff W, et al. Drug therapies and the risk of malignancy in Crohn's disease: results from the TREAT™ Registry. Am J Gastroenterol. 2014;109(2):212–23.

33. Williams CJ, Peyrin-Biroulet L, Ford A. Systematic review with meta-analysis: malignancies with anti-tumour necrosis factor-α therapy in inflammatory bowel disease. Aliment Pharmacol Ther. 2014;39(5):447–58.

34. Dulai PS, Thompson KD, Blunt HB, Dubinsky MC, Siegel CA. Risks of serious infection or lymphoma with anti-tumor necrosis factor therapy for pediatric inflammatory bowel disease: a systematic review. Clin Gastroenterol Hepatol. 2014;12(9):1443–51.

35. Annese V, Beaugerie L, Egan L, Biancone L, Bolling C, Brandts C, et al. European evidence-based consensus: Inflammatory bowel disease and malignancies. J Crohns Colitis. 2015;9(11):945–65.

36. Jeuring SFG, van den Heuvel TRA, Zeegers MP, Hameeteman WH, Romberg-Camps MJL, Oostenbrug LE, et al. Epidemiology and long-term outcome of inflammatory bowel disease diagnosed at elderly age-an increasing distinct entity? Inflamm Bowel Dis. 2016;22(6):1425–34.

37. Bernstein CN, Longobardi T, Finlayson G, Blanchard JF. Direct medical cost of managing IBD patients: a Canadian population-based study. Inflamm Bowel Dis. 2012;18(8):1498–508.

38. Loomes DE, Teshima C, Jacobs P, Fedorak RN. Health care resource use and costs in Crohn's disease before and after infliximab therapy. Can J Gastroenterol. 2011;25(9):497–502.

39. Park KT, Colletti RB, Rubin DT, Sharma BK, Thompson A, Krueger A. Health insurance paid costs and drivers of costs for patients with Crohn's disease in the United States. Am J Gastroenterol. 2016;111(1):15–23.

40. Gisbert JP, Marín AC, Chaparro M. The risk of relapse after anti-TNF discontinuation in inflammatory bowel disease: systematic review and meta-analysis. Am J Gastroenterol. 2016;111(5):632–47.

41. Louis E, Mary JY, Vernier-Massouille G, Grimaud JC, Bouhnik Y, Laharie D, et al. Maintenance of remission among patients with Crohn's disease on antimetabolite therapy after infliximab therapy is stopped. Gastroenterology. 2012;142(1):63–70.

42. Domènech E, Hinojosa J, Nos P, Garcia-Planella E, Cabré E, Bernal I, et al. Clinical evolution of luminal and perianal Crohn's disease after inducing remission with infliximab: How long should patients be treated? Aliment Pharmacol Ther. 2005;22(11-12):1107–13.

43. Molnár T, Lakatos PL, Farkas K, Nagy F, Szepes Z, Miheller P, et al. Predictors of relapse in patients with Crohn's disease in remission after 1 year of biological therapy. Aliment Pharmacol Ther. 2013;37(2):225–33.

44. Ampuero J, Rojas-Feria M, Castro-Fernandez M, Millan-Lorenzo M, Guerrero-Jimenez P, Romero-Gomez M. Remission maintained by monotherapy after biological + immunosup-

pressive combination for Crohn's disease in clinical practice. J Gastroenterol Hepatol. 2015;31:112–8.

45. Kennedy NA, Warner B, Johnston EL, Flanders L, Hendy P, Ding NS, et al. Relapse after withdrawal from anti-TNF therapy for inflammatory bowel disease: an observational study, plus systematic review and meta-analysis. Aliment Pharmacol Ther. 2016;43(8):910–23.

46. Cabré E, Domènech E. Impact of environmental and dietary factors on the course of inflammatory bowel disease. World J Gastroenterol. 2012;18(29):3814–22.

47. Papamichael K, Vermeire S. Withdrawal of anti-tumour necrosis factor α therapy in inflammatory bowel disease. World J Gastroenterol. 2015;21(16):4773.

48. Tozer P, Ng SC, Siddiqui MR, Plamondon S, Burling D, Gupta A, et al. Long-term MRI-guided combined anti-TNF-a and thiopurine therapy for crohn's perianal fistulas. Inflamm Bowel Dis. 2012;18(10):1825–34.

49. Dai C, Liu WX, Jiang M, Sun MJ. Mucosal healing did not predict sustained clinical remission in patients with IBD after discontinuation of one-year infliximab therapy. PLoS One. 2014;9(10):1–6.

50. De Cruz P, Kamm MA, Hamilton AL, Ritchie KJ, Krejany EO, Gorelik A, et al. Efficacy of thiopurines and adalimumab in preventing Crohn's disease recurrence in high-risk patients – a POCER study analysis. Aliment Pharmacol Ther. 2015;42(7):867–79.

51. Sachar DB, Lemmer E, Ibrahim C, Edden Y, Ullman T, Ciardulo J, et al. Recurrence patterns after first resection for stricturing or penetrating Crohn's disease. Inflamm Bowel Dis. 2009;15(7):1071–5.

52. Brooks AJ, Sebastian S, Cross SS, Robinson K, Warren L, Wright A, et al. Outcome of elective withdrawal of anti-tumour necrosis factor-α therapy in patients with Crohn's disease in established remission. J Crohns Colitis. 2015:1–7. [Epub ahead of print].

53. Molnár T, Farkas K, Miheller P, Nyári T, Szepes Z, Herszényi L, Müzes G, Nagy F, Tulassay ZWT. Is the efficacy of successful infliximab induction therapy maintained for one year lasting without retreatment in different behavior types of Crohn's disease? J Crohns Colitis. 2008;2(4):322–6.

54. Waugh AWG, Garg S, Matic K, Gramlich L, Wong C, Sadowski DC, et al. Maintenance of clinical benefit in Crohn's disease patients after discontinuation of infliximab: long-term follow-up of a single centre cohort. Aliment Pharmacol Ther. 2010;32(9):1129–34.

55. Armuzzi A, Marzo M, Felice C, De Vincentis F, Andrisani G, Mocci G, et al. W1288 long-term scheduled therapy with infliximab in inflammatory bowel disease: a single-centre observational study. Gastroenterology. 2010;138(5):S691–2.

56. Molander P, Färkkilä M, Ristimäki A, Salminen K, Kemppainen H, Blomster T, et al. Does fecal calprotectin predict short-term relapse after stopping TNFα-blocking agents in inflammatory bowel disease patients in deep remission? J Crohns Colitis. 2015;9(1):33–40.

57. Steenholdt C, Molazahi A, Ainsworth MA, Brynskov J, Thomsen OØ, Seidelin JB. Outcome after discontinuation of infliximab in patients with inflammatory bowel disease in clinical remission: an observational Danish single center study. Scand J Gastroenterol. 2012;47(5):518–27.

58. Rismo R, Olsen T, Cui G, Paulssen EJ, Christiansen I, Johnsen K, et al. Normalization of mucosal cytokine gene expression levels predicts long-term remission after discontinuation of anti-TNF therapy in Crohn's disease. Scand J Gastroenterol. 2013;48(3):311–9.

59. Olsen T, Rismo R, Gundersen MD, Paulssen EJ, Johnsen K, Kvamme J-M, et al. Normalization of mucosal tumor necrosis factor-α: a new criterion for discontinuing infliximab therapy in ulcerative colitis. Cytokine. 2016;79:90–5.

60. Casanova MJ, Chaparro M, García-Sánchez V, Nantes O, Jáuregui-Amezaga A, Rojas-Feria M, et al. Tu1926 Evolution After Anti-TNF Drug Discontinuation in Patients With Inflammatory Bowel Disease (IBD): A Multicenter Long-Term Follow-Up. Gastroenterology. 2016;150(4):S979.

61. Groupe d'Etude Therapeutique des Affections Inflammatoires Digestives. A proSpective Randomized Controlled Trial comParing infliximAb-antimetabolites Combination Therapy to Anti-metabolites monotheRapy and Infliximab monothErapy in Crohn's Disease Patients in Sustained Steroid-free Remission on Combination Therapy (SPARE). Last Updated Date Nov 20, 2015. Available from URL https://clinicaltrials.gov/ct2/show/record/NCT02177071?term=spare&rank=3.

62. Drobne D, Bossuyt P, Breynaert C, Cattaert T, Vande Casteele N, Compernolle G, et al.

Withdrawal of immunomodulators after co-treatment does not reduce trough level of infliximab in patients with crohn's disease. Clin Gastroenterol Hepatol. 2015;13(3):514–21.

63. Ben-Horin S, Chowers Y, Ungar B, Kopylov U, Loebstein R, Weiss B, et al. Undetectable anti-TNF drug levels in patients with long-term remission predict successful drug withdrawal. Aliment Pharmacol Ther. 2015;42(3):356–64.

64. Chauvin A, Le Thuaut A, Belhassan M, Le Baleur Y, Mesli F, Bastuji-Garin S, et al. Infliximab as a bridge to remission maintained by antimetabolite therapy in Crohn's disease: a retrospective study. Dig Liver Dis. 2014;46(8):695–700.

65. Ordas I, Feagan BG, Sandborn WJ. Early use of immunosuppressives or TNF antagonists for the treatment of Crohn's disease: time for a change. Gut. 2011;60:1754–63.

66. Papamichael K, Vande Casteele N, Gils A, Tops S, Hauenstein S, Singh S, et al. Long-term outcome of patients with Crohn's disease who discontinued infliximab therapy upon clinical remission. Clin Gastroenterol Hepatol. 2015;13(6):1103–10.

67. Molander P, Färkkilä M, Salminen K, Kemppainen H, Blomster T, Koskela R, et al. Outcome after discontinuation of TNFα-blocking therapy in patients with inflammatory bowel disease in deep remission. Inflamm Bowel Dis. 2014;20(6):1021–8.

68. Sorrentino D, Nash P, Viladomiu M, Hontecillas R, Bassaganya-Riera J. Stopping anti-TNF agents in patients with Crohn's disease in remission: is it a feasible long-term strategy? Inflamm Bowel Dis. 2014;20(4):757–66.

69. Vuitton L, Marteau P, Sandborn WJ, Levesque BG, Feagan B, Vermeire S, et al. IOIBD technical review on endoscopic indices for Crohn's disease clinical trials. Gut. 2016;65(9): 1447–55.

70. Barreiro-de Acosta M, Vallejo N, De La Iglesia D, Uribarri L, Baston I, Ferreiro-Iglesias R, et al. Evaluation of the risk of relapse in ulcerative colitis according to the degree of mucosal healing (Mayo 0 vs 1): a longitudinal cohort study. J Crohns Colitis. 2016;10(1):13–9.

71. Pittet V, Froehlich F, Maillard MH, Mottet C, Gonvers JJ, Felley C, et al. When do we dare to stop biological or immunomodulatory therapy for Crohn's disease? Results of a multidisciplinary European expert panel. J Crohns Colitis. 2013;7(10):820–6.

72. Sorrentino D, Paviotti A, Terrosu G, Avellini C, Geraci M, Zarifi D. Low-dose maintenance therapy with infliximab prevents postsurgical recurrence of Crohn's disease. Clin Gastroenterol Hepatol. 2010;8(7):591–9.e1.

73. Mantzaris GJ, Karatzas P, Kyriakos N, Archavlis EJ, Papamichael K, Tzannetakou X, et al. Sa1270 can we increase the dose interval of infliximab to 10 weeks without risking loss of response in patients with Crohn's disease? Prospective, single-center pilot study based on successive measurements of fecal calprotectin. Gastroenterology. 2014;146(5):S–248.

74. van Herwaarden N, den Broeder AA, Jacobs W, van der Maas A, Bijlsma JW, van Vollenhoven RF, van den Bemt BJ. Down-titration and discontinuation strategies of tumor necrosis factor-blocking agents for rheumatoid arthritis in patients with low disease activity. Cochrane Database Syst Rev. 2014;9:CD010455.

75. Vande Casteele N, Ferrante M, Van Assche G, Ballet V, Compernolle G, Van Steen K, et al. Trough concentrations of infliximab guide dosing for patients with inflammatory bowel disease. Gastroenterology. 2015;148(7):1320–9.e3.

76. D'Haens G, Vermeire S, Lambrecht G, Baert F, Bossuyt P, Nachury M, et al. OP029 Drug-concentration versus symptom-driven dose adaptation of Infliximab in patients with active Crohn's disease: a prospective, randomised, multicentre trial (Tailorix). J Crohns Colitis. 2016;10(Suppl 1):s24.

77. Reenaers C, Mary J-Y, Nachury M, Bouhnik Y, Laharie D, Allez M, et al. 313 Long-term outcome after infliximab withdrawal for sustained remission in Crohn's disease. Gastroenterology. 2016;150(4):S72.

78. Annunziata ML, Papparella LG, Sansoni I, Balestrieri P, Cicala M. P402 Normalized wall thickness at MRE predicts clinical remission in Crohn's disease after infliximab discontinuation: a 5 years follow-up. J Crohns Colitis. 2014;8:S233.

79. Ramos L, Hernandez Camba A, Carrillo Palau M, Alonso I, Hernandez Alvarez-Buylla N, Quintero Carrion E. P398 Outcome of treatment with biological agents in Crohn's disease: 117 patients in 5 years from a tertiary referral center. J Crohns Colitis. 2014;8:S231.

80. Farkas K, Lakatos PL, Nagy F, Szepes Z, Miheller P, Papp M, et al. Predictors of relapse in patients with ulcerative colitis in remission after one-year of infliximab therapy. Scand J Gastroenterol. 2013;48(12):1394–8.

81. Muñoz Villafranca C, Bravo Rodríguez MT, Ortiz de Zárate J, Arreba González P, García Kamiruaga I, Heras Martín J, et al. P405 Mucosal healing in patients with ulcerative colitis treated with infliximab. What happens after treatment is discontinued? J Crohns Colitis. 2014;8:S234–5.

82. Fiorino G, Cortes PN, Ellul P, Felice C, Karatzas P, Silva M, et al. Discontinuation of infliximab in patients with ulcerative colitis is associated with increased risk of relapse: a multinational retrospective cohort study. Clin Gastroenterol Hepatol. 2016;192(5):1355–9.

83. Bortlik M, Duricova D, Machkova N, Hruba V, Lukas M, Mitrova K, et al. Discontinuation of anti-tumor necrosis factor therapy in inflammatory bowel disease patients: a prospective observation. Scand J Gastroenterol. 2016;51(2):196–202.

84. Hlavaty T, Krajcovicova A, Letkovsky J, Sturdik I, Koller T, Toth JHM. Relapse rates of inflammatory bowel disease patients in deep and clinical remission after discontinuing anti-tumor necrosis factor alpha therapy. Bratisl Lek Listy. 2016;117(4):205–11.

85. Caviglia R, Ribolsi M, Rizzi M, Emerenziani S, Annunziata ML, Cicala M. Maintenance of remission with infliximab in inflammatory bowel disease: efficacy and safety long-term follow-up. World J Gastroenterol. 2007;13(39):5238–44.

86. Ciria V, Silva P, Leo E, Trigo C, De la Cruz MD, Herrera JM, et al. P487 Factors influencing recurrence following suspension of biological treatment. Importance of mucosal healing. J Crohns Colitis. 2014;8:S270.

87. Farkas K, Lakatos PL, Szűcs M, Pallagi-Kunstár É, Bálint A, Nagy F, Szepes Z, Vass N, Kiss LS, Wittmann TMT. Frequency and prognostic role of mucosal healing in patients with Crohn's disease and ulcerative colitis after one-year of biological therapy. World J Gastroenterol. 2014;20(11):2995–3001.

88. Luppino I, Spagnuolo R, Marasco R, Cosco C, Ruggiero G, Cosco V, et al. P.02.11 Withdrawal of infliximab (Ifx) after achieving remission: outcome in a cohort of inflammatory bowel disease (Ibd) patients. Dig Liver Dis. 2013;45(2013):S100–1.

89. Marino M, Zucchi E, Fabbro M, Lodolo I, Maieron R, Vadalà S, et al. P401 Outcome of infliximab discontinuation in IBD patients and therapy rechallenging in relapsers: single centre preliminary data. J Crohns Colitis. 2014;8:S232–3.

90. Kennedy NA, Kalla R, Warner B, Gambles CJ, Musy R, Reynolds S, et al. Thiopurine withdrawal during sustained clinical remission in inflammatory bowel disease: relapse and recapture rates, with predictive factors in 237 patients. Aliment Pharmacol Ther. 2014;40(11–12):1313–23.

91. Vande Casteele N, Khanna R, Levesque BG, Stitt L, Zou GY, Singh S, et al. The relationship between infliximab concentrations, antibodies to infliximab and disease activity in Crohn's disease. Gut. 2015;64(10):1539–45.

第十一章
儿童炎症性肠病的生物疗法

近年来,儿童炎症性肠病(IBD)的发病率在全世界范围内呈不断上升趋势[1]。与成人 IBD 患者相比儿童患者的临床表现常常更严重且病变累及更广泛,如克罗恩病(CD)常累及整个小肠和结肠;溃疡性结肠炎(UC)可导致全结肠炎,这些都可能影响疾病进程和对治疗的反应[2,3]。在为儿童 IBD 患者选择最佳治疗方案时,我们必须考虑许多特殊的因素,其中包括治疗措施对生长参数的影响、多种治疗对患者累积的或长期的不良反应以及考虑到确诊年龄所需的治疗时间的长短。生物制剂已被用于治疗儿童 IBD 超过 20 年,这些药物不仅减轻了合并有难治性或严重疾病的 IBD 患者其肠道炎症的临床和组织学表现,还显著改善了这些患者的生活质量。

英夫利昔单抗应用于小儿克罗恩病的治疗

英夫利昔单抗,是一种抗 TNF-α 的单克隆抗体,已被用于治疗儿童 CD 超过 20 年;然而,该药物在 2006 年才被 FDA 批准用于治疗中度至重度儿童活动性 CD。在该制剂初步应用于儿童 CD 的报告中,受试者接受少量或诱导剂量的英夫利昔单抗,其应答率极好。Kugathasan 等报道了 15 例难治性 CD 患儿连续接受英夫利昔单抗 5mg/kg 剂量治疗的临床结局[4]。其中,14 例患者在单次给药后临床症状明显改善,有 10 例患者在 10 周治疗后实现疾病临床缓解(临床缓解定义为儿童克罗恩病活动指数(Pediatric Crohn's Disease Activity Index,PCDAI)≤15)。而且在第 4 周和第 10 周时,糖皮质激素给药剂量也显著减少。但在第 52 周随访时,14 例应答者中有 11 例病情复发,其中病程超过 2 年的患者其应答持续时间较短。一项多中心研究纳入 21 名中度至重度儿童 CD 患者,受试者们分别接受单次 1、5 或 10mg/kg 剂量的英夫利昔单抗,研究结果表明,临床应答率达到 100%(即 PCDAI 降低≥10 或改良 CDAI 降低≥70),临床缓解率为 48%,临床缓解定

义为在 12 周观察期间 PCDAI<10 或改良 CDAI<150[5]。5mg/kg 组和 10mg/
kg 组患者在 12 周随访评估中与 1mg/kg 组受试者相比具有更高的缓解率。
9 名患者在接受英夫利昔单抗治疗前和治疗 4 周后进行内镜检查可见内镜
病变严重程度评分降低,其在 1、5 和 10mg/kg 治疗组分别改善了 7%、69%
和 52%。该研究发现儿童和成人组的血清英夫利昔单抗浓度相似,而且还
发现该制剂在 1mg/kg 组第 4 周、5mg/kg 组第 8 周以及 10mg/kg 组的第 12
周时的可检测水平持续时间与剂量水平成比例关系。上述研究只是评估
了单次输注英夫利昔单抗的临床应答,Cezard 等在此基础上对 21 名重度
儿童 CD 患者的反应进行了前瞻性的评估,其中大部分儿童患者患有糖皮
质激素依赖性疾病,该研究在第 0、15 和 45 天分别给予受试者 5mg/kg 英
夫利昔单抗以进行诱导给药[6]。19 名儿童在第 4 天得到临床缓解[Harvey
Bradshaw(HB)指数 <4],并且在 3 个月时类固醇的用药剂量显著降低。与
上述研究类似,该研究表明临床应答的时间并不持久,其中有 19 例患者
(90%)即使继续使用免疫抑制剂治疗但仍有复发,其中 37% 的复发发生在
3 个月内。

　　如上文所强调,在儿童患者中使用英夫利昔单抗时,其给药最佳频率
尚不清楚。最初推测儿童相对成人来说可能会对英夫利昔单抗产生长期
反应,从而不需要定期输注;然而,初步研究显示单次给药或诱导给药后病
情容易频繁复发。按需使用英夫利昔单抗,若患者复发,则给予额外剂量的
英夫利昔单抗,这是儿童患者另外一个需考虑的因素。Ruemmele 等在一项
随机、多中心、开放标签研究[7]中进一步评估了这一因素。该研究中 31 名
CD 缓解期儿童被 3 次给予英夫利昔单抗(诱导剂量),随后被随机分成每
2 个月定时输注英夫利昔单抗组或 "按需" 给药组。在试验过程中,按需给
药组有 92% 的患者复发,而每 8 周接受英夫利昔单抗治疗的患者中有 23%
的复发率。此外,按需治疗组患者的复发时间较短,平均复发时间为 120 天,
而定时给药组患者的平均复发时间为 150 天。在 60 周时,按需给药组中有
61% 的患者得到缓解,而按时给药组中有 83% 的患者得到缓解。

　　REACH 研究是一项大型多中心、随机、开放标签试验,前瞻性评估了
英夫利昔单抗治疗儿童中度至重度活动性 CD 的安全性和有效性,揭示了
每 8 周给予英夫利昔单抗与每 12 周给药相比的优势[8]。尽管有免疫调
节疗法,但有 120 名中度至重度 CD 的患者接受了英夫利昔单抗 5mg/kg
的 3 种诱导方案。随后将有临床应答者随机分成 2 组,每 8 或 12 周接受
维持剂量 5mg/kg 的英夫利昔单抗治疗。诱导治疗完成后(第 10 周评估),
该研究中有 88% 的患者实现临床应答(PCDAI 评分至少降低 15 分),有
59% 的患者得到临床缓解(PCDAI<10)。在 54 周时,每 8 周接受英夫利昔

单抗治疗的患者中有 64% 的人有临床应答,56% 的患者得到临床缓解且无需调整剂量,每 12 周给药组临床应答率为 33%,临床缓解率为 23.5%。在研究过程中,皮质类固醇使用量明显降低,并且 8 周和 12 周给药组的 IMPACT Ⅲ 生活质量评分均有所改善。60 名参与者被纳入到了 REACH 的开放标签扩增试验:33 名受试者每 8 周接受一次英夫利昔单抗 5mg/kg,12 名受试者每 12 周接受 10mg/kg 的英夫利昔单抗,另外 15 名受试者每 8 周接受 10mg/kg 的英夫利昔单抗[9]。在这些定期接受英夫利昔单抗治疗长达 3 年的患者中,大多数患者获得了持续的临床益处,根据医师总体评估(physician global assessment,PGA),大约 80% 的患者无或患有轻度疾病。

    另一项研究评估了英夫利昔单抗治疗的长期疗效。在一项基于人群的回顾性研究中,66 例儿童 CD 患者接受英夫利昔单抗治疗(5 次接受按需给药治疗),平均随访时间 41 个月,其中约 70% 的受试者可观察到长期的临床应答[10]。然而,在对英夫利昔单抗依赖的患者(n=37)中,有 57% 的患者在给药的 8 周前出现症状复发,且需要增加剂量至 10mg/kg 或缩短给药间隔以维持疗效。在 Crombe 等的类似研究中,120 例儿童 CD 患者中 54% 的受试者具有长期疗效;整个队列研究中 27% 的受试者需要剂量优化[缩短间隔和(或)增加剂量][11]。这些患者中有 42% 的人接受了按需给药,与其他疗效研究相比,这可能导致较低的长期缓解率。最后,一项参与儿童炎症性肠病合作研究的患者的多中心队列研究评估了用英夫利昔维持治疗儿童 CD 患者的长期预后[12]。该研究共 729 例患者,其中有 202 例接受了英夫利昔单抗治疗;大多数患者在疾病早期接受英夫利昔单抗治疗,其中 60 例(30%)患者在诊断后 3 个月内接受了英夫利昔单抗治疗,64 例(32%)在诊断后 3~12 个月内接受治疗,47 例(23%)在诊断后 12 和 24 个月内接受治疗,31 例(15%)诊断 24 个月后接受治疗。该队列研究最终纳入了 128 名患者,其中 121 名患者接受了连续的英夫利昔单抗维持治疗。在英夫利昔单抗维持治疗 1 年后,32% 的患者疾病呈中度活动度,54% 患者通过 PGA 评估疾病处于非活动期;到给予维持治疗 2 年时,21% 的患者呈轻度活动度,67% 的患者疾病处于非活动期;在 3 年的维持治疗中,30% 患者呈轻度活动度,57% 的患者疾病处于非活动期。然而,几乎一半(63/128)的患者在英夫利昔单抗治疗期间需要调整抗 TNF 剂量。以上结果强调了英夫利昔单抗治疗小儿 CD 的长期益处和耐受性,还强调了为维持大部分患者的临床应答而需优化剂量这一状况。据报道,儿童 CD 患者在 3~5 年随访期内的失应答率高达 33%~50%。由于涉及治疗儿童炎症性肠病的因素较多,人们尝试去确定对英夫利昔单抗应答的预测因子。Grover 等研究了 47 名难治性 CD 患者,他们对诱导性英夫利昔单抗治疗有初始应答[13]。28名患者（60%）的平均发病时间为2.8年，19名患者（40%）有11个月的应答丧失。研究发现应答丧失与英夫利昔单抗诱导前较低的BMI和较低的高度z评分以及诱导后较高的CRP值相关，而这些可能是表达炎症严重程度的替代指标。如果给予英夫利昔单抗诱导治疗后延续免疫调节剂治疗，患者更有可能有持续的临床应答，这可能与英夫利昔单抗药物水平相关。在这项研究中，疾病持续时间、英夫利昔单抗治疗时间、疾病严重程度、发病部位、并发症以及糖皮质激素依赖与失去应答无关。

随着儿童炎症性肠病的发病率上升，8岁以下患者的早发性疾病也有所增加。Kelsen等的一项回顾性研究[14]评估了英夫利昔单抗在早发性疾病患者中的安全性和有效性。研究纳入了7岁以前开始使用英夫利昔单抗治疗的CD、UC或炎性肠病未分类（IBD-U）的33名患者。经过1年的英夫利昔单抗治疗后，分别有10%、25%和0%的CD、UC和IBD-U患者有临床应答。19名患者（58%）需要增加剂量或减少给药间隔时间。维持英夫利昔单抗治疗的患者比例稳步下降，1年后需要英夫利昔单抗维持的比例为36%，2年后为18%，3年后为12%。在一小部分年龄小于5岁的患者中，1年后仅有25%的患者需要继续接受英夫利昔单抗治疗，而2年和3年后仅有10%的患者需要英夫利昔单抗维持治疗。研究最终发现，与REACH试验评估的年长儿童患者相比，7岁以下早发IBD的儿童患者大多不需要继续使用英夫利昔作为维持治疗。这些发现可能与英夫利昔单抗在年轻患者中的特定药代动力学有关，或可能与早发IBD患者的结肠表型有关。

成人患者研究已经证明了英夫利昔单抗用于治疗肛周CD的功效，并且一些小型研究已经显示英夫利昔单抗在儿童患者中的类似益处[6,15,16]。通过分析评估了来自REACH[15]的31例同时患有肛周克罗恩病的患者使用英夫利昔单抗的效果，发现在22例患有肛周疾病的患者中，单剂量英夫利昔单抗治疗后有41%的患者有完全或部分应答，其中73%的患者在第10周时（诱导给药完成后）有应答，随机给予患者每8周或每12周的维持治疗，临床应答率保持一致（54周时为73%，1例有部分临床应答，15例有临床应答）。英夫利昔单抗治疗期间有9例患者发生肛周疾病，但大多数（78%）患者对额外输注有临床应答。Cezard等研究了接受3次英夫利昔单抗诱导治疗的12例肛瘘患者也得出相似的结果，所有患者的肛瘘均在3个月内闭合[6]。然而，由于90%的研究人群在12个月的随访期间复发，有些患者有可能因为没有坚持定期给药而致肛周疾病复发。有几个因素可能与英夫利昔单抗治疗儿童CD肛周疾病的阳性反应相关，其中包括疾病持续时间较短（<1年）、瘘管数量（≤1）和基线HB指数（<5）[16,17]。在

肛周疾病患者开始英夫利昔单抗治疗之前,通过结肠镜检查和骨盆磁共振成像(MRI)和(或)麻醉下的直肠检查来评估诸如直肠炎症或复杂瘘等并发症是很重要的,英夫利昔单抗联合手术治疗可能会改善预后[18]。

英夫利昔单抗用于儿童溃疡性结肠炎

英夫利昔单抗于 2011 年被 FDA 批准用于治疗中度至重度小儿 UC;然而,与儿童 CD 类似,在基于成人数据和小型病例系列研究的批准之前,这种药物被用于治疗难治性结肠炎的儿童患者,直至相关研究证明了该制剂的功效。Mamula 等的一个初期病例表明,9 例患有中度至重度 UC 对传统疗法无效的患者中有 7 例通过(PGA)评估对英夫利昔单抗有临床应答,其中 6 例在输注后 2 周处于非活动期[19]。观察到糖皮质激素保留效应,66% 的患者能够停用糖皮质激素治疗。该队列研究中的 9 例患者至少 2 年随访后重新评估,其中 73% 的患者被认为是初始剂量应答者[20]。其中两名患者在 9 个月内失去应答,其余 5 名应答者持续应答,其中 3 名在没有进行英夫利昔单抗治疗的情况下表现良好。另外一组用英夫利昔单抗治疗 8 例难治性 UC 患者的临床缓解率为 88%[20]。17 例患者中有 14 例(82%)发生短期应答,10 例患者(63%)对英夫利昔单抗治疗产生了长期应答。另一项回顾性单中心研究评估了 12 例儿童 UC 患者的英夫利昔单抗治疗反应,3 例有暴发性结肠炎、3 例 UC 急性发作、5 例有糖皮质激素依赖性结肠炎、1 例有糖皮质激素难治性结肠炎[21]。9 名患者(75%)全部出现短期应答,2 名出现部分应答,8 名患者对英夫利昔单抗有长期应答(平均随访 10.4 个月)。在这项小型研究中,在同时接受巯嘌呤治疗的患者更可能出现长期反应。McGinnis 等的一个更大的单中心回顾研究评估了 40 名对类固醇依赖或类固醇耐药的儿童 UC 患者应用英夫利昔单抗诱导治疗的短期和长期应答[22]。28 名患者(70%)对英夫利昔单抗有临床疗效,具体来说,12 名糖皮质激素依赖的患者中有 9 名患者以及 18 名或 27 名对类固醇无效的患者。在研究期间,20% 的应答者接受了结肠切除,而 82% 的无应答者接受了结肠切除术。一项多中心队列研究纳入 332 名儿童 UC 患者前瞻性评估了 52 名接受英夫利昔单抗持续维持治疗或按需治疗的患者的临床结局[23]。在这些患者中,约有 35% 的人在 3、6、12 和 24 个月的评估中未使用皮质类固醇或疾病呈轻度活动度,61% 的患者 24 个月时未行结肠切除。连续接受治疗的患者中,大约 50% 的患者处于非活动期或疾病呈轻度活动度,24 个月时无需结肠切除的可能性为 74%,这表明维持剂量的额外益处。这些缓解率比先前报道的要低;然而,该队列中有 50% 的患者在英夫利昔单抗治疗开始时住院,可能提示患者有更严重或慢性的疾病。

对类固醇、免疫调节剂和氨基水杨酸盐治疗无效的慢性溃疡性结肠炎患者可能对英夫利昔单抗的应答降低。范江等回顾性分析急性 UC 患者(n=16)对英夫利昔单抗治疗的反应,急性 UC 定义为与对糖皮质激素依赖性 UC 相比,静脉注射类固醇治疗无效的难治性 UC 或非类固醇依赖性 UC 急性发作的新发 UC(n=11)[24]。研究中患者首先接受标准诱导剂量,然后每 8 周输注一次。急性 UC 患者在治疗后 1 个月和 2 个月时平均 Lichtiger 结肠炎活动指数(Lichtiger colitis activity index,LCAI)评分较低,并且长期反应持续时间更长。在平均 27 个月的随访中,75% 的急性 UC 患者不需要类固醇治疗或结肠切除,而慢性 UC 患者中有 27% 的人需要类固醇治疗或结肠切除。

根据对基于人群的 UC 队列的回顾性队列分析,28% 小于 15 岁的儿童由于疾病急性加重需要住院治疗,其中约 50% 的患者对静脉注射皮质类固醇无效[25]。正如范江等[24]在研究中通过观察结肠切除率所证实的,与那些患有慢性、类固醇依赖性结肠炎的患者相比,患有急性、暴发性、严重结肠炎的患者对英夫利昔单抗治疗的反应可能有所改善。在一项纳入 128 名需要静脉注射皮质类固醇治疗的急性重症结肠炎患儿的前瞻性多中心研究中,37 名(29%)患者对糖皮质激素治疗无效并且需要抢救治疗,其中 33 名接受了英夫利昔单抗治疗[26]。这些患者中有 25 人(75%)有反应,7 名患者得到临床缓解,18 名患者出院时病情减轻。在治疗 1 年时,55% 的患者有持续的临床应答(11 名接受维持治疗,7 名仅接受诱导治疗)。新近诊断为 UC 的患者,疾病持续时间较短、入院时疾病活动度更严重、接受 3 天Ⅳ类固醇治疗对英夫利昔单抗治疗反应的可能性较小。一项包含 29 名严重结肠炎的住院患者的较小队列研究表明 62% 的患者对英夫利昔单抗的反应可能随着时间而降低,并且剂量通常需要增加[27]。即使在剂量递增后,这些患者中仅有 39% 的人在第 1 年和第 2 年对英夫利昔单抗治疗有反应,第 3 年后仅有 29%。较低的 BMI Z 评分和血清白蛋白降低以及 ESR 升高与剂量增加有关,但这并不是说明英夫利昔单抗无效。

一项随机开放性前瞻性研究评估了英夫利昔单抗诱导和维持治疗中重度活动性儿童 UC 的有效性和安全性[28]。这项研究的结果致 FDA 在 2011 年批准英夫利昔单抗用于治疗儿童 UC。该研究中 60 名患有难治性中度至重度活动性 UC 的患者在 0、2 和 6 周给予 5mg/kg 英夫利昔单抗,然后随机接受每 8 周或每 12 周的治疗。44 名患者(73%)对诱导治疗有反应,并且在第 8 周,41 名患者(68.3%)实现了黏膜愈合。随后将 45 名患者随机分配接受每 8 周或每 12 周间隔的英夫利昔单抗治疗。在第 54 周,每 8 组给药组的患者中 38.1% 的患者得到缓解,而每 12 周给药有 18.2% 的缓解率。在每 8 周给药组患者中观察到 54 周时皮质类固醇使用量减少,但这并未在每 12 周给药组中观察到。与以前的结论类似,剂量递增比较常见,约 50% 的患者需要英利昔单抗剂量增加或更频繁的给药,更多的患者需要在每 12 周的给药组中加强治疗。该研究在多个时间点获得英夫利昔单抗浓度;第 8 周时较高的浓度与临床应答和黏膜愈合有关,每 8 周给药组的患者 30 周的药物浓度更高,这可能是因为该组获得持续疗效的患者比例较高[29]。总之,这项前瞻性随机开放标签研究和其他回顾性和前瞻性观察队列清楚地表明,英夫利昔单抗是一种有效治疗对糖皮质激素依赖或无效的中重度 UC 的制剂,并可能有助于预防儿童 UC 患者结肠切除。

阿达木单抗应用于儿童炎症性肠病

虽然英夫利昔单抗在治疗儿童 IBD 方面具有良好前景,但高达 50% 的患者需要剂量递增,约 33% 的患者常由于失去应答而终止英夫利昔单抗治疗。社会上公认需要发展其他的抗 TNF 药物,因此,阿达木单抗应运而生,它是一种完全重组的人类单克隆抗 TNF 抗体。与英夫利昔单抗相比,阿达木单抗具有内在的降低中和抗体形成的风险,因为它是严格的人类抗体成分。最初报道阿达木单抗应用于儿童炎症性肠病治疗是在对英夫利昔单抗不耐受的患者身上。Noe 等评估了先前用英夫利昔单抗治疗的 10 名患者(7 名 CD,3 名 UC)对阿达木单抗治疗的反应,其中 9 名患者对该药物产生了过敏反应[30]。8 名患者对阿达木单抗有临床应答,CD 患者 PCDAI 降低,UC 患者 LCAI 降低。7 名患者在阿达木单抗开始时同时使用皮质类固醇,其中 4 名患者能够在平均 5.5 个月内逐渐减少这种药物剂量。对 14 名儿童 CD 患者进行的第二轮小型回顾性研究发现,尽管剂量增加,但患者对阿利木单抗的应答并不强烈,然而大部分患者仍有应答,其中 50% 的患者得到完全缓解,14% 的患者得到部分应答;在肛周疾病患者中,5 名患者中有 3 名通过这种疗法实现闭瘘[31]。这些研究结果的差异可能是由于阿达木单抗给药的变化(不受控制)和患者选择所致,前一项研究仅纳入对英夫利昔单抗有应答但不包括那些疗效欠佳患者。随后更大规模的基于人群的队列研究发现,约三分之二的英夫利昔单抗治疗失败的患者对阿达木单抗有初始反应[32,33]。RESEAT 是一项关于阿达木单抗治疗安全性和疗效的大型多中心回顾性评估研究,该研究纳入了来自于 12 个中心的 115 例儿童克罗恩病患者(他们都接受过至少一剂阿达木单抗治疗),并对阿达木疗效进行了评估[34]。该队列中有 95% 患者曾接受过英夫利昔单抗治疗,大多数患者因继发性失应答(47%)或输液反应 / 迟发型超敏反应(45%)而停止治疗。大多数患者最初接受诱导方案(160/80mg 或 80/40mg),然后每隔一周接受 40mg 的治疗;27% 的患者需要剂量递增,最常见的是每周一次给药。临床应答,定义为 PGA 从中度 / 重度降低至轻度 / 非活动期或从轻度降低至非活动期,在 3、6 和 12 个月时,临床应答率分别为 65%、71% 和 70%。在同一时间点,临床缓解率(PGA 非活动期)分别为 32%、43% 和 49%。整体而言,类固醇使用量研究时间点下降,42% 的患者在 12 个月时未应用类固醇而得到临床缓解,这再次突出这种疗法在儿童 CD 中的功效。

Viola 等的一项初步前瞻性观察研究显示,23 例中到重度儿童 CD 患者对阿达樺抗治疗有显著的疗效,其中 9 例从未接受过抗 TNF 治疗[35]。在该研究中,患者在第 0 和第 2 周时给予诱导剂量的阿达木单抗,然后在 48 周期间每隔一周进行维持治疗给药。临床缓解率从治疗 2 周后的 36.3% 增加到治疗 48 周后的 65.2%。在同一时间点,临床应答率也从 87% 增加到 91%。在整个研究过程中,皮质类固醇、PCDAI、CRP 和 ESR 水平的平均值显著降低。该前瞻性队列研究的总体缓解率和缓解率较高,这可能与较高的给药剂量方案有关,65% 的患者每隔一周接受 80mg 的阿达木单抗共维持至少 12 周。IMAgINE 1 研究是一项多中心随机试验,它评估了阿达木单抗在儿童 CD 中的安全性和有效性[36]。与 REACH 临床试验类似,患者接受基于体重的开放式阿达木单抗诱导剂量(共两次)方案组,然后是双盲维持剂量给药方案 - 高剂量组 VS 低剂量组(高剂量组,>40kg 每隔一周接受 40mg,<40kg 每隔一周接受 20mg;低剂量组,>40kg 每隔一周接受 20mg,<40kg 每隔一周接受 10mg)。192 名中度至重度克罗恩病(PCDAI>30)的患者接受了诱导治疗,188 名患者根据对诱导剂量的临床应答(PCDAI 减少和 PCDAI≥15)和之前接受英夫利昔单抗治疗(约 44 名)进行随机分组。诱导后(第 4 周),155 例受试者(82.4%)实现临床应答,52 例(27.7%)得到临床缓解。26 周时,53.7 的患者有临床应答,33.5% 的患者得到临床缓解;在 52 周临床应答率和临床缓解率分别为 28.2% 和 35.1%。高剂量方案中较高比例的患者在这两个时间点都处于缓解期,差异无统计学意义。在基线时接受类固醇治疗的 71 例患者中,低剂量组中 65.8% 的患者和高剂量组中 84.8% 的患者停用了该治疗。在高剂量组中,经历瘘管改善和闭合的患者比例也更高。最后,在高剂量组中,未进行英夫利昔单抗治疗的患者在 26 周和 52 周时的应答率和缓解率均高于之前应用英夫利昔单抗治疗的患者。

　　类似于英夫利昔单抗的治疗经验,在 IMAgINE 1 试验中,50.5% 低剂量治疗组的患者和 37.6% 高剂量治疗组的患者需要剂量增加至第 12 周,且每周都需要,原因是无应答或疾病恶化[36]。在 52 周时,对这一亚群体进行了剂量递增的疗效评估[37]。在计量方案为每周治疗的 83 名患者中,51.8% 患者有临床应答,24.1% 达到临床缓解,高剂量组中达到这些终点的患者比例较高(分别为 57.1% 和 31.4%)。免疫调节剂治疗的患者和随机分配到高剂量组的患者不太需要将剂量递增至每周治疗。在 IMAgINE 2 研究中评估了阿达木单抗的长期疗效[38]。研究中纳入了在 IMAgINE 1 期间任何时间对阿达木单抗有反应的 100 位患者,继续维持给药 240 周。纳入 IMAgINE 2 的患者有 41% 得到临床缓解,48% 的患者在 240 周时获得了应答,对于进入 IMAgINE 2 的缓解期患者,在 240 周时缓解率维持在 45%。该研究中皮质类固醇使用持续减少以及进入 IMAgINE 1 期间接受糖皮质激素治疗的患者中,未应用糖皮质激素的缓解率从入选 IMAgINE 2 (第 52 周)时的 40.5% 上升至第 240 周时的 63.2%。

　　阿达木单抗未得到 FDA 批准用于治疗儿童 UC,关于在患有 UC 的儿童中使用阿达木单抗治疗的公开数据有限,但在临床实践中,阿达木单抗在难治性儿童 UC 中用作二线生物治疗方案。Noe 等的早期报告评估了阿达木单抗在儿童 IBD 中的短期反应;3 例英夫利昔治疗失败的 UC 患者被纳入本次回顾性研究,其中 2 例根据 LCAI 评分降低评估对阿达木单抗有无反应,第 3 例患者需要结肠切除术[30]。对 11 名英夫利昔单抗治疗失败或不能耐受而使用阿达木单抗治疗的儿童患者的回顾性研究表明,类似的结果证明,在 6 个月时通过随访(平均治疗时间 21.5 个月)达到临床缓解的患者有 55%[39]。在阿达木单抗治疗 7 个月后 4 名患者需要进行结肠切除术。一项前瞻性多中心随机双盲安慰剂对照研究评估了阿达木单抗治疗中度至重度儿童 UC 患者的疗效和安全性(ClinicalTrials.gov 编号:NCT02065557),该研究希望能更多地了解阿达木单抗在这种复杂疾病中的作用。总体上来说,阿达木单抗在儿童 IBD 中似乎具有显著疗效,基于 2007 年至 2012 年患有 IBD 的成人和儿童抗 TNF 的利用趋势的单中心研究,该药物的使用有所增加。然而,英夫利昔单抗仍然是抗 TNF 治疗的主要药物,特别是在儿童人群中[40]。

抗 TNF 制剂影响生长及骨骼发育

　　生长迟缓是儿童 IBD 常见的肠外表现,特别是 CD 患者。在诊断前儿童 CD 患者中身高增长速度降低,在疾病过程中高达 60% 的儿童身高百分位数会下降[41-43]。生长迟缓的病因有多种因素。在诊断之前,患者可能因摄入减少而营养不良,这可能与循环 TNF-α 增加引起的厌食、能量丢失增加和炎症引起的代谢需求增加有关;此外,炎性细胞因子,特别是 TNF-α、白细胞介素 1 和白细胞介素 6,直接影响生长激素轴[43-46]。这些因素的组合导致循环胰岛素样生长因子 1(IGF-1)减少和生长迟缓。诊断后,糖皮质激素的使用可通过抑制 IGF-1 进一步影响生长。恢复和促进儿童患者的正常线性生长是重要的治疗目标。

　　包括 REACH 和 IMAgINE 1 在内的多项研究报道了抗 TNF 在加快身高的速度、恢复生长方面的有益作用。Walters 等回顾性评估了 32 例活动性 CD 患者的线性生长情况,其中大多数(59%)患者处于青春期早期(Tanner Ⅰ~Ⅲ)。在所有患者的分析中,抗 TNF 治疗 12 个月后身高从平均值 –0.51 增加到 +2.4[47]。青春期早期患者的改善与青春期结束时患者的改善相比(Tanner Ⅳ~Ⅴ)说明高度增长速度改善取决于青春期阶段。与仅具有部分临床应答的患者相比,达到完全症状缓解的青春期早期患者的线性生长也有更大的改善。对应用阿达木单抗治疗的 36 名儿童进行的第二项小型回顾性研究,与之前结果相似,42% 的患者表现出追赶性生长[48]。同样,仅在青春期早期的患者中观察到身高标准差评分的改善,并且在那些已达到缓解的患者中更明显。一项纳入 121 例接受抗 TNF 治疗的儿童患者(英夫利昔单抗 93 例,阿达木单抗 28 例,CD 93 例)的回顾性研究与以上结果相似,疾病状态(缓解)和青春期早期患者都有线性生长改善[49]。REACH 研究的主要结果是评估从基线到第 54 周的身高变化[8]。在骨龄延迟至少 1 年的患者中,30 和 54 周时身高 Z 评分均有显著改善,Z 评分平均改善分别为 0.3 和 0.5。MAgINE 1 研究观察到从基线到第 26 周和第 56 周 Z 分有显著改善,虽然不是主要结果,但在低剂量组和高剂量组都能观察[36]。线性增长的改善似乎可持续更久;在一项对 195 例接受英夫利昔单抗治疗的患者进行的一项研究中,诱导阶段 1 和 2 的患者在治疗开始后持续 4 年时身高 Z 评分增加[49]。抗 TNF 治疗确实导致糖皮质激素作用减少;然而,糖皮质激素"保留效应"并不是生长恢复的唯一原因,因为在接受和未接受糖皮质激素治疗的儿童中都观察到身高增加[48,50]。直接影响生长激素轴的炎性细胞因子的减少可能在恢复生长中起作用。在诱导阶段开始后 10 周和 12 个月,抗 TNF 治疗与性激素(睾酮和雌二醇)的增加有关,在一项针对成人 CD 患者的小型研究中,英夫利昔单抗治疗导致 IGF-1 水平增加达到与对照相当的水平,这表明抗 TNF 治疗可能逆转在活动性疾病中的生长激素抵抗[51,52]。总之,这些激素改变可能会导致儿童患者青春期线性生长和进展的改善。

骨密度（bone mineral density，BMD）下降在儿童 IBD 中普遍存在，可见于 43% 的 CD 患者和 39% 的 UC 患者[53]。由于营养不良、青春期延迟、疾病导致的负重活动减少以及皮质类固醇暴露都是促成因素，炎症也会影响骨骼健康。因此，儿童可能无法达到和（或）保持其峰值骨量而影响未来的骨骼健康。对抗 TNF 治疗的研究已观察到骨健康和维生素 D 稳态的改善。在 REACH 研究中，112 名患者有骨代谢标志物，包括在基线和第 10 周时的骨特异性碱性磷酸酶（bone-specific alkaline phosphatase，BSAP）和 I 型胶原 N 末端前肽（N-terminal propeptide of type I collagen，P1NP）、成骨细胞活性产物[54]。BSAP 和 P1NP 与基线 PCDAI 呈负相关，并且在 10 周的时间间隔内这两种骨形成生物标志物均增加。该研究的作者假设这些标记物的改善是由于 TNF-α 对骨生长的影响逆转、糖皮质激素暴露减少以及线性生长的改善所致。Griffin 等通过胫骨定量计算机断层扫描评估了 74 名开始抗 TNF 治疗的患者（5~21 岁）骨密度和结构的改善情况[55]。与健康对照组相比，IBD 患者的骨小梁 BMD Z 评分较低，与 PCDAI 呈负相关。在 12 个月的观察期内，小梁 BMD Z 评分和皮质结构得到改善；年龄较小与骨小梁 BMD Z 评分增加相关，但骨小梁 BMD Z 评分仍存在缺陷。维生素 D 在骨稳态中也起着重要作用，维生素 D 的优劣、不足和缺乏在儿童 IBD 中的关系已备受关注[56]。最近的一项研究纳入了 87 名 CD 患者，其中 80 名年龄在 5~20 岁，该研究评估了在抗 TNF 诱导治疗后维生素 D 和矿物质代谢短期变化[57]。尽管 25- 羟基维生素 D（21-OH D）并未观察到变化，但抗 TNF 诱导治疗后 PTH 和 1,25- 二羟基维生素 D（1,25-OH D）显著增加，这些表明 25-OH D 的肾转换率有所改善。尽管长期数据有限，但这些研究表明抗 TNF 对儿童患者在改善短期骨骼方面的作用，除了线性生长、营养支持、纠正维生素 D 缺乏症和减轻负重外，还可能对未来的骨骼健康产生积极影响。

儿童 IBD 患者抗 TNF 治疗时的疫苗接种策略

考虑到大多数疗法产生的免疫抑制，预防疾病接种疫苗对儿童 IBD 人群来说是最重要的，其中包括抗 TNF 药物。建议所有进行生物治疗的 IBD 患者按照美国儿科学会、免疫实践咨询委员会和疾病控制与预防中心详细推荐的时间表给予常规灭活疫苗。这包括甲型肝炎、乙型肝炎、白喉、破伤风、百日咳、流感嗜血杆菌 B、肺炎球菌（pneumococcus，PCV）（13 价和 23 价）、脊髓灰质炎（肌内注射疫苗）和儿童早期流感和人乳头瘤病毒和脑膜炎球菌病的接种疫苗。在学龄期和青少年期间活病毒疫苗的管理包括轮状病毒、鼻内流感疫苗、麻疹、腮腺炎和风疹（measles, mumps, and rubella, MMR）、水痘、口服脊髓灰质炎、口腔伤寒、带状疱疹和黄热病，接受抗 TNF 治疗的儿童 IBD 患者禁用。如果临床表现允许，这些疫苗应在开始免疫抑制之前或停用这些疗法几个月后使用，共计数周（MMR 疫苗接种≥4 周）。对于抗 TNF 治疗的儿童 IBD 患者家庭成员来说，MMR、水痘、带状疱疹和轮状病毒等活病毒疫苗不是禁忌的，但疫苗接种者应该监测症状，注意有无出现皮疹或腹泻等疫苗相关症状，如果接受者没有接受过疫苗接种，接受者应该避免与患有 IBD 的患者接触[58]。

理想情况下，应在开始免疫抑制治疗前至少 2 周接种灭活疫苗以提高疗效；然而，一些研究表明，在应用免疫抑制药物（包括抗 TNF 治疗）时，不论是单独使用抗 TNF 制剂或是与免疫调节剂联合治疗，患者对疫苗的免疫应答可能会减弱。在 60 名 IBD 患儿和 53 名接受流感疫苗的健康对照组的前瞻性队列研究中，无论是否接受免疫抑制治疗，对甲型流感病毒免疫应答的患者比例与对照组相似[59]。然而，IBD 人群对乙型流感的应答减少，免疫抑制剂影响应答，但 55% 的患者仍具有免疫原性。Mamula 等报道了 51 例儿童 IBD 患者和 29 例健康对照的对比研究结果；英夫利昔单抗和免疫调节治疗联合治疗的患者对甲型和乙型流感抗原的反应可能性较小，甲型流感病毒（H3）的血清学转换率为 90%，乙型流感病毒为 38%[60]。该研究未对单独使用抗 TNF 的患者进行评估，因此，尚不清楚该组的反应是否有所不同。Lu 等研究发现，对甲型流感（H1N1, H3N2）和乙型流感免疫抑制的 IBD 儿童患者和年轻成人患者的血清保护水平相似，包括那些接受抗 TNF 治疗的患者。定时接种流感疫苗（在输注时与输注过程中）似乎不影响免疫应答[61]。至于其他灭活疫苗，有一项关于接受英夫利昔单抗治疗的 100 名 IBD 儿童患者的接种乙肝疫苗状况和应答的研究[62]。44% 的已接种疫苗的儿童在接受治疗时未对乙型肝炎免疫；在接受强化免疫接种的 36 名儿童中，76% 的儿童的回忆性反应表明了足够的免疫接种，但儿童谁更频繁地接受英夫利昔单抗并不能反映出来。至今没有具体的儿童相关数据，但成人研究显示，接受单独抗 TNF 治疗或联合治疗的 IBD 患者与不接受免疫抑制治疗的 IBD 患者以及健康对照组相比，患者对肺炎球菌和破伤风/百日咳疫苗接种的反应降低，这治疗导致破伤风和百日咳的免疫原性显著下降；然而，一些患者仍然有适当的应答[63,64]。基于这些综合结果，如果可能，儿童 IBD 患者应在开始使用任何免疫抑制剂之前接种该疫苗；然而，在现实世界中，鉴于疾病的严重程度，这并不总是可行的。在专门评估接种疫苗安全性的研究中，灭活疫苗通常耐受性良好，因此即使担心免疫原性降低，但对于接受抗 TNF 治疗的患者来说，接种疫苗利大于弊。临床医生需要密切观察这些患者,无论患者是否感染,并且无论接种状态如何都可以在合适的时机采取适当的治疗。尽管建议 IBD 患者接种疫苗,但在儿童 IBD 患者的免疫状态评估方面仍然存在差异。在一项关于ImproveCareNow 质量改进网络的 178 名儿科胃肠科医生的调查中,只有51% 的受访者询问了免疫接种情况,30.9% 在诊断时获得了记录以此获得在开始高剂量免疫抑制之前可接种疫苗的机会和策略[65]。

儿童 IBD 的抗 TNF 治疗和恶性肿瘤

抗 TNF 治疗的副作用和风险包括过敏反应、感染性并发症和牛皮癣,这在儿童患者中是相似的,并在本书的其他章节进行了广泛讨论。但是,我们应特别考虑恶性肿瘤的风险,因为这通常会导致父母和看护人犹豫不决。尽管已经报道了恶性肿瘤特别是淋巴瘤与抗 TNF 药物的关系,但是越来越多的证据表明抗 TNF 制剂与硫唑嘌呤联合治疗增加风险,而单独使用抗 TNF 治疗并不增加风险。最常见的恶性肿瘤是肝脾 T 细胞淋巴瘤(hepatosplenic T-cell lymphoma,HSTCL),其具有侵袭性并且通常化疗和干细胞移植疗效不明显。在 2003 年至 2006 年的儿科文献中报告了几例病例,截至 2006 年 10 月,在食品和药物管理局不良事件报告系统[66]中报告了 8 例用抗 TNF 治疗的青少年和青年人的 HSTCL 病例。其中初步报告了接受英夫利昔单抗治疗的患者,随着时间和使用剂量的增加,在使用阿达木单抗治疗后观察到了更多的病例。Kotlyar 等对 36 名患有 HSTCL 的IBD 患者进行了系统评价,该研究评估可能影响风险的临床因素[67]。36名 HSTCL 的 IBD 患者接受了硫唑嘌呤类药物治疗,20 名患者(56%)接受了抗 TNF 治疗。研究风险因素包括年龄(10~35 岁)、男性(86%)和长期治疗(>2 年)。尽管可能存在一些报道偏倚,但在用抗 TNF 单药治疗的 IBD患者中没有 HSTCL 病例的报道;然而,曾有报道 1 例类风湿性关节炎合并HTSCL 患者接受抗 TNF 治疗而未使用巯基嘌呤后患有 HSTCL[68]。最近一篇综述评估了抗 TNF 制剂治疗儿童 IBD 治疗罹患淋巴瘤的风险[69]。研究中比较了用抗 TNF 治疗的儿童 IBD 患者与成人 IBD 患者其罹患淋巴瘤比率。其中接受抗 TNF 治疗的患者罹患淋巴瘤的风险(绝对风险 2.1/10 000患者,数年的随访评估),这与一般儿童患者的淋巴瘤发生率相当。虽然没有统计学意义,但淋巴瘤的总体发生率低于应用硫唑嘌呤的 IBD 患儿的发生率以及抗 TNF 治疗的成人 IBD 患者的发生率。最后,一项对儿童 IBD患者(5766 名患者;随访 24 543 名患者数年)的前瞻性长期研究的最新分析发现,应用英夫利昔单抗的患者与未使用生物制剂的患者相比罹患恶性肿瘤或噬血细胞淋巴组织细胞增多症（hemophagocytic lymphohistiocytosis，HLH）的风险没有增加[70]。然而，在应用巯基嘌呤的患者中观察到恶化风险增加的趋势，这进一步证明了这类药物可能是这种免疫抑制治疗的显著并发症的主要风险因素。

儿童 IBD 的其他生物治疗

虽然儿童 IBD 患者一般对抗 TNF 治疗反应良好，但根据目前的数据，30%~40% 的 IBD 患者为原发性无应答者，由于对这些治疗的无应答或不耐受，因此随着时间的推移更多地选择终止治疗。几种针对其他炎症机制的生物制剂已经被开发出，这些炎性介质包括整合素和 IL12/IL23 通路。那他珠单抗，是人源化针对 α4 整联蛋白的单克隆 IgG4 抗体，可抑制淋巴细胞迁移至中枢神经系统和胃肠道；那他珠单抗是第一种用于治疗 CD 的抗整联蛋白单抗。由于担心 JC 病毒再激活导致进行性多灶性白质脑病的发展，因此有关儿童克罗恩病的临床用药受到限制。早期的儿科临床经验表明其具有治疗潜力，一期两项开放性研究证明了该制剂治疗中度至重度活动性儿童 CD 的早期疗效[71]。38 名青少年患者在第 0 周、第 4 周和第 8 周接受 3 次静脉输注 3mg/kg 那他珠单抗（每个方案给药 32 次），安全性 /耐受性是主要研究目标，在第 12 周评估临床疗效。平均 PCDAI 从基线显著下降，最显著的下降发生在 10 周；在这个时间点，55% 的患者有临床应答（PCDAI 比基线减少至少 15 分），29% 的患者得到临床缓解（PCDAI<10）。32 名患者（84%）报告了不良事件，最常见的是头痛（10%）、CD 加重（9%）和发热（8%）。8 名患者（21%）发生了严重不良反应，这些不良反应与 CD 住院治疗相关的并发症或症状相关。总体而言，患者对该药物耐受良好，并且在第 32 周没有报告显著的安全事件。第二项小型回顾性单中心研究评估了 9 例因一种或多种抗 TNF 治疗失败的患者给予那他珠单抗维持治疗（每 4 周 300mg）的效果[72]。第 10 周时，50%（4/8）的患者处于缓解期，并且最后一次随访（20~52 周）时仍处于缓解期，5 名患者中的 3 名能够逐渐减少糖皮质激素剂量。在这项研究中没有观察到严重的不良事件或严重感染；然而，中位治疗时间相对较短，为 8.25 个月（范围 3.5~35），该疗法在 2014 年获得 FDA 批准使所有患者均转为维多珠单抗治疗。虽然这一研究很有前景，但安全性问题限制了该制剂在儿童患者人群中的持续使用。

维多珠单抗是针对 α4β7 整联蛋白的人源化单克隆 IgG1 抗体，其选择性抑制 T 淋巴细胞黏附至黏膜地址素细胞黏附分子 -1（mucosal addressin cell adhesion molecule-1，MAdCAM-1），从而减轻其迁移至 PML 而抑制对

CNS T 细胞的攻击。鉴于其良好的安全性,它已成为抗 TNF 治疗失败的儿童 IBD 患者的首选抗整联蛋白单抗。迄今为止,已有两项已发表的研究报告了 73 例接受该疗法治疗的儿童 IBD 患者的早期结果。Singh 等的一项多中心回顾性研究描述了 52 例小儿 IBD 患者使用维多珠单抗的早期临床经验,其中大多数(90%)患者抗 TNF 治疗失败[73]。所有患者在 0 周、2 周和 6 周接受维多珠单抗治疗,然后每 8 周给药一次;大多数患者(75%)接受成人剂量 300mg,其余接受基于体重的给药;11 名患者(21%)接受 6mg/kg 的剂量,2 名患者(4%)接受 5mg/kg 的剂量。到第 14 周时,42% 的 CD 患者处于缓解期,76% 的 UC 患者处于缓解期;然而,在该时间点两个治疗组之间非糖皮质激素依赖性临床缓解没有显著差异。在整个研究过程中糖皮质激素的使用量从维多珠单抗起始时的 56% 降至第 14 周时的 19%。疾病表型可能在应答中起作用,因为仅结肠受累的患者更有可能在 14 周时达到缓解,与小肠受累患者相比,两者缓解率分别为 70% 和 39%。在初次接受 TNF 治疗的小部分患者(n=5)中,80% 在第 6 周达到临床缓解,并且在 22 周仍维持缓解。第二项较小的前瞻性研究评估了 21 例难治性儿童 IBD 患者对维多珠单抗的临床应答,其中多数患有克罗恩病。患者在 0 周、2 周和 6 周接受 300mg 的诱导给药,然后每 8 周进行一次维持治疗[74]。从基线到第 14 周的每个随访间隔,PCDAI 和 PUCAI 均显著下降,随访持续至第 22 周($P<0.05$)。临床缓解率,定义为 CD 患者活动指数评分至少降低 12.5 分,UC/IBD-U 降低 20 分,第 6 周、第 14 周和第 22 周时的临床缓解率分别为 31.6%、52.6% 和 57.9%。在第 14 周和第 22 周,20% 的患者(20 人中有 4 人)得到非糖皮质激素依赖临床缓解,而 6 周时仅为 5%。在两项研究中,患者通常对维多珠单抗耐受性良好,未见不良反应。在 Conrad 等的研究中,12 名患者确实有严重的不良反应而导致住院,但尚不清楚这些是否与维多珠单抗或患者的原发病直接相关。为了评估维多珠单抗在儿童 IBD 中的安全性和耐受性,一项 2 期、随机、双盲、剂量范围研究预计被提上日程(ClinicalTrials.gov 编号:NCT03138655),目前正在进行多中心前瞻性队列研究(ClinicalTrials.gov 编号:NCT03138655;ClinicalTrials.gov 编号:NCT02862132)。

优特克单抗是最近 FDA 批准的用于治疗儿童时期患病的成人 CD 的生物制剂,其用在临床上的资料有限。该人源化单克隆抗体与 IL-12 和 IL-23 的共同的 p40 亚基结合,抑制这些蛋白质的活性。迄今为止,关于该制剂仅有一例病例报告和一份关于儿童 CD 使用的小型回顾性图表审查[75,76]。Bishop 等研究了 4 名接受过皮下注射优特克单抗治疗的 CD 患者在 0 和 4 周时的临床应答,然后每 8 周进行一次维持治疗;该研究没有给予静脉注射剂量[76]。该研究中所有患者均接受了英夫利昔单抗和阿达木单抗治疗,并且使他们对这些制剂能产生临床应答。其中两名患者具有持续的临床应答,且逐渐减少糖皮质激素用量并继续优特克单抗维持治疗。但仍需要更多的数据来确定优特克单抗在儿童 CD 中的安全性和疗效,目前正在进行优特克单抗在中至重度活动期儿童 CD 中的随机双盲药代动力学研究(ClinicalTrials.gov 编号:NCT02968108)。

　　以上内容展示了应用抗 -TNF 治疗儿童 IBD 诱导和维持缓解以及改善线性生长和骨骼健康的功效,以及综合描述在该患者群体中使用新生物制剂维多珠单抗和优特克单抗的新出现证据。迄今为止儿童 IBD 生物治疗方面取得了许多进展,这为患者预后改善做出了大贡献。然而,仍然存在很大的研究空间,其中包括更好地识别早期生物治疗获益最大的患者以及与此治疗相关的风险更高的患者,并直接比较单药治疗与儿童患者联合治疗的有效性。此外,治疗费用、输液方式以及家庭输液的安全性是另外一个需要考虑的问题,其中一些因素可能会给护理带来不便。生物治疗将在儿童 IBD 的治疗中发挥越来越大的作用,但这需要对这些药物进行额外研究,以帮助指导患者及其家属做出最佳治疗决策。

参考文献

1. Benchimol EI, Fortinsky KJ, Gozdyra P, Van den Heuvel M, Van Limbergen J, Griffiths AM. Epidemiology of pediatric inflammatory bowel disease: a systematic review of international trends. Inflamm Bowel Dis. 2011;17:423–39.
2. Heyman MB, Kirschner BS, Gold BD, et al. Children with early-onset inflammatory bowel disease (IBD): analysis of a pediatric IBD consortium registry. J Pediatr. 2005;146:35–40.
3. Van Limbergen J, Russell RK, Drummond HE, et al. Definition of phenotypic characteristics of childhood-onset inflammatory bowel disease. Gastroenterology. 2008;135:1114–22.
4. Kugathasan S, Werlin SL, Martinez A, Rivera MT, Heikenen JB, Binion DG. Prolonged duration of response to infliximab in early but not late pediatric Crohn's disease. Am J Gastroenterol. 2000;95:3189–94.
5. Baldassano R, Braegger CP, Escher JC, et al. Infliximab (REMICADE) therapy in the treatment of pediatric Crohn's disease. Am J Gastroenterol. 2003;98:833–8.
6. Cezard JP, Nouaili N, Talbotec C, et al. A prospective study of the efficacy and tolerance of a chimeric antibody to tumor necrosis factors (remicade) in severe pediatric crohn disease. J Pediatr Gastroenterol Nutr. 2003;36:632–6.
7. Ruemmele FM, Lachaux A, Cezard JP, et al. Efficacy of infliximab in pediatric Crohn's disease: a randomized multicenter open-label trial comparing scheduled to on demand maintenance therapy. Inflamm Bowel Dis. 2009;15:388–94.
8. Hyams J, Crandall W, Kugathasan S, et al. Induction and maintenance infliximab therapy for the treatment of moderate-to-severe Crohn's disease in children. Gastroenterology. 2007;132:863–73. quiz 1165-6.
9. Hyams J, Walters TD, Crandall W, et al. Safety and efficacy of maintenance infliximab therapy for moderate-to-severe Crohn's disease in children: REACH open-label extension. Curr Med Res Opin. 2011;27:651–62.
10. de Ridder L, Rings EH, Damen GM, et al. Infliximab dependency in pediatric Crohn's disease:

long-term follow-up of an unselected cohort. Inflamm Bowel Dis. 2008;14:353–8.

11. Crombe V, Salleron J, Savoye G, et al. Long-term outcome of treatment with inflix-imab in pediatric-onset Crohn's disease: a population-based study. Inflamm Bowel Dis. 2011;17:2144–52.

12. Hyams JS, Lerer T, Griffiths A, et al. Long-term outcome of maintenance infliximab therapy in children with Crohn's disease. Inflamm Bowel Dis. 2009;15:816–22.

13. Grover Z, Biron R, Carman N, Lewindon P. Predictors of response to infliximab in children with luminal Crohn's disease. J Crohns Colitis. 2014;8:739–46.

14. Kelsen JR, Grossman AB, Pauly-Hubbard H, Gupta K, Baldassano RN, Mamula P. Infliximab therapy in pediatric patients 7 years of age and younger. J Pediatr Gastroenterol Nutr. 2014;59:758–62.

15. Crandall W, Hyams J, Kugathasan S, et al. Infliximab therapy in children with concurrent peri-anal Crohn disease: observations from REACH. J Pediatr Gastroenterol Nutr. 2009;49:183–90.

16. Lionetti P, Bronzini F, Salvestrini C, et al. Response to infliximab is related to disease duration in paediatric Crohn's disease. Aliment Pharmacol Ther. 2003;18:425–31.

17. Dupont-Lucas C, Dabadie A, Alberti C, Ruemmele FM. Predictors of response to infliximab in paediatric perianal Crohn's disease. Aliment Pharmacol Ther. 2014;40:917–29.

18. de Zoeten EF, Pasternak BA, Mattei P, Kramer RE, Kader HA. Diagnosis and treatment of perianal Crohn disease: NASPGHAN clinical report and consensus statement. J Pediatr Gastroenterol Nutr. 2013;57:401–12.

19. Mamula P, Markowitz JE, Brown KA, Hurd LB, Piccoli DA, Baldassano RN. Infliximab as a novel therapy for pediatric ulcerative colitis. J Pediatr Gastroenterol Nutr. 2002;34:307–11.

20. Mamula P, Markowitz JE, Cohen LJ, von Allmen D, Baldassano RN. Infliximab in pediatric ulcerative colitis: two-year follow-up. J Pediatr Gastroenterol Nutr. 2004;38:298–301.

21. Eidelwein AP, Cuffari C, Abadom V, Oliva-Hemker M. Infliximab efficacy in pediatric ulcer-ative colitis. Inflamm Bowel Dis. 2005;11:213–8.

22. McGinnis JK, Murray KF. Infliximab for ulcerative colitis in children and adolescents. J Clin Gastroenterol. 2008;42:875–9.

23. Hyams JS, Lerer T, Griffiths A, et al. Outcome following infliximab therapy in children with ulcerative colitis. Am J Gastroenterol. 2010;105:1430–6.

24. Fanjiang G, Russell GH, Katz AJ. Short- and long-term response to and weaning from inflix-imab therapy in pediatric ulcerative colitis. J Pediatr Gastroenterol Nutr. 2007;44:312–7.

25. Turner D, Walsh CM, Benchimol EI, et al. Severe paediatric ulcerative colitis: incidence, out-comes and optimal timing for second-line therapy. Gut. 2008;57:331–8.

26. Turner D, Mack D, Leleiko N, et al. Severe pediatric ulcerative colitis: a prospective multi-center study of outcomes and predictors of response. Gastroenterology. 2010;138:2282–91.

27. Falaiye TO, Mitchell KR, Lu Z, et al. Outcomes following infliximab therapy for pediatric patients hospitalized with refractory colitis-predominant IBD. J Pediatr Gastroenterol Nutr. 2014;58:213–9.

28. Hyams J, Damaraju L, Blank M, et al. Induction and maintenance therapy with infliximab for children with moderate to severe ulcerative colitis. Clin Gastroenterol Hepatol. 2012;10:391–9. e1.

29. Adedokun OJ, Xu Z, Padgett L, et al. Pharmacokinetics of infliximab in children with moderate-to-severe ulcerative colitis: results from a randomized, multicenter, open-label, phase 3 study. Inflamm Bowel Dis. 2013;19:2753–62.

30. Noe JD, Pfefferkorn M. Short-term response to adalimumab in childhood inflammatory bowel disease. Inflamm Bowel Dis. 2008;14:1683–7.

31. Wyneski MJ, Green A, Kay M, Wyllie R, Mahajan L. Safety and efficacy of adalimumab in pediatric patients with Crohn disease. J Pediatr Gastroenterol Nutr. 2008;47:19–25.

32. Cozijnsen M, Duif V, Kokke F, et al. Adalimumab therapy in children with Crohn disease previously treated with infliximab. J Pediatr Gastroenterol Nutr. 2015;60:205–10.

33. Fumery M, Jacob A, Sarter H, et al. Efficacy and safety of adalimumab after infliximab failure in pediatric Crohn disease. J Pediatr Gastroenterol Nutr. 2015;60:744–8.

34. Rosh JR, Lerer T, Markowitz J, et al. Retrospective evaluation of the safety and effect of adalim-umab therapy (RESEAT) in pediatric Crohn's disease. Am J Gastroenterol. 2009;104:3042–9.

35. Viola F, Civitelli F, Di Nardo G, et al. Efficacy of adalimumab in moderate-to-severe pediatric Crohn's disease. Am J Gastroenterol. 2009;104:2566–71.
36. Hyams JS, Griffiths A, Markowitz J, et al. Safety and efficacy of adalimumab for moderate to severe Crohn's disease in children. Gastroenterology. 2012;143:365–74.e2.
37. Dubinsky MC, Rosh J, Faubion WA Jr, et al. Efficacy and safety of escalation of adalimumab therapy to weekly dosing in pediatric patients with Crohn's disease. Inflamm Bowel Dis. 2016;22:886–93.
38. Faubion WA, Dubinsky M, Ruemmele FM, et al. Long-term efficacy and safety of adalimumab in pediatric patients with Crohn's disease. Inflamm Bowel Dis. 2017;23:453–60.
39. Volonaki E, Mutalib M, Kiparissi F, Shah N, Lindley KJ, Elawad M. Adalimumab as a second-line biological therapy in children with refractory ulcerative colitis. Eur J Gastroenterol Hepatol. 2015;27:1425–8.
40. Park KT, Sin A, Wu M, Bass D, Bhattacharya J. Utilization trends of anti-TNF agents and health outcomes in adults and children with inflammatory bowel diseases: a single-center experience. Inflamm Bowel Dis. 2014;20:1242–9.
41. Markowitz J, Grancher K, Rosa J, Aiges H, Daum F. Growth failure in pediatric inflammatory bowel disease. J Pediatr Gastroenterol Nutr. 1993;16:373–80.
42. Motil KJ, Grand RJ, Davis-Kraft L, Ferlic LL, Smith EO. Growth failure in children with inflammatory bowel disease: a prospective study. Gastroenterology. 1993;105:681–91.
43. Heuschkel R, Salvestrini C, Beattie RM, Hildebrand H, Walters T, Griffiths A. Guidelines for the management of growth failure in childhood inflammatory bowel disease. Inflamm Bowel Dis. 2008;14:839–49.
44. Ballinger AB, Azooz O, El-Haj T, Poole S, Farthing MJ. Growth failure occurs through a decrease in insulin-like growth factor 1 which is independent of undernutrition in a rat model of colitis. Gut. 2000;46:694–700.
45. Kleinman RE, Baldassano RN, Caplan A, et al. Nutrition support for pediatric patients with inflammatory bowel disease: a clinical report of the North American Society for Pediatric Gastroenterology, Hepatology And Nutrition. J Pediatr Gastroenterol Nutr. 2004;39:15–27.
46. Wong SC, Macrae VE, McGrogan P, Ahmed SF. The role of pro-inflammatory cytokines in inflammatory bowel disease growth retardation. J Pediatr Gastroenterol Nutr. 2006;43:144–55.
47. Walters TD, Gilman AR, Griffiths AM. Linear growth improves during infliximab therapy in children with chronically active severe Crohn's disease. Inflamm Bowel Dis. 2007;13:424–30.
48. Malik S, Ahmed SF, Wilson ML, et al. The effects of anti-TNF-alpha treatment with adalimumab on growth in children with Crohn's disease (CD). J Crohns Colitis. 2012;6:337–44.
49. Cameron FL, Altowati MA, Rogers P, et al. Disease status and pubertal stage predict improved growth in antitumor necrosis factor therapy for pediatric inflammatory bowel disease. J Pediatr Gastroenterol Nutr. 2017;64:47–55.
50. Malik S, Wong SC, Bishop J, et al. Improvement in growth of children with Crohn disease following anti-TNF-alpha therapy can be independent of pubertal progress and glucocorticoid reduction. J Pediatr Gastroenterol Nutr. 2011;52:31–7.
51. DeBoer MD, Thayu M, Griffin LM, et al. Increases in sex hormones during anti-tumor necrosis factor alpha therapy in adolescents with Crohn's disease. J Pediatr. 2016;171:146–52.e1-2.
52. Vespasiani Gentilucci U, Caviglia R, Picardi A, et al. Infliximab reverses growth hormone resistance associated with inflammatory bowel disease. Aliment Pharmacol Ther. 2005;21:1063–71.
53. Sylvester FA, Wyzga N, Hyams JS, et al. Natural history of bone metabolism and bone mineral density in children with inflammatory bowel disease. Inflamm Bowel Dis. 2007;13:42–50.
54. Thayu M, Leonard MB, Hyams JS, et al. Improvement in biomarkers of bone formation during infliximab therapy in pediatric Crohn's disease: results of the REACH study. Clin Gastroenterol Hepatol. 2008;6:1378–84.
55. Griffin LM, Thayu M, Baldassano RN, et al. Improvements in bone density and structure during anti-TNF-alpha therapy in pediatric Crohn's disease. J Clin Endocrinol Metab. 2015;100:2630–9.
56. Pappa HM, Langereis EJ, Grand RJ, Gordon CM. Prevalence and risk factors for hypovita-

minosis D in young patients with inflammatory bowel disease. J Pediatr Gastroenterol Nutr. 2011;53:361–4.

57. Augustine MV, Leonard MB, Thayu M, et al. Changes in vitamin D-related mineral metabolism after induction with anti-tumor necrosis factor-alpha therapy in Crohn's disease. J Clin Endocrinol Metab. 2014;99:E991–8.

58. Long MD, Gulati A, Wohl D, Herfarth H. Immunizations in pediatric and adult patients with inflammatory bowel disease: a practical case-based approach. Inflamm Bowel Dis. 2015;21:1993–2003.

59. deBruyn JC, Hilsden R, Fonseca K, et al. Immunogenicity and safety of influenza vaccination in children with inflammatory bowel disease. Inflamm Bowel Dis. 2012;18:25–33.

60. Mamula P, Markowitz JE, Piccoli DA, Klimov A, Cohen L, Baldassano RN. Immune response to influenza vaccine in pediatric patients with inflammatory bowel disease. Clin Gastroenterol Hepatol. 2007;5:851–6.

61. deBruyn J, Fonseca K, Ghosh S, et al. Immunogenicity of influenza vaccine for patients with inflammatory bowel disease on maintenance infliximab therapy: a randomized trial. Inflamm Bowel Dis. 2016;22:638–47.

62. Moses J, Alkhouri N, Shannon A, et al. Hepatitis B immunity and response to booster vaccination in children with inflammatory bowel disease treated with infliximab. Am J Gastroenterol. 2012;107:133–8.

63. Fiorino G, Peyrin-Biroulet L, Naccarato P, et al. Effects of immunosuppression on immune response to pneumococcal vaccine in inflammatory bowel disease: a prospective study. Inflamm Bowel Dis. 2012;18:1042–7.

64. Dezfoli S, Horton HA, Thepyasuwan N, et al. combined immunosuppression impairs immunogenicity to tetanus and pertussis vaccination among patients with inflammatory bowel disease. Inflamm Bowel Dis. 2015;21:1754–60.

65. Lester R, Lu Y, Tung J. Survey of immunization practices in patients with inflammatory bowel disease among pediatric gastroenterologists. J Pediatr Gastroenterol Nutr. 2015;61:47–51.

66. Mackey AC, Green L, Liang LC, Dinndorf P, Avigan M. Hepatosplenic T cell lymphoma associated with infliximab use in young patients treated for inflammatory bowel disease. J Pediatr Gastroenterol Nutr. 2007;44:265–7.

67. Kotlyar DS, Osterman MT, Diamond RH, et al. A systematic review of factors that contribute to hepatosplenic T-cell lymphoma in patients with inflammatory bowel disease. Clin Gastroenterol Hepatol. 2011;9:36–41.e1.

68. Shale M, Kanfer E, Panaccione R, Ghosh S. Hepatosplenic T cell lymphoma in inflammatory bowel disease. Gut. 2008;57:1639–41.

69. Dulai PS, Thompson KD, Blunt HB, Dubinsky MC, Siegel CA. Risks of serious infection or lymphoma with anti-tumor necrosis factor therapy for pediatric inflammatory bowel disease: a systematic review. Clin Gastroenterol Hepatol. 2014;12:1443–51; quiz e88-9.

70. Hyams JS, Dubinsky MC, Baldassano RN, et al. Infliximab is not associated with increased risk of malignancy or hemophagocytic lymphohistiocytosis in pediatric patients with inflammatory bowel disease. Gastroenterology. 2017;152(8):1901–1914.e3.

71. Hyams JS, Wilson DC, Thomas A, et al. Natalizumab therapy for moderate to severe Crohn disease in adolescents. J Pediatr Gastroenterol Nutr. 2007;44:185–91.

72. Singh N, Deshpande R, Rabizadeh S, Dubinsky M. Real world experience with natalizumab at a tertiary care pediatric IBD center. J Pediatr Gastroenterol Nutr. 2016;62:863–6.

73. Singh N, Rabizadeh S, Jossen J, et al. Multi-center experience of vedolizumab effectiveness in pediatric inflammatory bowel disease. Inflamm Bowel Dis. 2016;22:2121–6.

74. Conrad MA, Stein RE, Maxwell EC, et al. Vedolizumab therapy in severe pediatric inflammatory bowel disease. Inflamm Bowel Dis. 2016;22:2425–31.

75. Rinawi F, Rosenbach Y, Assa A, Shamir R. Ustekinumab for resistant pediatric Crohn disease. J Pediatr Gastroenterol Nutr. 2016;62:e34–5.

76. Bishop C, Simon H, Suskind D, Lee D, Wahbeh G. Ustekinumab in pediatric Crohn disease patients. J Pediatr Gastroenterol Nutr. 2016;63:348–51.

第十二章
生物制剂所致感染并发症

引言

感染是生物治疗过程中时常会遇到的问题,也是患者和医务工作者共同关注的主要问题。生物制剂通过抑制免疫功能来减轻异常无序的炎症活动,但另一方面可能导致严重的,甚至是致命的后果,例如新发感染、机会获得性感染,或潜伏性疾病的复发。感染的发生风险与一系列外在因素相关,包括生物类型、联合免疫抑制药物的使用,同时也与患者的个体特异性如年龄、炎症性肠病(IBD)严重程度、营养状况、其他基础疾病、肠道手术病史等有关[1]。其他需要考虑的因素还包括生育史、血细胞减少症(白血球减少症或嗜中性粒细胞减少症)、地理位置、既往感染史以及疫苗接种史等。对高危患者运用层别法和鉴别手段进行适当的筛选,运用首选或次选的药物预防,通过密切的临床观察和实验室检测,早期识别并进行目标靶向治疗常见感染及机会获得性感染可改善患者预后并减少相关的发病率与死亡率。

宿主免疫功能受损的定义

越来越多的全基因组相关研究中证据证明 IBD 的异常免疫反应,在这异常反应中可见先天性易感基因位点以及适应性免疫应答中共生微生物群多样性的减少[2]。先天性黏膜免疫受损与 IBD,尤其是克罗恩病的病理生理过程有关[3,4],但这并不是免疫功能不全。除了使用免疫抑制治疗,或其他合并症导致的系统性免疫缺陷,IBD 患者一般不会出现系统性的免疫缺陷[1]。

当 IBD 患者罹患某种感染性疾病时,例如初发或复发的梭状芽胞杆菌感染(*Clostridium difficile* infection,CDI)、侵袭性肺炎链球菌疾病(特别是在确诊后的 6 个月里)[5,6],使用生物制剂所致免疫抑制可能会增加多种感染（如病毒、细菌、真菌、分枝杆菌或寄生生物包括机会获得性感染）的风险。宿主抵抗力的降低不仅会加重感染，也会使免疫健全者的疾病出现进展。美国一项大型全国范围的住院患者样本研究表明，下列因素，如年龄、营养失调、全肠道外营养、伴随疾病以及肠道手术都是 IBD 住院患者发生感染相关疾病的独立危险因素[7]。

概述：IBD 患者的生物治疗及感染风险

感染风险是生物疗法甚至是糖皮质激素药物使用中的主要问题，特别是当患者使用剂量等于或大于 20mg/d、持续 2 周时[1]。糖皮质激素的单用、联合多种免疫抑制或麻醉药物的同时使用都将增加重度感染及机会获得性感染的风险[8-11]。然而基于有限的数据，目前无法对 IBD 患者免疫抑制程度进行量化测定。感染风险的增加常出现在生物疗法的早期。一项研究表明，大约 70% 的感染都发生在 3 次或少于 3 次英夫利昔单抗给药后[12]。丹麦一项全国研究发现炎症性肠病患者中给予抗肿瘤坏死因子第 1 次治疗时重度感染风险（住院治疗）（危险系数 HR 1.64，95% 置信区间 CI 1.06~2.53）增加，给药 2 次或 3 次（1.18，95%CI 0.79~1.78）及 4 个或更多剂量时（1.06，95% CI 0.66~1.69）减少[13]。

目前尚无研究证明免疫抑制剂及特异性感染之间存在相关性[1,8,10]。梅约医学中心一项研究发现特异性感染的类型与个体免疫抑制剂类型（单一治疗）有关。运用英夫利昔单抗进行生物治疗的疗效多与真菌和分枝杆菌感染有关；糖皮质激素和硫唑嘌呤疗法的有效性分别与真菌（念珠菌属）、病毒感染有关；尽管目前存在大量的重复研究，但是对于该问题尚未得出确切的结论[10]。值得注意的是，上述研究还包含了各种类型且多种不同程度的机会获得性感染，从黏膜单纯疱疹病毒（HSV）的轻度感染到危及生命的真菌感染均有发生。

IBD 生物疗法及感染流行病学：数据汇总

生物制剂通过多种机制作用于免疫系统。目前关于使用肿瘤坏死因子感染风险的研究结果尚不一致，某些研究提示感染风增高险，另一些研究则相反[14-20]。

最近一篇系统综述和 meta 分析（纳入 14 590 名参与者的 49 例随机对照实验）表明生物制剂（如英夫利昔单抗、阿达木单抗、赛妥珠单抗、高利单抗、那他珠单抗、维多珠单抗）可略增加感染的风险（比值比（OR）

1.19；95%CI，1.10~1.29）；可明显增加机会获得性感染的风险（OR1.90；95% CI，1.21~3.01）；但以上制剂对IBD患者并发严重感染的风险无影响[21]。有趣的是，在一项有关生物制剂的低偏倚风险研究中，严重感染风险发生率明显降低（OR 0.56；95% CI，0.35~0.90）[21]。

　　一项系统回顾及meta分析发现在接受不同种（英夫利昔单抗、阿达木单抗、戈利木单抗、维多珠单抗）药物治疗的克罗恩病患者中，药物治疗不良事件发生率无明显差别。最佳安全区间是在使用维多珠单抗时的诱导阶段和使用英夫利昔单抗时的维持阶段[22]。因此，最安全的给药方式可能是在诱导阶段使用维多珠单抗，在维持阶段使用英夫利昔单抗[23]。

　　目前对抗肿瘤坏死因子药物的风险评估各不相同[9,24-27]。一项包括21项研究共5356名患者和3341名对照组，跟踪随访中位数超过24周的meta荟萃分析发现，在克罗恩病中使用抗肿瘤坏死因子药物不会增加严重感染（需要抗生素治疗或住院治疗）的风险[24]。这适用于整体分析以及短期的亚组分析诱导试验、短期和长期的诱导试验，以及标记诱导后随机维持期试验[24]。一项包含10项IBD临床研究的有关安全性的综合分析（克罗恩病的5个随机、3期对照试验，克罗恩病的ACCENT Ⅰ、ACCENT Ⅱ及SONIC试验，溃疡性结肠炎中ACT 1、ACT 2试验）表明，与安慰剂对照组（使用或不使用硫唑嘌呤，n=406）相比，在成年人中使用英夫利昔单抗和免疫调节制剂治疗组（5mg/kg或10mg/kg，使用或不使用硫唑嘌呤，n=1713）中感染及严重感染率的未见增高[9]。溃疡性结肠炎患者的免疫调节治疗组与未接受免疫调节治疗组比较可见感染风险增加[9]。

IBD 生物治疗的感染风险之具体药物

抗 TNF 治疗

英夫利昔单抗

　　与上述临床试验相比，一个来自丹麦广覆盖基于注册数据并依趋势积分配对的对照研究（2000—2012；最终队列 n=3086，1543 使用抗 TNF 患者以及 1543 不使用抗 TNF 患者）发现，治疗组相对于对照组治疗前3个月严重感染（住院治疗）的风险增加63%，随后风险将下降，超过1年风险期风险将降低，两组间不再显示出明显统计学差异[13]。同样，另一项记录了克罗恩的治疗、方法、评估和评估工具（TREAT）的前瞻性安全性研究也发现感染风险增加，该研究评估了6273名克罗恩病患者（接受英夫利昔单抗治疗中3420名患者感染发生为17 712人年；接受传统非生物制剂治疗中 2853 名患者感染发生为 13 251 名），平均随访时间为 5.2 年。这项研究发现使用英夫利昔单抗治疗发生严重感染的风险增加（HR 1.43,95%CI 1.11~1.84,P=0.006）。该研究中 90% 的英夫利昔单抗疗法患者接受了至少两次给药，大多数人（81.5%）的剂量为（5mg/kg）。目前还没有证据证明英夫利昔单抗给药次数或其剂量增加（从 5mg/kg 至 10mg/kg）会影响严重感染的风险[8]。研究人员将评估信息进行多元回归分析发现，中重度的克罗恩病的活动度是严重感染的有力预测信号。而局限于结肠的克罗恩病（相比于包括回肠和结肠的病变）或能保护机体，减少严重感染的发生（HR 0.73,95%CI 0.54~1,P=0.046）[8]。

阿达木单抗

根据克罗恩病的全球临床试验（纳入 3160 名应用阿达木单抗的患者中的 3410.9 患者·年）中整体安全性报告表示，在相同情况下，阿达木单抗与其他抗肿瘤坏死因子药物的效果相当。该研究中不良事件的发生率与另一阿达木单抗治疗的研究一致，该研究中阿达木单抗作为患者的替代治疗并临床随访 10 年。报道最多的严重不良事件是感染，最常见的原因是脓肿（腹腔内以及胃肠道相关脓肿）。包括肺结核在内的机会获得性感染的发病率很低[27]。

一项包括 3 例随机对照研究的系统评价及 Meta 分析（从药物开始使用至 2015 年 1 月），在不同严重程度及活动度的克罗恩病患者中，对比安慰剂组与使用阿达木单抗诱导治疗阶段（每 0 或 2 周给药 160/80mg，然后每 4/6 周给药 40mg），在给药 8 周其不良事件（包括感染、结核病或其他严重不良事件）的发生率间无明显统计学差异。相比于安慰剂组，维持治疗中使用阿达木单抗（每隔一周给药 40mg）超过一年，将增加不良事件的发生率（风险比 1.28,95% CI 1.06~1.54）[28]。

赛妥珠单抗

关于使用赛妥珠单抗与感染风险有关的安全数据有限。最近纳入 3 篇赛妥珠单抗随机对照实验的 meta 分析发现，长疗程治疗并不能明显增加感染的发生风险[29-31]。一项关于赛妥珠单抗的研究发现，严重感染等并发症的发生率在短期治疗时明显高于对照组，在长期治疗时（长达 7 年）却未见明显升高[31]。

戈利木单抗

PURSUIT 实验在评估戈利木单抗的安全性时发现，戈利木单抗治疗组不良事件的发生率与其用于其他适应证治疗时，以及与其他抗肿瘤坏死因子药物相比无统计学差异[32,33]。PURSUIT-SC 的研究结果发现治疗 6 周时不良事件的总体发病率在戈利木单抗与对照治疗组间未见明显差异，其严重感染的发生率分别是 0.5% 和 1.8%[32]。普通感染、严重感染及需要抗菌治疗感染的总体发生率在每 100 个持续使用戈利木单抗治疗的患者中未见明显增加[33,34]。

抗 -TNF 药物：小结

　　虽然关于严重感染风险的报告不尽相同,大多数据表明抗 -TNF 类药物的应用可能增加机会性感染的风险。美国食品药品监督管理局(Food and Drug Administration,FDA)发布了关于抗 -TNF 类药物的黑框警告,警告中称使用抗 -TNF 类药物治疗时可能存在的多种感染,尤其是机会性病原体,如结核病和侵袭性真菌等的风险[35,36]。虽然上述风险在赛妥珠单抗的应用方面的中知之甚少,但也确实存在于抗 TNF 类药物治疗 IBD 患者的应用。药物的剂量的增加似乎并不增加感染的风险有关。这一结果很令人讶异,可能是阈值效应导致的,或者是由于感染的发生率太低造成这一结果,所用我们需要扩大目前的数据研究。在 IBD 患者中长期使用抗 -TNF 类药物导致严重感染的整体风险较小,且在长期治疗随访中,易受患者个体因素如疾病状态或其他药物(如类固醇)联合使用的等的影响。

抗整合素药物

　　一项关于 IBD 成年患者使用抗整合素药物的系统回顾和 meta 分析发现(纳入 12 篇随机病例对照研究,4 篇使用那他珠单抗,6 篇使用维多珠单抗,2 篇使用 etrolizumab-7),与对照组相比,肠道特异性或非特异性抗整合素药物并不明显增高机会感染的风险[37]。

那他珠单抗

　　那他珠单抗,是一种针对 α4 整合蛋白的人重组单克隆抗体,是首个受美国食品药品监查管理局(Food and drug Administration,FDA)批准的可应用于多发性硬化症治疗的药物,但因其可导致多灶性脑白质病(multifocal leukoencephalopathy,PML),在 2005 年被暂时撤出市场。PML 是严重的中枢神经机会性感染性疾病,由约翰坎宁安(John Cunningham,JC)病毒的再激活引起,易出现在慢性疾病的患者中。曾有报道发现一名联合使用硫唑嘌呤治疗的 CD 患者中并发了 PML[38]。2008 年,那他珠单抗经美国一项专项计划(TOUCH,Tysabri Outreach:Unifed Commitment to Health)及 FDA 批准,可用于治疗活动期的 CD。在多发性硬化症的治疗研究中多次证明了那他珠单抗引发相关的 PML 的风险。在 99 571 名接受那他珠单抗治疗的多发性硬化患者中(代表 209 123 患者年),212 例并发 PML(平均 2.1/1000),且其中 22% 的感染患者死亡[39]。抗 JC 病毒抗体检测呈阴性的患者患 PML 的风险最低（估计发病率 0.09/1000,95% CI 0~48）。感染 PML 的高风险患者特点如下（单独或联合用药）:抗 JC 病毒抗体检测阳性; 在那他珠单抗治疗前使用过免疫抑制剂;长时间治疗（12 个月以下的治疗 时间的患者感染风险较小,而持续治疗 25~48 个月的患者感染风险最大）。 具有以上三个危险因素的高风险人群,预测发病率为 11.1/1000（95%CI 8.3~14.5)[39]。由于存在上述风险,那他珠单抗的未能被广泛运用,且维多 珠单抗的有效性也进一步减少了 IBD 患者对那他珠单抗的选择。

维多珠单抗

　　维多珠单抗的出现为肠道特异性抗 α4β7 整合素药物——那他珠单抗 物,提供了一种更有利的替代选择。汇集 6 篇 CD 和 UC 患者所得的安全 性数据分析发现（共纳入 2380 名患者,使用维多珠单抗 4811 人年）,维多 珠单抗的使用未增加感染或严重感染的风险,这增强了这种肠道特异性药 物治疗的可行性[40]。由于胃肠道感染存在潜在的感染风险,因此全身感 染仍然是令人担忧的问题。严重的感染,包括梭状芽胞杆菌感染、败血症 和结核感染,所报道的发生率均低于 0.6%。严重感染的独立危险因素:CD 患者中包括:糖皮质激素的使用、麻醉镇痛类药物的使用、低龄;UC 患者中 包括:麻醉性镇痛类药的使用、抗 -TNF 类药物治疗失败等[40]。一项纳入 7 个医疗中心中重度 CD 患者（2014 年 5 月—2015 年 12 月）的回顾性队列 研究就维多珠单抗使用的安全性进行分析,其中报道了 21 例严重感染（需 住院抗生素治疗,或停止使用维多珠单抗治疗,或结局为死亡的患者）[41]。 目前尚未发现有关 PML 感染的报告。

白介素 12/23 单克隆抗体

尤特克单抗

　　关于尤特克单抗使用的安全性资料表示,诱导克罗恩病缓解的治疗组 与对照组比较,其不良事件或严重不良事件的发生率没有明显的差异,但基 于样本量有限,无法评估罕见不良事件的发生风险[42]。一项多中心、双盲 的安慰剂对照三期研究发现:在抗 TNF 类药物治疗难治性中重度活动期的 克罗恩病中（741 名患者,其中 51% 的患者有两次或以上的使用抗 TNF 类 药物治疗失败史）,尤特克单抗治疗组与安慰剂组比较,患者的感染比例无 差别。且报道称,患者经 20 周尤特克单抗治疗未出现结核病的感染[43]。

联合药物治疗的感染风险

　　联合免疫抑制剂尤其是糖皮质激素,会增加抗 -TNF 类药物治疗所致的严重机会感染（如结核病、组织胞浆菌病等）的风险[8]。来自 CD 治疗注册中心随访 5 年的数据显示,严重感染相关的独立危险因素包括糖皮质激素类药物治疗（HR=1.57,95%CI 1.17~2.10,P=0.002）和麻醉止痛类药物治疗（HR=1.98,95% CI 1.44~2.73,P<0.001）。中重度的疾病活动度是严重感染最强有力的独立预测因素,尤其是在接受过英夫利昔单抗治疗的患者较接受其他药物治疗的患者更明显[8]。汇总分析中发现,联合英夫利昔单抗和硫唑嘌呤治疗的 UC 患者,与英夫利昔单抗单一疗法相比,感染的发生率增加;在 CD 患者中未发现此情况[9]。

一项来自 Mayo Clinic 的病例对照研究发现（单因素析）,使用英夫利昔单抗（OR 4.4;95%CI 1.2~17.1）,硫唑嘌呤 /6- 巯基嘌呤（OR 3.1;95%CI 1.7~5.5）和糖皮质激素（OR 3.4;95%CI 1.8~6.2）与未接受药物治疗相比,都是增加机会性感染风险的独立危险因素。多因素析发现,任何一种免疫抑制剂的使用（与对照组相比）,都与机会性感染发生率的增加有关（OR 2.9;95% CI 1.5~5.3）,且使用多种（2 或 3 种）药物（与对照组相比）会极大地增加机会性感染的风险,OR 14.5（95%CI 4.943）。甲氨蝶呤及美沙拉嗪与机会性感染风险的增加均无明显相关性[10]。

年龄因素:儿童和老年人的感染风险

老龄可能会增加抗 -TNF 类药物或其他生物制剂治疗时感染的风险。IBD 患者中,50 岁以上的人群机会性感染的风险明显增加[10,11]。

儿童患者

在儿童患者的治疗中,缺乏生物制剂可导致感染风险增加的可靠临床资料。一篇系统综述,纳入 5528 名接受抗 -TNF 类药物治疗的儿童患者,随访时间超过 9516 人年（patient-years of follow-up,PYF）,对其严重感染的发生率进行评估。儿童患者中严重感染的发生率在抗 -TNF 类药物（352/10 000 PYF）治疗组与接受免疫调节剂单一治疗组比率无差别（333/10 000 PYF;标准化发病率比 1.06;95% CI 0.83~1.36）,但明显低于使用糖皮质激素的儿童患者组以及接受抗 -TNF 药物治疗的成人患者组的感染预期率[44]。

老年患者

在不考虑 IBD 或免疫抑制状态的情况下,某些感染在老年患者中较年轻患者中更常见。其中包括潜伏的结核重新激活以及细菌感染如社区获得的肺炎和尿路感染等。除病毒性肠胃炎、流感和水痘带状疱疹病毒外，其他病毒感染在老年人中较少发生[1]。研究表明免疫老化可能导致固有免疫细胞和适应性免疫细胞的功能改变，但是目前对于上述关系的直接证据仍有限[45]。

在 IBD 患者中，高龄可能是感染相关住院率、住院死亡率、术后死亡率和并发症的一个重要危险因素[46,47]。一项美国住院患者队列研究发现，IBD 患者中 65 岁以上的老年患者住院死亡率高于年轻患者（OR 3.91,95% CI 2.50~6.11），在调整合并症和并发症的影响后，这种差异仍然存在。此外，该研究中老年组死亡率最高，且在未接受手术治疗组的死亡率高于接受过手术治疗组[46]。

生物制剂治疗中特异性感染的风险

分枝杆菌感染和侵袭性真菌感染

病原体暴露和地理群集的特性可能会增加某些流行性感染的风险，包括肉芽肿性传染病（如结核病）或机会性真菌感染。在考虑对患者进行生物治疗时，其出生地、背景、居住地以及是否有前往流行病地区的旅行史都是重要的病史因素。特别是抗 -TNF 类药物，可抑制有效的肉芽肿性反应[48]，导致对分枝杆菌的易感性，例如结核病、机会性真菌感染（包括组织胞浆菌、球霉菌、隐球菌等）[49]。

分枝杆菌的感染

结核病

随着抗 -TNF 类药物的使用，结核病的感染风险增加。感染通常发生在开始使用抗 -TNF 类药物后最初几个月，也可能发生在治疗 2~3 年之后，甚至是发生在既往结核病规范治疗之后。典型的结核感染部位是肺部，但非典型的发病部位也可发生[50,51]。

在美国 FDA 不良事件报告系统（Adverse Events Reporting System）中发现，使用英夫利昔单抗药物治疗的患者中，结核病发病率高于普通人群发病率，这使得在抗 -TNF 类药物治疗中出现潜伏性或活动性的结核菌感染，这点也受到人们的广泛关注[52]。许多患者（56%）有肺外结核病，且 24% 的患者具有传染性。相比于其他与英夫利昔单抗相关的机会性感染，结核病感染的几率增加的更明显，而且 64/70 的病例（91%）出现在结核病发病率较低的国家；这提示了结核病的再燃[52]。已在其他抗 -TNF 类药物治疗的研究,特别使用单克隆抗体的研究中,明确该药物的使用存在结核感染的风险[53,54]。

　　使用抗 -TNF 类药物治疗的患者,不仅体内潜伏的结核杆菌再燃的风险增加了,而且其感染程度也可能会比一般人群更为严重[1]。活动性结核病可能出现在这些患者中:接受抗 -TNF 类药物治疗且结核病筛查为阴性的 IBD 患者;已完成结核病治疗或已接受结核菌预防治疗的 IBD 患者[55]。最近在 GETAID 中心进行的一项回顾性研究,调查了所有抗 -TNF 药物治疗中患肺结核但初筛试验为阴性的 IBD 患者。在 44 名确诊患者中,从开始抗 -TNF 药物治疗到诊断为结核病的平均时间间隔为 14.5 个月(四分位范围 25~75,4.9~43.3)。其中肺部结核感染占 57%,肺外占 91%。32% 的感染患者有过结核病的直接接触。27 名患者在结核病诊断后大约 11.2 个月(四分位范围 25~75:4.4~15.2)重新开始抗 -TNF 药物治疗,且没有发现感染复发[56]。

　　一般来说,标准且完整的潜伏期结核治疗(如异烟肼 6~9 个月)[57]应在抗 TNF 药物治疗之前开始,而抗 TNF 药物治疗应在使用抗结核药物后至少 3~4 周才开始。如果发现活动性结核感染,应停止抗 TNF 药物治疗,可在大约 2 个月的抗结核治疗后恢复[1,57]。研究显示,充分治疗结核病后重新启动抗 TNF 药物治疗是安全的[56]。

深部真菌感染

　　接受生物制剂治疗的患者,尤其是抗 -TNF 药物治疗,将会增加其深部真菌感染的风险[58]。美国 FDA 在 2008 年针对抗 -TNF 药物治疗中该严重的感染风险发布了黑框警告。多项报道证明,在使用抗 -TNF 药物治疗(尤其是与其他免疫抑制剂联用)的患者中,存在浸润性或弥散性的真菌感染,且常常与严重感染、高发病率、高死亡率相关[1,58-60]。常见的真菌感染有组织胞浆菌[61-65]、球孢子菌[65-70]、曲霉菌[71-73]、隐球菌[74,75]、念珠菌[76];这些感染主要集中在疾病流行地区中联合使用免疫抑制治疗的患者中。一研究报道了 10 例抗 -TNF 类药物治疗相关的组织胞浆菌感染(9 例患者使用英夫利昔单抗,1 例患者使用依那西普),该研究中全部患者均处于组织胞浆菌感染流行区,所有患者均使用了联合免疫抑制剂治疗。感染的症状往往出现在抗 -TNF 类药物治疗开始后的 1~24 周内,其中 9 名患者进入重症监护病房治疗,1 名患者死亡[77]。一项纳入 98 名使用抗 -TNF 类药物治疗(比例最大的是使用英夫利昔单抗,占 67.3%)的多中心回顾性研究(日本 2000—2001 年)发现,是否联合糖皮质激素治疗可作为严重感染的预测因子。虽然报道的死亡率为 2.3%,但大多数疾病的结局良好。

在中位时间 12 个月时（范围 1~69 个月），重新开始抗 -TNF 类药物治疗的患者占 33.8%，且整体结局安全[78]。

耶氏肺孢子虫（卡氏肺孢子虫）

免疫抑制是导致耶氏肺孢子虫肺炎——曾被称为卡氏肺孢子虫肺炎（*Pneumocystis carinii pnenmonia*,PCP）感染的一个重要因素。PCP 感染在 IBD 患者中逐渐增多，尤其在联合免疫抑制（包括英夫利昔单抗）治疗的患者中[79-82]。从接受英夫利昔单抗治疗到开始出现肺炎症状的平均时间为 21 ± 18 天（n=40）；患者在症状的发生前平均有 2.1~1.3 次注射药物治疗（n=76）。其死亡率为 27%[82]。

接受三种免疫抑制剂治疗（即激素、生物治疗和免疫调节疗法）的患者应该考虑使用 PCP 的预防性治疗（例如甲氧苄氨嘧啶、磺胺甲噁唑）。其他需要预防 PCP 感染的危险因素包括：淋巴细胞减少（淋巴细胞总数 <600 个 /mm），以及年龄大于 55 岁[83]。一级药物预防不推荐用于除肺孢子虫病以外的真菌感染，并且目前尚无用于预防该感染疾病的疫苗[1]。

细菌感染

军团杆菌

接受抗 -TNF 类药物治疗的患者，特别是联合免疫抑制剂治疗以及 65 岁以上的患者，感染军团菌肺炎感染的风险很高[36]。与法国整体人群相比，接受抗 -TNF 类药物治疗的患者，感染肺炎的相对风险增加（相对危险度为 16.5~21）[84]。多项研究表明军团菌的感染也与治疗 IBD 时使用抗 -TNF 药物有关[6,85-88]。2011 年，FDA 发布了关于抗 -TNF 药物使用中军团菌群感染风险的黑框警告[36]。免疫抑制剂应在急性感染得到治愈之后使用。曾有文献报道了反复的军团菌感染，这可能会影响免疫抑制剂的再次诱导治疗[1,89]。

李斯特菌

接受抗 -TNF 药物治疗的患者，特别是使用联合免疫抑制剂治疗以及 65 岁以上的老年人，发生李斯特菌感染的风险很高[36,90]。在使用抗 -TNF 药物治疗 IBD[91-96]和类风湿性关节炎患者[97,98]中，已有一些报道了李斯特菌病的感染。2011 年，FDA 发布了关于抗 -TNFα 药物使用中李斯特菌感染风险的黑框警告[36]。

诺卡氏（放线）菌

与抗 -TNF 药物治疗相关的全身和皮肤的诺卡氏（放线）菌感染的风险已被证实，特别是在联合激素治疗的患者中[99]。一篇关于使用免疫抑制的 IBD 患者的文献综述（1980—2014 年），报告了 9 例诺卡氏（放线）菌感染（6 例与抗 -TNF 药物治疗有关，2 例与强尼松加巯基嘌呤治疗有关，一种与环孢霉素治疗有关）。

梭状芽胞杆菌

梭状芽胞杆菌感染（CDI）作为导致医院相关胃肠道疾病的主要病因之一，已演变为一种疾病流行现象[100]。现已证实，患有 IBD 的患者，特别是那些使用激素等特定药物进行慢性免疫抑制疗法的患者，感染 CDI 的风险更高[101]。此外 IBD 患者中感染了 CDI 的患者较未被感染的相比，其重度感染、外科手术、总住院时间延长的风险增高，且与未被感染的 IBD 患者或被感染的非 IBD 患者相比，其住院死亡率也更高[100,102,103]。

在使用生物制剂或其他免疫抑制剂之前，需要排除梭状芽胞杆菌感染（或采取经验性治疗）。在一项纳入 10 662 名 IBD 患者的大型回顾性队列研究中发现，英夫利昔单抗与包括 CDI 在内的严重细菌感染之间没有明显的相关性，而糖皮质激素治疗与其他免疫抑制剂相比，其感染 CDI 的相对风险（RR 3.4，95%CI 1.96.1）增加了三倍以上[101]。随后在一项纳入 503 名确诊感染 CDI 的患者的回顾性队列研究中发现，有 33% 的患者相比于普通人群更容易出现复发性感染。在这个 IBD 研究中（n=110），复发性 CDI 的患者与未复发的患者相比，其使用生物疗法治疗的患者所占比例更多（48.6 与 40.0%，$P<0.01$）。使用英夫利昔单抗治疗可以明显地提高复发性 CDI 的风险（分别为 34.3% 和 17.3%，$P<0.01$），而在阿达木单抗的治疗中无此发现。激素的使用、近期抗生素的使用以及 5- 氨基水杨酸的使用也会增加复发性 CDI 的风险，而免疫调节剂（咪唑硫唑呤、甲氨蝶呤和环孢霉素）并不影响这种风险[5]。使用两种或三种免疫调节剂会增加这种风险，但与疾病的严重程度无关[104]。不推荐对 CDI 感染进行药物预防[1]。

肺炎球菌

丹麦和美国的几项大型研究已经证实，抗 -TNF 药物的使用会增加链球菌肺炎的发生风险[6,105]。IBD 患者与对照组相比，不仅是在 IBD 确诊后，而且还包括诊断前的几年里，其侵入性肺炎球菌病的感染风险增加[6]。并且 CD 组侵入性肺炎球菌病的发病率增加了两倍，UC 的发病率增加了 1.5 倍；在 IBD 确诊后的第一个年，这种风险达最高峰，并在其后 2~4 年下降。使用抗 -TNF 药物对 IBD 人群的侵袭性肺炎球菌的感染率没有影响（口服或局部使用糖皮质激素或 5- 氨基水杨酸 / 柳氮磺胺吡啶也无影响）[6]。抗 -TNF 药物治疗，无论是单一疗法或联合免疫调节剂治疗，都与注射肺炎球菌疫苗后的抗体反应减弱有关[106,107]。

病毒感染

流感病毒

　　免疫抑制患者可能会增加流感病毒感染相关的并发症的发生风险[1,108]。流感病毒可导致严重感染,甚至危及生命,也可因继发细菌感染使病情更为复杂。其他流感病毒感染相关的死亡危险因素包括年龄(年轻人和老年人)以及基础合并症[109]。对于接受免疫抑制剂治疗的患者,推荐使用灭活三价流感疫苗。IBD患者特别是使用抗-TNF药物或联合其他免疫抑制剂治疗的患者[111,112,115]对疫苗的低免疫应答[110-112]以及持久的血清学抵抗已被证实。在接受维持治疗的IBD儿童和成人患者中,接种流感疫苗的时间与英夫利昔单抗的治疗剂量,不会对免疫应答造成影响[116]。在IBD患者中,流感疫苗的接种为安全且耐受良好的[117],与疾病危相没有相关性[111,113,117,118]。

乙型肝炎病毒

　　部分研究提示,乙型肝炎病毒(HBV)感染在IBD患者中与普通人群中的流行程度相似[119-121],有些研究则发现IBD患者与非IBD患者相比,乙型肝炎病毒(HBV)感染率增高[122,123]。乙型肝炎再燃是免疫抑制治疗中的一个重要问题,在接受细胞毒性化疗(尤其是血液系统恶性肿瘤)及实体器官或干细胞移植的患者中已被广泛报道,且有研究发现其与自身免疫疾病及IBD的生物治疗存在相关性[124]。免疫抑制疗法(TNF抑制剂的使用)可以减弱机体对病毒的清除,消耗乙型肝炎病毒特异性T细胞的免疫应答,并增强病毒载量,从而导致免疫介导的肝损伤,这在免疫抑制剂停止使用后尤为明显[125-127]。乙型肝炎病毒的再燃反映了免疫系统的重构,即使短疗程的免疫抑制治疗后也会出现。这种可预防的病毒再燃与较高的发病率和死亡率相关,而在高危患者中使用预防性抗病毒治疗可以降低其发病率和死亡率[1,128]。

检测

　　所有的IBD患者在免疫抑制剂治疗前应接受HBV血清学检测,以评估HBV病毒的暴露程度或疫苗接种状况。患者应在免疫抑制疗法开始至少2周前接受首次乙肝疫苗接种。在接种最后一支疫苗后大约1~2个月后,可对血清学结果进行检测;在生物制剂治疗期间,治疗的理想程度是保持乙肝表面抗体水平(HBsAb或anti-HBs)>100IU/L以达到机体对乙肝病毒进行充分防护[1,129]。对第一次疫苗接种反应不充分的患者,需要更高剂量的免疫抗原或进行二次乙肝疫苗接种[130]。

预防性治疗

活跃期乙肝病毒感染的 IBD 患者应接受治疗,并延迟生物制剂或免疫调节剂的治疗,直到急性感染或再燃(HBVDNA<2000IU/ml)恢复后[1]。美国胃肠病学会已发行的指南中提出,在免疫抑制疗法开始前,应考虑对具有乙肝病毒再燃中高风险的 IBD 患者进行预防性抗病毒治疗。计划接受治疗抗 -TNF 药物治疗、抗细胞因子药物治疗(如尤特克单抗)、或抗整合素药物治疗(例如那他珠单抗或维多珠单抗)的患者,其血清乙型肝炎表面抗原(HBsAg)阳性合并乙肝核心抗体(anti-HBc)阳性(+HBsAg/+anti-HBc)或乙型肝炎表面抗原(HBsAg)阴性且乙肝核心抗体(anti-HBc)阳性(–HBsAg/+anti-HBc)被划分为乙型肝炎病毒再燃的中度风险(预估发病率 1%~10%),并推荐其进行预防抗乙型肝炎病毒药物治疗(基于中等质量证据的弱推荐)。血清学(HBsAg)阳性和(anti-HBc)阳性(+HBsAg/+anti-HBc)患者接受低剂量激素治疗(强的松 <10mg/d或等效)等于或大于 4 周,以及血清学 HBsAg 阴性和 anti-HBc 阳性患者(–HBsAg/+anti-HBc)接受中等剂量(强的松 10~20mg/d 或等效)或大剂量(强的松 >20mg/d 或等效)激素治疗等于或大于 4 周,也被认为是乙肝病毒再燃的中等风险。HBV 再燃高风险(预期发生率为 10%)的患者,包括血清学 HBsAg 阳性和 anti-HBc 阳性的患者,如果接受中等剂量(强的松10~20mg/d 或等效)或高剂量(强的松大于 20mg/d 或等效)的激素治疗大于或等于 4 周,指南推荐可使用预防性抗病毒 HBV 治疗(分别基于高质量证据的强烈建议)[128]。

预防性抗病毒治疗需要在停止免疫抑制疗法后至少维持 6 个月(根据 European Crohn's and Colitis Organisation 的推荐)[1]。乙肝病毒再燃的低风险患者(预期发病率 <1%),包括使用硫唑嘌呤、巯基嘌呤、甲氨蝶呤或者任何口服激素剂量进行免疫抑制治疗持续 ≤1 周,血清学 HBsAg 阳性和anti-HBc 阳性(+HBsAg/+antiHBc)或 HBsAg 阴性和 anti-HBc 阳性(HBsAg/+抗 hbc)的患者,通常不推荐抗病毒预防治疗(基于中等质量证据的弱建议)。其他低风险的患者包括接受低剂量(强的松低于 10mg/d 或同等剂量)的激素治疗 ≥4 周,血清学 HBsAg 阴性和 anti-HBc 阳性(HBsAg/+ 抗 hbc)的患者。

丙型肝炎病毒

某些研究已证实,在 IBD 患者中,丙型肝炎病毒(Hepatitis Cvirus,HCV)的流行度与一般人群相似[119-121,123]。生物疗法似乎不会影响 HCV的短期疗程或再燃。研究显示,HCV 患者在适当的临床监测下,进行抗 -TNF 类药物治疗通常被认为是安全的[131-136]。其治疗对丙肝患者的长期影响还没有确定[137]。

巨细胞病毒

在 IBD 患者中出现了巨细胞病毒（Oytomegalovirus，CMV）感染被证明与使用激素和硫唑嘌呤有关[138]。在一项纳入 69 例中重度 UC 患者的前瞻性观察研究中，患者均接受激素和（或）其他免疫抑制剂治疗，发现 CMV 在急性结肠炎患者中经常反复激活，但通常不经抗病毒治疗就会自愈[139]。

巨细胞病毒感染与生物制剂疗法间的关系鲜少被研究。目前报道的包括在视网膜炎[140]、结肠炎[141]、肝炎[142] 以及播散性疾病[143] 的治疗中，关于抗 -TNF 类药物治疗相关的巨细胞病毒再燃而造成严重感染的系统性研究很少见。一项关于抗 -TNF 类药物及硫唑嘌呤使用与结肠巨细胞病毒激活之间相关性的前瞻性研究，纳入 73 例 UC 患者与 109 例巨细胞病毒复发患者，结果发现，接受抗 -TNF 类药物治疗组与硫唑嘌呤治疗组相比，巨细胞病毒激活的风险没有增加[144]。在接受抗 -TNF 药物和硫唑嘌呤治疗的患者中，巨细胞病毒再燃的几率无差别，分别为 35% 和 38%[144]。

在免疫抑制疗法开始之前，对巨细胞病毒感染进行筛查不是必须的。然而，由于巨细胞病毒的感染可能会使病情复杂化，导致严重结肠炎的急性发作或糖皮质激素治疗抵抗，因此在急性结肠炎发作期间，以及在使用免疫抑制疗法之前，需进行结肠组织检查排除 CMV 感染。在 IBD 患者中，有 21%~34% 重度结肠炎的患者和 33%~36% 的激素难治性结肠炎患者中发现了结肠组织中 CMV 的感染情况[145]。

在轻度巨细胞病毒再燃的情况下，免疫抑制疗法通常可以继续进行。对于糖皮质激素难治性结肠炎相关的巨细胞病毒感染，应考虑停止免疫抑制剂的使用，启动抗病毒治疗直至急性感染消退。在严重感染或全身性感染的情况下，应停止使用免疫抑制剂[1,146]，并及时的使用更昔洛韦进行抗病毒治疗（2~3 周）；在完成 2~3 周疗程后需考虑口服更昔洛韦 3~5 天。更昔洛韦耐药或不耐受时，膦甲酸钠是一种可选择的替代治疗方案[1]。

人类疱疹病毒第四型

据报道，IBD 患者与对照组相比，其人类疱疹病毒第四型病毒（Epstein-Barr virus，EBV）的感染的风险更高，并易受到治疗方案的影响。一项纳入 379 名门诊患者的前瞻性研究（5- 氨基水杨酸酯治疗组，n=93；咪唑硫唑嘌呤治疗组，n=91；英夫利昔单抗治疗组，n=70；英利克西单抗和硫唑嘌呤治疗组，n=43；健康对照组，n=82），发现 90% 以上的患者曾有 EBV 病毒接触史。其中只有 6 名 IBD 患者使用了糖皮质激素治疗。血液检测结果中 EBV-DNA 的总体阳性率为 35%。与对照组相比，IBD 患者的感染率更大，且不受药物疗法的影响。英夫利昔单抗药治疗（单药治疗或与硫唑嘌呤联合治疗）与硫唑嘌呤或 5- 氨基水杨酸单一治疗法相比,其 EBV 的感染率更高（P<0.05）。年龄是 EBV-DNA 阳性的一个危险因素（风险比 1.021,95%CI 1.002~1.040）;老龄（60 岁以上）与 EBV 阳性有关,其特异性为 92%。UC 是高 EBV 水平的危险因素（大于 1000~2500/ml）。在这项研究的短期随访中没有发现 EBV 阳性水平相关的临床结果[147]。

　　因此,在开始使用免疫抑制疗法治疗 IBD 患者之前,应考虑进行无症状性 EBV 筛查,用于指导调整治疗方案。尤其在未接触过 EBV 病毒的患者应推迟其巯基嘌呤类药物的使用,因为该类患者的首次感染可能与淋巴增殖性疾病的发生风险有关,例如 EBV 阳性的淋巴瘤[148,149]。在 EBV 介导的淋巴组织增生性疾病或严重原发性感染的情况下,应该停止免疫抑制疗法[1]。

水痘 - 带状疱疹病毒

　　与一般人群相比,IBD 患者,特别是使用过免疫抑制剂的患者,患带状疱疹病毒感染的风险更高[150]。一项来自美国医疗管理数据库的大型回顾性队列研究（1997 年 1 月—2009 年 12 月）,纳入 108 604 名 IBD 成人患者（<64 岁）,包括 56 403 名 UC 患者;50 932 名 CD 患者;1269 名可疑 IBD 患者与 434 416 名对照者,研究发现在 IBD 人群中,带状疱疹病毒的感染率与对照组之比为 1.68（95%CI,1.60~1.76）。在除外其他基础并存病、医疗服务利用度和其他药物使用的影响后,抗 -TNF 药物与硫唑嘌呤联用组,带状疱疹病毒感染的风险最高（风险比,3.29;95%CI,2.33~4.65）[151]。

　　免疫抑制剂不应在水痘或带状疱疹病毒感染的活动期使用。如果是在免疫抑制剂治疗期间发生感染,应立即进行抗病毒药物治疗,且严重情况下应停用免疫抑制剂。待患者体温正常且出现水疱结痂后,方可重新考虑免疫抑制疗法。

单纯性疱疹病毒

　　免疫抑制的患者经历原发或复发的单纯疱疹病毒（Hperpes simpiex virus,HSV）感染,其感染程度更为严重、易反复发作,且临床表现更为复杂[152-154]。其临床表现包括:与 HSV 相关的食管炎[155]、脑炎[156]、暴发性结肠炎[157,158]、肝炎[159,160]、败血症[161]以及播散性皮肤感染[162,163]。有关报告发现抗 -TNF 药物的使用与局部 HSV 感染、HSV 脑炎和播散性 HSV 皮肤感染有关[25,152,153,163-166]。

　　在进行生物治疗之前,进 HSV 的筛查不是必须的。HSV 感染并不是免疫抑制疗法使用的禁忌证。尽管病毒再燃在口腔或生殖器的 HSV 病变中易反复发作,可能需要短期或长期的抗病毒预防（例如,使用伐昔洛韦、阿昔洛韦或泛昔洛韦）。疑似 HSV 的病例,特别是严重或播散性的 HSV 感染,应立即停止免疫抑制剂的使用并开始抗病毒治疗,直至急性感染的缓解。

权衡 IBD 中的生物疗法与感染风险

当开始考虑使用生物疗法时,临床医生对感染的风险和个体宿主的个体差异性认识是最为关键的。由于存在生物治疗相关严重感染的潜在风险,建议遵守预防筛查及监测指南。应该为所有的 IBD 患者提供疫苗接种,特别是疾病早期的患者,他们可能需要及时进行免疫抑制治疗,但也更容易受某些感染的侵袭。除活病毒疫苗外,大多数免疫接种可在生物治疗中安全地使用。高风险情况下,应进行年度结核病的风险评估[1]。那他珠单抗治疗的患者应该进行 TOUCH 检测;在治疗开始前检测 JC 病毒(如果是阴性的则可开始治疗),并定期 4~6 个月的间隔内进行复查[167]。

参考文献

1. Rahier JF, Magro F, Abreu C, Armuzzi A, Ben-Horin S, Chowers Y, et al. Second European evidence-based consensus on the prevention, diagnosis and management of opportunistic infections in inflammatory bowel disease. J Crohns Colitis. 2014;8:443–68.
2. Jostins L, Ripke S, Weersma RK, Duerr RH, McGovern DP, Hui KY, et al. Host-microbe interactions have shaped the genetic architecture of inflammatory bowel disease. Nature. 2012;491:119–24.
3. Marks DJB, Harbord MWN, MacAllister R, Rahman FZ, Young J, Al-Lazikani B, et al. Defective acute inflammation in Crohn's disease: a clinical investigation. Lancet. 2006;367:668–78.
4. Korzenik JR. Is Crohn's disease due to defective immunity? Gut. 2007;56:2–5.
5. Razik R, Rumman A, Bahreini Z, McGeer A, Nguyen G. Recurrence of clostridium difficile infection in patients with inflammatory bowel disease: the RECIDIVISM study. Am J Gastroenterol. 2016;111:1141–6.
6. Kantsø B, Simonsen J, Hoffmann S, Valentiner-Branth P, Petersen AM, Jess T. Inflammatory bowel disease patients are at increased risk of invasive pneumococcal disease: a nationwide danish cohort study 1977–2013. Am J Gastroenterol. 2015;110:1582–7.
7. Ananthakrishnan AN, McGinley EL. Infection-related hospitalizations are associated with increased mortality in patients with inflammatory bowel diseases. J Crohns Colitis. 2013;7:107–12.
8. Lichtenstein GR, Feagan BG, Cohen RD, Salzberg BA, Diamond RH, Price S, et al. Serious infection and mortality in patients with Crohn's disease: more than 5 years of follow-up in the TREAT registry. Am J Gastroenterol. 2012;107:1409–22.
9. Lichtenstein GR, Rutgeerts P, Sandborn WJ, Sands BE, Diamond RH, Blank M, et al. A pooled analysis of infections, malignancy, and mortality in infliximab- and immunomodulator-treated adult patients with inflammatory bowel disease. Am J Gastroenterol. 2012;107:1051–63.
10. Toruner M, Loftus EV, Harmsen WS, Zinsmeister AR, Orenstein R, Sandborn WJ, et al. Risk factors for opportunistic infections in patients with inflammatory bowel disease. Gastroenterology. 2008;134:929–36.
11. Naganuma M, Kunisaki R, Yoshimura N, Takeuchi Y, Watanabe M. A prospective analysis of the incidence of and risk factors for opportunistic infections in patients with inflammatory bowel disease. J Gastroenterol. 2013;48:595–600.

11. Naganuma M, Kunisaki R, Yoshimura N, Takeuchi Y, Watanabe M. A prospective analysis of the incidence of and risk factors for opportunistic infections in patients with inflammatory bowel disease. J Gastroenterol. 2013;48:595–600.

12. Colombel JF, Loftus EV, Tremaine WJ, Egan LJ, Harmsen WS, Schleck CD, et al. The safety profile of infliximab in patients with Crohn's disease: the Mayo clinic experience in 500 patients. Gastroenterology. 2004;126:19–31.

13. Nyboe Andersen N, Pasternak B, Friis-Møller N, Andersson M, Jess T. Association between tumour necrosis factor-α inhibitors and risk of serious infections in people with inflammatory bowel disease: nationwide Danish cohort study. BMJ. 2015;350:h2809.

14. Bongartz T, Sutton AJ, Sweeting MJ, Buchan I, Matteson EL, Montori V. Anti-TNF antibody therapy in rheumatoid arthritis and the risk of serious infections and malignancies: systematic review and meta-analysis of rare harmful effects in randomized controlled trials. JAMA. 2006;295:2275–85.

15. Grijalva CG, Chen L, Delzell E, Baddley JW, Beukelman T, Winthrop KL, et al. Initiation of tumor necrosis factor-α antagonists and the risk of hospitalization for infection in patients with autoimmune diseases. JAMA. 2011;306:2331–9.

16. Singh JA, Wells GA, Christensen R, Tanjong Ghogomu E, Maxwell L, Macdonald JK, et al. Adverse effects of biologics: a network meta-analysis and Cochrane overview. Cochrane Database Syst Rev. 2011;2011:CD008794.

17. Galloway JB, Hyrich KL, Mercer LK, Dixon WG, Fu B, Ustianowski AP, et al. Anti-TNF therapy is associated with an increased risk of serious infections in patients with rheumatoid arthritis especially in the first 6 months of treatment: updated results from the British Society for Rheumatology biologics register with special emph. Rheumatology. 2011;50:124–31.

18. Atzeni F, Sarzi-Puttini P, Botsios C, Carletto A, Cipriani P, Favalli EG, et al. Long-term anti-TNF therapy and the risk of serious infections in a cohort of patients with rheumatoid arthritis: comparison of adalimumab, etanercept and infliximab in the GISEA registry. Autoimmun Rev. 2012;12(2):225–9.

19. Burmester G, Panaccione R, Gordon K, McIlraith M, Lacerda A. Adalimumab: long-term safety in 23 458 patients from global clinical trials in rheumatoid arthritis, juvenile idiopathic arthritis, ankylosing spondylitis, psoriatic arthritis, psoriasis and Crohn's disease. Ann Rheum Dis. 2013;72:517–24.

20. Kay J, Fleischmann R, Keystone E, Hsia EC, Hsu B, Mack M, et al. Golimumab 3-year safety update: an analysis of pooled data from the long-term extensions of randomised, double-blind, placebo-controlled trials conducted in patients with rheumatoid arthritis, psoriatic arthritis or ankylosing spondylitis. Ann Rheum Dis. 2015;74:538–46.

21. Bonovas S, Fiorino G, Allocca M, Lytras T, Nikolopoulos GK, Peyrin-Biroulet L, et al. Biologic therapies and risk of infection and malignancy in patients with inflammatory bowel disease: a systematic review and network meta-analysis. Clin Gastroenterol Hepatol. 2016;14:1385–97.

22. Moćko P, Kawalec P, Pilc A. Safety profile of biologic drugs in the therapy of ulcerative colitis: a systematic review and network meta-analysis. Pharmacotherapy. 2016;36:870–9.

23. Moćko P, Kawalec P, Pilc A. Safety profile of biologic drugs in the therapy of Crohn disease: a systematic review and network meta-analysis. Pharmacol Rep. 2016;68:1237–43.

24. Peyrin-Biroulet L, Deltenre P, de Suray N, Branche J, Sandborn WJ, Colombel J-F. Efficacy and safety of tumor necrosis factor antagonists in Crohn's disease: meta-analysis of placebo-controlled trials. Clin Gastroenterol Hepatol. 2008;6:644–53.

25. Ford AC, Peyrin-Biroulet L. Opportunistic infections with anti-tumor necrosis factor-α therapy in inflammatory bowel disease: meta-analysis of randomized controlled trials. Am J Gastroenterol. 2013;108:1268–76.

26. Wang X, Zhou F, Zhao J, Zhou R, Huang M, Li J, et al. Elevated risk of opportunistic viral infection in patients with Crohn's disease during biological therapies: a meta analysis of randomized controlled trials. Eur J Clin Pharmacol. 2013;69:1891–9.

27. Colombel J-F, Sandborn WJ, Panaccione R, Robinson AM, Lau W, Li J, et al. Adalimumab safety in global clinical trials of patients with Crohn's disease. Inflamm Bowel Dis. 2009;15:1308–19.

28. Chen X, Hou J, Yuan Y, Huang C, Liu T, Mo C, et al. Adalimumab for moderately to severely active ulcerative colitis: a systematic review and meta-analysis. BioDrugs. 2016;30:207–17.
29. Shao L, Chen M, Cai J. Meta-analysis: the efficacy and safety of certolizumab pegol in Crohn's disease. Aliment Pharmacol Ther. 2009;29:605–14.
30. Da W, Zhu J, Wang L, Lu Y. Efficacy and safety of certolizumab pegol for Crohn's disease: a systematic review and meta-analysis. Adv Ther. 2013;30:541–53.
31. Lichtenstein G, Feagan B, Sandborn W, Hasan I, Kosutic G, Coarse J, et al. Serious infectious complications in patients treated with certolizumab pegol: a pooled analysis of 15 crohn's disease global clinical trials. Gastroenterology. 2015;148(4):S236.
32. Sandborn WJ, Feagan BG, Marano C, Zhang H, Strauss R, Johanns J, et al. Subcutaneous golimumab induces clinical response and remission in patients with moderate-to-severe ulcerative colitis. Gastroenterology. 2014;146:85–95.
33. Sandborn WJ, Feagan BG, Marano C, Zhang H, Strauss R, Johanns J, et al. Subcutaneous golimumab maintains clinical response in patients with moderate-to-severe ulcerative colitis. Gastroenterology. 2014;146:96–109.
34. Gibson PR, Feagan BG, Sandborn WJ, Marano C, Strauss R, Johanns J, et al. Maintenance of efficacy and continuing safety of golimumab for active ulcerative colitis: PURSUIT-SC maintenance study extension through 1 year. Clin Transl Gastroenterol. 2016;7:e168.
35. Terdiman JP, Gruss CB, Heidelbaugh JJ, Sultan S, Falck-Ytter YT. American gastroenterological association institute guideline on the use of thiopurines, methotrexate, and anti-TNF-?? Biologic drugs for the induction and maintenance of remission in inflammatory Crohn's disease. Gastroenterology. 2013;145:1459–63.
36. FDA Drug Safety Communication: drug labels for the tumor necrosis factor-alpha (TNFα) blockers now include warnings about infection with Legionella and Listeria bacteria. 2016. Cited 1 July 2016. Available from: http://www.fda.gov/Drugs/DrugSafety/ucm270849.htm.
37. Luthra P, Peyrin-Biroulet L, Ford AC. Systematic review and meta-analysis: opportunistic infections and malignancies during treatment with anti-integrin antibodies in inflammatory bowel disease. Aliment Pharmacol Ther. 2015;41:1227–36.
38. MacDonald J, McDonald J. Natalizumab for induction of remission in Crohn's disease. Cochrane Database Syst Rev. 2007;24:CD006097.
39. Bloomgren G, Richman S, Hotermans C, Subramanyam M, Goelz S, Natarajan A, et al. Risk of natalizumab-associated progressive multifocal leukoencephalopathy. N Engl J Med. 2012;366:1870–80.
40. Colombel J-F, Sands BE, Rutgeerts P, Sandborn W, Danese S, D'Haens G, et al. The safety of vedolizumab for ulcerative colitis and Crohn's disease. Gut. 2016;66(5):1–13.
41. Dulai PS, Singh S, Jiang X, Peerani F, Narula N, Chaudrey K, et al. The real-world effectiveness and safety of vedolizumab for moderate-severe Crohn's disease: results from the US victory consortium. Am J Gastroenterol. 2016;111:1147–55. doi:10.1038/ajg.2016.236.
42. Khanna R, Preiss JC, MacDonald JK, Timmer A. Anti-IL-12/23p40 antibodies for induction of remission in Crohn's disease. Cochrane Database Syst Rev. 2015;11:CD007572.
43. Sandborn W, Gasink C, Blank M, Lang Y, Johanns J, Gao L, et al. O-001 a multicenter, double-blind, placebo-controlled phase 3 study of Ustekinumab, a human IL-12/23P40 mAB, in moderate-service Crohn's disease refractory to anti-TNFα: UNITI-1. Inflamm Bowel Dis. 2016;22(Suppl 1):S1.
44. Dulai PS, Thompson KD, Blunt HB, Dubinsky MC, Siegel C. Risks of serious infection or lymphoma with anti-tumor necrosis factor therapy for pediatric inflammatory bowel disease: a systematic review. Clin Gastroenterol Hepatol. 2014;12:1443–51.
45. Castle SC. Clinical relevance of age-related immune dysfunction. Clin Infect Dis. 2000;13:578–85.
46. Ananthakrishnan AN, McGinley EL, Binion DG. Inflammatory bowel disease in the elderly is associated with worse outcomes: a national study of hospitalizations. Inflamm Bowel Dis. 2009;15:182–9.
47. Bollegala N, Jackson TD, Nguyen GC. Increased postoperative mortality and complications among elderly patients with inflammatory bowel diseases: an analysis of the national surgical

quality improvement program cohort. Clin Gastroenterol Hepatol. 2016;14:1274–81.

48. Beham AW, Puellmann K, Laird R, Fuchs T, Streich R, Breysach C, et al. A TNF-regulated recombinatorial macrophage immune receptor implicated in granuloma formation in tuberculosis. PLoS Pathog. 2011;7:e1002375.

49. Winthrop KL, Novosad SA, Baddley JW, Calabrese L, Chiller T, Polgreen P, et al. Opportunistic infections and biologic therapies in immune-mediated inflammatory diseases: consensus recommendations for infection reporting during clinical trials and postmarketing surveillance. Ann Rheum Dis. 2015;74(12):1–10.

50. Centers for Disease Control and Prevention: TB risk factors. 2016. Cited 1 July 2016. Available from: https://www.cdc.gov/tb/topic/basics/risk.htm.

51. Lee JW, Choi CH, Park JH, Kim JW, Kang SB, Koo JS, et al. Clinical features of active tuberculosis that developed during anti-tumor necrosis factor therapy in patients with inflammatory bowel disease. Intest Res. 2016;14:146–51.

52. Keane J, Gershon S, Wise RP, Mirabile-Levens E, Kasznica J, Schwieterman WD, et al. Tuberculosis associated with infliximab, a tumor necrosis factor α–neutralizing agent. N Engl J Med. 2001;345:1098–104.

53. Tubach F, Salmon D, Ravaud P, Allanore Y, Goupille P, Breban M, et al. Risk of tuberculosis is higher with anti-tumor necrosis factor monoclonal antibody therapy than with soluble tumor necrosis factor receptor therapy: the three-year prospective French research axed on tolerance of biotherapies registry. Arthritis Rheum. 2009;60:1884–94.

54. Dixon WG, Hyrich KL, Watson KD, Lunt M, Galloway J, Ustianowski A, et al. Drug-specific risk of tuberculosis in patients with rheumatoid arthritis treated with anti-TNF therapy: results from the British Society for Rheumatology biologics register (BSRBR). Ann Rheum Dis. 2010;69:522–8.

55. Byun JM, Lee CK, Rhee SY, Kim H-J, Im JP, Park DI, et al. Risks for opportunistic tuberculosis infection in a cohort of 873 patients with inflammatory bowel disease receiving a tumor necrosis factor-α inhibitor. Scand J Gastroenterol. 2015;50(3):312–20.

56. Abitbol Y, Laharie D, Cosnes J, Allez M, Nancey S, Amiot A, et al. Negative screening does not rule out the risk of tuberculosis TB in patients with inflammatory bowel disease in IBD patients undergoing anti-TNF treatment: a descriptive study on the GETAID cohort. J Crohns Colitis. 2016;10(10):1179–85.

57. Tuberculosis: Treatment. Centers for Disease Control and Prevention. 2016. Cited 1 July 2016. Available from: http://www.cdc.gov/tb/topic/treatment/.

58. Tsiodras S, Samonis G, Boumpas DT, Kontoyiannis DP. Fungal infections complicating tumor necrosis factor α blockade therapy. Mayo Clin Proc. 2008;83:181–94.

59. Huber W, Herrmann G, Schuster T, Phillip V, Saugel B, Schultheiss C, et al. Life-threatening complications of Crohn's disease and ulcerative colitis: a systematic analysis of admissions to an ICU during 18 years. Dtsch Med Wochenschr. 2010;135:668–74.

60. Dave M, Purohit T, Razonable R, Loftus EVJ. Opportunistic infections due to inflammatory bowel disease therapy. Inflamm Bowel Dis. 2014;20:196–212.

61. Galandiuk S, Davis BR. Infliximab-induced disseminated histoplasmosis in a patient with Crohn's disease. Nat Clin Pract Gastroenterol Hepatol. 2008;5:283–7.

62. Tschudy J, Michail S. Disseminated histoplasmosis and pneumocystis pneumonia in a child with Crohn disease receiving infliximab. J Pediatr Gastroenterol Nutr. 2010;51:221–2.

63. Zahr AA, Aldin ES, Yunyongying P. Histoplasma epiglottitis in a patient with Crohn's disease maintained on infliximab, prednisone, and azathioprine. Int J Infect Dis. 2013;17:e650–2.

64. Pinheiro Bdo V, Delgado Ade A, Chebli J. Hepatitis and pneumonitis during adalimumab therapy in Crohn disease: mind the histoplasmosis! Arq Gastroenterol. 2014;51:73–6.

65. Wood KL, Hage CA, Knox KS, Kleiman MB, Sannuti A, Day RB, et al. Histoplasmosis after treatment with anti-tumor necrosis factor-alpha therapy. Am J Respir Crit Care Med. 2003;167:1279–82.

66. Jain V, Evans T, Peterson M. Reactivation histoplasmosis after treatment with anti-tumor necrosis factor alpha in a patient from a nonendemic area. Respir Med. 2006;100:1291–3.

67. Lim LT, Ruzmetova N, Ballinger SH, Moorthy RS. Acute pulmonary histoplasmosis in a patient with uveitis after infliximab therapy. Int Ophthalmol. 2011;31:349–51.

68. Dotson JL, Crandall W, Mousa H, Honegger JR, Denson L, Samson C, et al. Presentation and outcome of histoplasmosis in pediatric inflammatory bowel disease patients treated with antitumor necrosis factor alpha therapy: a case series. Inflamm Bowel Dis. 2011;17:56–61.
69. Taroumian S, Knowles SL, Lisse JR, Yanes J, Ampel NM, Vaz A, et al. Management of coccidioidomycosis in patients receiving biologic response modifiers or disease-modifying antirheumatic drugs. Arthritis Care Res. 2012;64:1903–9.
70. Bergstrom L, Yocum DE, Ampel NM, Villanueva I, Lisse J, Gluck O, et al. Increased risk of coccidioidomycosis in patients treated with tumor necrosis factor alpha antagonists. Arthritis Rheum. 2004;50:1959–66.
71. De Rosa FG, Shaz D, Campagna AC, Dellaripa PE, Khettry U, Craven DE. Invasive pulmonary aspergillosis soon after therapy with infliximab, a tumor necrosis factor-alpha-neutralizing antibody: a possible healthcare-associated case? Infect Control Hosp Epidemiol. 2003;24:477–82.
72. Alderson JW, Van Dinter TGJ, Opatowsky MJ, Burton EC. Disseminated aspergillosis following infliximab therapy in an immunosuppressed patient with Crohn's disease and chronic hepatitis C: a case study and review of the literature. MedGenMed. 2005;7:7.
73. Manz M, Beglinger C, Vavricka S. Fatal invasive pulmonary aspergillosis associated with adalimumab therapy. Gut. 2009;58:149.
74. Osawa R, Singh N. Colitis as a manifestation of infliximab-associated disseminated cryptococcosis. Int J Infect Dis. 2010;14:e436–40.
75. Fraison JB, Guilpain P, Schiffmann A, Veyrac M, Le Moing V, Rispail P, et al. Pulmonary cryptococcosis in a patient with Crohn's disease treated with prednisone, azathioprine and adalimumab: exposure to chicken manure as a source of contamination. J Crohns Colitis. 2013;7:e11–4.
76. Belda A, Hinojosa J, Serra B, Garcia L, Merino C, Belda A, et al. Systemic candidiasis and infliximab therapy. Gastroenterol Hepatol. 2004;27:365–7.
77. Lee JH, Slifman NR, Gershon SK, Edwards ET, Schwieterman WD, Siegel JN, et al. Life-threatening histoplasmosis complicating immunotherapy with tumor necrosis factor α antagonists infliximab and etanercept. Arthritis Rheum. 2002;46:2565–70.
78. Vergidis P, Avery RK, Wheat LJ, Dotson JL, Assi MA, Antoun SA, et al. Histoplasmosis complicating tumor necrosis factor-α blocker therapy: a retrospective analysis of 98 cases. Clin Infect Dis. 2015;61(3):409–17.
79. Velayos FS, Sandborn WJ. Pneumocystis carinii pneumonia during maintenance anti-tumor necrosis factor-alpha therapy with infliximab for Crohn's disease. Inflamm Bowel Dis. 2004;10:657–60.
80. Seddik M, Meliez H, Seguy D, Viget N, Cortot A, Colombel JF. Pneumocystis jiroveci (carinii) pneumonia following initiation of infliximab and azathioprine therapy in a patient with Crohn's disease. Inflamm Bowel Dis. 2004;10:436–7.
81. Kaur N, Mahl TC. Pneumocystis carinii pneumonia with oral candidiasis after infliximab therapy for Crohn's disease. Dig Dis Sci. 2004;49:1458–60.
82. Kaur N, Mahl TC. Pneumocystis jiroveci (carinii) pneumonia after infliximab therapy: a review of 84 cases. Dig Dis Sci. 2007;52(6):1481–4.
83. Okafor PN, Nunes DP, Farraye FA. Pneumocystis jiroveci pneumonia in inflammatory bowel disease: when should prophylaxis be considered? Inflamm Bowel Dis. 2013;19:1764–71.
84. Tubach F, Ravaud P, Salmon-Ceron D, Petitpain N, Brocq O, Grados F, et al. Emergence of legionella pneumophila pneumonia in patients receiving tumor necrosis factor-alpha antagonists. Clin Infect Dis. 2006;43:e95–100.
85. Epping G, van der Valk PD, Hendrix R. Legionella pneumophila pneumonia in a pregnant woman treated with anti-TNF-alpha antibodies for Crohn's disease: a case report. J Crohns Colitis. 2010;4:687–9.
86. Beigel F, Matthias J, Filik L, Bader L, Lück C, Göke B, et al. Severe legionella pneumophila pneumonia following infliximab therapy in a patient with Crohn's disease. Inflamm Bowel Dis. 2009;15:1240–4.
87. Jinno S, Pulido S, Pien BC. First reported United States case of legionella pneumophila serogroup 1 pneumonia in a patient receiving anti-tumor necrosis factor-alpha therapy. Hawaii

Med J. 2009;68:109–12.

88. Kohn A, Daperno M, Armuzzi A, Cappello M, Biancone L, Orlando A, et al. Infliximab in severe ulcerative colitis: short-term results of different infusion regimens and long-term follow-up. Aliment Pharmacol Ther. 2007;26:747–56.

89. Edelstein P, Lück C. Legionella. In: Jorgensen J, Pfaller M, Carroll K, Funke G, Landry M, Richter S, et al., editors. Manual of clinical microbiology. 11th ed. Washington, DC: ASM Press; 2015. p. 887–904.

90. Slifman NR, Gershon SK, Lee J-H, Edwards ET, Braun MM. Listeria monocytogenes Infection as a complication of treatment with tumor necrosis factor alpha-neutralizing agents. Arthritis Rheum. 2003;48:319–24.

91. Williams G, Khan AA, Schweiger F. Listeria meningitis complicating infliximab treatment for Crohn's disease. Can J Infect Dis Med Microbiol. 2005;16:289–92.

92. Triantafillidis J, Sklavaina M, Panteris V, Georgopoulos F, Merikas E. Listeria meningitis in an immunocompromised patient with ulcerative colitis: report of a case and review of the literature. Ann Gastroenterol. 2010;23(3):205–8.

93. Weinberg E. Listeria monocytogenes in a patient with collagenous and ulcerative colitis. Am J Gastroenterol. 2012;107:S458.

94. Abreu C, Magro F, Vilas-Boas F, Lopes S, Macedo G, Sarmento A. Listeria infection in patients on anti-TNF treatment: report of two cases and review of the literature. J Crohns Colitis. 2013;7:175–82.

95. Rana F, Shaikh MM, Bowles J. Listeria meningitis and resultant symptomatic hydrocephalus complicating infliximab treatment for ulcerative colitis. JRSM Open. 2014;5:2054270414522223.

96. Parihar V, Maguire S, Shahin A, Ahmed Z, O'Sullivan M, Kennedy M, et al. Listeria meningitis complicating a patient with ulcerative colitis on concomitant infliximab and hydrocortisone. Ir J Med Sci. 2016;185:965–7.

97. Bowie VL, Snella KA, Gopalachar AS, Bharadwaj P. Listeria meningitis associated with infliximab. Ann Pharmacother. 2004;38:58–61.

98. Rachapalli S, O'Daunt S. Septic arthritis due to Listeria monocytogenes in a patient receiving etanercept. Arthritis Rheum. 2005;52:987.

99. Wallis RS, Broder MS, Wong JY, Hanson ME, Beenhouwer DO. Granulomatous infectious diseases associated with tumor necrosis factor antagonists. Clin Infect Dis. 2004;38:1261–5.

100. Surawicz CM, Brandt LJ, Binion DG, Ananthakrishnan AN, Curry SR, Gilligan PH, et al. Guidelines for diagnosis, treatment, and prevention of Clostridium difficile infections. Am J Gastroenterol. 2013;108:478–98. quiz 499

101. Schneeweiss S, Korzenik J, Solomon DH, Canning C, Lee J, Bressler B. Infliximab and other immunomodulating drugs in patients with inflammatory bowel disease and the risk of serious bacterial infections. Aliment Pharmacol Ther. 2009;30:253–64.

102. Jen MH, Saxena S, Bottle A, Aylin P, Pollok RCG. Increased health burden associated with Clostridium difficile diarrhoea in patients with inflammatory bowel disease. Aliment Pharmacol Ther. 2011;33:1322–31.

103. Ananthakrishnan AN, EL MG, Binion DG. Excess hospitalisation burden associated with Clostridium difficile in patients with inflammatory bowel disease. Gut. 2008;57:205–10.

104. Ben-Horin S, Margalit M, Bossuyt P, Maul J, Shapira Y, Bojic D, et al. Combination immunomodulator and antibiotic treatment in patients with inflammatory bowel disease and clostridium difficile infection. Clin Gastroenterol Hepatol. 2009;7:981–7.

105. Long MD, Martin C, Sandler RS, Kappelman MD. Increased risk of pneumonia among patients with inflammatory bowel disease. Am J Gastroenterol. 2013;108:240–8.

106. Melmed GY, Agarwal N, Frenck RW, Ippoliti AF, Ibanez P, Papadakis KA, et al. Immunosuppression impairs response to pneumococcal polysaccharide vaccination in patients with inflammatory bowel disease. Am J Gastroenterol. 2010;105:148–54.

107. Fiorino G, Peyrin-Biroulet L, Naccarato P, Szabò H, Sociale OR, Vetrano S, et al. Effects of immunosuppression on immune response to pneumococcal vaccine in inflammatory bowel disease: a prospective study. Inflamm Bowel Dis. 2012;18:1042–7.

108. Centers for Disease Control and Prevention: Influenza (Flu). 2016. Available from: http://www.cdc.gov/flu/index.htm.

108. Centers for Disease Control and Prevention: Influenza (Flu). 2016. Available from: http://www.cdc.gov/flu/index.htm.

109. Shah NS, Greenberg JA, McNulty MC, Gregg KS, Riddell J, Mangino JE, et al. Severe influenza in 33 US hospitals, 2013–2014: complications and risk factors for death in 507 patients. Infect Control Hosp Epidemiol. 2015;36:1251–60.

110. Andrisani G, Frasca D, Romero M, Armuzzi A, Felice C, Marzo M, et al. Immune response to influenza A/H1N1 vaccine in inflammatory bowel disease patients treated with anti TNF-α agents: effects of combined therapy with immunosuppressants. J Crohns Colitis. 2013;7:301–7.

111. Mamula P, Markowitz JE, Piccoli DA, Klimov A, Cohen L, Baldassano RN. Immune response to influenza vaccine in pediatric patients with inflammatory bowel disease. Clin Gastroenterol Hepatol. 2007;5:851–6.

112. Hagihara Y, Ohfuji S, Watanabe K, Yamagami H, Fukushima W, Maeda K, et al. Infliximab and/or immunomodulators inhibit immune responses to trivalent influenza vaccination in adults with inflammatory bowel disease. J Crohns Coliits. 2014;8:223–33.

113. Launay O, Abitbol V, Krivine A, Slama L, Bourreille A, Dupas J, et al. Immunogenicity and safety of influenza vaccine in inflammatory bowel disease patients treated or not with immunomodulators and/or biologics: a two-year prospective study. J Crohns Colitis. 2015;9:1096–107.

114. Lu Y, Jacobson DL, Ashworth LA, Grand RJ, Meyer AL, McNeal MM, et al. Immune response to influenza vaccine in children with inflammatory bowel disease. Am J Gastroenterol. 2009;104:444–53.

115. Cullen G, Bader C, Korzenik JR, Sands BE. Serological response to the 2009 H1N1 influenza vaccination in patients with inflammatory bowel disease. Gut. 2012;61:385–91.

116. Bruyn J, Fonseca K, Woudenberg M, Ghosh S, Gasia MF, Ueno A, et al. Timing of influenza vaccination relative to maintenance infliximab infusion in inflammatory bowel disease patients does not impact immune response or safety of vaccine. Gastroenterology. 2014;146:S-586.

117. Rahier JF, Papay P, Salleron J, Sebastian S, Marzo M, Peyrin-Biroulet L, et al. H1N1 vaccines in a large observational cohort of patients with inflammatory bowel disease treated with immunomodulators and biological therapy. Gut. 2011;60:456–62.

118. Debruyn JCC, Hilsden R, Fonseca K, Russell ML, Kaplan GG, Vanderkooi O, et al. Immunogenicity and safety of influenza vaccination in children with inflammatory bowel disease. Inflamm Bowel Dis. 2012;18:25–33.

119. Loras C, Saro C, Gonzalez-Huix F, Mínguez M, Merino O, Gisbert JP, et al. Prevalence and factors related to hepatitis B and C in inflammatory bowel disease patients in Spain: a nationwide, multicenter study. Am J Gastroenterol. 2009;104:57–63.

120. Chevaux J-B, Nani A, Oussalah A, Venard V, Bensenane M, Belle A, et al. Prevalence of hepatitis B and C and risk factors for nonvaccination in inflammatory bowel disease patients in Northeast France. Inflamm Bowel Dis. 2010;16:916–24.

121. Papa A, Felice C, Marzo M, Andrisani G, Armuzzi A, Covino M, et al. Prevalence and natural history of hepatitis B and C infections in a large population of IBD patients treated with anti-tumor necrosis factor-α agents. J Crohns Colitis. 2013;7:113–9.

122. Tolentino YF, Fogaça HS, Zaltman C, Ximenes LL, Coelho HS. Hepatitis B virus prevalence and transmission risk factors in inflammatory bowel disease patients at Clementino Fraga Filho university hospital. World J Gastroenterol. 2008;14:3201–6.

123. Huang ML, Xu XT, Shen J, Qiao YQ, Dai ZH, Ran ZH. Prevalence and factors related to hepatitis B and C infection in inflammatory bowel disease patients in China: a retrospective study. J Crohns Colitis. 2014;8:282–7.

124. Tavakolpour S, Alavian SM, Sali S. Hepatitis B reactivation during immunosuppressive therapy or cancer chemotherapy, management, and prevention: a comprehensive review-screened. Hepat Mon. 2016;16:e35810.

125. Guidotti LG, Ishikawa T, Hobbs MV, Matzke B, Schreiber R, Chisari FV. Intracellular inactivation of the hepatitis B virus by cytotoxic T lymphocytes. Immunity. 1996;4:25–36.

126. Perrillo RP, Gish R, Falck-Ytter YT. American gastroenterological association institute technical review on prevention and treatment of hepatitis B virus reactivation during immunosup-

pressive drug therapy. Gastroenterology. 2015;148:221–244.e3.

127. Chyuan I-T, Tsai H-F, Tzeng H-T, Sung C-C, Wu C-S, Chen P-J, et al. Tumor necrosis factor-alpha blockage therapy impairs hepatitis B viral clearance and enhances T-cell exhaustion in a mouse model. Cell Mol Immunol. 2015;12:317–25.

128. Reddy KR, Beavers KL, Hammond SP, Lim JK, Falck-Ytter YT. American Gastroenterological Association Institute guideline on the prevention and treatment of hepatitis B virus reactivation during immunosuppressive drug therapy. Gastroenterology. 2015;148:215–9.

129. Centers for Disease Control: Adult Immunization Schedule. 2016. Cited 1 July 2016. Available from: http://www.cdc.gov/vaccines/schedules/hcp/imz/adult.html.

130. Gisbert JP, Chaparro M, Esteve M. Review article: prevention and management of hepatitis B and C infection in patients with inflammatory bowel disease. Aliment Pharmacol Ther. 2011;33:619–33.

131. Peterson JR, Hsu FC, Simkin PA, Wener MH. Effect of tumour necrosis factor alpha antagonists on serum transaminases and viraemia in patients with rheumatoid arthritis and chronic hepatitis C infection. Ann Rheum Dis. 2003;62:1078–82.

132. Campbell S, Ghosh S. Infliximab therapy for Crohn's disease in the presence of chronic hepatitis C infection. Eur J Gastroenterol Hepatol. 2001;13:191–2.

133. Ferri C, Ferraccioli G, Ferrari D, Galeazzi M, Lapadula G, Montecucco C, et al. Safety of anti-tumor necrosis factor-alpha therapy in patients with rheumatoid arthritis and chronic hepatitis C virus infection. J Rheumatol. 2008;35:1944–9.

134. Brunasso AMG, Puntoni M, Gulia A, Massone C. Safety of anti-tumour necrosis factor agents in patients with chronic hepatitis C infection: a systematic review. Rheumatology. 2011;50:1700–11.

135. Pompili M, Biolato M, Miele L, Grieco A. Tumor necrosis factor-α inhibitors and chronic hepatitis C: a comprehensive literature review. World J Gastroenterol. 2013;19:7867–73.

136. Vigano M, Degasperi E, Aghemo A, Lampertico P, Colombo M. Anti-TNF drugs in patients with hepatitis B or C virus infection: safety and clinical management. Expert Opin Biol Ther. 2012;12:193–207.

137. Nathan DM, Angus PW, Gibson PR. Hepatitis B and C virus infections and anti-tumor necrosis factor-alpha therapy: guidelines for clinical approach. J Gastroenterol Hepatol. 2006;21:1366–71.

138. Leveque N, Brixi-Benmansour H, Reig T, Renois F, Talmud D, Brodard V, et al. Low frequency of cytomegalovirus infection during exacerbations of inflammatory bowel diseases. J Med Virol. 2010;82:1694–700.

139. Matsuoka K, Iwao Y, Mori T, Sakuraba A, Yajima T, Hisamatsu T, et al. Cytomegalovirus is frequently reactivated and disappears without antiviral agents in ulcerative colitis patients. Am J Gastroenterol. 2007;102:331–7.

140. Haerter G, Manfras BJ, de Jong-Hesse Y, Wilts H, Mertens T, Kern P, et al. Cytomegalovirus retinitis in a patient treated with anti-tumor necrosis factor alpha antibody therapy for rheumatoid arthritis. Clin Infect Dis. 2004;39:e88–94.

141. Sari I, Birlik M, Gonen C, Akar S, Gurel D, Onen F, et al. Cytomegalovirus colitis in a patient with Behcet's disease receiving tumor necrosis factor alpha inhibitory treatment. World J Gastroenterol. 2008;14:2912–4.

142. Mizuta M, Schuster M. Cytomegalovirus hepatitis associated with use of anti-tumor necrosis factor-alpha antibody. Clin Infect Dis. 2005;40:1071–2.

143. Helbling D, Breitbach TH, Krause M. Disseminated cytomegalovirus infection in Crohn's disease following anti-tumour necrosis factor therapy. Eur J Gastroenterol Hepatol. 2002;14:1393–5.

144. Pillet S, Jarlot C, Courault M, Del Tedesco E, Chardon R, Saint-Sardos P, et al. Infliximab does not worsen outcomes during flare-ups associated with CMV infection in patients with UC. Inflamm Bowel Dis. 2015;21:1580–6.

145. Kandiel A, Lashner B. Cytomegalovirus colitis complicating inflammatory bowel disease. Am J Gastroenterol. 2006;101:2857–65.

146. Kim YS, Kim YH, Kim JS, Cheon JH, Ye BD, Jung SA, et al. The prevalence and efficacy of ganciclovir on steroid-refractory ulcerative colitis with cytomegalovirus infection: a prospec-

tive multicenter study. J Clin Gastroenterol. 2012;46:51–6.

147. Magro F, Santos-Antunes J, Albuquerque A, Vilas-Boas F, Macedo GN, Nazareth N, et al. Epstein-Barr virus in inflammatory bowel disease-correlation with different therapeutic regimens. Inflamm Bowel Dis. 2013;19:1710–6.

148. Vos ACW, Bakkal N, Minnee RC, Casparie MK, de Jong DJ, Dijkstra G, et al. Risk of malignant lymphoma in patients with inflammatory bowel diseases: a Dutch nationwide study. Inflamm Bowel Dis. 2011;17:1837–45.

149. Dayharsh GA, Loftus EV, Sandborn WJ, Tremaine WJ, Zinsmeister AR, Witzig TE, et al. Epstein-Barr virus-positive lymphoma in patients with inflammatory bowel disease treated with azathioprine or 6-mercaptopurine. Gastroenterology. 2002;122:72–7.

150. Gupta G, Lautenbach E, Lewis JD. Incidence and risk factors for herpes zoster among patients with inflammatory bowel disease. Clin Gastroenterol Hepatol. 2006;4:1483–90.

151. Long MD, Martin C, Sandler RS, Kappelman MD. Increased risk of herpes zoster among 108 604 patients with inflammatory bowel disease. Aliment Pharmacol Ther. 2013;37:420–9.

152. van der Klooster J, Bosman R, Oudemans-van Straaten H, van der Spoel J, Wester J, Zandstra D. Disseminated tuberculosis, pulmonary aspergillosis and cutaneous herpes simplex infection in a patient with infliximab and methotrexate. Intensive Care Med. 2003;29:2327–9.

153. Bradford RD, Pettit AC, Wright PW, Mulligan MJ, Moreland LW, McLain DA, et al. Herpes simplex encephalitis during treatment with tumor necrosis factor-alpha inhibitors. Clin Infect Dis. 2009;49:924–7.

154. Jansen L, Vos X, Löwenberg M. Herpes simplex induced necrotizing tonsillitis in an immunocompromised patient with ulcerative colitis. World J Gastroenterol. 2016;4:60–2.

155. Arnold C, von Sanden S, Theilacker C, Blum HE. Ulcerous colitis and infection with cytomegalovirus, herpes simplex virus and clostridium difficile. Z Gastroenterol. 2008;46:780–3.

156. Zamani F, Mohamadnejad M, Alimohamadi S, Mirmadjless S, Malekadeh R. Herpes simplex virus encephalitis during immunosuppressive treatment of ulcerative colitis. MedGenMed. 2004;6:7.

157. El-Serag H, Zwas F, Cirillo N, Eisen R. Fulminant herpes colitis in a patient with Crohn's disease. J Clin Gastroenterol. 1996;22:220–3.

158. Schunter MO, Walles T, Fritz P, Meyding-Lamadé U, Thon K-P, Fellermann K, et al. Herpes simplex virus colitis complicating ulcerative colitis: a case report and brief review on superinfections. J Crohns Colitis. 2007;1:41–6.

159. Wolfsen H, Bolen J, Bowen J, Fenster L. Fulminant herpes hepatitis mimicking hepatic abscesses. J Clin Gastroenterol. 1993;16:61–4.

160. Shlien R, Meyers S, Lee J, Dische R, Janowitz H. Fulminant herpes simplex hepatitis in a patient with ulcerative colitis. Gut. 1988;29:257–61.

161. Haag L-M, Hofmann J, Kredel LI, Holzem C, Kühl AA, Taube ET, et al. Herpes simplex virus sepsis in a young woman with Crohn's disease. J Crohns Colitis. 2015;9:1169–73.

162. Santos-Antunes J, Abreu C, Magro F, Coelho R, Vilas-Boas F, Andrade P, et al. Disseminated cutaneous herpes simplex infection in a patient with Crohn's disease under azathioprine and steroids: first case report and literature review. J Crohns Colitis. 2014;8:326–30.

163. Sciaudone G, Pellino G, Guadagni I, Selvaggi F. Education and imaging: gastrointestinal: herpes simplex virus-associated erythema multiforme (HAEM) during infliximab treatment for ulcerative colitis. J Gastroenterol Hepatol. 2011;26:610.

164. Justice E, Khan S, Logan S, Jobanputra P. Disseminated cutaneous herpes simplex virus-1 in a woman with rheumatoid arthritis receiving infliximab: a case report. J Med Case Rep. 2008;2:282.

165. Salmon-Ceron D, Tubach F, Lortholary O, Chosidow O, Bretagne S, Nicolas N, et al. Drug-specific risk of non-tuberculosis opportunistic infections in patients receiving anti-TNF therapy reported to the 3-year prospective French RATIO registry. Ann Rheum Dis. 2011;70:616–23.

166. Checchin D, Buda A, Sgarabotto D, Sturniolo GC, D'Incà R. Successful prophylaxis with valaciclovir for relapsing HSV-1 in a girl treated with infliximab for moderate Crohn's disease. Eur J Gastroenterol Hepatol. 2009;21:1095–6.

167. Cornerstones IBD Checklist for Monitoring and Prevention. 2016. Cited 1 July 2016.

第十三章
肿瘤坏死因子-α 抑制剂和恶性肿瘤的风险

引言

肿瘤坏死因子-α(TNF-α)在先天和后天免疫反应中都可发挥作用。此外,在各种免疫介导的疾病过程中,包括炎症性肠病 IBD),TNF-α 水平的升高已经得到证实[1]。TNF-α 已被证明是克罗恩病(CD)的关键促炎介质,这一发现促使了 20 世纪 90 年代用于 CD 管理的抗肿瘤坏死因子的开发和利用[2]。抗 TNF 可降低血液高凝状态并抑制肉芽肿形成,使其成为 CD 中有用的治疗药物[3,4]。抑制肉芽肿形成的同时也清除分枝杆菌并降低了其他细胞内细菌的生殖能力[5,6],这引起了人们对免疫耐受的担忧,尤其是在感染和恶性肿瘤领域方面。

感染、恶性肿瘤、抗体产生和输注反应是一些与抗肿瘤坏死因子相关的主要不良反应。尽管人们已经很好地认识到了关于抗 TNF 疗法的感染相关并发症,特别是在治疗的较短时间段内出现的感染频率相对较高,而恶性肿瘤的并发症不像文献记载中那样容易观察到。这可能是由于恶性肿瘤的发生频率越来越低,而恶性肿瘤并发症的潜伏发展时间越来越长。

这篇综述将总结与 IBD 治疗相关的各种恶性肿瘤证据,包括现有文献的局限性,重点关注抗肿瘤坏死因子药物。此外,尽管在某些恶性肿瘤中存在风险,人们还必须考虑治疗中重度 IBD 患者使用这些药物的获益。本章将讨论患者使用抗肿瘤坏死因子的风险和获益。最后,我们还将重点强调这些可预防的恶性并发症,并就 IBD 中与恶性肿瘤相关的三级预防形式提出建议:初级、二级和三级预防。

抗肿瘤坏死因子在 IBD 治疗中相关的恶性肿瘤风险

抗肿瘤坏死因子在 20 世纪 90 年代末被用于 CD 的治疗,随后在 21 世纪开始用于 UC 的治疗。总体来说,抗肿瘤坏死因子在 IBD 治疗中具有安全性和有效性。然而,人们担心该药物的使用与癌症的发生相关,如非黑色素皮肤癌(non-melanoma skin cancer,NMSC)、黑色素瘤、淋巴增殖性和骨髓增殖性疾病、肝脾 T 细胞淋巴瘤和其他实体肿瘤。因免疫调节剂和糖皮质激素治疗通常与抗肿瘤坏死因子联合或在使用抗肿瘤坏死因子之前使用,因此在评估抗肿瘤坏死因子治疗风险时,需要考虑患者联合免疫调节剂和糖皮质激素治疗的影响。

来自丹麦的一个基于人群的队列研究中,调查人员历时 30 多年比较了在广泛使用抗 TNF 药物治疗前后,IBD 患者发生胃肠道肿瘤和肠道外肿瘤的风险,结果显示,CD 与胃肠道恶性肿瘤(SIR,1.2;95% CI,1.0~1.4)和肠道外恶性肿瘤(SIR,1.3;95% CI,1.2~1.4)的发生相关,与血液系统恶性肿瘤(SIR,1.9;95% CI,1.5~2.3)、吸烟相关恶性肿瘤(SIR,1.5;95% CI,1.3~1.8)和黑素瘤(SIR,1.4;95% CI,1.0~1.9)的相关性较强。UC 与胃肠道恶性肿瘤(SIR,1.1;95% CI,1.0~1.2)和肠道外恶性肿瘤(SIR,1.1;95% CI,1.0~1.1)的相关性较弱。研究结果还发现,自 1978 年以来,胃肠道恶性肿瘤的发病风险有所降低,而肠道外恶性肿瘤的风险并没有增加(图13.1)。这表明治疗胃肠道炎症、对胃肠道的异型增生进行适当的监测和管理可有助于降低胃肠道恶性肿瘤的发生风险。值得注意的是,抗肿瘤坏死因子疗法并没有增加 IBD 患者肠道外恶性肿瘤的总体发病率[7]。

非黑色素细胞皮肤癌

在美国,非黑色素细胞皮肤癌(non-melanoma skin cancer,NMSC)是最常见的恶性肿瘤。NMSC 包括鳞状细胞癌和基底细胞癌。NMSC 发生的风险因素包括环境风险因素,如紫外线暴露或化学暴露以及宿主风险因素,如人乳头瘤病毒(human papilloma virus,HPV)、遗传易感性和免疫抑制[8]。在一个描述性分析中,美国人口普查局使用多个美国政府数据集并基于人口横断面调查发现 NMSC 的总发病率估计为 350 万[9]。在实体器官移植人群中发现其发病率进一步增加[10-12]。

各种队列研究表明用于治疗 IBD 和其他自身免疫疾病的免疫抑制疗法可增加 NMSC 的发病风险。这些自身免疫疾病的潜在免疫功能障碍也

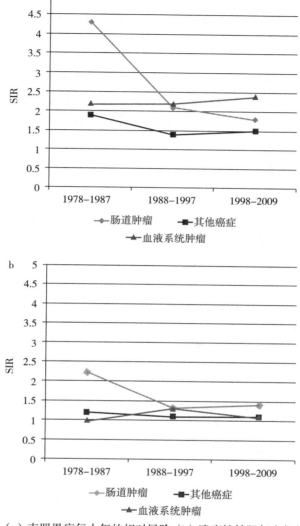

图 13.1　（a）克罗恩病每十年的相对风险；（b）溃疡性结肠每十年相对风险

起了相当的作用。Long 等关于 NMSC 的回顾性队列研究包括 26 403 名克罗恩病患者和 26 934 名溃疡性结肠炎患者。在 2010 年显示出 NMSC 风险的显著增长（发病率比（IRR）1.64；95% CI，1.51~1.78），与对照组相比，IBD 人群的年发病率为 733/100 000，对照组的发病率为 447/100 000[13]。一项病例对照研究评估了免疫抑制药物在 IBD 患者中的使用，研究表明 NMSC 的发病率增加与最近使用硫唑吟（在近 90 天内）（调整后的 OR 4.56；95% CI，2.81~4.50）或最近的生物制剂使用（抗 TNF）（调整后的 OR 2.07；

95% CI,1.28~3.33),以及持续 / 长期使用硫唑呤或生物疗法有关。有人认为疗程较长可能会进一步增加风险。此外,研究发现 NMSC 的发病率在免疫调节剂联合生物疗法治疗的患者中最高(调整后的 OR 5.85;95% CI,2.62~4.10)[13]。

　　另外两项欧洲研究也评估了 2000 年 IBD 患者的 NMSC 发病率[14,15],这两项研究也显示出在 IBD 患者中 NMSC 的风险增加。然而,这些研究是在广泛使用生物疗法之前进行的。这表明 IBD 的固有风险(独立于生物制剂或其他治疗药物增加的 NMSC 发病风险)增加了 IBD 患者的 NMSC 的发病风险。影响 NMSC 发展的因素可能包括皮肤白皙、紫外线光暴露和受损的 DNA 修复,可能会因硫唑嘌呤的使用而增加发病风险[16]。硫唑嘌呤与对紫外线 -A(ultraviolet-A,UV-A)的选择性光敏性和氧化 DNA 损伤有关[17]。因此,一些 NMSC 的前期风险可能与硫唑呤的使用有关。由于许多患者在抗肿瘤坏死因子之前使用了硫唑嘌呤或抗肿瘤坏死因子联合硫唑嘌呤治疗,因此很难确定抗肿瘤坏死因子对 NMSC 独立的影响风险。

　　一项大型魁北克医改报销数据库研究进一步调查了抗 TNF 治疗联合免疫调节剂治疗发生 NMSC 的风险。这项研究评估了 19 582 名符合使用硫唑嘌呤和生物制剂条件的患者产生各种恶性肿瘤的风险,如 NMSC、黑色素瘤、淋巴瘤和结直肠癌。硫唑嘌呤治疗超过 3 年增加了 NMSC 的风险,第二次分析显示暴露持续时间超过 5 年而不是 3~5 年与 NMSC 发病相关(OR 2.07;95%CI,1.36~3.7)。同时接受生物制剂和硫唑嘌呤治疗而不是仅仅接受生物制剂的患者的风险比单独接受硫唑嘌呤治疗的患者增加[18]。这表明,与硫唑呤相关的 NMSC 的主要风险似乎被抗 TNF 疗法增强,似乎与单一疗法发病风险不同。

　　更广泛的类风湿性关节炎(rheumatoid arthritis,RA)文献提供了更多关于用生物疗法治疗的患者中 NMSC 的风险的有价值的数据。Chakravarty 等的一项大型队列研究评估了 15 789RA 患者和 3639 名骨关节炎(osteoarthritis,OA)患者,观察了 NMSC 的发病率。调整 Cox 比例风险模型中的协变量后,RA 与 NMSC 的风险增加相关,HR 为 1.19,P=0.042。在 RA 患者中,NMSC 的发展与泼尼松的使用有关(HR 1.28,P=0.014)。抗 TNF 也与 NMSC 发展风险增加相关,尽管并不显著(HR 1.24,P=0.89)。抗 TNF 和甲氨蝶呤的联合使用与 NMSC 发生显著增加相关且具有统计学意义(HR 1.97,P=0.001)[19]。甲氨蝶呤与光敏性直接相关,可能是导致这种风险增加的原因。这些发现再次表明:当与其他免疫抑制剂药物联合使用时,抗肿瘤坏死因子的可能增加发病风险。

　　一项针对退伍军人事务部(Veteran's Affairs,VA)人群的大型研究

比较了抗 -TNF 与非生物性疾病治疗抗风湿药物（non-biologic disease-modifying antirheumatic drugs，DMARDs）的 RA 患者中的 NMSC。发现抗 TNF 药物治疗的患者中，NMSC 的年发病率为 18.9/1000，相比之下，非生物 DMARDs 的患者中，NMSC 的年发病率为 12.7/1000。与非生物 DMARDs 相比，使用抗肿瘤坏死因子药物的患者的 NMSC 的风险显著增加，且有统计学意义（HR 1.42，95% CI），且存在级联效应[20]。

此外，英国风湿病生物学会的一项研究登记包括 11 881 名连续接受抗 TNF 药物治疗的 RA 患者与接受非生物 DMARDs 的 3629 名未使用生物制剂的患者。与 DMARDs 的相关风险相比，尚无证据表明抗 TNF 治疗有进一步加剧基底细胞癌或鳞状细胞癌的风险，标准化发病率（standardized incidence ratios，SIR）为 1.72（95% CI，1.43~2.04），DMARD 组则为 1.83（95% CI，1.3~2.50）相比[21]。

基于 RA 和 IBD 人群的综合文献，抗肿瘤坏死因子药物可能与 NMSC 的高风险相关。然而，因为许多患者会分别接受过免疫调节剂或 DMARDs 作为第一轮治疗，这些估计值可能会受到使用其他药物如硫唑嘌呤或甲氨蝶呤的影响，这两种药物都通过增加光敏性来增加皮肤癌的风险[17]。NMSC 风险随着抗肿瘤坏死因子药物治疗的持续时间增长以及其他免疫调节剂的联合使用而增强。

黑色素瘤

在美国，黑色素瘤是男性第五大常见癌症，女性第七大常见癌症。黑色素瘤每年造成 9000 多人死亡。总的来说，黑色素瘤的绝对风险远低于 NMSC，因此需要更多的人群来评估特定的药物组合。就像其他皮肤癌一样，黑色素瘤使人们付出的身体、心理、经济和社会代价同样很显著。

现有文献受限于许多研究的单个样本量。

在一项系统评价和 Meta 分析中，IBD 患者的黑色素瘤发病率为 27.5 例 /（100 000 人·年）（95% CI，19.9~37.0）。IBD 使黑色素瘤风险增加 37%（12 项研究，RR 1.37，95% CI 1.10~1.70）。CD 和 UC 患者的风险均有所增加[22]。这种风险在生物制品使用前就有所增加，表明 IBD 本身可能与黑色素瘤风险增加有关。

魁北克医改报销数据库参考先前的 NMSC 研究来评估黑色素瘤的风险。在符合纳入研究标准的 19 582 名患者中，共确定出 102 例黑色素瘤患者。生物制剂和硫唑嘌呤都与黑色素瘤风险增加无关[18]。相比之下，从 1997 年到 2009 年，一项美国的使用生命健康计划数据库的更大回顾性队列研究,该研究评估了 108 579 名 IBD 患者。该病例对照研究包括 209 例黑色素瘤患者和 823 个匹配的对照。在 209 例黑色素瘤中,共有 26 例(12.4%)曾经使用生物制剂,而 823 个对照中有 56 个对照(6.8%)使用了生物制剂。使用任何抗 TNF 生物制剂与黑色素瘤发病相关(OR,2.08;95%CI,1.24~3.51),调整分析后(OR,1.88;95%CI,1.08~3.29)。而硫唑嘌呤或 5-ASA 的使用与黑色素瘤的发病没有显著关联。短期生物制剂治疗(小于 120 天)与黑色素瘤的相关风险增加无明显关系(粗略估计 OR,0.97;95% CI,0.19~4.98)。如在纳入队列研究时正在且之后长期使用抗 TNF 治疗的患者,与纳入研究时不使用这些药物的患者相比,其黑色素瘤的相关风险为 3.93(95% CI,1.82~8.50)[23]。

抗肿瘤坏死因子和黑色素瘤之间的联系已经在 RA 人群中得到更全面的研究。Olsen 等的系统评价和 Meta 分析评估了 5 项研究。4 项研究关注了类风湿性关节炎中黑色素瘤的风险,接受抗 TNF 药物治疗的患者与接受非生物治疗的患者相比 DMARDS 的总体估计 OR 值为 1.60(95% CI,1.16~2.19)。5 项研究评估了接受抗 TNF 治疗的 RA 患者与普通人群相比患黑色素瘤的风险,估计 OR 值为 1.87(95% CI,1.53~2.30)。系统的文献综述和关于生物制剂的 Meta 分析显示黑色素瘤的 OR 为 1.17(95% CI,0.86~1.59)[24]。这些发现总体上表明抗 TNF 的使用是类风湿性关节炎患者中黑色素瘤发展的独立危险因素[25]。

NMSC 的数据不同的是,在 NMSC 的发病风险可能因其他的共同用药(如硫唑嘌呤)导致的,抗肿瘤坏死因子药物似乎更直接并且独立地与黑色素瘤的风险相关,这些发现在 RA 相关文献中体现出来。此外,这种效应似乎确实与治疗持续时间有关,持续时间越长,患者患黑色素瘤的风险越高。这种风险的机制尚不清楚,可能与光敏性无关,因为在硫唑嘌呤中也可见该现象。

淋巴增殖性和骨髓增殖性疾病

淋巴瘤

淋巴瘤有两大类型:霍奇金淋巴瘤和非霍奇金淋巴瘤。在这些广泛的类别中,有许多子类型。根据国家癌症研究所的监测、流行病学和最终结果(Surveillance,Epidemiology,and End Results,SEER)项目,癌症统计评价(1975—2012 年)估计在美国有 788 939 人患有淋巴瘤或处于淋巴瘤的缓解期。这些人中,估计有 181 967 人患有霍奇金淋巴瘤,609 972 人患非霍奇金淋巴瘤。预计每年约有 21 270 人死于淋巴瘤。

　　一项研究纳入了从 1996 年到 2009 年在 Kaiser 永久性 IBD 登记处中的 16 023 名无艾滋病病毒的 IBD 患者,研究了淋巴瘤的标准化发病率比率(standardized incidence rate ratio,SIRR)。最常见的淋巴瘤是弥漫性大 B 细胞淋巴瘤(44%),其次为滤泡性淋巴瘤(14%)和霍奇金病(12%)。没有接受抗 TNF 或硫唑呤治疗的 IBD 患者淋巴瘤的发病率比为 1.0。对于单独使用硫唑呤治疗的患者,SIRR 过去为 0.3,现在为 1.4。接受抗 TNF 治疗的患者,无论是否合用硫唑呤,过去接受过抗 TNF 治疗的患者 SIRR 为 5.5,目前正在使用抗 TNF 治疗的患者的 SIRR 是 4.4。值得注意的是,几乎所有的患者在抗 TNF 治疗前都使用了硫唑嘌呤治疗[26]。

　　美国食品药品管理局(Food and Drug Administration,FDA)的不良事件报告系统(Adverse Event Reporting System,AERS)报告了 91 例接受抗 TNF 治疗的患者发生 T 细胞非霍奇金淋巴瘤(以及另外在 MEDLINE 文献搜索中的 9 例)。其中包括 28 例 RA 患者、36 例 CD 患者、11 例银屑病患者、9 例在溃疡性结肠炎患者及 6 例强直性脊柱炎患者。总共 68% 的患者接触了抗 TNF 药物和免疫调节剂,包括硫唑嘌呤、6- 硫醇嘌呤、甲氨蝶呤、来氟米特或环孢菌素。抗肿瘤坏死因子和硫唑嘌呤合用时风险增加了五倍,仅单独使用硫唑嘌呤就有八倍的风险,相比之下,使用 TNF-α 抑制剂不会增加 T 细胞非霍奇金淋巴瘤的发病风险。同样,这些数据突出了自身免疫病患者发生淋巴瘤的多重因素,特别是抗肿瘤坏死因子与免疫调节剂的影响。

　　使用抗肿瘤坏死因子的 RA 患者患淋巴瘤的风险也被评估,这些患者较少使用硫唑嘌呤。一项 Meta 分析显示使用抗 TNF 药物的患者患淋巴瘤的相对风险为 0.90(CI 0.62~1.31),因此,抗 TNF 药物不会增加 RA 患者患淋巴瘤的风险[24]。

肝脾 T 细胞淋巴瘤

　　肝脾 T 细胞淋巴瘤(hepatosplenic T-cell lymphoma,HSTCL)的特点是脾脏和肝脏的恶性 T 细胞占外周 T 细胞淋巴瘤的 5%。HSTCL 在年轻人中更常见,男性多于女性,一项研究发现,41 例病例中有 34 例是男性。在这些患者中,45 名患者中有 36 名在收集数据时死亡,平均存活 8 个月。HSTCL 虽然罕见,但死亡率很高[27]。

　　大部分关于 HSTCL 和抗肿瘤坏死因子治疗关系的数据根据案例报告汇编。FDA AERS 截至 2006 年 10 月 5 日收到了八个使用英夫利昔单抗治疗 IBD 年轻患者（12~31 岁）发生 HSTCL 的案例,其中,7 例 CD 患者,1 例 UC 患者。这些患者中,有 7 例报告肝脾肿大,8 例中有 6 例报告致命性的肝脾肿大。所有 8 名患者同时使用硫唑嘌呤作为免疫抑制剂治疗,有些还使用美沙拉嗪或泼尼松。另外还对 15 例淋巴瘤患者曾经使用英夫利昔单抗治疗（有适应证和年龄合适）也进行了回顾,但尚不清楚这些病例是否出现 HSTCL。只有一例 γ/δ 亚型的 HSTCL 病例与硫唑嘌呤相关,仅 1 例致命性疾病与巯基嘌呤相关。英夫利昔单抗在 HSTCL 发病机制中没有确定的主要作用,但显然有关联[28]。

上述 FDA 报告后来被更新,包括 1998 年至 2008 年 6 月 30 日期间 15 例与生物制品相关的 HSTCL 病例。其中 13 例涉及英夫利昔单抗单药的使用,而其中两例使用了英夫利昔单抗,之后又使用了阿达木单抗。所有患者年龄在 12 岁和 29 岁之间,同时接受免疫抑制剂治疗,包括硫唑嘌呤或巯基嘌呤。研究再次得出结论,使用生物制剂的年轻患者发展 HSTCL 的风险可能更高[29]。几乎所有这些病例都是男性（15 名患者中有 14 名男性）,这表明 HSTCL 的发病可能存在与性别相关的风险。此外,HSTCL 患者中所有联用免疫调节剂如硫唑嘌呤或巯基嘌呤引起了人们的关注,人们担心当与生物制剂一起用于年轻男性患者时,它们存在的潜在风险很大。来自上述 FDA AERS 系统的审查也证明了这一点:与单用 TNF-α 抑制剂的患者（1 例）相比,使用 TNF-α 抑制剂联合免疫抑制剂（29 例）的患者发生 HSTCL 的病例数更多[30]。这再次反映了联合使用抗 TNF 和免疫调节剂会增加 HSTCL 的风险。最后,FDA 的不良事件报告系统显示在 4 例接受抗-TNF 治疗的 RA 患者和 1 例接受银屑病患者中发现了 HSTCL[30]。

实体瘤

先前的文献也研究了抗 TNF 有误使用和固有器官肿瘤之间的关系。来自丹麦 1999 年至 2012 年的 56 146 名 IBD 患者组成的全国性队列,重点关注 4553 名暴露于抗肿瘤坏死因子的患者。研究发现抗 TNF 药物暴露与实体肿瘤的发生没有显著的关联,包括嘴唇、口腔、咽、消化系统、肺、乳房和泌尿生殖系统的肿瘤。此外,调整硫唑嘌呤给药后,大多数癌症的多变量相对风险实际上降低了[31]。

抗肿瘤坏死因子与实体肿瘤的关系已经在风湿病学文献中报道。英国风湿病学生物制品学会登记,一项全国性前瞻性队列研究评估了接受抗-TNF 治疗与接受 DMARDs 的类风湿关节炎患者实体癌症的发生率。在抗-TNF 治疗的 52 549 个患者中,有 427 例发生实体器官癌症,DMARD

组 11 672 例患者中报告了 136 例癌症。在调整基线特征后,DMARDs 与抗 -TNF 组的实体器官癌症风险没有差别[32]。Lebrec 等关于 RA 文献的综述也没有发现抗 -TNF 的应用和实体肿瘤发生之间有任何关联[33]。事实上,对 Corona RA 登记处的数据分析发现与甲氨蝶呤相比,与抗 TNF 相关的实体癌症风险降低[34]。

宫颈癌

在普通人群中,各种因素与宫颈癌风险相关,最重要的危险因素是人乳头瘤病毒(human papilloma virus,HPV)感染。其他相关的风险包括免疫抑制(如人类免疫缺陷病毒)、吸烟、年龄、口服避孕药的使用以及接触己烯雌酚(diethylstilbestrol,DES)。宫颈癌相对罕见;绝对风险低可能与筛查项目的检测和治疗宫颈癌癌前病变相关[35]。

在 IBD 人群中,一个基于人群的丹麦队列研究显示 CD 和 UC 患者宫颈发育不良的风险增加。宫颈癌的风险只在 CD 人群中增加。理论上,免疫抑制药物因使清楚 HPV 感染的能力丧失而导致受损的宫颈发育不良增加[36]。

Kane 等进行了一项病例对照研究,评估 40 例 IBD 患者及其异常发生率,巴氏涂片。与健康对照相比,IBD 患者巴氏涂片异常的风险更高。此外,有免疫调节剂使用史的患者更有可能出现 HPV 高危菌株相关(血清型 16 或 18)的异常巴氏涂片[37]。然而,这项研究的结果是异常的巴氏涂片,而不是宫颈发育不良或者癌症。

Singh 等评估了马尼托巴大学 IBD 流行病学数据库的数据,将 19 692 名宫颈细胞学或组织学异常的妇女与 57 898 名正常巴氏涂片对照进行匹配[38]。未服用较多避孕药患者中,UC 和 CD 患者不存在异常巴氏涂片的风险,而联用了皮质类固醇和免疫抑制剂的患者的相关风险增加。本研究中患者所使用的免疫抑制剂药物是硫唑嘌呤、6- 巯基嘌呤、甲氨蝶呤、环孢菌素或英夫利昔单抗。有趣的是,单独使用皮质类固醇或免疫抑制剂并没有增加风险[38]。虽然关于 IBD 患者宫颈异常发育不良和癌症的基线风险确实存在,但似乎与该人群免疫抑制的使用增加有关。而有限的可利用的数据无法按特定类别来区分产生风险的药物。

结直肠癌

众所周知,患有广泛、长期结肠炎的患者比一般人群有更高的患结直

肠癌（colorectal cancer,CRC）风险[39]。UC 患者罹患 CRC 的风险为 0.9~8.8
倍,全结肠炎患者罹患 CRC 的风险在 0.8~23 倍之间波动[40]。在 CD 患者
患 CRC 的风险在统计上没有增加[41]。然而,在患有长期 CD 的患者中,
风险变得类似于 UC[42]。TNF-α 可阻碍 IBD 儿童发展为 CRC。这意味着
TNF-α 抑制剂可能在减少癌症的发生发挥着重要作用[40]。

数据显示,CRC 风险与组织的较长时间的炎症有关。因此,已经研
究了各种减少 CRC 和（或）发育不良的风险。Ruben 等的病例对照研究。
141 例没有 CRC 的 UC 患者和 59 例发展为 CRC 的 UC 患者相匹配,研究
显示炎症可使 CRC 风险增加,且使用免疫调节剂如硫唑嘌呤、6- 巯基嘌呤
和甲氨蝶呤可降低 CRC 的发病风险[43]。可降低 CRC 发病风险的药物还
包括 5- 氨基水杨酸（5-amino salicylic acid,5-ASA）制剂[44]和免疫调节剂
如硫唑呤[45]。抗 -TNF 药物同样有可能通过减少炎症来降低这种风险。

抗 TNF 药物在有恶性肿瘤病史患者中的应用

在既往有恶性肿瘤病史的患者中使用抗 TNF 治疗时,其安全性最重
要的是要考虑到 IBD 的慢性性质。在回顾性队列研究中,333 例曾患有癌
症的 IBD 的患者随后接受抗 TNF 治疗,与那些患癌症但没有接受免疫抑
制的患者相比,癌症后暴露于抗 TNF 剂或抗代谢的药物增加了癌症的风
险[46]。在随后的 Meta 分析中,Shelton 等还发现抗 TNF 药物使用的相关复
发率未增加。该研究纳入 16 项研究（10 项已发表,1 项未发表,5 项摘要）,
研究了 11 702 名有既往诊断为癌症且患有类风湿性关节炎（9 项研究）、
IBD（8 项研究）或牛皮癣（1 项研究）的患者。随访评估中发现在没有免疫
抑制的患者组中,超过 12 404 人·年,有 609 例新的或复发的癌症患者,总
发病率为每 37.5 例 /（1000 人·年）（95%CI,20.2~54.7）。数据因发病率而
异,从 0~62.5/（1000 人·年）不等。随后接受抗 -TNF 治疗或免疫抑制治疗
的患者达到免疫抑制中位间隔时间为 6 年。1753 名在癌症后接受抗 TNF
治疗的患者参与了 5842 次随访。有 215 例新发或复发癌症,总发病率为
33.8 例 /（1000 人·年）（95% CI,22.3~45.2）。这类似于在无免疫抑制组中
观察到的情况。抗 -TNF 组和常规免疫抑制组之间也没有显著差异。共有
三个研究着眼于与抗 TNF+ 免疫调节剂的联合治疗,发病率为 54.5/（1000
人·年）（95% CI,29.7~79.3）。这与抗 TNF 单药治疗（P=0.23）、其他免疫抑
制（P=0.27）或无免疫抑制（P=0.47）的差异无统计学意义[47]。基于以上资
料,我们建议临床医生可谨慎选择既往有恶性肿瘤病史的合适患者接受抗
TNF 治疗。

抗 TNF 药物的风险和获益

当考虑为 CD 和 UC 患者制定治疗方案时,有效地向患者传达治疗方法的潜在风险和获益是必不可少的。沟通风险时可能会被误解,因此患者也可能不太容易接受能有效治疗 IBD 的治疗方案。抗 TNF 药物的恶性肿瘤风险与潜在治疗益处会明显影响患者的最终决定。"罕见"对不同的人来说意味不同,并且临床医生描绘"罕见"的方式会极大地影响患者的决定。例如,报告相对风险而不报告绝对风险会扭曲患者对某事件发生可能性的感知并且可能阻碍了患者使用可以提高生活质量和缓解疾病的药物。重要的是,使用绝对数字而不是相对数字,使用实际几率而不是百分比(例如,每 1000 人中有 5 人,而不是 0.5%)。通常,图片可以用来表示有风险的患者人数。这可以帮助患者了解恶性肿瘤的绝对风险。应该对风险进行比较以避免混淆。当临床医生越具体描述风险和利益的可能性时,患者对他们的选择有一个充分的了解和现实的把握的可能性就越大。最后,从生活质量的获益来看,为患者树立一个大的长期和日常的生活蓝图,而不是累积的生命风险,这对于一个正在努力决定开始应用生物制剂疗法或其他治疗的患者来说是弥足珍贵的[48]。

预防 IBD 中免疫抑制治疗的并发症

预防有三种形式:初级、二级和三级预防。初级预防是指预防疾病或并发症的发展,例如通过接种疫苗。二级预防是指在更容易治疗或管理的时候,及早发现疾病,以预防残疾。二级预防如筛查,如结肠癌的筛查。三级预防是指采取减少长期疾病和残疾影响的措施,以最大限度地延长潜在寿命。这些预防形式中的每一种都可以用于患有 IBD 的患者。

对于恶性肿瘤的初级预防,都存在预防宫颈癌和皮肤癌的机会。推荐年龄 11~26 岁的女性使用 HPV 疫苗有助于预防宫颈癌。正如我们所知,与硫唑嘌呤相关的皮肤癌风险增加是对 UV-A 的光敏性,建议使用广谱防晒霜有助于防止这种并发症。对于二级预防,根据指南使用结肠镜监测结肠异型增生和长期有结肠炎的患者,可以早期发现异型增生来帮助预防结肠直肠癌。对于女性来说,根据美国预防机构(US Preventive Services Task Force,USPSTF)和美国妇产科医生(American College of Obstetricians and Gynecologists,ACOG)建议筛查巴氏涂片。此外,应该考虑对 IBD 患者使用已知的高风险药物,如免疫调节剂,抗 TNF 制剂进行皮肤筛查。建议在移植后风险较高的人群中也进行这种检查。最后,三级预防是指治疗预防疾病本身的并发症,如脓肿的发展或手术需要。通过在疾病早期优化 IBD 治疗,随着时间的推移,我们可能能够预防与未治疗炎症相关的晚期并发症。

文献中的局限性和未来研究的问题

尽管对抗 -TNF 剂相关的临床获益和风险(包括恶性肿瘤)的兴趣和研究越来越多,但总体上,数据还是存在较多局限性。研究通常是回顾性研究的,或者使用行政单位记录的数据,这存在错误分类和缺乏临床细节。随着抗 -TNF 使用量的增加,癌症的长期风险需要评估,优选以前瞻性研究的方式。此外,使用新的药物组合,如维多利单抗(抗整合素疗法)或优特克单抗(抗 -p40 IL 12/23 抑制剂)和硫唑嘌呤,需要进一步研究。我们还需要更详细的联合药物治疗的信息,包括作为免疫调节剂的甲氨蝶呤与抗 -TNF 药物的联合治疗。此外,有肿瘤病史的患者使用抗 -TNF 药物值得进一步研究,这有助于指导对该类患者的循证治疗建议。我们预计未来将会有不断增多的关于生物疗法和恶性肿瘤的大量文献,这将有助于指导临床医生和患者选择更好治疗方法来治疗 IBD。

总结

在过去的二十年里,IBD 人群中抗 TNF 的使用率不断上升,这可显著地帮助优化治疗方案。这些制剂允许患者达到无类固醇的缓解,并且可达到黏膜愈合。然而,这些药物也存在一系列的风险,使用前必须与患者有效沟通。绝对数字的风险沟通对于向患者有效解释风险是必不可少的。重要的是,研究表明,随着更有效的治疗和(或)更好的监测技术,胃肠道恶性肿瘤的发病率在 IBD 人群已经减少,且血液疾病和(或)其他肠外恶性肿瘤也未增加[7]。这表明风险 / 收益比倾向于使患者获益。风险似乎主要集中在三个方面:皮肤癌、宫颈发育不良和(或)癌症、淋巴瘤。抗 TNF 和其他种类药物可治愈黏膜从而降低结肠直肠发育不良和癌症风险。这些风险的概述如图 13.2 所示。此外,抗 TNF 药物与有恶性肿瘤病史的肿瘤复发无关。作为临床医生,我们可以提供各种预防措施来帮助患者预防恶性并发症。这些努力集中在一级、二级和并发症的三级预防上。总的来说,只有医患共同决策并且适当随访、监测以及不断讨论治疗的风险和益处才能使我们有效和安全地治疗 IBD 患者。

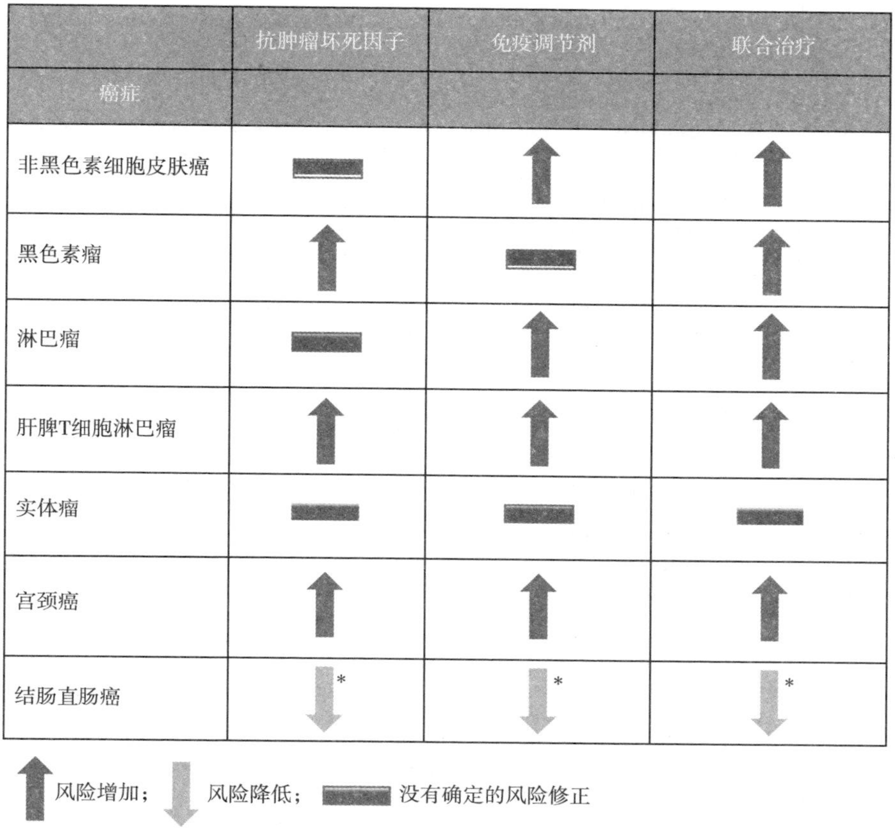

癌症	抗肿瘤坏死因子	免疫调节剂	联合治疗
非黑色素细胞皮肤癌	▬	↑	↑
黑色素瘤	↑	▬	↑
淋巴瘤	▬	↑	↑
肝脾T细胞淋巴瘤	↑	↑	↑
实体瘤	▬	▬	▬
宫颈癌	↑	↑	↑
结肠直肠癌	↓ *	↓ *	↓ *

↑ 风险增加；　↓ 风险降低；　▬ 没有确定的风险修正

*通过减轻炎症反应

图 13.2　抗肿瘤坏死因子、免疫调节剂和联合治疗对癌症风险的影响

参考文献

1. Weinberg JM, Buchholz R. TNF-alpha inhibitors. Basel; Boston: Birkhäuser Verlag; 2006.
2. Van Deventer SJ. Tumour necrosis factor and Crohn's disease. Gut. 1997;40:443–8.
3. Mielke ME, Rosen H, Brocke S, et al. Protective immunity and granuloma formation are mediated by two distinct tumor necrosis factor alpha- and gamma interferon-dependent T cell-phagocyte interactions in murine listeriosis: dissociation on the basis of phagocyte adhesion mechanisms. Infect Immun. 1992;60:1875–82.
4. Amiri P, Locksley RM, Parslow TG, et al. Tumour necrosis factor alpha restores granulomas and induces parasite egg-laying in schistosome-infected SCID mice. Nature. 1992;356:604–7.
5. Kindler V, Sappino AP, Grau GE, et al. The inducing role of tumor necrosis factor in the development of bactericidal granulomas during BCG infection. Cell. 1989;56:731–40.
6. Flynn JL, Goldstein MM, Triebold KJ, et al. IL-12 increases resistance of BALB/c mice to mycobacterium tuberculosis infection. J Immunol. 1995;155:2515–24.
7. Kappelman MD, Farkas DK, Long MD, et al. Risk of cancer in patients with inflammatory bowel diseases: a nationwide population-based cohort study with 30 years of follow-up evaluation. Clin Gastroenterol Hepatol. 2014;12:265–73.e1.

8. Buoy AG, Yoo S, Alam M, et al. Distribution of skin type and skin cancer in organ transplant recipients. Arch Dermatol. 2010;146:344–6.
9. Rogers HW, Weinstock MA, Harris AR, et al. Incidence estimate of nonmelanoma skin cancer in the United States, 2006. Arch Dermatol. 2010;146:283–7.
10. Jensen P, Hansen S, Moller B, et al. Skin cancer in kidney and heart transplant recipients and different long-term immunosuppressive therapy regimens. J Am Acad Dermatol. 1999;40:177–86.
11. Lindelof B, Sigurgeirsson B, Gabel H, et al. Incidence of skin cancer in 5356 patients following organ transplantation. Br J Dermatol. 2000;143:513–9.
12. Euvrard S, Kanitakis J, Claudy A. Skin cancers after organ transplantation. N Engl J Med. 2003;348:1681–91.
13. Long MD, Herfarth HH, Pipkin CA, et al. Increased risk for non-melanoma skin cancer in patients with inflammatory bowel disease. Clin Gastroenterol Hepatol. 2010;8:268–74.
14. Ekbom A, Helmick C, Zack M, et al. Extracolonic malignancies in inflammatory bowel disease. Cancer. 1991;67:2015–9.
15. Mellemkjaer L, Olsen JH, Frisch M, et al. Cancer in patients with ulcerative colitis. Int J Cancer. 1995;60:330–3.
16. Long MD, Kappelman MD, Pipkin CA. Nonmelanoma skin cancer in inflammatory bowel disease: a review. Inflamm Bowel Dis. 2011;17:1423–7.
17. O'Donovan P, Perrett CM, Zhang X, et al. Azathioprine and UVA light generate mutagenic oxidative DNA damage. Science. 2005;309:1871–4.
18. Kopylov U, Vutcovici M, Kezouh A, et al. Risk of lymphoma, colorectal and skin cancer in patients with IBD treated with immunomodulators and biologics: a quebec claims database study. Inflamm Bowel Dis. 2015;21:1847–53.
19. Chakravarty EF, Michaud K, Wolfe F. Skin cancer, rheumatoid arthritis, and tumor necrosis factor inhibitors. J Rheumatol. 2005;32:2130–5.
20. Amari W, Zeringue AL, McDonald JR, et al. Risk of non-melanoma skin cancer in a national cohort of veterans with rheumatoid arthritis. Rheumatology (Oxford). 2011;50:1431–9.
21. Mercer LK, Green AC, Galloway JB, et al. The influence of anti-TNF therapy upon incidence of keratinocyte skin cancer in patients with rheumatoid arthritis: longitudinal results from the British Society for Rheumatology biologics register. Ann Rheum Dis. 2012;71:869–74.
22. Singh S, Nagpal SJ, Murad MH, et al. Inflammatory bowel disease is associated with an increased risk of melanoma: a systematic review and meta-analysis. Clin Gastroenterol Hepatol. 2014;12:210–8.
23. Long MD, Martin CF, Pipkin CA, et al. Risk of melanoma and nonmelanoma skin cancer among patients with inflammatory bowel disease. Gastroenterology. 2012;143:390–399.e1.
24. de La Forest DM, Gottenberg JE, Salliot C. Safety of biologic DMARDs in RA patients in real life: a systematic literature review and meta-analyses of biologic registers. Joint Bone Spine. 2016;84(2):133–40.
25. Olsen CM, Hyrich KL, Knight LL, et al. Melanoma risk in patients with rheumatoid arthritis treated with tumour necrosis factor alpha inhibitors: a systematic review and meta-analysis. Melanoma Res. 2016;26:517–23.
26. Herrinton LJ, Liu L, Weng X, et al. Role of thiopurine and anti-TNF therapy in lymphoma in inflammatory bowel disease. Am J Gastroenterol. 2011;106:2146–53.
27. Weidmann E. Hepatosplenic T cell lymphoma. A review on 45 cases since the first report describing the disease as a distinct lymphoma entity in 1990. Leukemia. 2000;14:991–7.
28. Mackey AC, Green L, Liang LC, et al. Hepatosplenic T cell lymphoma associated with infliximab use in young patients treated for inflammatory bowel disease. J Pediatr Gastroenterol Nutr. 2007;44:265–7.
29. Mackey AC, Green L, Leptak C, et al. Hepatosplenic T cell lymphoma associated with infliximab use in young patients treated for inflammatory bowel disease: update. J Pediatr Gastroenterol Nutr. 2009;48:386–8.
30. Deepak P, Sifuentes H, Sherid M, et al. T-cell non-Hodgkin's lymphomas reported to the FDA AERS with tumor necrosis factor-alpha (TNF-alpha) inhibitors: results of the REFURBISH study. Am J Gastroenterol. 2013;108:99–105.

31. Nyboe Andersen N, Pasternak B, Basit S, et al. Association between tumor necrosis factor-alpha antagonists and risk of cancer in patients with inflammatory bowel disease. JAMA. 2014;311:2406–13.
32. Mercer LK, Lunt M, Low AL, et al. Risk of solid cancer in patients exposed to anti-tumour necrosis factor therapy: results from the British Society for Rheumatology biologics register for rheumatoid arthritis. Ann Rheum Dis. 2015;74:1087–93.
33. Lebrec H, Ponce R, Preston BD, et al. Tumor necrosis factor, tumor necrosis factor inhibition, and cancer risk. Curr Med Res Opin. 2015;31:557–74.
34. Solomon DH, Kremer JM, Fisher M, et al. Comparative cancer risk associated with methotrex-ate, other non-biologic and biologic disease-modifying anti-rheumatic drugs. Semin Arthritis Rheum. 2014;43:489–97.
35. Viens LJ, Henley SJ, Watson M, et al. Human papillomavirus-associated cancers – United States, 2008–2012. MMWR Morb Mortal Wkly Rep. 2016;65:661–6.
36. Rungoe C, Simonsen J, Riis L, et al. Inflammatory bowel disease and cervical neoplasia: a population-based nationwide cohort study. Clin Gastroenterol Hepatol. 2015;13:693–700.e1.
37. Kane S, Khatibi B, Reddy D. Higher incidence of abnormal pap smears in women with inflam-matory bowel disease. Am J Gastroenterol. 2008;103:631–6.
38. Singh H, Demers AA, Nugent Z, et al. Risk of cervical abnormalities in women with inflam-matory bowel disease: a population-based nested case-control study. Gastroenterology. 2009;136:451–8.
39. Ullman TA, Itzkowitz SH. Intestinal inflammation and cancer. Gastroenterology. 2011;140:1807–16.
40. Triantafillidis JK, Nasioulas G, Kosmidis PA. Colorectal cancer and inflammatory bowel disease: epidemiology, risk factors, mechanisms of carcinogenesis and prevention strategies. Anticancer Res. 2009;29:2727–37.
41. Mellemkjaer L, Johansen C, Gridley G, et al. Crohn's disease and cancer risk (Denmark). Cancer Causes Control. 2000;11:145–50.
42. Sachar DB. Cancer in Crohn's disease: dispelling the myths. Gut. 1994;35:1507–8.
43. Rubin DT, Huo D, Kinnucan JA, et al. Inflammation is an independent risk factor for colonic neoplasia in patients with ulcerative colitis: a case-control study. Clin Gastroenterol Hepatol. 2013;11:1601–8.e1-4.
44. Carrat F, Seksik P, Colombel JF, et al. The effects of aminosalicylates or thiopurines on the risk of colorectal cancer in inflammatory bowel disease. Aliment Pharmacol Ther. 2016;45(4):533–41.
45. van Schaik FD, van Oijen MG, Smeets HM, et al. Thiopurines prevent advanced colorectal neoplasia in patients with inflammatory bowel disease. Gut. 2012;61:235–40.
46. Axelrad J, Bernheim O, Colombel JF, et al. Risk of new or recurrent cancer in patients with inflammatory bowel disease and previous cancer exposed to immunosuppressive and anti-tumor necrosis factor agents. Clin Gastroenterol Hepatol. 2016;14:58–64.
47. Shelton E, Laharie D, Scott FI, et al. Cancer recurrence following immune-suppressive thera-pies in patients with immune-mediated diseases: a systematic review and meta-analysis. Gastroenterology. 2016;151(1):97–109.e4.
48. Siegel CA. Lost in translation: helping patients understand the risks of inflammatory bowel disease therapy. Inflamm Bowel Dis. 2010;16:2168–72.

第十四章
抗 TNF 单抗疗法的非感染性和非恶性肿瘤并发症

引言

生物制剂,即单克隆抗体,包括抗 TNF 单抗和抗整合素单抗,现已广泛应用于治疗中重度炎症性肠病的患者。生物制剂的非感染和非恶性肿瘤并发症包括输液反应或者注射部位的反应、银屑病、湿疹发作、狼疮样反应、肝毒性、脱髓鞘和心力衰竭。在大多数情况下,这些不良反应在停用生物制剂后可自行好转,或者在继续应用生物制剂的同时辅以对症支持治疗也可消退。早期识别并治疗这些并发症,可最大程度地减少并发症,尽早开始对症支持治疗,必要时换用治疗方案。本章主要阐述生物制剂引起非感染性和非恶性肿瘤并发症的临床表现、病理生理、诊断以及治疗。据我们所知,由于英夫利昔单抗和阿达木单抗是目前最常应用于治疗 IBD 的单抗,目前关于生物制剂安全性的评估主要来源于英夫利昔单抗和阿达木单抗的临床研究结果。

输液反应和注射部位反应

临床表现

输液反应是指在输液过程中出现的任何不良反应,可分为速发型和迟发型[1]。速发型输液反应是指出现在输液前几个小时的不良反应,可分为轻度和重度。10%~40% 输注英夫利昔单抗的患者会出现轻度速发型输液反应[2-3],其症状包括发热、恶心、呕吐、荨麻疹和(或)痒疹[1-2]。重度速发型输液反应比较少见,大约 8% 的应用英夫利昔单抗的患者会发生[2],其症状包括发热、低血压、支气管痉挛、呼吸困难、寻常型荨麻疹、血管性水肿以及某些过敏反应[1,2]。

　　7% 的患者在输注英夫利昔单抗后会出现迟发型输液反应[3]。迟发型输液反应的临床表现类似于血清病,输液 3~14 天后出现发热、乏力、关节痛,肌痛和荨麻疹等症状[1,2]。由于这些症状缺乏特异性,迟发型输液反应需要与病毒感染症状、药疹和 IBD 肠外表现相鉴别[4]。血清病是一种自限性疾病,症状会在数天或数周之内自行消退[1,2]。

　　应用生物制剂的患者可能会出现另外一种超敏反应——注射部位局部反应。8%~20% 接受阿达木单抗的患者会出现注射部位局部反应[5,6]。皮肤病变表现为注射生物制剂 24~48 小时后出现皮疹、红斑、瘙痒、压痛、肿胀和刺激征[1,5]。注射部位局部反应通常呈自限性,在 3~5 天后自行消退[2]。

危险因素

　　应用生物制剂的患者发生过敏反应与患者的过敏体质和单抗自身有关[1]。与患者有关的危险因素包括:遗传易感性(人白细胞抗原类和基因缺陷)、年龄、免疫力以及合并其他疾病[7]。与药物相关的危险因素包括剂量、给药频率和途径[7]。理论上讲,静脉输液比皮下或皮内注射的免疫原性更低。然而,由于临床医师对生物制剂的给药途径的经验不足,目前尚无相关研究支持这一理论[7]。

　　速发型输液反应多见于那些停用生物制剂一段时间之后重新接受治疗的患者[3]。Baert 及其同事研究发现,在 128 例重新接受生物制剂治疗的患者中,在 15 个月的停药之后,有 15 位发生速发型输液反应,10 位发生迟发型输液反应[8]。在另一项纳入了 86 例间断应用英夫利昔单抗的成年和儿童患者的研究中,Kugathasan 等[9]发现停药间期短至 20 周与成年患者较高的重度全身性过敏反应相关。

　　抗英夫利昔单抗的抗体浓度与输液反应的发生率相关,尤其是速发型输液反应[10,11]。在一项评估英夫利昔单抗治疗 CD 远期疗效的临床试验中(Crohn's Disease Clinical Trial Evaluating Infliximab in a New Long-Term Treatment, ACCENT I),254 例输注英夫利昔单抗的患者中有 64 例患者检测出抗英夫利昔单抗的抗体(+),17%(42/245)的患者发生了输液反应[12]。相比之下,173 例抗英夫利昔单抗抗体(−)的患者中,只有 8% 的患者发生了输液反应[12]。联用免疫调节剂的患者产生抗英夫利昔单抗抗体的比例为 4%,低于联用糖皮质激素的患者(17%)和单用英夫利昔单抗的患者(18%)[12]。

病理生理

　　机体的免疫系统可以防御和消灭外来的异物[7]。药物的结构不同于机体的内源性分子,也能刺激机体产生免疫应答[7]。药物的免疫原性主要取决于其结构。生物制剂不同于小分子物质,多为大分子蛋白质,很容易被机体免疫系统识别并作出应答[7]。抗原呈递细胞(Antigenpresenting cells,APCs)、T 细胞和 B 细胞参与药物的免疫原性。APCs 将生物制剂的抗原表位暴露并通过主要组织相容性复合体(histocompatibility complex,MHC)呈递给 T 细胞。抗原肽 -MHC 复合物与 T 细胞的受体结合,但只有 APC 细胞表面的分子对 T 细胞进行共刺激,才会激活 T 细胞的免疫应答。如果缺乏共刺激信号,T 细胞将不会被激活或者发生凋亡。基于此,那些与内源性蛋白质相似的生物制剂很有可能缺乏免疫原性[7]。

　　B 细胞活化和抗体的产生可需要 / 不需要 T 细胞的参与。活化的 B 细胞开始产生 IgM 抗体,在特异性抗原辅助 T 细胞的作用下转变为产生 IgG 或 IgE 抗体。部分 B 细胞分化为记忆 B 细胞。一旦有相同生物制剂的抗原再次暴露,这些浆细胞将会迅速产生大量抗体,这个过程称之为记忆性免疫应答[7]。如果没有特异性抗原辅助 T 细胞的作用,B 细胞仍能产生 IgM 的抗药物抗体(anti-drug-antibodies,ADA),并且这些细胞的寿命较短[7]。

　　Ⅰ 型和Ⅲ型超敏反应通常发生在初次暴露抗原 10~14 天 IgG 或 IgE 形成之后[7]。在 Ⅰ 型过敏反应中,生物制剂与肥大细胞和嗜酸性粒细胞的 Fc 受体结合,并产生 IgE 型的抗药抗体。当患者再次接触这些生物制剂时,生物制剂的抗原迅速与体内的抗体结合,引起组胺和其他炎症介质的大量释放,这些介质可引起严重程度不等的超敏反应[7,13]。 Ⅰ 型超敏反应的另一种机制是 ADA 的 IgG 与中性粒细胞的 Fc 受体交联。一旦再次暴露,抗原与 IgG 表明的分子相结合,使中性粒细胞活化,导致血小板活化因子的大量释放。血小板活化因子引起的非典型过敏反应比组胺引起的要严重 1000 倍[14,15]。

　　速发型 Ⅰ 型超敏反应中炎症细胞可释放预先合成的趋化因子、颗粒相关介质、膜源性脂质和细胞因子,这在注射部位的反应中起着一定作用[5]。当过敏原和结合于肥大细胞或嗜碱性粒细胞上的 IgE 作用,形成 IgE– 肥大细胞复合物时,可触发炎症细胞内的组胺、白三烯、前列腺素和血小板活化因子的释放[16]。如前所述,血小板活化因子可引发非典型的过敏反应[14,15]。然而,大多数输液反应并非真正的 IgE 所介导的 Ⅰ 型超敏反应[17]。迟发型输液反应中常见的血清病综合征属于Ⅲ型超敏反应[18]。在Ⅲ型超敏反应中,生物制剂 -ADA 免疫复合物沉积于血管、皮肤和关节组织,可激活补体并引发炎症反应,从而导致组织的损伤[18]。

诊断和治疗

轻型输液反应会自限性消退,通常只需对症支持治疗,不需要长期服药治疗[2]。轻型输液反应的处理包括暂停输液或减慢输液速度[2],也可以适当予以对乙酰氨基酚、苯海拉明或甲泼尼龙抗过敏(表 14.1)。处理注射部位局部反应的措施包括冷冻、局部注射类固醇激素、更换注射部位,必要时给予镇痛治疗[2]。然而,我们需要认识到轻型输液反应或注射部位的局部反应可能是生物制剂使机体致敏的最早表现,提示机体有可能会对生物制剂发生更严重的过敏反应[2]。严重的输液反应或注射部位的反应往往需要立即停用生物制剂[2]。迟发型输液反应或注射部位反应需要应用抗组胺药和对乙酰氨基酚等抗过敏药物(见表 14.1)。重型输液反应需要短期口服糖皮质激素进行抗过敏治疗[18]。

皮试有助于识别可能发生严重过敏反应的患者。如果曾经对生物制剂发生 I 型过敏反应的患者表现为皮试阴性,在输注生物制剂之前应用抗过敏药物即可[19]。如果患者表现为皮试阳性,那么应该考虑脱敏治疗或换用治疗方案[19,20]。如果患者皮试表现为脱屑,皮肤起水疱或血清病,应建议患者避免该类使用该类药物[19]。

表 14.1　输液 / 注射反应的临床表现和处理

	速发型输液 / 注射反应	迟发型输液 / 注射反应
发作时间	数小时之内	3~14 天
临床表现	轻型:发热、恶心、呕吐、风团、瘙痒、红斑	血清病样综合征:发热、乏力、关节痛、肌痛、荨麻疹
	重型:发热、低血压、支气管痉挛、呼吸困难、荨麻疹、血管性水肿、过敏反应	
处理	轻型:输液反应:暂时停止输液或减慢输液速度,对乙酰氨基酚 650mg po,苯海拉明 12.5~25mg po/IV,和(或)甲基泼尼松龙 20~40mg IV	抗组胺药和对乙酰氨基酚
	注射部位反应:冷冻、局部注射糖皮质激素、更换注射部位,应用止痛药	
	重型:立即停药,处理过敏反应,气道管理,维持血流动力学稳定	短期口服甲基强的松或泼尼松

续表

	速发型输液 / 注射反应	迟发型输液 / 注射反应
二级预防	轻型:输液前一天或者当天 对乙酰氨基酚 650mg po 苯海拉明 25mg po,和甲基强的松龙 40mg IV 或泼尼松 40mg po 重型:更换治疗方案;若没有其他可选 择的生物制剂,可选择脱敏疗法	输液前静注 40mg 甲基强的松 输液前一天口服 40mg 泼尼松 输液完毕后口服 40mg 甲基强 的松

　　出现输液反应或者注射部位反应一段时间后,检测同型 IgG 或者 IgE 抗体是另一种识别高危患者的方法。生物制剂 IgG 抗体的产生会增加机体对生物制剂发生过敏反应的风险,并降低生物制剂的疗效[19]。联合应用免疫调节剂如甲氨蝶呤或硫唑嘌呤可降低抗体产生的风险,中和预先的抗体,降低输液反应的发生风险,促进生物制剂的疗效[8,12,18,21]。

　　三分之一连续输注生物制剂的患者可能会发生速发型输液反应,因此需要考虑输液反应的二级预防[18]。为了最大限度降低在随后输注生物制剂发生输液反应的风险,患者往往需要预先应用皮质类固醇、抗组胺剂和解热镇痛药物(见表 14.1)[19]。由于较小的剂量理论上会诱导较少的细胞因子释放,进而导致轻微的过敏反应。因此,逐渐增加生物制剂的剂量应该是有效预防发生严重输液反应的一种方法。

　　一般而言,发生严重输液或注射反应的患者往往被建议更换另一种生物制剂[18]。是否更换生物制剂主要取决于超敏反应的严重程度和患者在生物制剂治疗中的获益。Lichtenstein 及其同事认为如果没有合适可替代的生物制剂,建议应用抗组胺药和糖皮质激素进行抗过敏预处理(输液前 8~24 小时口服泼尼松 50mg)或采用脱敏疗法,即逐渐增加剂量至可耐受的目标剂量[18]。连续暴露于低剂量的抗原可使肥大细胞和嗜碱性粒细胞对生物制剂脱敏[18]。关于对英夫利昔单抗脱敏疗法的研究仅局限于病例报道或病例系列研究,严重输液反应发生率为 29%,与未用脱敏疗法的患者类似。尽管应用脱敏疗法患者发生断点反应的症状较轻[18]。

　　对某些患者进行输液反应的二级预防很有必要,尤其是那些较长时间停用生物制剂的患者[3,11,22]。在一项单中心回顾性研究中,128 位患者在停药 15 个月后,重新开始接受英夫利昔单抗治疗,并监测药物峰浓度和抗药抗体滴度[8]。当这些患者重新应用生物制剂后,没有一例检测出抗单抗的抗体[8]。而 2 周后检测到 40% 的患者出现抗单抗的抗体[8]。Ben-Horin 等研究认为绝大部分患者(13/16,81.3%)在停药 1 年后抗单抗的抗体会逐渐消失[23]。因此,当患者停药 1 年或更长时间,重新应用生物制剂时不必再检测抗单抗的抗体滴度。然而,对于即将输注生物制剂的患者,抗单抗抗体的滴度检测有助于预测患者是否会发生速发型输液反应。

　　预防原发性过敏反应和继发性过敏反应的策略类似,都是逐渐增加给药剂量,联用免疫调节剂和预先应用对乙酰氨基酚、苯海拉明以及糖皮质激素等抗过敏药物[18,19]。预先静注氢化可的松能减少抗药抗体的产生[24]。在一项纳入了 53 例接受英夫利昔单抗治疗的随机安慰剂对照临床试验中,预先静注氢化可的松的患者只有 26% 产生了抗单抗抗体,而安慰剂对照组中有 46% 的患者产生了抗单抗的抗体(P=0.06)[24]。此外,静注氢化可的松组患者体内抗单抗抗体滴度在 16 周时显著低于安慰剂组(1.6μg/ml vs 3.4μg/ml,P=0.02)[24]。应用阿达木单抗的患者需要使药物复温至常温,在注射之前先冰敷注射部位。

银屑病样和湿疹样皮损

临床表现

　　研究报道部分应用抗 TNF 单抗的患者可出现银屑病样皮损[25-28]。尽管抗 TNF 单抗也可用于治疗银屑病,但 IBD 的患者应用生物制剂后也可能会发生免疫介导的皮损[29,30]。皮损出现于开始应用抗 TNF 单抗,停药之后消退,这表明皮损确实由生物制剂引发,在一些合并银屑病的患者中这些皮损表现可能更为严重[30]。

银屑病样皮损

　　在一项纳入了 1294 例应用抗 TNF 单抗治疗 IBD 患者的研究中,21 例(16%)患者(英夫利昔单抗 14 例,阿达木单抗 7 例)被报道发生了银屑病样皮损[31]。其他一些研究所报道应用抗 TNF 单抗后银屑病样皮损的发生率更高[3,26,27,32]。在一项病例对照研究中,George 等发现 3.5%(18/521)应用抗 TNF 单抗的 IBD 患者发生了银屑病样皮损[32]。在一项评估英夫利昔单抗远期安全性的研究中,高达 20%(150/734)应用生物制剂治疗的 IBD 患者发生了银屑病样皮损[3]。这些炎性皮损通常发生于应用生物制剂 1 年后,但也有研究报道发生时间为数天至数月不等[31-34]。

　　银屑病样皮疹是以鳞状红斑伴小脓肿形成为特征,可能会累及指甲(图 14.1 和图 14.2)[35]。这些炎性皮疹和银屑病有着相似的组织病理学特征:角化不全、表皮增生、表皮淋巴细胞浸润、毛细血管扩张和表皮内脓肿[25,36]。一项系统性文献综述纳入了 41 位使用抗 TNF 药物的 IBD 患者,这些患者用药后发生银屑病样皮损改变,Collamer 等发现斑块型银屑病(61%)是最常见的形式,其次是脓疱型(49%)和点滴型(5%)银屑病[36]。2011 年,Cullen 等发表的系列病例报道以及文献回顾研究,一共纳入了142 例应用生物制剂治疗 IBD 后发生银屑病样皮损的患者[34],研究发现应用抗 TNF 单抗后引发的银屑病样皮损好发于掌跖和头皮,其次是躯干、褶皱部位和面部[34]。

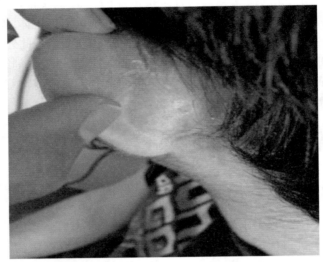

图 14.1   抗 TNF 单抗引起的银屑病样皮损

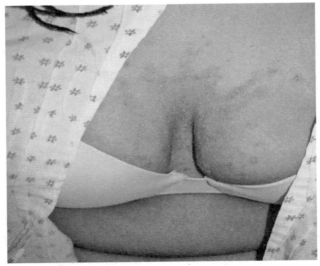

图 14.2   抗 TNF 单抗引起的银屑病样皮损

湿疹样皮损

湿疹样皮损的特征是皮肤干燥和瘙痒性斑块伴红斑或鳞状囊泡形成[35]。在一项回顾性研究中,Rahier 等发现 23 例应用抗 TNF 单抗治疗的 IBD 患者发生了湿疹样皮损[25]。在这 23 例发生湿疹样皮损的患者中,10 例有过敏史,4 例有家族性过敏史,1 例有银屑病史,1 例有家族性银屑病史[25]。这些湿疹样皮损几乎平均分布于机体的头皮、躯干、脸部和褶皱部位[25]。湿疹样皮损的组织学特征与经典的湿疹类似,即表皮细胞内水肿和血管周围淋巴细胞浸润[25]。研究者发现湿疹样皮损的发生与不同 IBD 类型、严重程度和抗 TNF 种类无关[25]。

银屑病样皮损和湿疹样皮损的危险因素

银屑病样皮损发生于应用抗 TNF 单抗之后,由于绝大部分患者并无银屑病史,所以目前认为银屑病样皮损是生物制剂疗法的一种不良反应[31]。在一项关于应用抗 TNF 单抗治疗 IBD 所引发银屑病样皮损的系统评价中,研究发现仅 14% 的患者(3/21)一级亲属或二级亲属患有银屑病[31]。应用抗 TNF 单抗后引发湿疹样皮损和银屑病样皮损好发于比较年轻的 IBD 患者[25,31,36],银屑病样皮损发病的平均年龄为 32 岁(四分位间距 IQR24~39),湿疹样皮损发病的平均年龄为 31 岁(四分位间距 IQR23~39)(表 14.2)[25]。

表 14.2　抗 TNF 单抗引发银屑病样和湿疹样皮损的危险因素

发病年龄较轻
女性患者
吸烟
克罗恩病

湿疹样皮损和银屑病样皮损好发于女性患者[25,31,32,34,36]。一项回顾性研究纳入了 85 例 IBD 患者,这些患者在接受抗 TNF 制剂治疗时,出现银屑病样或湿疹样皮损新发或者加重情况。Rahier 等研究发现 68%(42/60)发生银屑病样皮损和 87%(42/60)发生湿疹样皮损的患者为女性[25]。Guerra 和 George 等在各自的研究中也发现这些皮损好发于女性患者(71% 和 78%)[31,32]。同样,在一项关于应用抗 TNF 单抗治疗 IBD 发生银屑病样皮损的系统评价中,64% 发生银屑病样皮损的患者(21/41)为女性(见表 14.2)[36]。但由于女性患者好发自身免疫性疾病,加之这些炎性皮损由免疫介导,因此上述两个因素可能会对系统评价结果产生影响[31]。

吸烟与特发性银屑病的发生发展有关,而这种关联同样存在于吸烟与抗 TNF 单抗所致银屑病样皮损之间(见表 14.2)[32,38]。在一项纳入了 373 例新发斑块性银屑病患者的病例对照研究中,Wolk 等发现吸烟会使银屑病的风险增加 1.7 倍[37]。香烟的成分可引起炎症反应并导致免疫失调,促进特发性银屑病的发展[37]。然而,在 Guerra 的队列研究中,他发现吸烟者和不吸烟者发生抗 TNF 单抗所致银屑病样皮损的几率几乎是相等的[31]。在一项回顾性的队列研究中,该研究纳入了 18 例抗 TNF 单抗所致银屑病样皮损的患者,70 例应用抗 TNF 单抗未发生皮损的患者,研究发现吸烟的患者比不吸烟的患者发生抗 TNF 单抗所致银屑病样皮损的风险高(7/18 vs 13/70,P=0.13)[32]。同样,在一项大型的回顾性队列研究中,402 例接受抗 TNF 单抗治疗患者中 42 例发生了银屑病样皮损,吸烟是预测银屑病样关节炎的独立危险因素(HR 2.37,95% CI,1.36~4.48;P=0.08)[38]。

　　CD 患者发生银屑病样皮损比 UC 患者更加常见(见表 14.2)。在 Guerra 等报道的病例系列研究中,81% 发生抗 TNF 单抗相关银屑病的患者(17/21)为 CD 患者[32]。Rahier 等发现 84% 发生湿疹样皮损和 74% 发生银屑病样皮损的患者为 CD 患者[25]。一项横断面研究也得出类似的结论,Hellstrom 等发现 80% 发生湿疹样皮损或银屑病样皮损(新发 8 例,加重 6 例,持续病损 11 例)的患者为 CD 患者[26]。在一项比较抗 TNF 单抗所致银屑病样皮疹的临床特点的回顾性病例对照研究中,该研究纳入了 18 例英夫利昔单抗所致银屑病样皮损的患者和 70 例未发生银屑病样皮损的患者,那些累及上消化道的 CD 患者发生抗 TNF 单抗所致银屑病样皮损的风险更高(39% vs 5%,P=0.001)[32]。然而由于上消化道 CD 患者比 UC 患者接受抗 TNF 单抗治疗的几率要高,这一事实可能会对以上结果产生影响。

　　银屑病样皮损和湿疹样皮损是机体对抗 TNF 单抗这一类药物的过敏性反应,而非某一种抗 TNF 单抗,因为研究报道英夫利昔单抗、阿达木单抗和赛妥珠单抗均出现过银屑病样皮损或湿疹样皮损[25,29,31,33,39]。FDA 药物不良反应监测系统显示 2004—2011 年期间应用抗 TNF 单抗治疗的 13 000 000 例患者,Kip 等[29]发现 5432 例患者发生了抗 TNF 单抗所致银屑病样皮损(英夫利昔单抗 1789 例,阿达木单抗 3475 例,赛妥珠单抗 168 例)。他们的研究中选用普萘洛尔、锂盐和美沙拉嗪作为对照药物,因为它们是公认会增加罹患银屑病风险的药物[29]。与对照药物相比,英夫利昔单抗、阿达木单抗和赛妥珠单抗引起银屑病的相对危险度分别为 6.61、12.13 和 5.43(P<0.0001)[29]。总体而言,研究报道抗 TNF 药物引发银屑病的相对危险度为 9.24(P<0.0001)[29]。

　　其他研究也报道过多种抗 TNF 单抗药物与炎性皮损的相关性[25,29]。在 1004 例应用单抗的 IBD 患者中,27 例患者发生了银屑病样皮损(英夫利昔单抗 8 例,阿达木单抗 10 例,赛妥珠单抗 9 例)[39]。在既往的 Rahier 研究中,62 例应用抗 TNF 单抗的患者发生了银屑病样皮损(英夫利昔单抗 45 例,阿达木单抗 15 例,赛妥珠单抗 3 例),23 例患者发生了湿疹样皮疹(英夫利昔单抗 15 例,阿达木单抗 5 例,赛妥珠单抗 3 例)[25]。英夫利昔单抗和阿达木单抗发生炎性皮疹的风险高于赛妥珠单抗,因为英夫利昔单抗和阿达木单抗比赛妥珠单抗更常用[25]。

皮损的发生是否与抗 TNF 单抗存在剂量效应关系,目前尚不清楚。在 71 位接受英夫利昔单抗维持治疗的患者中,12.7%(9 例)的患者发生了皮肤不良反应(银屑病 2 例,非银屑病样皮疹 7 例)[40]。那些发生皮损的患者的平均英夫利昔单抗峰浓度比没有发生者要高(13.3μg/ml IQR 8.8~17.4μg/ml vs 6.6μg/ml IQR 3.2~12.7μg/ml,$P=0.058$)[40]。然而,在一项纳入了 917 例应用英夫利昔单抗治疗患者的回顾性研究中,26% 的患者发生了抗 TNF 单抗所致皮损,发生皮损患者的英夫利昔单抗的峰浓度几乎与没有发生皮损患者的峰浓度相近(4.2 IQR 2.6~5.8μg/ml vs 4.0 IQR 1.6~5.9μg/ml)[41]。

病理生理

抗 TNF 单抗所致银屑病样皮损或皮损加重主要是由于浆细胞样树突状前体细胞(plasmacytoid dendritic cell,PDC)异常分泌 IFN-α[42,43]。然而经典型银屑病与遗传易感性相关,包括 HLA–CW6、HER–K、LCE3C 和 LCE3B 等基因,但具体引发抗 TNF 单抗所致银屑病样皮损的基因通路尚不明确[44,45]。在通常情况下,TNF-α 和 IFN-α 是固有免疫应答中作用相反的一对细胞因子[46]。当这两种细胞因子处于平衡状态,其总体结果是保护性免疫应答[46]。TNF-α 被抑制后导致 PDC 产生大量的 IFN-α[29,31,33,36,43,46]。与原发性斑块型银屑病相比,抗 TNF 单抗相关银屑病样患者体内 PDC 细胞增加,并且皮损组织内 IFN-α 信号通路上调[31,42,43,47-49]。此外,抗 TNF 单抗联合 IFN-α 会引发银屑病样皮损或使其加重[42]。IFN-α 也可上调趋化因子 T 细胞受体 CXCR3,这种受体会招募大量的 T 细胞至皮肤[31,36,43,50]。招募 CXCR3 T 细胞至皮肤可导致 T 细胞介导的免疫应答,释放大量的毒性细胞因子引起了银屑病样皮损的发生与发展[31]。

银屑病样和湿疹样皮损的诊疗

对抗 TNF 单抗所致银屑病样皮疹需要结合患者的病史、体格检查和可能的皮肤活检进行综合分析。明确排除创伤、机械压力、感染和其他药物包括 β- 受体阻滞剂、锂类药物、非甾体类抗炎药物、四环素和抗疟药等所致的银屑病样皮疹之后再考虑抗 TNF 单抗所致银屑病样皮疹,这一点对明确诊断很重要[33,51]。应用抗 TNF 单抗期间出现的皮损需要经皮肤科医生评估。位于面部或褶皱部位等特殊部位的皮损很可能需要进行皮肤活检[33]。抗 TNF 单抗所致银屑病样皮疹病检的免疫组化结果表明 IFN-α 表达增加,血管周围浸润的淋巴细胞增加[36]。其他的病理特征包括上皮细胞增生伴棘皮病、角化过度增加细胞更新、角化不全、淋巴细胞浸润、毛细血管扩张(图 14.3)[30,31,33]。

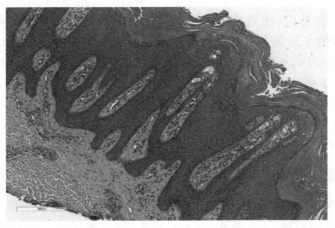

图 14.3　银屑病样皮疹的组织学特点是上皮细胞增生、过度角化和淋巴细胞浸润。本图由 Meghan Gloth 博士提供

　　抗 TNF 单抗所致银屑病样皮损的治疗往往不需要停用抗 TNF 单抗[36]。对于轻型患者(皮疹面积 <5%)可以继续应用抗 TNF 单抗。轻型银屑病样皮损的治疗包括局部应用糖皮质激素、润肤剂、维生素 D 类似物,以及角质层分离疗法和(或)紫外光疗法[31]。在 Guerra 等报道的病例系列研究中,81% 的患者(17/21)可继续应用生物制剂,经过局部糖皮质激素治疗和紫外线光疗之后都好转[31]。银屑病样皮损的疗程通常为 1~3 周[31]。在一项纳入了 222 例抗 TNF 单抗所致银屑病皮损患者的系统评价中,Denadai 等发现 74%(64/87)的患者银屑病样皮损在没有停用生物制剂的情况下仍可好转[33]。除了以上治疗和疗法之外,对于重型患者应用类视黄醇、甲氨蝶呤或环孢素等系统疗法很有必要[31,33,36]。

　　当重新应用或换用抗 TNF 单抗时可能会出现银屑病样皮疹复发[27,31,33]。在 Guerra 等报道的 21 例应用抗 TNF 单抗所致银屑病皮疹的患者中,19%(4/21)的患者停用了生物制剂,其中 1 位患者停药后完全恢复并且在重新用药之后无复发。另外三位患者停药后部分缓解(2 位彻底停用生物制剂,第三位发生掌跖型银屑病的患者局部应用糖皮质激素后部分好转,再次应用抗 TNF 单抗后出现轻度复发,局部应用糖皮质激素后完全消退)[31]。在一项单中心的回顾性研究中,10.1%(59/583)的 IBD 患者在应用生物制剂后出现银屑病样皮疹[27]。21 例患者换用另一种抗 TNF 单抗,其中超过一半的患者出现复发[27]。类似地,在 Denadai 的回顾性研究中,29 例患者换用另一种单抗,其中 21 例(72%)的患者出现银屑病样皮疹的复发或加重[33]。

　　早期识别并积极治疗在抗 TNF 单抗所致银屑病样皮疹的临床管理中至关重要。局部应用糖皮质激素是首选治疗,出现重型或广泛的银屑病样皮损时需要停用生物治疗。当患者重新应用同一种或不同种生物制剂时,需要密切监测有无银屑病样皮疹复发(表 14.3)[33]。

表 14.3　抗 TNF 单抗所致银屑病样皮损的临床管理

轻型	重型
局部糖皮质激素	停用生物制剂
润肤剂	局部应用糖皮质激素(用法同轻型)
角质层分离疗法	光疗(用法同轻型)
维生素 D 类似物	维 A 酸
紫外线光疗法	甲氨蝶呤
	环孢素

狼疮样综合征

临床表现

　　狼疮样综合征(lupus-like syndrome,LLS)是一种罕见的自身免疫性疾病,是抗 TNF 单抗治疗 IBD 患者的一种不良反应[52]。与系统性红斑狼疮相比,LLS 患者的发病年龄更大一些,平均年龄为 46~51 岁,女性患者略多见[53-55]。LLS 的主要临床表现为关节痛、肌痛、发热、关节炎和浆膜炎[52,55]。然而,麻疹、光过敏和口腔溃疡则较少见于 LLS 的患者[55]。抗 TNF 单抗所致 LLS 的患者易发皮疹和光过敏[54,56,57]。但 LLS 较少累及中枢神经系统和肾脏[55,56]。

　　接受抗 TNF 单抗治疗的患者体内产生自身抗体的风险增加[57,58],而罹患 LLS 的风险通常为 0.5%~1%[59,60]。在 ACCENT Ⅰ 期临床试验中,573

例 IBD 患者随机接受安慰剂或英夫利昔单抗治疗,英夫利昔单抗组抗核抗体阳性率显著高于安慰剂组(56% vs 35%),双链 DNA(dsDNA)阳性率也明显高于安慰剂组(35% vs 11%)[12]。然而,英夫利昔单抗组仅有 2 例自身抗体阳性的患者发生了 LLS[12]。类似地,在一项纳入了 286 例患者的多中心纵向的观察性研究中,在应用英夫利昔单抗治疗之前和治疗后 6 月分别进行自身抗体检测,队列中只有 1 例患者发生了 LLS[57]。

　　应用阿达木单抗治疗的 IBD 患者也容易产生自身免疫性抗体。在一项纳入了 180 例应用抗 TNF 单抗(英夫利昔单抗或阿达木单抗,或连续应用)治疗的病例系列研究中,44.4% 的患者自身抗体滴度≥1∶240,而15.6% 的患者血清 dsDNA≥9U/ml[52]。只有 1.1% 的患者出现严重的 LLS,需要立即停用生物制剂。重型 LLS 定义是出现剧烈的关节痛,表现为关节肿胀和(或)其他 LLS 症状,治疗上需要立即停用生物制剂并开始应用糖皮质激素和(或)免疫抑制剂[52]。

　　LLS 往往发生在开始应用抗 TNF 单抗治疗 10 天至 54 个月[60]。在一项纳入了 92 例应用抗 TNF 单抗(英夫利昔单抗 40 例,依那西普 37 例,阿达木单抗 15 例)治疗的患者的研究中,发生 SLE 或 LLS 的平均潜伏期为应用抗 TNF 单抗的 41 周[54]。对 72 例这样患者的临床与免疫资料进行分析,94% 的患者自身抗体阳性,79% 的患者抗核抗体阳性,72% 的患者 dsDNA 阳性,11% 的患者抗磷脂抗体阳性,10% 的患者抗 Smith 抗体阳性[54]。89% 的患者皮肤受累,39% 的患者骨骼肌肉受累,29% 的患者发生了全身性症状,包括发热、乏力和体虚[54]。SLE 的皮肤病变有 48 例(67%)包括皮疹,光过敏,和(或)盘状狼疮,22 例(31%)关节炎,16 例(22%)血细胞降低,9 例(12%)血清炎,5 例(7%)肾脏受累。

危险因素

　　发生 LLS 和产生自身抗体的患者往往多为老年患者和女性患者[53-55,61,62]。Beigel 等探讨应用抗 TNF 单抗治疗 IBD 而发生 LLS 的危险因素时,他们发现年龄增加是 ANA 抗体滴度≥1∶240(OR 1.06,95%CI 1.03~1.09,$P<0.001$)和发生 LLS 的危险因素(OR 1.08,95%CI 1.03~1.13,$P=0.002$)[52]。Moulis 等对 39 例应用抗 TNF 单抗后发生了 LLS 的 IBD 患者进行分析,结果显示,LLS 好发于女性患者,女性与男性之比为 10∶1[62]。同样地,Ramos-Casals 等进行的一项应用抗 TNF 单抗治疗后发生 LLS 的病例系列研究,流行病学资料显示 62 例发生 LLS 的患者中,女性与男性性别之比为 5∶1[54]。这些研究的结果与 SLE 患者性别比相似。一项纳入了 16 项研究,包含 11 934 例 SLE 患者的 Meta 分析表明,SLE 患者女性和男

性性别之比为 9∶1[63]。由于雌激素代谢的因素,SLE 好发于女性患者[64]。

　　ANA 和 dsDNA 是 SLE 诊断标准中的两种抗体,研究表明他们也是 LLS 发生的危险因素[52,54]。在 Ramos-Casals 等进行的病例系列研究中,72 例发生抗 TNF 单抗相关狼疮符合 SLE 的诊断标准;79% 的患者 ANA 抗体阳性和 72% 的患者 dsDNA 阳性[54]。然而,对于诊断 LLS 的 ANA 和 ADA 目前尚无统一的阈值[54]。在 Beigel 等发表的一项包含 180 例应用抗 TNF 单抗治疗的病例系列研究中,结果显示,dsDNA≥9U/ml 与 LLS 的发生密切相关(P=0.02)[52]。在这个队列中,ANA 滴度≥1∶240 与 LLS 的发生并无相关性[52]。

　　由于 LLS 的发生率较低且其研究资料有限,关于联用免疫调节剂对自身抗体的产生是否有保护性作用和是否促进 LLS 的发生,目前尚不清楚。在 Beigel 等发表的病例系列研究中,发现联用免疫调节剂可抑制 ANA(P=0.05)抗体产生并抑制 LLS(P=0.04)发生[52]。其他研究发现应用英夫利昔单抗治疗的 CD 患者体内 ANA 和 dsDNA 阳性,而无论有无联用免疫调节剂,但联用免疫调节剂的抗体阳性率是否可与没联用而产生自身抗体阳性率具有可比性,目前尚不明确[12,58]。

病理生理

　　抗 TNF 单抗引起 LLS 的发病机制尚未阐明,但现已提出几种关于自身抗体产生的假设。抗 TNF 单抗导致炎性细胞的凋亡,这个过程中抗原表位的暴露可能会导致易感患者产生自身抗体,因而自身抗体促进了 LLS 的发生[60,65]。应用英夫利昔单抗的患者体内核小体的水平增加进一步支持了这一假设[66]。另一种假设是应用抗 TNF 单抗的患者易于感染,感染的过程将会导致多克隆 B 细胞激活,进而刺激自身抗体的产生[60]。第三种假设是 TNF 拮抗剂通过抑制毒性 T 淋巴细胞而激活体液免疫,促进自身抗体的产生[60]。

诊断和治疗

　　LLS 的诊断需要早期识别应用抗 TNF 单抗的患者的一系列症状,包括关节痛、关节肿胀、肌痛、皮疹、红斑、发热和(或)浆膜炎[52,55]。对于仅有关节受累的 LLS 患者,需要与迟发型英夫利昔单抗过敏反应、IBD 伴发的Ⅰ型或Ⅱ型关节炎或其他原因引起的关节炎相鉴别。典型的 LLS 很少表现为口腔溃疡和 SLE 相关的皮疹,但部分 LLS 患者可表现为红斑性紫癜性皮疹和光过敏[54,56]。LLS 很少累及中枢神经系统或肾脏[55,56]。目前尚无诊断 LLS 的统一标准,LLS 的诊断主要依据上述临床特征,ANA 和

dsDNA 抗体阳性,停用数天至或数周后症状缓解等。Beigel 等研究中认为 ANA 滴度 >1 : 240 和 dsDNA ≥9U/ml 可诊断 LLS,但其他研究中诊断 LLS 的自身抗体阈值不一样[52,58]。

应用抗 TNF 单抗治疗后机体产生自身抗体很常见。因此,部分患者获得了药物相关性自身免疫力,表现为自身抗体滴度升高而无临床表现[53]。不建议这些自身抗体滴度升高的患者停用抗 TNF 单抗,因为只有极少数患者才发生了 LLS[53]。因此,我们不建议医师对接受抗 TNF 单抗治疗的患者连续监测 ANA 和 dsDNA 的滴度。

抗 TNF 单抗所致 LLS 的临床管理包括停用生物制剂,联用或不联用糖皮质激素或免疫抑制剂。在 Ramos-Casals 等的研究中(77 例 LLS 患者),72 例患者停用生物制剂,31 例患者应用糖皮质激素,7 例患者接受免疫抑制剂(甲氨蝶呤 =3,环孢素 =1,来氟米特 =1,霉酚酸酯 =1,硫唑嘌呤 =1),76 例患者获得临床缓解[54]。需要牢记的一点是尽管停药后患者的症状好转,但血清学标记物可能会持续存在[53]。

停药后 LLS 患者的症状缓解,但换用另外一种抗 TNF 单抗的安全性尚不得而知[60]。患者对抗 TNF 单抗的耐受性的相关资料仅局限于病例报道研究[59,60,67]。Kocharla 和 Mongey 报道了一位接受英夫利昔单抗治疗后发生 LLS 的患者,在改用阿达木单抗后,经过 9 个月的随访并未出现 LLS 复发[67]。在一项纳入了 5 例应用英夫利昔单抗所致 LLS 患者的回顾性研究,4 例患者在换用不同类型的抗 TNF 单抗之后并未发生 LLS 复发和其他不良反应[59]。另外 3 位患者可耐受阿达木单抗治疗的时间分别为 6 个月、8 个月和 42 个月[59],其余 1 位患者可耐受 41 个月的依那西普治疗。这个队列中的第五位患者在停用英夫利昔单抗后可耐受 2 个月的依那西普治疗,但是,尽管在注射前使用了糖皮质激素,当英夫利昔单抗重新诱导治疗后的 9 个月,再次出现了 LLS。但是,当药物调整为阿达木单抗时未见 LLS 的复发[59]。

由于抗 TNF 单抗在临床上的应用越来越普遍,临床医师早期识别 LLS 相关的临床症状和血清学标记物很重要。在大多数情况下,停用生物制剂后可以时 LLS 症状缓解,然而,40% 的患者需要应用泼尼松,12% 的患者需要联用免疫抑制剂来缓解症状[54]。由于目前的研究资料有限,尚不明确 LLS 患者换用抗 TNF 单抗后是否会复发,因此,临床医师在换用其他生物制剂需要格外慎重,尤其是目前可于治疗 IBD 抗 TNF 单抗种类较多。

肝脏毒性

临床表现

肝脏毒性是抗 TNF 单抗的一种罕见并发症[68-71]。由于缺乏基于人群的大样本研究,目前关于抗 TNF 单抗肝脏毒性的研究主要来源于病例报道和病例系列研究[68-71]。抗 TNF 单抗相关肝脏毒性的确切发病率尚不清楚,但据估计 <1%[68,69,71]。在一项纳入了 600 多例应用抗 TNF 单抗治疗的 IBD 患者的回顾性研究中,Rodrigues 等发现只有 7 例患者发生了抗 TNF 单抗相关的自身免疫性肝炎[69]。在 2009—2013 年冰岛的一项评估抗 TNF 单抗引起药物性肝损伤(drug-induced liver injury,DILI)的研究中,Bjornsson 等发现接受英夫利昔单抗治疗的患者 DILI 发生率为 1/120,接受阿达木单抗治疗的患者 DILI 发生率为 1/270,接受依那西普治疗的患者 DILI 发生率为 1/430[71]。

抗 TNF 单抗相关肝脏毒性的临床表现差异较大。一些患者无临床症状,仅在体检时发现肝酶升高[69,72],也有部分患者表现为黄疸、恶心和发热[70,71]。在对 6 例发生了抗 TNF 单抗相关肝毒性患者的进行回顾性分析时,Ghabril 等发现从开始应用英夫利昔单抗至发生肝脏毒性的平均时间为 16 周(2~52 周)[70]。肝毒性主要表现为肝细胞损伤,1 位患者表现为严重的凝血功能障碍(国际标化比值 INR=3.5)。没有 1 例患者表现为腹水或肝衰竭的体征。

Ghabril 等对 6 例应用抗 TNF 单抗发生肝脏损伤的患者临床资料进行分析,研究发现 ALT 水平在 140U/L~2250U/L 之间,胆红素在正常水平至 27.7mg/dl 之间[70]。类似地,Bjornsson 等发现大部分(8/11)的患者药物性肝损伤主要表现为肝细胞型损伤,也有少部分表现为胆管型损伤[71]。ALT、AST、碱性磷酸酶和胆红素的平均峰值为 704U/L、503U/L,206U/L 和 47U/L[71]。

抗 TNF 单抗相关肝毒性的危险因素

许多抗 TNF 单抗都会引起药物性肝损害。Ghabril 等对 34 例发生药物性肝损害的患者进行分析,结果显示,26 例是由英夫利昔单抗引起,4 例由依那西普引起,4 例由阿达木单抗引起,而没有戈利木单抗或赛妥珠单抗引起肝损伤的报道[70]。英夫利昔单抗相关肝毒性最常见,因为英夫利昔单抗是最早被批准且应用最广泛的单克隆抗体[70,71]。由于资料有限,这些抗 TNF 单抗是对肝脏毒性存在交叉反应性尚不清楚。然而,在有关风湿疾病的文献中,部分患者对英夫利昔单抗、依那西普或阿达木单抗产生肝脏损伤,随后换用其他抗 TNF 单抗并未出现肝功能异常复发[71,73-75]。

　　肝脏损伤与抗 TNF 单抗的疗程和剂量似乎并无相关性。肝脏损伤多发生在应用生物制剂治疗后的 14~18 周[68,70,71]。然而,只有 1 例患者在输注英夫利昔单抗后发生了药物性肝损害[76]。基于目前的研究资料,药物性肝损害与抗 TNF 单抗不存在剂量依赖效应。在一项病例对照研究中,应用低剂量的英夫利昔单抗组患者的 ALT 水平高于对照组(5.7mg/kg vs 6.7mg/kg,P=0.02)。同样,一项系列病例报道纳入了 8 例 IBD 患者,这些患者应用抗 TNF 单抗后出现了肝功能异常,Rodrigues 等发现所有的患者都是接受标准剂量的抗 TNF 治疗(英夫利昔单抗 5mg/kg,阿达木单抗 40mg/ 周)[69]。

　　大部分发生抗 TNF 单抗所致药物性肝损害的患者多为女性[69-71]。发生抗 TNF 单抗所致药物性肝损害患者的平均年龄在 32~46 岁之间[68,70,71]。

病理生理

　　抗 TNF 单抗导致的药物性肝损害的病理生理机制尚未明确[71]。这些患者肝脏活检的病理特征主要为肝细胞损伤伴自身免疫性特点[70,71]。抗 TNF 单抗导致的药物性肝损害的可能机制如下:自身免疫细胞的增加导致了自身免疫性肝炎;细胞因子的抑制导致的自身免疫功能失衡;易感患者 T 细胞亚型选择性作用以及免疫复合物的形成;隐蔽抗原的暴露导致自我耐受被打破[69]。

诊断与管理

　　抗 TNF 单抗相关药物性肝损伤的诊断需要排除其他原因引起的肝功能损伤。正如前所述,文献报道的抗 TNF 单抗相关药物性肝损伤的平均潜伏期是 14~18 天[68,70,71],但也有仅患者接受 1 次输注后发生肝损伤[76]。大多数患者表现为进行性的肝酶上升(ALT 或 AST> 正常上限的 3 倍),也有少部分患者表现为胆汁淤积[70,71]。

　　当疑诊患者为抗 TNF 单抗相关的药物性肝损害,需要对患者进行详细的病史询问,包括近期有无饮酒和服用处方药以及保健品。同时还需要排除有无病毒感染,包括急性甲肝,慢性乙肝、丙肝、戊肝复发,巨细胞病毒和 EB 病毒感染[70,71]。此外,还需要对患者进行血清免疫学的相关检查,包括抗核抗体、抗 dsDNA 抗体、抗肝 / 肾微粒体抗体。右上腹 B 超或横断面成像检查有助于排除胆道梗阻或结构异常。如果血清学检查和影像学检查也没有明确肝功能异常的原因,那么建议患者行肝脏活检明确病因。对 34 例发生抗 TNF 单抗相关的药物性肝损害的患者进行分析,Ghabril 等发现 22 例患者 ANA/ 抗平滑肌抗体阳性,或者肝脏活检具有自身免疫性肝炎的特点(图 14.4)[70]。

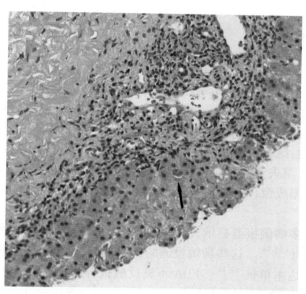

图 14.4　肝脏活检示轻度混合性炎症伴散在浆细胞浸润。可见桥接性坏死和局灶性肝细胞凋亡(箭头所示)。图片由 William Twaddell 博士提供

抗 TNF 单抗相关的药物性肝损害的预后一般较好[70,71]。大多数患者在停用抗 TNF 单抗之后肝功能恢复正常,可联用或不需要联用糖皮质激素[70,72]。6 例发生抗 TNF 单抗相关的药物性肝损害的患者应用糖皮质激素后好转,并且停用激素后无复发[70]。自身抗体,尤其是 ANA 在停用激素后降低或消失[70,71]。

目前对于抗 TNF 单抗相关的药物性肝损害治疗的研究有限,如果停用 2 个月后肝酶无好转,建议患者应用糖皮质激素[71]。对于抗 TNF 单抗相关的药物性肝损害的患者,激素的剂量和疗程尚无统一标准。但如果肝酶恢复正常可以尝试停用激素。

换用另外一种抗 TNF 单抗也是一种不错的选择,尤其是在没有其他可替代疗法的前提下。在关于风湿病学的文献中,英夫利昔单抗或阿达木单抗引起药物性肝损害的患者,换用依那西普后并未出现肝功能异常[72-75,77]。Bjornsson 研究发现,一位应用阿达木单抗发生肝功能异常的 CD 患者,换用英夫利昔单抗后没有出现肝功能异常[71]。关于抗 TNF 单抗

引起的药物性肝损害的临床管理尚需要更多的研究,尤其是在 IBD 的患者之中。

脱髓鞘疾病

临床表现

英夫利昔单抗、依那普利和阿达木单抗等抗 TNF 单抗引起的脱髓鞘疾病在临床上较罕见,发病率在 0.05%~0.2% 之间[78]。相比于 IBD 群体,多发性硬化(multiple sclerosis,MS)在普通人群的发生率为 3.2/(100 000 人·年)[79]。鉴于 RA 和 MS 在发病机制上的相似性和抗 TNF 单抗对治疗 RA 的有效性,既往有研究评估抗 -TNF 单抗对于治疗 MS 的疗效。在 Ⅰ 期临床试验中,英夫利昔单抗用于治疗两名急进性 MS 患者[80],这两名患者的头颅磁共振成像(MRI)显示病灶数量增加,脑脊液中白细胞数量和 IgG 滴度均升高[80]。

已有很多病例报道显示,接受抗 TNF 单抗治疗的患者的颅脑 MRI 中存在颅内病灶[81-84]。这些病例报道的抗 -TNF 单抗包括依那西普、英夫利昔单抗和阿达木单抗[81-84]。FDA 不良反应报告系统显示,19 名发生中枢神经系统脱髓鞘病变的 RA 患者中,有 17 名患者曾接受过依那西普治疗,2 名曾接受英夫利昔单抗治疗[82]。患者年龄为 21~56 岁,一般在开始应用抗 TNF 单抗治疗 5 个月后出现神经系统症状[82]。

在抗 TNF 单抗治疗后中枢神经系统受累的患者可能表现为多种不同的症状。有报道称新发 MS,原有脱髓鞘疾病恶化,伴有遗留的脑病和(或)活检证实为脱髓鞘、视神经炎、周围神经病变和 Lhermitte 征(其特征为闪电样感觉从背部放射至四肢)[85]。此外,也有报道显示有患者出现头痛、耳鸣、构音障碍和吞咽困难等症状[86]。大多数的患者在停用抗 TNF 单抗治疗后,部分或全部症状会消退[81-84]。

危险因素

尽管抗 TNF 单抗的应用与脱髓鞘疾病有关,但患有一种自身免疫性疾病的患者更易进展为另一种自身免疫性疾病,包括脱髓鞘疾病[87]。在一项包含有 7988 例 CD 患者和 12 185 例 UC 患者的回顾性队列研究和横断面研究中,在抗 TNF 单抗治疗前,与 80 666 例对照者相比,脱髓鞘疾病在 IBD 患者中更常见[87]。与对照组相比,UC 患者发生脱髓鞘疾病的比值比为 2.63(95%CI=1.29~5.15),而 CD 患者的比值比为 2.12(95%CI=0.94~4.5)[87]。

虽然在抗 TNF 单抗治疗后许多患者发生了脱髓鞘疾病[78,81-84]，但目前尚不清楚抗 TNF 单抗应用与脱髓鞘疾病的发生之间是巧合还是因果关系。由于担心现有疾病的恶化，不建议患有脱髓鞘性神经疾病的患者使用抗 TNF 单抗治疗。然而，目前尚不清楚哪种类型的患者在应用抗 TNF 单抗治疗后发生脱髓鞘疾病。

一项前瞻性研究对适合接受抗 TNF 治疗的 77 名 RA 患者进行研究，所有患者在应用TNF 单抗之前均进行了神经系统检查以及头颈MRI检查。其中由于两名患者在颅脑 MRI 上发现疑似脱髓鞘病变的病灶，因此没有给予抗 TNF 单抗治疗[88]。在随访 2 年后，这两名患者均未出现神经症状。其他 75 名接受抗 TNF 单抗治疗的患者中，3 名患者出现脱髓鞘疾病，其中两名患有周围神经病变，另一名出现视神经炎[88]。在 Kaltsonoudis 等[88]进行的一项队列研究中，研究发现在中枢神经系统症状多出现在开始应用抗 TNF 单抗治疗后 6~25 个月。目前尚不明确抗 TNF 单抗与脱髓鞘疾病的发生间是否存在剂量依赖效应。此外，还需要更多的研究来明确这种神经系统并发症是否好发于女性患者。

病理生理

抗 TNF 单抗相关的脱髓鞘疾病的发病机制尚未阐明，但现已提出几种相关假设。MS 是一种 T 细胞对自体髓鞘抗原发生免疫应答的自身免疫炎性疾病[88]。实验性自身免疫性脑脊髓炎（experimental autoimmune encephalomyelitis，EAE）是用于研究 MS 的动物模型，其中动物注射致脑磷脂髓鞘蛋白并随后发展成为类似于 MS 的脱髓鞘性病变，病理过程类似 MS。EAE 是由于 T 细胞针对自身髓鞘发生免疫应答而引发的自身免疫性疾病[89]。曾有研究发现抗 TNF 单抗对 MS 的动物模型具有保护性作用[88]。抗 TNF 单抗可能对组织（如关节）和肠具有局部抗炎作用。这些药物还可以通过激活以及延长外周髓磷脂特异性 T 细胞的活性来上调自身免疫应答，之后这些髓磷脂特异性 T 细胞也可能进入中枢神经系统引起脱髓鞘病变[85,88]。

抗 TNF 单抗引起脱髓鞘疾病的另一种可能致病机制是通过激活潜伏性感染[88]。在抗 TNF 单抗治疗的情况下，暴露的潜伏病毒感染可以通过分子模拟激活针对自身髓鞘发生免疫应答的特异性 T 细胞[88]。随后这些活化的特异性 T 细胞迁移到中枢神经系统，并释放能募集和激活巨噬细胞的细胞因子，以募集更多导致髓磷脂破坏的 T 细胞[88,90,91]。

尽管 TNF-α 可能对治疗 RA 和 IBD 会产生潜在的不良反应，但其在 CNS 中的确切作用尚不清楚。抗 TNF 单抗可以抑制 TNF-α 诱导的白细胞

介素 -10（IL-10）和前列腺素 E2 产生，促进 IL-12 的分泌增加。IL-12 可诱导干扰素 -γ 表达增加，从而加剧了 MS[85,90]。

诊断与管理

虽然抗 TNF 单抗引发脱髓鞘疾病的致病机制尚未阐明，但所有患者在开始接受抗 TNF 单抗治疗前都应被告知这种罕见并发症的风险。鉴于这些症状发作的差异较大，应对抗 TNF 单抗治疗的患者进行定期监测。如果在用抗 TNF 单抗期间怀疑出现脱髓鞘疾病，则应立即停药[82]。

详细的病史询问和仔细地体格检查，包括眼底检查视神经盘水肿和视神经炎在内的神经系统检查以及神经内科会诊，都可用于评估疑似脱髓鞘疾病的患者[82]。这些患者还应该进行颅脑 MRI 的平扫和增强检查。对 MRI 检查结果可疑的患者应考虑腰穿，以评估寡克隆带和 IgG 水平[82]。颅脑 MRI 上的多个脑室周围白质病灶（图 14.5），IgG 水平升高和 CSF 中寡克隆带阳性是 MS 的特征性表现[86]。然而，临床医师应该排除其他能引起神经学症状的疾病，如莱姆病、艾滋病毒、梅毒和西尼罗河病毒感染[83]。Kaltsonoudis 等[88]人的一项前瞻性研究结果表明，在抗 TNF 单抗治疗期间，用颅脑 MRI 进行预筛并不能预防脱髓鞘疾病的发生。

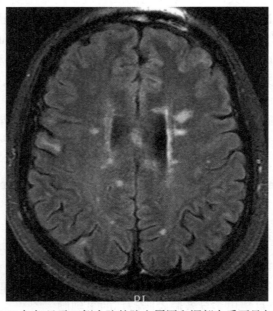

图 14.5　MRI 的 T2 加权显示双侧大脑的脑室周围和深部白质可见与多发性硬化有关的多灶性高信号病灶。图片由 Fauzia Vandermeer 博士提供

　　MS 的治疗措施包括糖皮质激素,IFN-β 或静脉注射免疫球蛋白,这些治疗措施也可考虑用于抗 TNF 单抗相关的脱髓鞘疾病[82]。大多数被报道的病例在停用抗 TNF 单抗和加用糖皮质激素后,神经症状几乎完全地消失了[81,82,84,86]。在 Andreadou 等[86]的系列病例报道中,4 例抗 TNF 单抗相关的脱髓鞘疾病的患者在停药及静脉应用糖皮质激素和口服泼尼松后症状消失,随访 3 个月无 1 例复发。Mohan[82]等发现一名抗 TNF 单抗相关的脱髓鞘疾病的患者换用依那西普后出现了复发。在抗 TNF 单抗期间进展为脱髓鞘疾病的患者不推荐再应用相同或不同的抗 TNF 药物[82,84]。

心力衰竭

临床表现

　　抗 TNF 单抗曾被认为对心力衰竭治疗有潜在作用,但目前研究反而证明其与心力衰竭的发展或进展有关[92]。二十多年前,Levine 等[93]研究表明,与年龄匹配的健康对照者相比,晚期心力衰竭患者的平均血清 TNF-α 水平更高。尽管最初的数据显示纽约心脏协会(New York Heart Association,NYHA)Ⅲ级或Ⅳ级的心力衰竭患者应用依那西普的短期安全性较高,临床症状也有所改善[94,95],但由于使用依那西普的大型随机安慰剂对照试验临床效果不佳,死亡率有增加的趋势而被提前终止[96,97]。另一项前瞻性随机安慰剂对照试验表明,高剂量的英夫利昔单抗(10mg/kg)与住院率增加和死亡风险增加有关(危险比为 2.84,95%CI 1.01~7.97,P=0.04)[98]。

　　抗 TNF 单抗相关心力衰竭的确切发病率尚不明确。大部分相关知识是来自于药物监测数据库和不良事件报告系统,这些系统可能会出现过度报告,报告不足或错误分类的情况。此外,因缺少统一的诊断标准使得其发生率无法评估。在使用阿达木单抗治疗 10 050 例 RA 患者的安全性分析中,新发心力衰竭患者的发生率为 0.3%,心力衰竭进展患者的发生率为 7%[99]。根据这些分析,在上市后检测到与阿达木单抗有关的心力衰竭的总体发生率为 0.06/100 人年[99]。与之类似的是,在瑞典使用依那西普治疗的 RA 患者的全国范围综合监测系统中,心力衰竭发生率为 0.04/100 人年[100]。

　　2003 年,Kwon 等[92]使用 FDA 的 MedWatch 数据发表了一篇有关抗 TNF 单抗相关心力衰竭的系列病例报道研究。在接受依那西普或英夫利昔单抗治疗后,共有 38 例新发心力衰竭,9 例心衰加重[92]。38 例新发心力衰竭患者的年龄中位数为 62 岁（17~87 岁），9 例心衰加重患者的年龄中位数为 70 岁（57~74 岁）[92]。新发心力衰竭的 38 例患者中有 19 例（50%）没有明确的心力衰竭危险因素[92]。一名抗 TNF 单抗相关心力衰竭的患者死亡[92]。

报道的抗 TNF 单抗相关心力衰竭患者的临床症状与典型心力衰竭患者相似。患者可出现疲劳，呼吸困难，阵发性夜间呼吸困难，下肢水肿和（或）胸痛[92]。在诊断评估中，超声心动图提示左心室功能下降、心导管检查提示肺动脉压升高和（或）胸部 X 线显示肺部充血是特征性表现[92]。

危险因素

据报道，与心力衰竭发作或加重有关的抗 TNF 药物是依那西普和英夫利昔单抗[92]。然而，在 2013 年，Adamson 等[101]报道显示一例 51 岁女性在第二次接受阿达木单抗治疗多发性软骨炎后，发生暴发性心力衰竭。治疗的持续时间不是心力衰竭新发或加重的危险因素。Kwon 等[92]进行的系列病例研究发现，新发心力衰竭和心力衰竭加重可以在抗 TNF 治疗 24 小时内发生，也可在治疗 2 年后发生。

抗 TNF 单抗对心力衰竭加重的影响可能与剂量有关。在一项前瞻性试验研究中，150 例 NYHA Ⅲ 级和Ⅳ级心力衰竭患者随机接受了安慰剂，英夫利昔单抗 5mg/kg 或英夫利昔单抗 10mg/kg。随机分配至接受 10mg/kg 英夫利昔单抗的患者在 28 周随访期间心力衰竭相关住院风险增加，死亡风险增加[98]。尚无其他报道证实心力衰竭与抗 TNF 单抗剂量之间存在相关性。

最后，传统心衰危险因素并没有出现在抗 TNF 相关心衰的危险因素中。在 Kwon 等[92]发表的系列病例研究中，抗 TNF 单抗后发生新发心力衰竭中，有心血管疾病和糖尿病等有记录危险因素的人数与没有传统危险因素的患者人数相同（19 人）。

病理生理

抗 TNF 单抗相关心力衰竭的发病机制尚未阐明。慢性心力衰竭被认为是交感神经和 RAAS 系统过度激活而导致[92]。心力衰竭伴血流动力学超负荷或心肌过度伸展会刺激免疫系统，产生 TNF-α[102]。与 RA 和 IBD 不同，心力衰竭不是一种单纯的炎症性疾病。在缺血性损伤期间，低 TNF-α 水平对心脏细胞起保护作用[103]。此外，TNF-α 可诱导产生一氧化氮，维持心力衰竭患者的外周血流灌注[104]。对于包括心力衰竭在内的心肌损伤患者，心肌重塑和修复可能需要某种生理水平的 TNF-α[105]。因此，抗 TNF 单抗治疗可降低 TNF-α 的水平,可能干扰心肌修复和重塑[102],从而导致心力衰竭的发生。

诊断与治疗

当出现心力衰竭症状时应立即停止抗 TNF 单抗治疗[92]。常规的诊断评估包括超声心动图提示左室功能降低、心导管检查提示肺动脉压升高和(或)胸部 X 线显示肺充血[92]。

在10例<50岁的新发心力衰竭患者中,有9例患者停用抗 TNF 单抗[92]。在心力衰竭治疗中,3 例患者心力衰竭完全缓解,6 例患者症状有改善,1 例患者死亡[92]。在接受抗 TNF 单抗治疗后发生心力衰竭的患者,不推荐换用另一种抗 TNF 单抗。心力衰竭 NYHA Ⅲ 或Ⅳ级患者应避免抗 TNF 单抗治疗[97,98]。对于心力衰竭 NYHA Ⅰ 或Ⅱ级患者,如有必要,临床医师应考虑非生物制剂疗法治疗 IBD 患者[106]。如果在这些患者中考虑使用抗 TNF 单抗,建议进行心内科会诊并密切监测超声心动图的变化。

参考文献

1. Corominas M, Gastaminza G, Lobera T. Hypersensitivity reactions to biological drugs. J Investig Allergol Clin Immunol. 2014;24(4):212–25. quiz 1p following 225
2. Mocci G, et al. Dermatological adverse reactions during anti-TNF treatments: focus on inflammatory bowel disease. J Crohns Colitis. 2013;7(10):769–79.
3. Fidder H, et al. Long-term safety of infliximab for the treatment of inflammatory bowel disease: a single-centre cohort study. Gut. 2009;58(4):501–8.
4. Feuerstein JD, Cheifetz AS. Miscellaneous adverse events with biologic agents (excludes infection and malignancy). Gastroenterol Clin N Am. 2014;43(3):543–63.
5. Paltiel M, et al. Immediate type I hypersensitivity response implicated in worsening injection site reactions to adalimumab. Arch Dermatol. 2008;144(9):1190–4.
6. US Food and Drug Administration. FDA labels for TNF inhibitors: infliximab, http://www.accessdata.fda.gov/drugsatfda_docs/label/2008/125057s114lbl.pdf.
7. Leach MW, et al. Immunogenicity/hypersensitivity of biologics. Toxicol Pathol. 2014;42(1): 293–300.
8. Baert F, et al. Early trough levels and antibodies to infliximab predict safety and success of reinitiation of infliximab therapy. Clin Gastroenterol Hepatol. 2014;12(9):1474–81.e2. quiz e91
9. Kugathasan S, et al. Infliximab retreatment in adults and children with Crohn's disease: risk factors for the development of delayed severe systemic reaction. Am J Gastroenterol. 2002;97(6):1408–14.
10. O'Meara S, Nanda KS, Moss AC. Antibodies to infliximab and risk of infusion reactions in patients with inflammatory bowel disease: a systematic review and meta-analysis. Inflamm Bowel Dis. 2014;20(1):1–6.
11. Baert F, et al. Influence of immunogenicity on the long-term efficacy of infliximab in Crohn's disease. N Engl J Med. 2003;348(7):601–8.
12. Hanauer SB, et al. Maintenance infliximab for Crohn's disease: the ACCENT I randomised trial. Lancet. 2002;359(9317):1541–9.
13. Hwang SH, et al. Detection of IgE binding component to infliximab in a patient with

infliximab-induced anaphylaxis. Ann Allergy Asthma Immunol. 2014;112(4):393–4.

14. Jonsson F, et al. Human FcgammaRIIA induces anaphylactic and allergic reactions. Blood. 2012;119(11):2533–44.

15. Jonsson F, et al. An unexpected role for neutrophils in anaphylaxis. Med Sci (Paris). 2011;27(10):823–5.

16. Kay AB. Allergy and allergic diseases. First of two parts. N Engl J Med. 2001;344(1):30–7.

17. Cheifetz A, et al. The incidence and management of infusion reactions to infliximab: a large center experience. Am J Gastroenterol. 2003;98(6):1315–24.

18. Lichtenstein L, et al. Infliximab-related infusion reactions: systematic review. J Crohns Colitis. 2015;9(9):806–15.

19. Brennan PJ, et al. Hypersensitivity reactions to mAbs: 105 desensitizations in 23 patients, from evaluation to treatment. J Allergy Clin Immunol. 2009;124(6):1259–66.

20. Hong DI, et al. Allergy to monoclonal antibodies: cutting-edge desensitization methods for cutting-edge therapies. Expert Rev Clin Immunol. 2012;8(1):43–52. quiz 53-4

21. Ben-Horin S, et al. Addition of an immunomodulator to infliximab therapy eliminates anti-drug antibodies in serum and restores clinical response of patients with inflammatory bowel disease. Clin Gastroenterol Hepatol. 2013;11(4):444–7.

22. Grosen A, Julsgaard M, Christensen LA. Serum sickness-like reaction due to infliximab reintroduction during pregnancy. J Crohns Colitis. 2013;7(5):e191.

23. Ben-Horin S, et al. The decline of anti-drug antibody titres after discontinuation of anti-TNFs: implications for predicting re-induction outcome in IBD. Aliment Pharmacol Ther. 2012;35(6):714–22.

24. Farrell RJ, et al. Intravenous hydrocortisone premedication reduces antibodies to infliximab in Crohn's disease: a randomized controlled trial. Gastroenterology. 2003;124(4):917–24.

25. Rahier JF, et al. Severe skin lesions cause patients with inflammatory bowel disease to discontinue anti-tumor necrosis factor therapy. Clin Gastroenterol Hepatol. 2010;8(12):1048–55.

26. Hellstrom AE, Farkkila M, Kolho KL. Infliximab-induced skin manifestations in patients with inflammatory bowel disease. Scand J Gastroenterol. 2016;51(5):563–71.

27. Freling E, et al. Cumulative incidence of, risk factors for, and outcome of dermatological complications of anti-TNF therapy in inflammatory bowel disease: a 14-year experience. Am J Gastroenterol. 2015;110(8):1186–96.

28. Fiorino G, et al. Review article: anti TNF-alpha induced psoriasis in patients with inflammatory bowel disease. Aliment Pharmacol Ther. 2009;29(9):921–7.

29. Kip KE, et al. Tumor necrosis factor alpha antagonist-associated psoriasis in inflammatory diseases: an analysis of the FDA adverse event reporting system. Inflamm Bowel Dis. 2013;19(6):1164–72.

30. Fiorino G, et al. Paradoxical immune-mediated inflammation in inflammatory bowel disease patients receiving anti-TNF-alpha agents. Autoimmun Rev. 2014;13(1):15–9.

31. Guerra I, et al. Induction of psoriasis with anti-TNF agents in patients with inflammatory bowel disease: a report of 21 cases. J Crohns Colitis. 2012;6(5):518–23.

32. George LA, et al. Psoriasiform skin lesions are caused by anti-TNF agents used for the treatment of inflammatory bowel disease. Dig Dis Sci. 2015;60(11):3424–30.

33. Denadai R, et al. Induction or exacerbation of psoriatic lesions during anti-TNF-alpha therapy for inflammatory bowel disease: a systematic literature review based on 222 cases. J Crohns Colitis. 2013;7(7):517–24.

34. Cullen G, et al. Psoriasis associated with anti-tumour necrosis factor therapy in inflammatory bowel disease: a new series and a review of 120 cases from the literature. Aliment Pharmacol Ther. 2011;34(11–12):1318–27.

35. Ramos-Casals M, et al. Autoimmune diseases induced by TNF-targeted therapies. Best Pract Res Clin Rheumatol. 2008;22(5):847–61.

36. Collamer AN, Battafarano DF. Psoriatic skin lesions induced by tumor necrosis factor antagonist therapy: clinical features and possible immunopathogenesis. Semin Arthritis Rheum. 2010;40(3):233–40.

37. Wolk K, et al. Excessive body weight and smoking associates with a high risk of onset of plaque psoriasis. Acta Derm Venereol. 2009;89(5):492–7.

38. Pugliese D, et al. Paradoxical psoriasis in a large cohort of patients with inflammatory bowel disease receiving treatment with anti-TNF alpha: 5-year follow-up study. Aliment Pharmacol Ther. 2015;42(7):880–8.
39. Afzali A, et al. The association of psoriasiform rash with anti-tumor necrosis factor (anti-TNF) therapy in inflammatory bowel disease: a single academic center case series. J Crohns Colitis. 2014;8(6):480–8.
40. Huang V, et al. A study investigating the association of dermatological and infusion reactions to infliximab and infliximab trough levels. Can J Gastroenterol Hepatol. 2015;29(1):35–40.
41. Cleynen I, et al. Characteristics of skin lesions associated with anti-tumor necrosis factor therapy in patients with inflammatory bowel disease: a cohort study. Ann Intern Med. 2016;164(1):10–22.
42. Funk J, et al. Psoriasis induced by interferon-alpha. Br J Dermatol. 1991;125(5):463–5.
43. de Gannes GC, et al. Psoriasis and pustular dermatitis triggered by TNF-{alpha} inhibitors in patients with rheumatologic conditions. Arch Dermatol. 2007;143(2):223–31.
44. Ariza ME, Williams MV. A human endogenous retrovirus K dUTPase triggers a TH1, TH17 cytokine response: does it have a role in psoriasis? J Invest Dermatol. 2011;131(12):2419–27.
45. Riveira-Munoz E, et al. Meta-analysis confirms the LCE3C_LCE3B deletion as a risk factor for psoriasis in several ethnic groups and finds interaction with HLA-Cw6. J Invest Dermatol. 2011;131(5):1105–9.
46. Cantaert T, et al. Type I IFN and TNFalpha cross-regulation in immune-mediated inflammatory disease: basic concepts and clinical relevance. Arthritis Res Ther. 2010;12(5):219.
47. Nestle FO, et al. Plasmacytoid predendritic cells initiate psoriasis through interferon-alpha production. J Exp Med. 2005;202(1):135–43.
48. Seneschal J, et al. Cytokine imbalance with increased production of interferon-alpha in psoriasiform eruptions associated with antitumour necrosis factor-alpha treatments. Br J Dermatol. 2009;161(5):1081–8.
49. Wollenberg A, et al. Plasmacytoid dendritic cells: a new cutaneous dendritic cell subset with distinct role in inflammatory skin diseases. J Invest Dermatol. 2002;119(5):1096–102.
50. Aeberli D, et al. Increase of peripheral CXCR3 positive T lymphocytes upon treatment of RA patients with TNF-alpha inhibitors. Rheumatology. 2005;44(2):172–5.
51. Tsankov N, Kazandjieva J, Drenovska K. Drugs in exacerbation and provocation of psoriasis. Clin Dermatol. 1998;16(3):333–51.
52. Beigel F, et al. Formation of antinuclear and double-strand DNA antibodies and frequency of lupus-like syndrome in anti-TNF-alpha antibody-treated patients with inflammatory bowel disease. Inflamm Bowel Dis. 2011;17(1):91–8.
53. Katz U, Zandman-Goddard G. Drug-induced lupus: an update. Autoimmun Rev. 2010;10(1):46–50.
54. Ramos-Casals M, et al. Autoimmune diseases induced by TNF-targeted therapies: analysis of 233 cases. Medicine. 2007;86(4):242–51.
55. Xiao X, Chang C. Diagnosis and classification of drug-induced autoimmunity (DIA). J Autoimmun. 2014;48-49:66–72.
56. Costa MF, Said NR, Zimmermann B. Drug-induced lupus due to anti-tumor necrosis factor alpha agents. Semin Arthritis Rheum. 2008;37(6):381–7.
57. Vaz JL, et al. Infliximab-induced autoantibodies: a multicenter study. Clin Rheumatol. 2016;35(2):325–32.
58. Nancey S, et al. Infliximab treatment does not induce organ-specific or nonorgan-specific autoantibodies other than antinuclear and anti-double-stranded DNA autoantibodies in Crohn's disease. Inflamm Bowel Dis. 2005;11(11):986–91.
59. Wetter DA, Davis MD. Lupus-like syndrome attributable to anti-tumor necrosis factor alpha therapy in 14 patients during an 8-year period at Mayo Clinic. Mayo Clin Proc. 2009;84(11):979–84.
60. Williams VL, Cohen PR. TNF alpha antagonist-induced lupus-like syndrome: report and review of the literature with implications for treatment with alternative TNF alpha antagonists. Int J Dermatol. 2011;50(5):619–25.

61. Amarante CF, et al. Drug-induced lupus with leukocytoclastic vasculitis: a rare expression associated with adalimumab. An Bras Dermatol. 2015;90(3 Suppl 1):121–4.
62. Moulis G, et al. Is the risk of tumour necrosis factor inhibitor-induced lupus or lupus-like syndrome the same with monoclonal antibodies and soluble receptor? A case/non-case study in a nationwide pharmacovigilance database. Rheumatology (Oxford). 2014;53(10):1864–71.
63. Boodhoo KD, Liu S, Zuo X. Impact of sex disparities on the clinical manifestations in patients with systemic lupus erythematosus: a systematic review and meta-analysis. Medicine (Baltimore). 2016;95(29):e4272.
64. Yacoub Wasef SZ. Gender differences in systemic lupus erythematosus. Gend Med. 2004;1(1):12–7.
65. Das J, et al. Endogenous humoral autoreactive immune responses to apoptotic cells: effects on phagocytic uptake, chemotactic migration and antigenic spread. Eur J Immunol. 2008;38(12):3561–74.
66. D'Auria F, et al. Accumulation of plasma nucleosomes upon treatment with anti-tumour necrosis factor-alpha antibodies. J Intern Med. 2004;255(3):409–18.
67. Kocharla L, Mongey AB. Is the development of drug-related lupus a contraindication for switching from one TNF alpha inhibitor to another? Lupus. 2009;18(2):169–71.
68. Shelton E, et al. New onset idiosyncratic liver enzyme elevations with biological therapy in inflammatory bowel disease. Aliment Pharmacol Ther. 2015;41(10):972–9.
69. Rodrigues S, et al. Autoimmune hepatitis and anti-tumor necrosis factor alpha therapy: a single center report of 8 cases. World J Gastroenterol. 2015;21(24):7584–8.
70. Ghabril M, et al. Liver injury from tumor necrosis factor-alpha antagonists: analysis of thirty-four cases. Clin Gastroenterol Hepatol. 2013;11(5):558–564.e3.
71. Bjornsson ES, et al. Risk of drug-induced liver injury from tumor necrosis factor antagonists. Clin Gastroenterol Hepatol. 2015;13(3):602–8.
72. Thiefin G, et al. Infliximab-induced hepatitis: absence of cross-toxicity with etanercept. Joint Bone Spine. 2008;75(6):737–9.
73. Massarotti M, Marasini B. Successful treatment with etanercept of a patient with psoriatic arthritis after adalimumab-related hepatotoxicity. Int J Immunopathol Pharmacol. 2009;22(2):547–9.
74. Garcia Aparicio AM, et al. Successful treatment with etanercept in a patient with hepatotoxicity closely related to infliximab. Clin Rheumatol. 2007;26(5):811–3.
75. Becker H, et al. Etanercept tolerance in a patient with previous infliximab-induced hepatitis. Clin Rheumatol. 2008;27(12):1597–8.
76. Cheng FK, Bridges EE, Betteridge JD. Drug-induced liver injury from initial dose of infliximab. Mil Med. 2015;180(6):e723–4.
77. Tobon GJ, et al. Serious liver disease induced by infliximab. Clin Rheumatol. 2007;26(4):578–81.
78. Ramos-Casals M, et al. Autoimmune diseases induced by biological agents: a double-edged sword? Autoimmun Rev. 2010;9(3):188–93.
79. Jacobson DL, et al. Epidemiology and estimated population burden of selected autoimmune diseases in the United States. Clin Immunol Immunopathol. 1997;84(3):223–43.
80. van Oosten BW, et al. Increased MRI activity and immune activation in two multiple sclerosis patients treated with the monoclonal anti-tumor necrosis factor antibody cA2. Neurology. 1996;47(6):1531–4.
81. Sicotte NL, Voskuhl RR. Onset of multiple sclerosis associated with anti-TNF therapy. Neurology. 2001;57(10):1885–8.
82. Mohan N, et al. Demyelination occurring during anti-tumor necrosis factor alpha therapy for inflammatory arthritides. Arthritis Rheum. 2001;44(12):2862–9.
83. Enayati PJ, Papadakis KA. Association of anti-tumor necrosis factor therapy with the development of multiple sclerosis. J Clin Gastroenterol. 2005;39(4):303–6.
84. Bellesi M, et al. CNS demyelination during anti-tumor necrosis factor alpha therapy. J Neurol. 2006;253(5):668–9.
85. Robinson WH, Genovese MC, Moreland LW. Demyelinating and neurologic events reported in association with tumor necrosis factor alpha antagonism: by what mechanisms could

tumor necrosis factor alpha antagonists improve rheumatoid arthritis but exacerbate multiple sclerosis? Arthritis Rheum. 2001;44(9):1977–83.

86. Andreadou E, et al. Demyelinating disease following anti-TNFa treatment: a causal or coincidental association? Report of four cases and review of the literature. Case Rep Neurol Med. 2013;2013:671935.

87. Gupta G, Gelfand JM, Lewis JD. Increased risk for demyelinating diseases in patients with inflammatory bowel disease. Gastroenterology. 2005;129(3):819–26.

88. Kaltsonoudis E, et al. Neurological adverse events in patients receiving anti-TNF therapy: a prospective imaging and electrophysiological study. Arthritis Res Ther. 2014;16(3):R125.

89. Khoury SJ, et al. Acquired tolerance to experimental autoimmune encephalomyelitis by intrathymic injection of myelin basic protein or its major encephalitogenic peptide. J Exp Med. 1993;178(2):559–66.

90. van Boxel-Dezaire AH, et al. Decreased interleukin-10 and increased interleukin-12p40 mRNA are associated with disease activity and characterize different disease stages in multiple sclerosis. Ann Neurol. 1999;45(6):695–703.

91. Noseworthy JH, et al. Multiple sclerosis. N Engl J Med. 2000;343(13):938–52.

92. Kwon HJ, et al. Case reports of heart failure after therapy with a tumor necrosis factor antagonist. Ann Intern Med. 2003;138(10):807–11.

93. Levine B, et al. Elevated circulating levels of tumor necrosis factor in severe chronic heart failure. N Engl J Med. 1990;323(4):236–41.

94. Bozkurt B, et al. Results of targeted anti-tumor necrosis factor therapy with etanercept (ENBREL) in patients with advanced heart failure. Circulation. 2001;103(8):1044–7.

95. Deswal A, et al. Safety and efficacy of a soluble P75 tumor necrosis factor receptor (Enbrel, etanercept) in patients with advanced heart failure. Circulation. 1999;99(25):3224–6.

96. Anker SD, Coats AJ. How to RECOVER from RENAISSANCE? The significance of the results of RECOVER, RENAISSANCE, RENEWAL and ATTACH. Int J Cardiol. 2002;86(2–3):123–30.

97. Coletta AP, et al. Clinical trials update: RENEWAL (RENAISSANCE and RECOVER) and ATTACH. Eur J Heart Fail. 2002;4(4):559–61.

98. Chung ES, et al. Randomized, double-blind, placebo-controlled, pilot trial of infliximab, a chimeric monoclonal antibody to tumor necrosis factor-alpha, in patients with moderate-to-severe heart failure: results of the anti-TNF therapy against congestive heart failure (ATTACH) trial. Circulation. 2003;107(25):3133–40.

99. Schiff MH, et al. Safety analyses of adalimumab (HUMIRA) in global clinical trials and US postmarketing surveillance of patients with rheumatoid arthritis. Ann Rheum Dis. 2006;65(7):889–94.

100. Feltelius N, et al. Results from a nationwide postmarketing cohort study of patients in Sweden treated with etanercept. Ann Rheum Dis. 2005;64(2):246–52.

101. Adamson R, et al. Fatal acute necrotizing eosinophilic myocarditis temporally related to use of adalimumab in a patient with relapsing polychondritis. J Clin Rheumatol. 2013;19(7):386–9.

102. Balakumar P, Singh M. Anti-tumour necrosis factor-alpha therapy in heart failure: future directions. Basic Clin Pharmacol Toxicol. 2006;99(6):391–7.

103. Kurrelmeyer KM, et al. Endogenous tumor necrosis factor protects the adult cardiac myocyte against ischemic-induced apoptosis in a murine model of acute myocardial infarction. Proc Natl Acad Sci U S A. 2000;97(10):5456–61.

104. Sugamori T, et al. Increased nitric oxide in proportion to the severity of heart failure in patients with dilated cardiomyopathy: close correlation of tumor necrosis factor-alpha with systemic and local production of nitric oxide. Circ J. 2002;66(7):627–32.

105. Mann DL. Tumor necrosis factor-induced signal transduction and left ventricular remodeling. J Card Fail. 2002;8(6 Suppl):S379–86.

106. Sinagra E, et al. Heart failure and anti tumor necrosis factor-alpha in systemic chronic inflammatory diseases. Eur J Intern Med. 2013;24(5):385–92.

第十五章
2017 年生物仿制药在炎症性肠病的科学地位、人文态度及财政问题

引言

2016 年，FDA 批准了第一批抗肿瘤坏死因子（抗 TNF）的生物仿制药：英夫利昔单抗（infliximab，IFX，Janssen）和阿达木单抗（adalimumab，ADA，Abbvie）。基于一项关于类风湿性关节炎（rheumatoid arthritis，RA）和强直性脊柱炎的试验，IFX、CT-P13（Celltrion Inc.）被分别批准应用；基于单一 RA 试验 ABP 501 是第一个被批准应用的 ADA 生物仿制药。尽管面临专利挑战，但 Pfizer 公司于 2016 年 12 月开始销售 Inflectra，随后不久开始销售 ABP-501[1]。抗 TNF 制剂的成本已经成为 IBD 患者护理中最大的支出费用，节约药物成本将成为应用抗 TNF 生物仿制药的主要驱动因素。

简化生物仿制药的开发是患者保护和平价医疗法案（the Patient Protection and Affordable Care Act，ACA，也称为奥巴马医改法案）的一部分，该法案于 2010 年 3 月签署。在 ACA 中，生物价格和竞争法案（the Biologic Price and Competition Act，BPCI）旨在促进生物仿制药的开发，引进廉价的药物，以增加患者获得生物制剂的机会[2]。虽然唐纳德特朗普的选举中止了 ACA 部分的努力，但迄今为止，还没有公开讨论过解决 BPCI 的计划。BPCI 创建了一种简略的新药申请（abbreviated new drug Application，aNDA），被称为拟议的生物仿制药的 351（k）途径。这种新建立的途径允许基于少量临床数据的新的药物应用，但仍需要更大的分析数据来确定与原始产品的生理化学、药代动力学和药效学相似性[3]。

FDA 对生物仿制药的定义是"与参考产品非常相似的生物制品，其临床无活性成分的细微差异……生物制品和参考产品在安全性、纯度和产品的效果方面没有临床意义上的差异"[2]。与仿制药不同，生物仿制药的化学结构与原始参照药并不完全相同。生物仿制药是更大和更复杂的生物

化合物,具有与原始生物制剂类似的免疫原性,更易于翻译后修饰,这可能潜在地影响临床结果和免疫原性。

　　本章的重点在于英夫利昔单抗的生物仿制药 CT-P13,因为该化合物的随机对照试验已正式发表[4,5]。CT-P13 已由欧洲的 Celltrion, Inc. 以及其他国家以 Remsima 的商品名销售,美国 Pfizer Inc. 公司以 Inflectra 的商品名销售。本章将这些制剂的生理化学、药效学(pharmacodynamic,PD)和药代动力学(pharmacokinetic,PK)以及这些药物开发和生产过程中涉及的复杂过程做一综述,并回顾目前关于 CT-P13 的证据,阐述其有效性、免疫原性和安全性。讨论中将包括:①证明 FDA 批准生物仿制药所需的“全部证据”的各阶段证据;② CT-P13 关于 RA 和 AS 的试验结果有争议的数据外推问题以及 ABP 501 在其他疾病状态下的 RA 和银屑病试验;③原始产品和生物仿制药之间的互换性问题,这是制药和生物技术行业的一个重要驱动因素;④关于在 IBD 中使用抗 TNF 制剂的药物经济学考虑。

FDA 生物仿制药开发指南

　　FDA 的生物仿制药批准指南详细说明了一种逐步的方法,要求通过结构、功能、动物毒性、人体药动学和药效学、临床疗效、安全性和免疫原性的比较,证明其与原化合物具有生物相似性。这才足以成为 FDA 批准该药物的有力证据[6]。这些因素将决定 PK 和 PD 结果的统计比较、制造过程、参考和生物仿制药产品之间的给药剂量和途径的选择、临床研究设计和长期随访。从生物仿制药研究设计的角度来看,FDA 建议评估 90% 的置信区间(confidence interval,CI)来确定所研究参数的平均值之间的比率。然而,通过比较参考和生物仿制药产品置信区间的适当限值可能介于 80% 和 125% 之间[7]。表 15.1 列出了生物仿制药生产中符合质量标准的特征。

表 15.1　证明生物相似性的质量考虑因素

1. 表达系统

2. 制造过程

3. 物理化学性质的评估

4. 功能活性

5. 受体结合及免疫化学性质

6. 杂质的测量

7. 多种应激条件(高温、冷冻、日晒、搅动)下的稳定性

8. 产品配方和包装的效果

生物相似性的科学标准

生物仿制药生产中的问题

　　许多合成和制造过程涉及专有技术,以生产生物仿制药。表 15.1 概述了具体的制造特点。在细胞载体和细胞表达系统的选择、细胞系和主细胞库的选择等方面存在着大量的变量。在细胞载体和细胞表达系统以及细胞系和主细胞库的选择中存在大量变量。同样,细胞系扩增的条件是专有的,生物仿制药制造商可能会高度控制未知变量,并且在药物批准后可能会引起知识产权问题(图 15.1)。合成的差异可能导致不同的翻译后修饰,可能影响产品的疗效、安全性和免疫原性[8]。对于 IFX 和 ADA 的生物仿制药,FDA 仔细审查了翻译后非岩藻糖基化的差异是否会产生药代动力学的差异,并确定目前尚无差异。在细胞生产生物反应器中,过滤和色谱纯化步骤的设计和构建的过程中可能出现差异。值得注意的是,FDA 不需要"能独立地确定生物仿制药的功效和安全性"的方法,而是"能证明所提出的产品与参考产品之间的生物相似性。"图 15.2 描述了其证明生物相似性各种步骤中的侧重点。

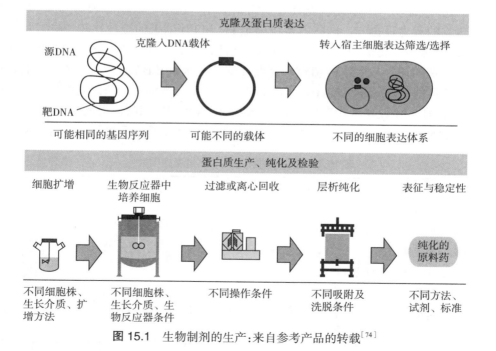

图 15.1　生物制剂的生产:来自参考产品的转载[74]

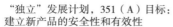

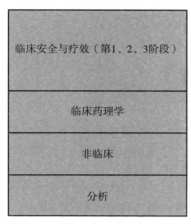
"独立"发展计划，351（A）目标：
建立新产品的安全性和有效性

临床安全与疗效（第1、2、3阶段）

临床药理学

非临床

分析

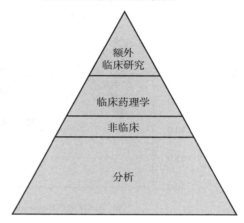
"缩写"发展计划，351（K）目标：
展示生物相似性（或互换性）

额外
临床研究

临床药理学

非临床

分析

图 15.2　生物相似性外推的考虑因素。改编自 http://www.fda.gov/downloads/AdvisoryCommittees/CommitteesMeetingMaterials/Drugs/ArthritisAdvisoryCommittee/UCM486171.pdf[75]

第一步需要进行结构分析，所提出的产物将编码与参考产物相同的一级氨基酸序列以及对二级、三级和四级结构进行分析。已经有研究对 CT-P13 及其参考产品英夫利昔单抗进行了详细的生理化学分析。用于分析比较两者的详细生化技术超出了本章的范围，另有详细的综述[9]。研究人员多次测定英夫利昔单抗和 CT-P13 发现其高级结构难以区分。重要的是，基于其作用机制，包括体外 TNF 中和活性、以 ELISA 为基础的 TNF 结合亲和力和细胞为基础的 TNF 结合亲和力，研究人员证明了 CT-P13 和参考药物的生物活性（图 15.3a，b）。美国（US）英夫利昔单抗和欧盟（European Union，EU）英夫利昔单抗的桥接试验证明了两种产品之间的相似发现[10]。

证明生物相似性的临床标准

药代动力学分析

一个双盲、三臂、平行小组研究了 CT-P13 的药动学（PK）特性，并对生物仿制剂 CT-P13 和两种 Remicade® 制剂进行了平行分组研究，该试验中健康受试者（n=70）单次输注剂量为 5mg/kg 生物仿制药，其余两组给予来自欧洲的 Remicade®（n=71）或来自美国的 Remicade®（n=70）。这三种制剂在最大英夫利昔单抗浓度（maximal concentration，Cmax），血清浓度下面积（area under the serum concentration，AUC）时间曲线方面基本相同，并且

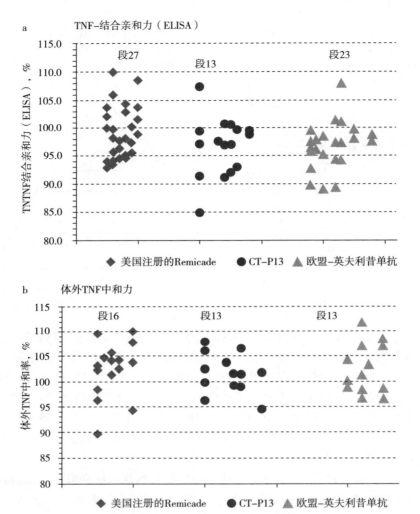

图 15.3　（a）CT-P13、美国英夫利昔单抗和欧盟英夫利昔单抗与 TNF 结合力的比较。
（b）CT-P13、美国英夫利昔单抗和欧盟英夫利昔单抗对 TNF 中和作用的比较[10]

　　所有受试者在治疗过程中出现的不良反应无差异[11]。

CT-P13 应用于强直性脊柱炎

　　PLANETAS 试验是对 250 名抗 TNF 初治活动性强直性脊柱炎
（ankylosing spondylitis, AS）患者进行的 1 期、双盲、多中心研究，受试者被
随机分成 CT-P13 治疗组（n=125）或 Remicade® 治疗组（n=125），两组在
第 0、2、6 周时给药 5mg/kg，然后每 8 周给药一次，直至 30 周[5]。AS 人群
被认为是最接近健康志愿者的免疫介导的炎症性疾病群体，便以研究药代

动力学和药物相关的安全性和有效性,研究目的是确定主要与治疗相关的差异,而非疾病状态[12]。值得注意的是,患有炎症或风湿性疾病的AS患者被排除在研究之外,这其中可能包括现有的IBD患者,约占AS患者的5%~10%[13]。给予CT-P13和Remicade®后的患者其基于AUC和Cmax值的稳态PK数据、谷值水平及药物半衰期基本相当。CT-P13在第14周和第30周的临床应答率分别为63%和71%,而Remicade®的临床应答率分别为65%和72%,基线活动评分和生活质量评分的变化在第14周和第30周相似[5]。在PLANETAS研究中,抗药抗体(anti-drug antibodies,ADA)在第14周和第30周时分别出现在9%和27%的CT-P13治疗患者中,Remicade®治疗组分别为11%和23%,ADA对两种药物的PK均有负面影响[14]。30周治疗后CT-P13组不良反应包括输液反应的发生率为65%,Remicade®治疗组为64%[5]。CT-P13和Remicade®治疗组的部分缓解率、不良反应和药代动力学特征(AUC和Cmax)在第54周时保持一致[14]。

在随后的非盲进一步研究中,CT-P13治疗组患者(n=88)继续给予CT-P13治疗,在第54周将Remicade®治疗组的患者(n=86)转换为CT-P13治疗48周。值得注意是在第78周和第102周,继续CT-P13治疗组患者的部分缓解率(70%和81%)和转换治疗组患者的(77%和77%)类似。然而,与继续治疗组紧急不良事件发生率(49%)相比,转换治疗组(Remicade®至CT-P13,71%)的发生率更高。在第54周和第102周,继续治疗组中ADA分别占22%和25%,而转换治疗组第54周为26%,第102周为31%[15]。

CT-P13在类风湿性关节炎中的应用

PLANETRA试验是一项关于CT-P13的3期、随机、双盲、多中心、平行组研究,研究纳入了活动性RA患者中,受试者们每周给予12.5~25mg甲氨蝶呤共治疗3个月[4]。在PLANETRA试验中,符合条件的RA患者随机接受CT-P13(n=302)或RemicadeR(n=304)治疗,在第0周、第2周和第6周以3mg/kg的剂量给药,然后每8周给药一次,期间持续使用甲氨蝶呤,在第30周评估治疗效果。PLANETRA试验的主要目的是证明两个治疗组在第30周时治疗反应的95%可信区间(CI)在±15%范围内的治疗等效性。CT-P13(60.9%)和Remicade(58.6%)在30周时有效率相似,95%CI范围为6%~10%,这处于预先指定的等效范围内。第30周时,两个治疗组的不良反应(CT-P13 60.1%,Remicade 60.8%)和PK数据(AUC和Cmax值)也是相等的[4]。在第30周,25.8%的CT-P13治疗组患者和25.4%的Remicade®治疗组患者产生了抗药抗体,可通过使用基于ECL

的测定法进行 ADA 检测。PLANETRA 研究到第 54 周,受试者缓解和应答率、PK 曲线和不良反应发生率在两个治疗组之间再次相当。第 54 周的 AS 患者 ADA 阳性率显著高于在 PLANETAS AS 期间时的比例,CT-P13 治疗组为 52.3%,RemicadeR 治疗组为 49.5%,但在第 54 周时出现抗药抗体,临床应答率较低[16]。

在从第 54 周开始的开放标签延伸研究中,继续接受 CT-P13 治疗的患者可以每 8 周继续定期以 3mg/kg 的剂量给药(n=158),另 Remicade® 治疗的患者可以转为 CT-P13 治疗,以相同的剂量和间隔再持续治疗 48 周(n=144)。继续组与转换组的临床疗效和不良反应率相当,继续治疗组 ADA 表达率(54 周时为 49.1%,102 周时为 46.4%)与转换治疗组的(54 周时为 49.3%,102 周时为 49.6%)相似[17]。

CT-P13 在炎症性肠病的应用

有关 CT-P13 治疗炎症性肠病(IBD)、克罗恩病(CD)和溃疡性结肠炎(ulcerative colitis,UC)的安全性、有效性和生物等效性的数据有限,仅存有韩国、波兰和匈牙利的小型回顾性研究(表 15.2)[18]。一项较大的前瞻性观察性队列研究,应用 CT-P13 治疗 IBD 患者,共纳入 78 名患者(46 例 CD/32 UC,28%CD 和 16%UC 患者曾接受过生物学治疗),在第 0 周、第 2 周和第 6 周给予 5mg/kg 的 CT-P13,另外有 3 名重度 UC 患者由于低白蛋白 / 高 C- 反应蛋白接受 10mg/kg 的 CT-P13 或 5~7 天的额外给药。在第 14 周评估临床疗效,包括临床活动评分、低谷水平和 ADA 阳性。在第 14 周,79% 的 CD 患者和 56% 的 UC 患者达到临床缓解,与基线相比 C- 反应蛋白和粪钙卫蛋白值降低,并且没有意外的不良反应发生。8 名患者在第 14 周未检测到谷浓度,这 8 名患者中有 7 名患者可检测到抗体,但这些患者仅接受了 CT-P13 单药治疗[19]。最近发表的一项来自匈牙利的前瞻性、全国性、观察性队列研究跟踪了 210 例 IBD 患者(126 例 CD 和 84 例 UC),以 5mg/kg CT-P13 诱导治疗。第 14 周的应答率和缓解率:CD 为 81% 和 54%,UC 为 78% 和 59%,在 7% 的患者中发生输液反应,不良反应发生率为 17%[20]。

表 15.2　CT-P13 治疗炎症性肠病的疗效及安全性

研究人群	研究设计	样本大小	结果
CD 及 UC[20]	前瞻性、多中心、匈牙利的观察性队列研究	210(CD126,UC84)	14 周应答率:CD 81%,UC 78%
			14 周缓解率:CD 54%,UC 59%

续表

研究人群	研究设计	样本大小	结果
CD 及 UC[20]	前瞻性、挪威的观察性队列研究	78(CD46,UC32)	14 周缓解率:CD 79%,UC 56%
CD 及 UC[20]	单中心、前瞻性匈牙利的观察性队列研究	39(CD18,UC21)	8 周应答率:CD 38%,UC 20%
			8 周缓解率:CD 50%,UC 10%
CD 及 UC[20]	回顾性、多中心、韩国的队列研究	抗 TNF 初治的 74 名(CD32,UC 42)	8 周应答率:CD 91%,UC 81%
			8 周缓解率:CD 84%,UC 38%
			54 周应答率:CD 88%,UC 100%
			54 周缓解率:CD 75%,UC 50%
CD 及 UC[20]	韩国回顾性研究	17(CD8,UC9)	8 周应答率 / 缓解率:CD 25%,UC 56%

然而,目前没有等同于 PLANETAS 或 PLANETRA 研究的随机对照试验,以确认 CT-P13 对 IBD 患者群体的临床疗效、安全性和药代动力学特征。当将 CT-P13 用于 IBD 患者时,基于目前可利用的数据,IBD 相关的特异性疾病状态对治疗效果、安全性和药代动力学的影响仍待研究。当生物仿制药与参考产品可互换使用时,潜在的免疫原性仍是关注的最大问题。除了生物相似药物本身外,还有多种影响免疫原性的因素,包括药物剂量、时间表、疾病类型和治疗的严重程度,以及联合药物的使用[21]。

两项主要的 CT-P13 随机对照试验研究了 5mg/kg CT-P13 给予 AS 患者,以及 3mg/kg CT-P13 联合每周 12.5~25mg 的甲氨蝶呤给予 RA 患者的疗效。值得注意的是,RA 患者往往抗药物抗体发生率较低,可能是由于与其他疾病状态(如牛皮癣和 IBD)相比,其联合使用甲氨蝶呤倾向于更高的免疫原性[22-25]。根据世界卫生组织(World Health Organization,WHO)和美国食品药品管理局(Food and Drug Administration,FDA)的建议,为了通过有效性和安全性数据推断适应证,应在风险最高的患者群体中研究免疫原性风险,以规避相关的不良反应事件和抗药抗体的产生[26,27]。因此,CT-P13 治疗中度至重度 IBD 患者的临床疗效和药代动力学的进一步研究,可能有助于增加对这种不同免疫介导疾病状态的真实生物等效性的了解[28,29]。

NOR-SWITCH 研究是一项针对 155 名 CD 和 93 名 UC 患者的随机、双盲、平行组研究,旨在评估从 Remicade® 转换到生物仿制药治疗包括 CD 和 UC 在内的多种疾病的有效性和安全性[30]。在给予英夫利昔单抗治疗持续缓解至少 24 周后,患者被随机分配以继续英夫利昔单抗治疗组及转换为 CT-P13 治疗组。主要终点是第 52 周疾病恶化,其定义为部分 Mayo 评分增加至少 3 分,UC 患者最低评分为 5 分或 Harvey-Bradshaw 指数(Harvey-Bradshaw Index,HBI)评分至少增加 4 分,CD 患者的最低分数为 7。次要研究终点包括安全性和免疫原性[30]。

在继续英夫利昔单抗治疗的 CD 患者中,21% 的患者出现疾病恶化,而转换 CT-P13 治疗的患者疾病恶化率为 37%(95%CI −29.3%,−0.7%)。对于 UC 患者,继续英夫利昔单抗治疗的患者中有 9% 患有疾病恶化,相比之下,转换 CT-P13 治疗的 UC 患者中有 12%(95%CI −15.2%,−10.0%)的疾病恶化率。对于 UC 或 CD 患者,参考药物和 CT-P13 之间的 PK 药物谷浓度无显著的统计学差异。值得注意的是,两组中的抗药物抗体、不良反应和严重不良反应发生率相似。该研究的优势包括 RCT 设计,根据标准方案给药以及挪威政府对该研究的资助,但局限性在于该研究并未对每个治疗组内的非劣效性进行研究[30]。

IBD 中还有两项针对 CT-P13 的前瞻性观察性研究:NCT02539368,CONNECT-IBD,一项 Hospira 赞助的 CT-P13 在临床实践中用于评估安全性、免疫原性、持续疗效和患者报告结果的观察队列研究,以及 NCT02326155,另一项由 Celltrion 赞助的 CT-P13 的观察性前瞻性队列研究,这两家公司是目前可用的英夫利昔单抗生物仿制药制造商[31-33]。

外推法

外推是指已获批的生物仿制药在未经临床研究的情况下获得批准,在批准的生物仿制药采用的国家使用生物仿制药成为最具争议的问题之一。获得外推批准和互换的可能性是生物技术公司开展风险投资的重要动力,在风险投资中,不确定的审批流程、未知的专利战争和未知的医生、患者和经济情况都会带来巨大的金融风险。FDA 批准的每种疾病状态外推的考虑因素囊括了"证据的总体性"。首先,如本综述前面部分所述通过分析一级、二级和三级结构、翻译后谱和体外功能特征包括 TNF 结合和中和能力建立生物相似性。数据的临床分析内容包括不同患者群体中作用机制(mechanism of action,MOA)、药代动力学(pharmacokinetic,PK)和药效学(pharmacodynamic,PD)的潜在差异;不同疾病状态下的免疫原性,可能受不同疾病中不同联合免疫抑制剂的影响;以及不同患者群体中预期毒性差异的可能性[26]。这些相同的变量和数据的考虑使加拿大、欧盟(EU)和美国得到的不同外推批准。

然而,从 RA 和 AS 外推到 IBD 有许多潜在的障碍。这些疾病之间不同的因素包括不同的剂量、甲氨蝶呤在 RA 中的使用差异以及在 IBD 中使用各种免疫抑制剂,这些可能影响药物水平、抗药抗体,以及由此导致的临床疗效差异[34-36]。

在考虑外推时,FDA科学指南的另一个标准是"考虑使用的测试条件是否是检测临床上有意义的差异、安全性和有效性的最敏感因素[8]。"在RA的例子中,PLANETRA对CT-P13与英夫利昔单抗的研究被设计为等效性试验,CT-P13和英夫利昔单抗治疗主要终点的治疗差异的95%CI为-6%~10%,等值范围为-15%~15%。这些CI含有最小的安慰剂调整后对英夫利昔单抗的反应率,8%,这已在英夫利昔单抗治疗的任何疾病中得到证实[4]。因此,RA可能是该生物仿制药与英夫利昔单抗在其他适应证中检测之间潜在效价差异的最不敏感的临床模型[37]。从RA到CD外推的另一个挑战是这两种疾病中不同抗TNF药物以及其他生物制剂的不同效力,这表明炎症途径的不同机制的可能性。例如,抗TNF药物在两者中均有效,但阿那白滞素(anakinra)、阿巴西普(abatacept)和利妥昔单抗(rituximab)在RA中有效,却在CD中无效[38-41]。

在加拿大,加拿大卫生部、国家药物管理机构,根据PLANETRA和PLANETAS试验[4,5,42]批准CT-P13治疗RA、强直性脊柱炎、银屑病关节炎和斑块状银屑病。加拿大卫生部也依靠这些试验,使用给药间隔浓度-时间曲线下的面积(area under the concentration-time curve over the dosing interval,AUCtau)和稳定状态下的最大血清浓度(maximum serum concentration,Cmax)来证明药代动力学(pharmacokinetic,PK)参数的相似性。基于它们的外推标准,加拿大卫生部延长批准CT-P13治疗斑块状银屑病和银屑病关节炎。然而,加拿大卫生部拒绝对成人和儿童CD和UC进行外推。除了一些体外抗体依赖性细胞介导的细胞毒性(antibodydependent cell-mediated cytotoxicity,ADCC)测定的差异外,这种否定是以观察到的非岩藻糖化程度和FcγRⅢa受体结合的差异为依据的[42]。此外,加拿大卫生部观察到风湿性疾病的安全性不同,特别是IBD中肝脾T细胞淋巴瘤的风险。在缺乏IBD临床研究的情况下,人们认为在成人或儿童CD或UC患者中不能进行外推[42]。

另一方面,欧洲药品管理局(European Medicines Agency,EMA)和FDA关节炎咨询委员会(FDA Arthritis Advisory Committee,AAC)得出的结论是,先前已获得EMA和FDA批准英夫利昔单抗适应的所有疾病是可以进行外推的[10,43]。这些机构审查了Celltrion提供的数据,并得出结论,在使用具有高亲和力基因型患者的NK细胞的体外模型中最敏感的实验中仅发生了非岩藻糖基化和ADCC活性减少的问题。在进一步验证该制剂在IBD中功效的有效性和安全性时,Celltrion致力于提高上市后监测研究的入组率,并计划在活动性 CD 中进行 CT-P13 与英夫利昔单抗的额外对比试验。

总之,根据 RA 和 AS 试验的结果,FDA、AAC 分析和考虑的全部证据(表 15.3)以 21 票对 3 票通过,这有利于根据已获批准英夫利昔单抗的所有适应证进行推断,包括成人和儿童 UC 和 CD,最终导致 FDA 批准 CT-P13 用于先前批准英夫利昔单抗的适应证[44]。同样,对于 ABP 501,FDA 批准其外推阿达木单抗已批准的适应证。

表 15.3 FDA 批准与英夫利昔单抗相似的生物仿制药外推的全部证据

- 初级、二级和三级结构的结构相似
- 类似的翻译后结构和体内外功能特征
- 与 TNF 结合和中和的能力、反向信号和 FC 区域介导的潜在作用机制相似
- TNF 抑制剂的作用机制相似,注意 ADCC 仅是几种看似合理的作用机制之一,并且仅在一些最敏感的检测中被发现
- 在桥接研究中,CT-P13 与美国注册 Remicade 之间没有临床意义上的差异
- 与 RA 和 AS 患者相比,CD 患者应用美国注册 Remicade 的 PK 参数的相似性
- CT-P13 在 CD 患者中的相似免疫原性

互换性

2017 年 1 月,FDA 发布了关于互换性这一关键问题的指导文件,其中经批准的生物仿制药可以替代规定的参考药物,而且无需处方医师或患者的批准甚至了解[45]。除了要证明生物相似性之外,生物仿制药的赞助商还被要求"可互换性"。根据 2015 年 5 月的 FDA 指南草案,互换性的批准允许生物仿制药"可以替代参考产品而无需医疗保健提供者的处方"[46]。在 2017 年 1 月 FDA 指导文件中,FDA 定义了证据的意义,以满足"更高级别"的要求,即可互换产品。可以在任何给定患者中产生与参考产品相同的临床结果,并且在生物制品和参考产品之间交替或转换时,其安全性或降低功效的效果相对于使用没有这种替代或转换的参考产品的风险并没有增加[46]。这已经成为一个特别有争议的话题,已经在美国逐州立法(图 15.4)。更具体地说,在 2016 年 4 月批准使用 CT-P13 时,FDA 没有给予 CT-P13 与英夫利昔单抗的互换,并且在 2016 年 9 月阿达木单抗获得批准后,它也未授予 ABP 501 对阿达木单抗的互换性,需要额外的研究证明它们的可互换性[44]。

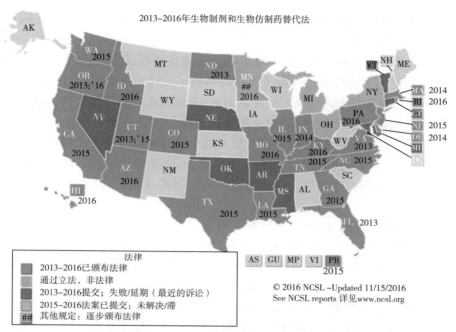

图 15.4　美国各地的生物仿制药立法。资料来源：与生物药物和替代生物相似物有关的州法律和立法 http://www.ncsl.org/research/health/statelaws-and-legislation-related-to-biologic-medications-and-substitution-of-biosimilars.aspx[76]

　　互换性允许在没有处方者干预的情况下将生物仿制药替换为参考药物，而保险公司拒绝支付原始药物的费用。FDA 要求该方法首先证明生物相似性。除了适当设计的研究之外，生物仿制药的营销数据可支持互换性，但通常不足以证明在没有前瞻性转换研究的情况下的互换性，因为上市后数据不太可能提供足够的 PK 和 PD 数据。

　　FDA 认识到如果患者在转换治疗研究期间经历免疫反应或不良反应，则可能难以辨别该事件是参考产品还是可互换药物产生的结果。在考虑转换研究时，FDA 概述了样品大小、样本数量和持续时间、剂量和暴露间隔时间的问题，这些问题在产生免疫反应方面可能是最受关注的，还可能对安全和疗效产生影响[45]。设计的研究应包括足够持续时间的引入期，以确保在随机化至转换研究期之前已达到足够稳定的药代动力学状态。FDA 指导预计转换期至少对两种产品中的每一种都包含两个单独的暴露期。此外，研究应考虑到最后一个转换间隔是从参考产品到可互换产品。故可以设计综合研究，其中第一阶段旨在证明生物相似性，后续阶段旨在证明可互换性。此外，这些研究可能被设计为允许对未经研究的适应证进行外推，其中的参考产品已经被批准使用[45]。

在证明可互换性时,可以应用几种不同的临床研究设计,例如包括从参考药物到生物仿制药的单一转换以及监测安全性、功效和免疫原性。一个替代设计可能需要从参考药物转换为生物仿制药,然后回到参考药物或从最初使用生物仿制药到参考药物的转换。设计交叉研究的另一个问题是确定与生物仿制药交叉后研究的时长,考虑到在没有后续生物仿制药抗肿瘤坏死因子治疗的情况下,大部分患者在停用英夫利昔单抗后仍可保持缓解。在 CD 中,持续应答患者复发的中位时间为同样英夫利昔单抗后16.4 个月,44% 的患者在 1 年内复发。此外,交叉替代研究必须控制后续的免疫调节剂治疗和预先存在的患者危险因素,以防在抗 TNF 停药后早期复发[47]。

理想情况下,需要在转换治疗时及其之后一段时间确定抗药抗体(anti-drug antibodies,ADAs)和低谷药物水平。Ben Horin 报道,ADA(通过ELISA 可以在药物存在下检测抗体)致英夫利昔单抗被识别并与 CT-P13交叉反应,这些抗体同样可以通过英夫利昔单抗或 CT-P13 影响 TNF 中和[48,49]。另一种英夫利昔单抗 ELISA 被发现可与英夫利昔单抗同样地量化 CT-P13[49]。可互换性可能引起的另一个问题是监测与原始药物分开时的生物仿制药的长期安全性所带来的挑战。每种新批准的生物仿制药的独特后缀已经解决了这个问题。至于 CT-P13,FDA 将其指定为英夫利昔单抗 -dnnp。药物不良反应的低发病率(Low incidence adverse drug reactions,ADRs)可能需要大量患者随访多年以明确风险。在欧洲,EMA规定了生物仿制药英夫利昔单抗的风险管理计划,其中包括两个患者登记处,总目标是纳入 RA 和 IBD 的 6200 名患者,特别关注包括结核病在内的严重感染,并计划在 2026 年最终提交数据[50]。

通过故意引入新技术或替代原材料,或改变生产规模或场地以满足市场需求的变化,这些可能会导致生产变化并提高产品的稳健性和理化性能[51]。这些变化并不罕见,Remicade 至少有 36 次批准后更改,Humira 有21 次更改[52]。FDA 和 EMA 拥有严格定义的机制来检测变更前和变更后产品的有意义变化[53,54]。例如,在 2003 年和 2013 年之间阿达木单抗共544 批次进行的多次变更,可比性研究揭示了多个参数的非常高水平的一致性,包括聚糖作图、NF 结合和亲和力以及 TNF 的中和能力。

总之,影响互换性合法性的关键问题必须要解决转换研究的疾病特异性设计、疗效和转换后随访的长期持续时间、药物谷水平的连续测量和适当时间点的 ADA 以及对生物相似性随时间推移的可能性。这些变量并未在疾病之间得到明确证实。在考虑外推和互换性问题时必须谨慎,以免超出假设的短期和未知的长期成本。

胃肠学家关注的问题：生物相似剂的重新引入

为了避免因原始产品与新引进的生物仿制药相关的不良反应造成混淆，世界卫生组织（WHO）根据国际非专利名称[55]强制要求为新的药物命名。FDA 最近发布了关于生物仿制药代理的非专利名称指南摘要草案，以避免由于生物仿制药和参考产品具有相同专有名称而产生的混淆和无意的互换，这与产品的化学结构和药理学特征有关。目前，FDA 建议生物仿制药在相关产品中具有共同的核心名称，并在核心名称中添加四个小写字母组成的区别后缀，方便处方者、药剂师和患者区分[56]。在英夫利昔单抗的例子中，根据 FDA 命名系统 CT-P13 的正确名称是 "infliximab-dyyb[44]"。

美国胃肠病学会对 180 名成员进行了调查；91% 的受访者表示他们在临床实践中开具了生物制剂，大多数人表示临床经验上的疗效是他们为 IBD 患者开具生物处方的关键因素。据报道大多数受访者（72%）表示如果在美国可以使用生物仿制药，他们则可能开处方，78% 的人对生物仿制药的安全性和免疫原性有顾虑，67% 的人反对 IBD 中生物仿制药的适应证外推[57]。胃肠病学会、提供者和授权机构的共识支持生物仿制药在 IBD 中的作用，可节约成本和全世界多个患者群体的可及性。然而，由于疾病状态和患者群体的独特复杂性，在接受常规临床实践之前，必须始终强调更多以 IBD 为中心的生物相似性数据的需求。

关于生物仿制药的经济考虑

对许多患者来说，治疗费用是限制患者获得生物疗法的重要因素。估计 CD 患者的年度直接治疗成本，而非抗 TNF 治疗，每年最高可达 18 000 美元，总经济负担约为 1150 亿美元[58]。估计 UC 患者的年度直接成本，而非抗 TNF 治疗，每年高达 11 000 美元，总经济负担约为 5~90 亿美元[59]。虽然抗肿瘤坏死因子 -α 疗法的开始已显示出成本效益和与质量相关的生命年比非生物标准的护理治疗有所增加，但人均成本仍然很高[60,61]。2014 年，Remicade® 在多种适应证中的销售额超过 92 亿[62]。在荷兰进行的 COIN 研究中，抗 TNF-α 疗法占 CD 治疗总费用的 64% 和 UC 患者总费用的 31%，超过住院或手术费用，这是在过去导致 IBD 高成本的主要原因[63]。在欧洲近 1400 名 IBD 患者的 EpiCom IBD 队列研究中，总支出近 600 万美元，生物制剂在诊断评估（38%）、手术（26%）和非生物治疗后阶段占 14%（22%）[64]。

大会在 2009 年创建 BPCIA 的目的是让 FDA 创建一个简略过程，以加快生物仿制药的推出，因为品牌生物制剂专利方法已过时[65]。普通药物的退出,平均花费100万~400万美元用于开发和生产新药物,估计总开发成本为19亿美元,而成功进入市场的制剂不到10%,生物仿制药生产成本高达1亿至2.5亿美元,大约需要7~8年才能用于临床[66]。由于生物仿制药的研发成本和时间较长,生产生物仿制药最理想的条件是具有接近专利失效的生物制剂,具有跨疾病状态外推的可能性,并且具有可互换的可能性[62]。然而,根据FDA规定的标准制造生物仿制药的复杂性,证明生物等效性的临床试验成本,上市后监测或药物警戒报告安全性和免疫原性结果的需要,以及关于互换性或自动替代的不确定性品牌代理商是生物仿制药开发的潜在障碍,政府鼓励企业合作或收购,例如,Pfizer公司收购了拥有美国CT-P13权利的Hospira。自2013年CT-P13向欧洲市场发布以来,与Remicade®相比,其成本的平均折扣估计为25%,节省10%~30%的成本[67]。

美国市场金融对抗TNF生物仿制药的影响

2014年Humira(Abbvie药业)全球销售额达130亿美元,Remicade的销售额为101亿美元,故使用抗TNF药物生物仿制药可节省巨大成本[68]。然而,在欧盟市场,由于药品价格、投标国家的地位以及中央国家支付者的权威,CT-P13的在各国上市情况差别很大。在美国,Pfizer公司于2016年11月开始出货Inflectra,并估计市场对CT-P13的市场采用率在供应的前3年内介于15%~30%之间。在推出Remicade生物仿制药后,Merck公司在欧洲市场上Remicade销售额从2014年的23亿美元下降到2015年的18亿美元[69]。另外在2016年9月,FDA在ABP 501对RA和银屑病治疗有效后宣布批准其应用,这可以进一步降低抗TNF药物的价格[70]。2015年3月,Janssen就申请了与Abbvie有关的Celltrion侵权的六项专利,该公司表示,尽管Humira的物质专利组成于2016年12月到期,但在配方、制造和使用方法方面共有70项专利在2022年才到期,并公布了专利侵权索赔为基础的试图阻止ABP 501引入的战略。

结论

世界各地分别批准了第一代英夫利昔单抗和阿达木单抗的抗TNF生物仿制药CT-P13和ABP501,开创了抗TNF药物治疗可能性的新时代。虽然这些试验正在进行中,但在IBD的这一批准分别从RA和AS的单一RCT外推为CT-P13,RA和银屑病为ABP 501,而IBD中没有任何主要的RCT数据。另一方面,加拿大卫生部否认批准外推IBD适应证,因为他们担心 TNF 在 IBD 疾病病理生理学中的作用机制与 RA 和 AS 相似。FDA 尚未就可互换性问题发布指导，其中生物仿制药的替代可能在未经处方医生同意或甚至不知情的情况下发生。在进行有效的互换性试验之前，需要确定许多关键的研究设计。在缺乏 IBD 特异性对照试验的情况下，世界各地的专业协会已经对可互换性的实践构成了重大阻力，并且免疫原性问题也引起了人们的极大关注。生物仿制药可显著节约成本及增加患者普及。然而，生物仿制药在 IBD 的长期随访和随机对照试验将确定相当的疗效、安全性和免疫原性，这些会通过降低成本和增加获取途径而使患者受益。

参考文献

1. Norman P. Humira: the impending patent battles over adalimumab biosimilars. Pharm Pat Anal. 2016;5:141–5.
2. Food Drug Administration, Biologics price competition and innovation act. http://www.fda.gov/downloads/Drugs/GuidanceComplianceRegulatoryInformation/ucm216146.pdf.
3. FDA's overview of the regulatory guidance for the development and approval of biosimilar products in the US.http://www.fda.gov/downloads/Drugs/DevelopmentApprovalProcess/HowDrugsareDevelopedandApproved/ApprovalApplications/TherapeuticBiologicApplications/Biosimilars/UCM428732.pdf.
4. Yoo DH, Hrycaj P, Miranda P, et al. A randomised, double-blind, parallel-group study to demonstrate equivalence in efficacy and safety of CT-P13 compared with innovator infliximab when coadministered with methotrexate in patients with active rheumatoid arthritis: the PLANETRA study. Ann Rheum Dis. 2013;72:1613–20.
5. Park W, Hrycaj P, Jeka S, et al. A randomised, double-blind, multicentre, parallel-group, prospective study comparing the pharmacokinetics, safety, and efficacy of CT-P13 and innovator infliximab in patients with ankylosing spondylitis: the PLANETAS study. Ann Rheum Dis. 2013;72:1605–12.
6. Food & Drug Administration.Guidance for industry: clinical pharmacology data to support a demonstration of biosimilarity to a reference product. http://www.fda.gov/downloads/drugs/guidancecomplianceregulatoryinformation/guidances/ucm397017.pdf.Last Updated May 2014.
7. Food & Drug Administration. Guidance for industry quality systems approach to pharmaceutical CGMP regulations. http://www.fda.gov/downloads/Drugs/.../Guidances/UCM070337.pdf.
8. Food & Drug Administration. Scientific considerations in demonstrating biosimilarity to a reference product guidance for industry. http://www.fda.gov/downloads/DrugsGuidanceComplianceRegulatoryInformation/Guidances/UCM291128.pdf.
9. Jung SK, Lee KH, Jeon JW, et al. Physicochemical characterization of Remsima. MAbs. 2014;6:1163–77.
10. FDA Briefing Document: Arthritis Advisory Committee Meeting February 09, 2016. http://www.fda.gov/downloads/AdvisoryCommittees/CommitteesMeetingMaterials/Drugs/ArthritisAdvisoryCommittee/UCM484859.pdf. Updated on 02 Nov 2016.
11. Park W, Lee SJ, Yun J, et al. Comparison of the pharmacokinetics and safety of three formulations of infliximab (CT-P13, EU-approved reference infliximab and the US-licensed reference infliximab) in healthy subjects: a randomized, double-blind, three-arm, parallel-group, single-dose, Phase I study. Expert Rev. Clin Immunol. 2015;11(Suppl 1):25–31.
12. Isaacs JD, Cutolo M, Keystone EC, et al. Biosimilars in immune-mediated inflammatory diseases: initial lessons from the first approved biosimilar anti-tumour necrosis factor monoclonal antibody. J Intern Med. 2015;279(1):41–59.

13. Rudwaleit M, Baeten D. Ankylosing spondylitis and bowel disease. Best Pract Res Clin Rheumatol. 2006;20:451–71.
14. Park W, Jaworski J, Brzezicki J, et al. A randomized, double-blind, parallel-group, phase 1 study comparing the pharmacokinetics, safety and efficacy of CT-P13 and infliximab in patients with active ankylosing sponylitis: 54 week results from the PLANETAS Study. Ann Rheum Dis. 2013;72:516.
15. Park W, Miranda P, Brzosko B, et al. Efficacy and safety of CT-P13 (infliximab biosimilar) over two years in patients with ankylosing spondylitis: comparison between continuing with CT-P13 and switching from infliximab to CT-P13. Arthritis Rheum. 2013;65:3326.
16. Yoo DH, Racewicz A, Brzezicki J, et al. A phase 3 randomized controlled trial to compare CT-P13 with infliximab in patients with active rheumatoid arthritis: 54 week results from the PLANETRA study. Ann Rheum Dis. 2013;72:73.
17. Yoo DH, Prodanovic N, Jaworski J, et al. Efficacy and safety of CT-P13 (infliximab biosimilar) over two years in patients with rheumatoid arthritis: comparison between continued CT-P13 and switching from infliximab to CT-P13. Arthritis Rheum. 2013;65:3319.
18. Papamichael K, Van Stappen T, Jairath V, et al. Review article: pharmacological aspects of anti-TNF biosimilars in inflammatory bowel diseases. Aliment Pharmacol Ther. 2015;42:1158–69.
19. Jahnsen J, Detlie TE, Vatn S, et al. Biosimilar infliximab (CT-P13) in the treatment of inflammatory bowel disease: a Norwegian observational study. Expert Rev. Gastroenterol Hepatol. 2015;9(Suppl 1):45–52.
20. Gecse KB, Lovasz BD, Farkas K, et al. Efficacy and safety of the biosimilar infliximab CT-P13 treatment in inflammatory bowel diseases: a prospective, multicentre, nationwide cohort. J Crohns Colitis. 2016;10:133–40.
21. Ordas I, Feagan BG, Sandborn WJ. Therapeutic drug monitoring of tumor necrosis factor antagonists in inflammatory bowel disease. Clin Gastroenterol Hepatol. 2012;10:1079–87. quiz e85-6
22. Baert F, Noman M, Vermeire S, et al. Influence of immunogenicity on the long-term efficacy of infliximab in Crohn's Disease. N Engl J Med. 2003;348:601–8.
23. Reich K, Nestle FO, Papp K, et al. Infliximab induction and maintenance therapy for moderate-to-severe psoriasis: a phase III, multicentre, double-blind trial. Lancet. 2005;366:1367–74.
24. Lipsky PE, van der Heijde DM, St Clair EW, et al. Infliximab and methotrexate in the treatment of rheumatoid arthritis. Anti-tumor necrosis factor trial in rheumatoid arthritis with concomitant therapy study group. N Engl J Med. 2000;343:1594–602.
25. St Clair EW, van der Heijde DM, Smolen JS, et al. Combination of infliximab and methotrexate therapy for early rheumatoid arthritis: a randomized, controlled trial. Arthritis Rheum. 2004;50:3432–43.
26. Food & Drug Administration.Scientific considerations in demonstrating biosimilarity to a reference product: guidance fo industry. http://www.fda.gov/downloads/DrugsGuidanceComplianceRegulatoryInformation/Guidances/UCM291128.pdf.Last updated April 2015.
27. World Health Organization. Guidelines on Evaluation of Similar Biotherapeutic Productions (SBPs).http://www.who.int/biologicals/areas/biological_therapeutics/BIOTHERAPEUTICS_FOR_WEB_22APRIL2010.pdf.Last updated October 2009.
28. Demonstrate noninferiority in efficacy and to assess safety of CT-P13 in patients with active Crohn's disease. https://clinicaltrials.gov/ct2/show/NCT02096861?term=CT-P13&rank=1.
29. Efficacy and Safety of Infliximab-biosimilar (inflectra) compared to infliximab-innovator (remicade) in patients with inflammatory bowel disease in remission: the SIMILAR trial. https://clinicaltrials.gov/ct2/show/NCT02452151?term=02452151&rank=1.
30. Jørgensen KK, Olsen IC, Goll GL, Lorentzen M, Bolstad N, Berset IP, et al. Dop062 Biosimilar infliximab (ct-p13) is not inferior to originator infliximab: explorative Ibd subgroup-analyses in Crohn's disease and ulcerative colitis from the Nor-switch trial. J Crohns Colitis. 2017;11(suppl_1):S62–3.
31. Mitoma H, Horiuchi T, Tsukamoto H, et al. Mechanisms for cytotoxic effects of anti-tumor necrosis factor agents on transmembrane tumor necrosis factor alpha-expressing cells: com-

parison among infliximab, etanercept, and adalimumab. Arthritis Rheum. 2008;58:1248–57.

32. Tilg H, Moschen A, Kaser A. Mode of function of biological anti-TNF agents in the treatment of inflammatory bowel diseases. Expert Opin Biol Ther. 2007;7:1051–9.

33. Horiuchi T, Mitoma H, Harashima S, et al. Transmembrane TNF-alpha: structure, function and interaction with anti-TNF agents. Rheumatology (Oxford). 2010;49:1215–28.

34. Colombel JF, Sandborn WJ, Reinisch W, et al. Infliximab, azathioprine, or combination therapy for Crohn's disease. N Engl J Med. 2010;362:1383–95.

35. Feagan BG, McDonald JW, Panaccione R, et al. Methotrexate in combination with infliximab is no more effective than infliximab alone in patients with Crohn's disease. Gastroenterology. 2014;146:681–688 e1.

36. Panaccione R, Ghosh S, Middleton S, et al. Combination therapy with infliximab and azathioprine is superior to monotherapy with either agent in ulcerative colitis. Gastroenterology. 2014;146:392–400e3.

37. Feagan BG, Choquette D, Ghosh S, et al. The challenge of indication extrapolation for infliximab biosimilars. Biologicals. 2014;42:177–83.

38. Mertens M, Singh JA. Anakinra for rheumatoid arthritis: a systematic review. J Rheumatol. 2009;36:1118–25.

39. Keating GM. Abatacept: a review of its use in the management of rheumatoid arthritis. Drugs. 2013;73:1095–119.

40. Mok CC. Rituximab for the treatment of rheumatoid arthritis: an update. Drug Des Devel Ther. 2014;8:87–100.

41. Kaser A. Not all monoclonals are created equal - lessons from failed drug trials in Crohn's disease. Best Pract Res Clin Gastroenterol. 2014;28:437–49.

42. Summary Basis of Decision (SBD): Inflectra—2014—Heatlh Canada. http://www.hc-sc.gc.ca/dhp-mps/prodpharma/sbd-smd/drug-med/sbd_smd_2014_inflectra_159493-eng.php Last updated 11/23/15.

43. European medicines agency assessment report: remsima.http://www.ema.europa.eu/docs/en_GB/document_library/EPAR_-_Public_assessment_report/human/002576/WC500151486.pdf..

44. Food & Drug Administration. FDA approves Inflectra, a biosimilar to Remicade.http://www.fda.gov/NewsEvents/Newsroom/PressAnnouncements/ucm494227.htm.

45. Food & Drug Administration. Considerations in demonstrating interchangeability with a reference product: guidance for industry. http://www.fda.gov/downloads/Drugs/GuidanceComplianceRegulatoryInformation/Guidances/UCM537135.pdf. Accessed Feb 2017.

46. Food & Drug Administration. Biosimilars: additional questions and answers regarding implementation of the biologics price competition and innovation act of 2009: guidance for industry.http://www.fda.gov/downloads/Drugs/.../Guidances/UCM273001.pdf.

47. Louis E, Mary JY, Vernier-Massouille G, et al. Maintenance of remission among patients with Crohn's disease on antimetabolite therapy after infliximab therapy is stopped. Gastroenterology. 2012;142:63–70 e5. quiz e31

48. Ben-Horin S, Yavzori M, Benhar I, et al. Cross-immunogenicity: antibodies to infliximab in Remicade-treated patients with IBD similarly recognise the biosimilar Remsima. Gut. 2015;65(7):1132–8.

49. Gils A, Van Stappen T, Dreesen E, et al. Harmonization of Infliximab and Anti-Infliximab Assays Facilitates the Comparison Between Originators and Biosimilars in Clinical Samples. Inflamm Bowel Dis. 2016;22:969–75.

50. European Medicines Agency Assessment Report: Inflectra. http://www.ema.europa.eu/docs/en_GB/document_library/EPAR_-_Public_assessment_report/human/002778/WC500151490.pdf.

51. Tebbey PW, Varga A, Naill M, et al. Consistency of quality attributes for the glycosylated monoclonal antibody Humira(R) (adalimumab). MAbs. 2015;7:805–11.

52. Schneider CK. Biosimilars in rheumatology: the wind of change. Ann Rheum Dis. 2013;72:315–8.

53. Food & Drug Administration. Guidance for Industry: Comparability Protocols — Chemistry, Manufacturing, and Controls Information.http://www.fda.gov/downloads/Drugs/GuidanceComplianceRegulatoryInformation/Guidances/ucm070545.pdf.

54. European Medicines Agency. Note for guidance on biotechnological/biological products subject to changes in their manufacturing process. http://www.ema.europa.eu/docs/en_GB/document_library/Scientific_guideline/2009/09/WC500002805.pdf.

55. World Health Organization. Guidelines on the Use of INNs for Pharmaceutical Substances. http://whqlibdoc.who.int/hq/1997/WHO_PHARM_S_NOM_1570.pdf.

56. Food & Drug Administration. Nonproprietary naming of biological products: guidance for industry. http://www.fda.gov/downloads/drugs/guidancecomplianceregulatoryinformation/guidances/ucm459987.pdf.

57. National survey revals gastroenterologists' views on biosimilar drugs. 2015.: http://www.gastro.org/press_releases/2015/7/29/national-survey-reveals-gastroenterologists-views-on-biosimilar-drugs.

58. Yu AP, Cabanilla LA, Wu EQ, et al. The costs of Crohn's disease in the United States and other Western countries: a systematic review. Curr Med Res Opin. 2008;24:319–28.

59. Cohen RD, Yu AP, Wu EQ, et al. Systematic review: the costs of ulcerative colitis in Western countries. Aliment Pharmacol Ther. 2010;31:693–707.

60. Dretzke J, Edlin R, Round J, et al. A systematic review and economic evaluation of the use of tumour necrosis factor-alpha (TNF-alpha) inhibitors, adalimumab and infliximab, for Crohn's disease. Health Technol Assess. 2011;15:1–244.

61. Marchetti M, Liberato NL. Biological therapies in Crohn's disease: are they cost-effective? A critical appraisal of model-based analyses. Expert Rev. Pharmacoecon Outcomes Res. 2014;14:815–24.

62. Blackstone EA, Joseph PF. The economics of biosimilars. Am Health Drug Benefits. 2013;6:469–78.

63. van der Valk ME, Mangen MJ, Leenders M, et al. Healthcare costs of inflammatory bowel disease have shifted from hospitalisation and surgery towards anti-TNFalpha therapy: results from the COIN study. Gut. 2014;63:72–9.

64. Burisch J, Vardi H, Pedersen N, et al. Costs and resource utilization for diagnosis and treatment during the initial year in a European inflammatory bowel disease inception cohort: an ECCO-EpiCom Study. Inflamm Bowel Dis. 2015;21:121–31.

65. Food & Drug Administration, Biologics price competition and innovation act.http://www.fda.gov/downloads/Drugs/GuidanceComplianceRegulatoryInformation/ucm216146.pdf.

66. VanArnumP. Biosimilars: market weaknesses and strengths. http://www.pharmtech.com/biosimilars-market-weaknesses-and-strengths.. 2012.

67. Brodszky V, Baji P, Balogh O, et al. Budget impact analysis of biosimilar infliximab (CT-P13) for the treatment of rheumatoid arthritis in six Central and Eastern European countries. Eur J Health Econ. 2014;15(Suppl 1):S65–71.

68. Schreiber S, Colombel JF, Bloomfield R, et al. Increased response and remission rates in short-duration Crohn's disease with subcutaneous certolizumab pegol: an analysis of PRECiSE 2 randomized maintenance trial data. Am J Gastroenterol. 2010;105(7):1574–82.

69. von Schaper E. Celltrion's infliximab copy shows path to biosimilars in US. Nat Biotechnol. 2016;34:454–5.

70. Cohen S, Genovese E, Choy E, et al. Randomized, double-blind, phase 3 study of efficacy and safety of ABP 501 compared with adalimumab in subjects with moderate to severe rheumatoid arthritis. Arthritis Rheum. 2015;67:Abstract 2054.

71. Farkas K, Rutka M, Balint A, et al. Efficacy of the new infliximab biosimilar CT-P13 induction therapy in Crohn's disease and ulcerative colitis – experiences from a single center. Expert Opin Biol Ther. 2015;15:1257–62.

72. Jung YS, Park DI, Kim YH, et al. Efficacy and safety of CT-P13, a biosimilar of infliximab, in patients with inflammatory bowel disease: a retrospective multicenter study. J Gastroenterol Hepatol. 2015;30:1705–12.

73. Kang YS, Moon HH, Lee SE, et al. Clinical experience of the use of CT-P13, a biosimilar to infliximab in patients with inflammatory bowel disease: a case series. Dig Dis Sci. 2015;60:951–6.

74. Dranitsaris G, Amir E, Dorward K. Biosimilars of biological drug therapies: regulatory, clinical and commercial considerations. Drugs. 2011;71:1527–36.

75. Food & Drug Administration. CT-P13 (infliximab biosimilar) briefing document for the arthritis advisory committee meeting date: February 9, 2016. http://www.fda.gov/downloads/AdvisoryCommittees/CommitteesMeetingMaterials/Drugs/ArthritisAdvisoryCommittee/UCM484860.pdf.
76. National Conference of State Legislatures. State laws and legislation related to biologic medications and substitution of biosimilars. http://www.ncsl.org/research/health/state-laws-and-legislation-related-to-biologic-medications-and-substitution-of-biosimilars.aspx.

第十六章
炎症性肠病中的抗整合素药物：有效性和并发症风险

引言

近二十年来，我们对炎症性肠病（IBD）免疫发病机制的认识取得重大进展。此前的常规治疗一般包括使用广谱抗炎药物，如氨基水杨酸盐和糖皮质激素或免疫抑制剂如硫唑嘌呤或甲氨蝶呤，以缓解症状和预防长期并发症[1,2]。抗肿瘤坏死因子疗法在诱导缓解，维持皮质类固醇药物疗效，促进黏膜愈合以及降低住院率和手术率方面表现疗效显著，从而重新定义了疾病治疗和疾病控制模式[3]。减轻炎性肠道中的免疫炎症反应意义重大，拓宽了寻找用于治疗 IBD 相关肠道炎症其他药物的途径。同时，抗 TNF 治疗并不是普遍有效的，大约有 30%~50% 的患者呈原发型无应答，多由于对治疗的不耐受或通过形成抗药物抗体而使机体进一步丧失免疫应答。此外，TNF 介导的免疫级联反应是非特异性抑制，因此该类药物的使用存在引发感染性并发症的风险[3-6]。

克罗恩病（CD）和溃疡性结肠炎（UC）的组织损伤处通常有大量的活化淋巴细胞亚群浸润，这些细胞可产生一系列的炎症介质[1]。由于肠道血管内皮上的黏附分子表达增加和淋巴细胞上的整合素表达增加以及炎性微环境中趋化因子的过量产生，上述细胞从血液中募集到肠道组织损伤处[7]。对 T 淋巴细胞介导肠道炎症的认识取得的重大进展，促进了对抗效应 T 淋巴细胞向肠黏膜迁移药物的开发。在本章中，我们基于相关数据讨论阻断整合素或黏附分子的药物如何抑制肠道炎症。

IBD 中白细胞运输的生物学基础

活动期 IBD 以高度协调的、多步骤的招募炎症细胞聚集在胃肠道黏膜过程为特点[8]。当炎症细胞快速通过血管行进时,高度协调的顺序黏连通路被激活,包括栓塞,滚动,活化,黏附和通过血管壁迁移[8,9](图16.1)。通过选择素(由局部位点表达的 L- 选择素和在内皮上的 P- 选择素和 E- 选择素)之间的相互作用来介导 T 细胞向内皮的捕获,它们作为配体,使局部位点在血管流动中减慢速度,继而通过从一个选择素移动到另一个选择素的方式穿过血管壁。随着不断招募炎性细胞,浸润的白细胞还通过分泌促炎细胞因子,进一步激活内皮细胞,上调黏附分子表达,从而使炎症过程持续进行[9]。而黏附分子属于整合素家族(白细胞表面黏附分子),可使炎症细胞停止滚动并开始通过血管壁迁移[8,9]。

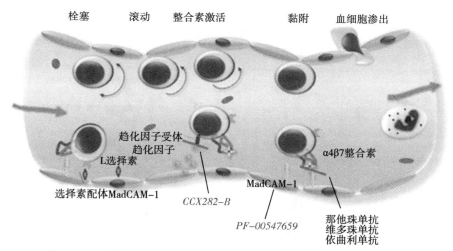

图 16.1　黏附分子在肠道内皮中的作用机制及抗黏附药物的阻滞作用

　　参与 T 细胞迁移的整合素是白细胞功能相关抗原 1(LFA-1 或 α2β2)和两个 α4 整合素(α4β1 和 α4β7)。在信号通路中,亚基 α 是特异性的,而亚基 β 只参与结构组成[10]。这些整合素与内皮上称为附着蛋白或黏附分子的特定配体结合。LFA-1 在中性粒细胞上表达并与在白细胞、树突细胞、成纤维细胞、上皮细胞和内皮细胞上表达的 ICAM-1 相互作用[8,11]。整合素 α4β1 在多数白细胞上表达,但不在中性粒细胞上表达,可与 VCAM-1 相互作用。整合素 α4β7 在肠相关淋巴组织中的淋巴细胞上表达,可与 MAdCAM-1 相互作用。此配体在小肠和结肠的内皮细胞表达,尤其是在 Peyer 淋巴结群中。α4β7 MAdCAM-1 的相互作用可激活淋巴细胞向 Peyer 淋巴结的迁移,这种作用具有肠道特异性[8,11]。αEβ7 是 β7 整合素家族成员,仅在黏膜上皮内 T 淋巴细胞中表达,选择性地与上皮细胞上的 E-cadherin 结合,在 UC 和 CD 患者疾病活动期表达增高[12]。在炎症过程中抑制白细胞向肠黏膜的转运是当前 IBD 治疗的主要靶点,其次是抗细胞因子[13]。这组生物制剂的主要靶点是分别与 VCAM-1、MAdCAM-1 和 ICAM-1 相互作用的整合素 α4β1、α4β7 和 α2β2[13]。主要有那他珠单抗(抗 α4 整合素)、维多珠单抗(抗 α4β7 整合素),AMG 181(抗 α4β7 整合素)、依曲利单抗(靶向 α4β7 和 αEβ7 整合素的抗 β7 整合素)。其他也包括 AJM300(α4 整合素亚基的抑制剂)和 alicaforsen(一种针对 ICAM-1 信使 RNA 的反义核苷酸)[13](图 16.2)。

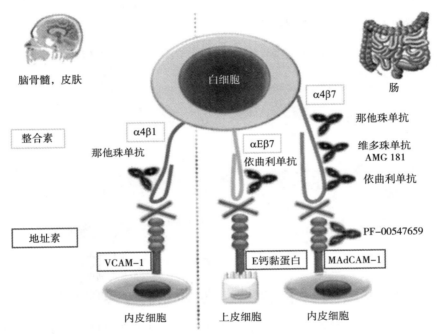

图 16.2　阻断 MAdCAM-1 地址素和 α4β1、α4β7 或 αEβ7 整合素的系统效应

那他珠单抗

那他珠单抗(Natalizumab),是一种抗整合素亚基 α4 的重组人源单克隆 IgG4 抗体,可阻断 α4β7 和 α4β1。α4β7 与 MAdCAM-1 的相互作用具有肠道特异性,而 α4β1-VCAM-1 相互作用可干扰淋巴细胞向中枢神经系统迁移[9]。那他珠单抗是第一个被批准用于治疗复发缓解型多发性硬化症的单克隆抗体,疗效显著[14]。研究发现,VCAM-1 和 MAdCAM-1 在肠道炎症中增加,而那他珠单抗可干扰这种相互作用[15,16]。这为该药物可用于治疗活动期 IBD 提供主要支持证据。

在一项随机双盲安慰剂对照试验中,对 30 例轻中度活动期 CD 患者进行了那他株单抗的首次疗效评估,结果显示,单次注射那他珠单抗 3mg/kg,在第 2 周诱导缓解效果更佳,且耐受性较好[17]。但这种效果是短暂的,大多数患者需要在注射后 22 天内接受继续治疗。

在随后的一项双盲安慰剂对照试验中,那他珠单抗用于 248 例中重度 CD 患者[18]。患者被随机分为四组:两次注射安慰剂组,一次注射 3mg/kg 那他珠单抗和随后注射安慰剂组,两次注射那他珠单抗 3mg/kg 组,两次注射那他珠单抗 6mg/kg 组。其中,两次输注 3mg/kg 组,6 周时疾病诱导缓解率最高,可达 44%,有效率达 71%,CRP 显著降低,患者生活质量得到改善[18]。那他珠单抗诱导疾病缓解的疗效在第 1、2 项 ENACT(那他珠单抗用于活动期 CD 的疗效)和 ENCORE(那他珠单抗在 CD 患者应答和缓解的疗效)的试验中得以进一步评估[19,20]。

在第一项 ENACT-1 疗效评估试验中,905 名患者被随机分配在第 0、4 和 8 周接受那他珠单抗或安慰剂治疗。药物组和安慰剂组在 10 周时疗效相近,其有效率分别为 56% 和 49%($P=0.05$),缓解率分别为 37% 和 30%($P=0.12$)。在第二项 ENACT-2 疗效评估试验中,339 名对那他利单抗产生应答的 CD 患者被随机分配每 4 周接受 300mg 那他珠单抗或安慰剂,直到第 56 周截止。虽然那他珠单抗与安慰剂的疗效在第一项 ENACT-1 试验中差异无统计学意义,但在临床有应答患者的持续治疗试验中却差异显著,第 36 周那他利单抗持续治疗疗效显著优于安慰机组,有效率分别为 61% 和 28%($P<0.001$),缓解率分别为 44% 和 26%($P<0.003$)。

ENCORE 研究对那他珠单抗用于中重度活动期 CD 患者和 CRP 升高患者的疗效进行评估[20]。在纳入的 509 例患者中,那他珠单抗组有 48% 患者在第 8 周至第 12 周时呈现出持续反应,而安慰剂组为 32%($P<0.001$),同时那他珠单抗治疗组患者的持续缓解率为 26% 而安慰剂组则为 16%[20]。

最近的一项 META 分析显示,那他珠单抗在诱导 CD 缓解方面优于安慰剂(RR 0.86,95%CI 0.80~0.93),但抗 TNF 初次治疗组患者(RR,0.87;95%CI,0.75~1.00)和抗 TNF 暴露组患者(RR 0.86,95%CI 0.76~0.99)间疗效相近。抗 α4 整合素在实现临床应答和改善患者生活质量方面疗效显著,但那他珠单抗和维多珠单抗的疗效无显著差异。两者严重不良反应、输液反应、感染和停药的发生率相近[21]。

评估那他珠单抗治疗 UC 疗效的相关研究较少。在一项评估单一输注那他珠单抗(3mg/kg)疗效的试验中,Powell-Tuck 评分中位数在第 2 周和第 4 周显著下降(分别为 7.5 和 6),而基线评分中位数为 10。治疗

第 2 周时,CRP 中位浓度从治疗前 16mg/L 水平下降到 6mg/L,但是在第
2、4 和 8 周时分别有 2(20%)、3(30%) 和 8(80%) 例患者需要联合药物
治疗[22]。

进行性多灶性脑病

尽管多项研究证实那他珠单抗的有效性及其安全性,但在 ENACT 试
验中,一例患者因接受那他珠单抗治疗而死于进行性多灶性脑病(PML),
这限制了其在临床实践中的后续应用[23]。另外两例 PML 发生于同时接
受那他珠单抗和干扰素 β1a 治疗的多发性硬化症患者[24,25]。PML 是由潜
伏的多瘤 JC 病毒再激活引起的,与血 - 脑屏障中淋巴细胞的免疫监视功
能低下、血液透析受损有关[26]。最早期的临床表现是认知功能障碍和行
为改变,进而视觉和语言障碍,可伴癫痫发作、皮质脊髓综合征和运动无
力[27]。而视神经炎和脊髓受累较罕见。但在与那他珠单抗相关的 PML
患者中,约 43% 患者观察到增强性病变,这些病变是弥漫性分布在皮质下,
很少累及脑室周围区域[28]。脑脊液(progressive multifocal encephalopathy,
CSF)中的 JCV DNA 定量检测证实了这个诊断[27]。但血清 JCV PCR 检测
对 PML 的筛查和诊断并不适用。临床上对那他珠单抗诱导的 PML 的管
理策略有限[29]。在临床首次怀疑 PML 时须立即停用那他珠单抗。应用
血浆置换法去除那他珠单抗,促进靶向 α4 整合素受体去饱和,恢复白细胞
迁移,并建议不超过 5 个疗程的治疗。可考虑用阿糖胞苷或西多福韦和 5-
羟色胺受体拮抗剂进行抗病毒治疗[29]。在那他珠单抗相关的 PML 病例中,
免疫抑制的快速逆转可能导致“免疫重建综合征”,该综合征以中枢神经系
统 JCV 为靶点,但可能导致 PML 症状出现恶化,可能需要高剂量的糖皮质
激素治疗[29]。PML 的预后很差,据报告,在随访时间 6 个月以上的患者中
死亡率高达 60%[26]。

所有的那他珠单抗诱导的 PML 病例都发生在抗 JCV 抗体阳性的患者
中。JCV 特异性 IgG 在健康献血者中的血清阳性率在 30 岁时为 50%,70
岁时为 68%[30]。但除了 JCV 血清抗体阳性外,那他珠单抗治疗诱发 PML
的主要危险因素是:那他珠单抗治疗时间超过 2 年以及预先进行了免疫抑
制治疗[31]。那他珠单抗可诱发 PML 风险,限制了其在临床的进一步应用,
尽管该药物在美国已获批,但受到 TOUCH 计划的严格监控。该药物在俄
罗斯和瑞士也获得批准,但欧盟并没有批准[1,32-35]。

AJM300

AJM300（抗 α4 整合素）是一种口服有效，且具有高度特异性的 α4 整合素抑制剂，已被证实在小鼠结肠炎模型中有效[36]。Takazoe 及其同事将 71 例 CD 患者随机分为安慰剂组，口服 AJM300 40mg、120mg、240mg 组，每日 3 次，为期 8 周[38]。在 AJM300 组中，第 4 周的 CDAI 评分低于安慰剂组，但差异无统计学意义。该药物在每天 3 次的 120mg 和 240mg 剂量下患者耐受良好[38]。Yoshimura 及其同事对中度 UC 活动期患者进行了随机双盲安慰剂对照 ⅡA 试验[37]。AJM300 组的临床反应率（主要终点）达到 62.5%，安慰剂组为 25.5%；AJM300 组和安慰剂组的临床缓解率（Mayo Clinic 评分 ≤2 且无副分 ≥1）分别为 23.5% 和 3.9%（OR 7.81，95%CI 1.64~37.24，$P=0.0099$），黏膜愈合率（内镜下评分 0 或 1）则分别为 58.8% 和 29.4%（OR 4.65，95%CI 1.81~11.90，$P=0.0014$）。在此研究中并没有观察到包括 PML 在内的严重不良事件的发生[37]。

维多珠单抗

维多珠单抗（vedolizumab）是一种人源单克隆 IgG1 抗体，可选择性结合 α4β7 整合素，并已被 FDA 和欧洲药品管理局批准用于治疗中重度 UC 和 CD 患者[38,39]。Feagan 及其同事在两项类似设计的研究中报道了第一次多中心、双盲、安慰剂对照的 MLN 0002 试验[40,41]。患者在第 1 天和第 29 天分别接受 0.5mg/kg 和 2.0mg/kg 的 MLN 0002 或安慰剂静脉输注。在 181 例 UC 患者研究中，MLN 0002 0.5mg/kg 组、2.0mg/kg 组和安慰剂组（$P=0.03$）临床缓解率分别为 33%、32% 和 14%（$P=0.03$）[40]，临床反应率分别为 66%、53% 和 33%（$P=0.007$）。MLN 0002 0.5mg/kg 剂量组有 28%UC 患者达到了内镜下缓解，2.0mg/kg 组有 12%，而安慰剂组的内镜下缓解率为 8%（$P=0.007$）[40]。

在 185 例 CD 患者研究中，2.0mg/kg 组、0.5mg/kg 组和安慰剂组在第 6 周时的临床有效性终点（CDAI 评分 >70 分）分别为 53%、49% 和 41%[41]。临床缓解率（为次要终点，CDAI<150）分别为 37%、30% 和 21%。在 2mg/kg 和 0.5mg/kg 组中，研究者发现分别有 12% 和 34% 患者伴有显著的抗维多珠单抗抗体水平（滴度 >1：125）。

GEMINI Ⅲ期临床试验在诱导期的设计与之前类似。患者随机在第 0 周和第 2 周接受静脉注射 VDZ 300mg 或安慰剂[42,43]。一个独立的开放性组接受相同的治疗方案。在第 6 周评估其临床疗效，然后将应答者随机分配为每 8 周、每 4 周接受 VDZ（300mg）或安慰剂维持治疗，持续至 52 周。各组均包括常规治疗（如糖皮质激素、免疫抑制剂及抗 TNF 治疗）的活动期患者，并进行分组。

GEMINI Ⅰ 期研究纳入活动期 UC 患者[42]。诱导的主要终点是第 6 周的临床应答（Mayo 评分降低 ≥3，比基线下降至少 30%，直肠出血评分下降 ≥1 点，绝对值 0~1）。维持治疗的主要终点是第 52 周时实现临床缓解。在随机分配到 VDZ 或安慰剂组的 374 例患者中，VDZ 组第 6 周的临床有效率为 47.1%，安慰剂组为 25.5%（95%CI 11.6~31.7，$P<0.001$）。在第 52 周时，每 8 周接受 VDZ 维持治疗组的患者临床缓解率达 41.8%，每 4 周接受 VDZ 维持治疗组达 44.8%，而安慰剂组达 15.9%（每 8 周和每 4 周组分别与安慰剂组相比）。Cochrane 纳入了四项研究共 606 例患者对 VDZ 疗效进行系统评价[44]。在诱导缓解（RR 0.86，95%CI 0.80~0.91）、临床应答（RR 0.82，95%CI 0.75~0.91）、内镜缓解（RR 0.82，95%CI 0.75~0.91）以及在第 6 周有应答的患者中在第 52 周实现临床缓解（RR 2.73，95%CI 1.78~4.18）方面，维地利单抗效果显著优于安慰剂组[44]。

GEMINI Ⅱ 期试验纳入了中重度活动期的 CD 患者，并伴有炎症的客观证据（CRP>2.87mg/L，结肠镜下可见溃疡或粪便钙卫蛋白 >250μg/g 大便，及溃疡的影像学证据)[43]。第 6 周临床缓解（CDAI≤150 分）和 CDAI-100 反应（CDAI 评分降低 ≥100）是诱导治疗的主要终点指标。维持治疗的主要终点指标为第 52 周时实现临床缓解。在 368 例随机诱导治疗的患者中，VDZ 组临床缓解率达 14.5%，安慰剂为 6.8%（$P=0.02$）。VDZ 治疗组的 CDAI-100 应答率为 31.3%，安慰剂组为 25.7%（$P=0.23$）。第 52 周时，每 8 周、每 4 周接受 VDZ 组和安慰剂组临床缓解率分别是 39%，36.4% 和 21.6%[43]。Cochrane 系统评价发现接受维多珠单抗诱导治疗的 CD 患者实现临床缓解的有效性优于安慰剂组（RR 0.87，95% CI 0.79~0.95）。维多珠单抗对抗 TNF 初次治疗组（RR 0.86，95%CI 0.79~0.94）和抗 TNF 暴露组（RR 0.89，95%CI 0.78~1.01）的患者均有效[21]。

GEMINI Ⅲ 期试验同样招募了中重度活动期 CD 患者，其中 76% 的患者抗 TNF 治疗失败[45]。第 6 周临床缓解为抗 TNF 治疗失败组的主要终点指标。次要终点指标为第 10 周时的临床缓解和第 6 周及第 10 周时的 CDAI-100 反应。在 315 例经抗 TNF 治疗不耐受或失败的 CD 患者中，第 6 周时 VDZ 组临床缓解达到 15.2%，安慰剂组为 12.1%（$P=0.433$）。在第 10 周，与安慰剂组相比，VDZ 组患者的缓解率更高（26.6% vs 12.1%，95%CI 1.3~3.6，$P<0.001$)[45]。总之，这三项试验表明 VDZ 对一组常规治疗（包括

抗 TNF)难以治愈的 UC 和 CD 患者均有一定疗效。但起效时间相对较慢,通常需要 10 周或更长时间的治疗。

安全性和临床疗效

目前,多项前瞻性随访队列研究评估了药物临床有效性及安全性。在最近报道的一项 GETAID 研究中,对传统治疗或至少接受 1 种抗 TNF 治疗应答不足或丧失应答的活动期 IBD 患者(173 例 CD 和 121 例 UC)使用标准诱导和维持剂量的维多珠单抗治疗[46]。该实验纳入的患者可同时使用糖皮质激素,硫唑吟或甲氨蝶吟。在 14 周时,31%CD 患者达到非激素依赖性临床缓解,51% 的患者有应答。在 UC 患者中,36% 达到,50% 有应答。24 例患者(8.2%)发生严重的不良反应,其中 15 例(5.1%)患者停用维多珠单抗(一例患者为肺结核,另一例为直肠腺癌)。但未见死亡病例报道[46]。最近有关维多珠单抗研究的安全性数据较好(2009 年 5 月至 2013 年 6 月)[42,43,45,47,48,49]。在 2830 例使用维多珠单抗 4811 PY 治疗(中位暴露时间为 1~1977 天)的患者中,与维多珠单抗暴露相关的风险未见增加。梭菌感染、败血症和肺结核较为少见(≤0.6% 的患者)。UC 患者罹患感染的独立危险因素是使用 TNF-α 拮抗剂以及麻醉性镇痛药的失败,而 CD 患者则是年龄较小和激素或麻醉性镇痛药的使用。18 例使用维多珠单抗治疗的患者(<1%)被诊断为恶性肿瘤,包括非黑色素瘤皮肤癌,恶性黑色素瘤,结肠癌,乳腺癌和肾癌,肝癌和肺癌,上述除了肾癌患者外,其他均使用别嘌呤硫醇和或抗 TNF[49]。维多珠单抗在较长时期内表现出良好的安全性[49]。最近一项系统回顾性研究发现,相较安慰剂组,使用非肠道特异性或肠道特异性抗整合素抗体不会增加机会性感染或恶性肿瘤的发生风险[50],并且未见患者罹患 PML。

维多珠单抗具有肠道特异性且不会导致机体免疫抑制。在一项随机试验中发现,口服霍乱疫苗清除霍乱毒素后血清转化率降低,但单用 750mg 维多珠单抗后对肠外乙肝疫苗的血清学反应无减弱作用[51]。在 GEMINI 试验中,维多珠单抗组出现肠道感染(6 例患者出现艰难梭状芽胞杆菌感染,3 例出现弯曲菌感染,1 例发生沙门氏菌感染),但安慰剂组未出现[42,43,45]。肠道特异性免疫抑制使患者罹患肠道感染的风险还需要进一步研究,但临床医生必须对生活在或前往热带地区的患者以及有患艰难梭菌感染危险因素的患者,在疾病诊断时保持警惕。近年来,尚未发现有关活疫苗在使用维多株单抗治疗的患者中传播感染的研究报道。FDA 提出,接受药物治疗的患者只有在受益大于风险的情况下才能接种活疫苗。

Wichmann 等最近报道了一例 CD(回肠结肠炎)患者在使用维多珠单抗治疗期间,成功接种了针对麻疹病毒的疫苗[52]。尽管这项研究意义重大,但对应用维多珠单抗治疗的肠道炎症患者成功接种活疫苗仍需要进一步研究。

临床实践应用

在 IBD 生物治疗中,维多珠单抗已成为一个可行并且有效的选择。临床医生必须了解如何将这种药物应用于临床实践,并可进行其与抗 TNF 的疗效评估。贝叶斯网络 META 分析旨在通过与一个通用指标间接比较来解决这一问题,但他受到所研究患者人群的异质性和研究设计的限制[53-55]。一项纳入 8 项随机对照试验的网状 META 分析研究结果显示,抗 TNF 和维多珠单抗诱导 UC 缓解率差异无统计学意义[55]。另外一项网状 META 分析显示,在 CD 治疗中,使用维多珠单抗与其他生物疗法疗效无显著差异[53],但还有一项研究将英夫利昔单抗列为最有效的诱导剂(86%),和阿达木单抗维持疾病缓解(48%)[54]。

维多珠单抗在 6 周内的诱导疗效不佳,临床医生在根据具体情况进行推断时必须考虑相关注意事项。事实上,尽管 CD 患者使用维多珠单抗诱导临床缓解的疗效优于安慰剂组,但在诱导后 CDAI-100 反应或 CRP 变化无明显差异[43]。GEMINI Ⅲ 试验发现,评估疗效的时机可能是限制性因素,在先前抗 TNF 治疗失败的患者中,维多珠单抗在第 10 周诱导缓解优于安慰剂组,但在第 6 周两者无差异[45]。在第 52 周,维多珠单抗可维持 CD 缓解,其作用优于安慰剂组,其疗效在 UC 患者同样优于安慰剂组[42,43,45]。因此,尽管试验中 CD 的诱导疗效欠佳,但在 30 周后显著的临床疗效表明,对于那些可能需要使用联合策略(如与糖皮质激素联合诱导)诱导疾病缓解且手术有禁忌证的患者,选择维多珠单抗进行治疗效果好。事实上,对于以安全为重点的患者例如年轻或老年 IBD 患者,它很可能是的一线选择药物[56-58]。维多珠单抗在治疗肛周疾病治疗中的作用尚不清楚。GEMINI Ⅱ 期试验在第 52 周时,维多珠单抗每 8 周组的中有 41.2% 发生瘘管闭合,每 4 周组和安慰剂组分别为 22.7%(P=0.03)和 11.1%(P=0.32)[43]。这种不确切疗效需要进一步研究。此外 GEMINI-LTS 扩展试验的初步数据还显示了较高的肛周脓肿发生率[49]。

作为用于诱导和维持对糖皮质激素或免疫抑制剂治疗失败或疗效不佳的中重度 UC 患者缓解的可能的一线生物制剂,维多珠单抗治疗 UC 的安全性和有效性较好。目前尚不推荐用于急重症 UC 的治疗,因为其起效相对较慢且缺乏相关数据支持。目前还尚无研究表明维多利单抗在 CD

治疗中的安全性和有效性。尽管维多珠单抗可有效预防早期炎症,但需要更多的临床试验来提供依据。目前也没有维多珠单抗在伴有肠外表现的IBD患者治疗的相关研究。尽管应用肠道选择制剂改善IBD活动度不相关的肠外表现(如坏疽性脓皮病或强直性脊柱炎)是不合理的,但对于改善肠道炎症相关表现(如结节性红斑和巩膜外层炎)值得进一步研究。

3%~10% IBD患者伴原发性硬化性胆管炎(PSC),维多珠单抗对其治疗前景甚好[59,60]。PSC肝炎是由门静脉循环中的TNF-α和甲胺使得MAdCAM-1和趋化因子CCL25在肝脏异常表达所致[60]。后者可导致α4β7和CCL25的受体CCR9的募集增多。目前正在对IBD-PSC患者实施VDZ随机对照试验(clinicaltrials.gov NCT00783692和NCT01316939)。

尽管维多珠单抗并没有增加罹患恶性肿瘤的风险,但是其长期服用情况并不明确,并且,先前患恶性肿瘤的患者已被排除在试验之外。鉴于与普通人群相比,IBD患者癌变风险增高,胃肠道免疫监视功能降低引发研究者对结肠癌合并UC或CD并发小肠腺癌的关注。尽管癌变可能是炎症的结果,通过维多珠单抗抗炎可能降低癌变风险,但对于该观点仍然需要更多的研究证实[61,62]。

维多珠单抗属于妊娠风险类别B类药物,其妊娠安全性相关研究较少。孕期接触维多珠单抗的24名妇女中,有12例活产,5例择期流产和4例自然流产[63]。维多珠单抗半衰期为25天,任何在孕晚期停止给药的策略都可能导致胎儿中维多珠单抗浓度显著增加,并延长新生儿药物清除时间至6~12个月,其后果尚不清楚。这可能对胎儿接种抗轮状病毒疫苗等肠道感染的疫苗有影响,但对于胎儿出生后第一年使用的肠外制剂疗效并无影响。由于目前尚无循证依据支持,因此怀孕期间使用维多珠单抗均需要根据具体情况而定。小儿患者组使用维多珠单抗的研究仅限于大量TNF暴露患者的回顾性观察数据,研究发现,3例UC患者在14周时的缓解率达100%,显著高于克罗恩患者疾病缓解率44%[64]。目前正在进行15岁以上患者的维多珠单抗Ⅲ期试验(ClinicalTrials.gov:NCT02039505),同时,Ⅲ期PK/PD儿科临床试验也即将开展。

药物监测

药物水平和抗药物抗体的定量监测受到广泛关注,已有研究发现最低水平与疗效之间存在相关性[65]。在GEMINI研究中,VDZ水平与疗效之间呈正相关[42,43]。而给药频率(每8周或每4周)对药物水平无影响,两者均可导致≥95%血清淋巴细胞α4β7饱和。在GEMINI Ⅰ、Ⅱ中有1%~

4.1% 的患者抗维多珠单抗抗体阳性,其中 0.4%~1% 持续阳性,并伴随免疫抑制与免疫原性降低,这与抗 TNF 的治疗结果一致[65]。在 GEMINI 试验中,单药治疗和联合免疫抑制治疗疗效无显著。然而,并没有相关继续研究。目前,基于维多珠单抗的肠道特异性及其治疗安全性,单一疗法备受广大医生及患者青睐。2016 年 5 月以来,美国开始对维多珠单抗最低剂量和其抗体水平进行检测,这对临床终点和临床决策意义重大。

现在需要对维多珠单抗与其他生物制剂及其在上述特殊情况下的作用进行一一对应的比较,从而更好地将其应用于活动期 IBD 患者治疗中。

AMG 181

AMG 181 是一种人源(IgG2)α4β7 整合素抗体,与维多珠单抗一样,它可特异性抑制与 MAdCAM-1 结合,而不抑制与 VCAM-1 的结合。研究发现,AMG-181 首先在食蟹猴中进行体外药理学、药动学和药效学评估,其药动学和药效学特征显示该药物可在人体内进行评估[66]。目前,第一阶段的研究结果尚未公布。

PF-00547659(抗 -MAdCAM-1)

PF-00547659 是一种抗 MAdCAM-1 的单克隆 IgG2 抗体。MAdCAM-1 表达于肠黏膜固有层的血管内皮,可并通过与 α4β7 的结合从而调节淋巴细胞的肠内稳态[8,11]。一项首次多中心、双盲、随机安慰剂对照的人体试验,对 PF-00547659 在 80 例活动性 UC 患者中的安全性和有效性进行探讨。受试者接受单次或多次(每隔 4 周三次)PF-0054765,0.03~10mg/kg,IV/SC 或安慰剂[67]。联合使用 PF-00547659 剂量组在第 4 周和 12 周时的总体临床应答率和缓解率分别为 52%、42% 和 22%,安慰剂组分别为 32% 和 21%[67]。内镜下缓解率药物治疗组与安慰机组分别为 50% 和 42% 对比 26% 和 29%,差异具有显著统计学意义。这项研究没有在临床 / 内镜反应或缓解率和生物标记物方面发现显著的统计学差异(次要结果措施)。PF-00547659 是安全的、耐受性良好且没有免疫原性。尽管药物组和安慰剂组之间统计学上无显著差异,但从临床和内镜试验终点可获得一些有利提示。PF-00547659 治疗组患者粪钙卫蛋白水平相对于安慰剂显著降低,提示该药物在结肠发挥抗炎作用[67]。目前,CD 诱导(OPERA)和维持治疗(OPERA Ⅱ)以及 UC 的诱导(TURANDOT)和维持治疗(TURANDOT Ⅱ)的 Ⅱ 期临床试验正在开展进行中(http://www.clinicaltrials.gov)。

依曲利单抗

依曲利单抗（rhuMAbβ7）（etrolizumab）是一种抗异二聚体整合素 α4β7 和 αEβ7 亚基的人源化单克隆抗体。一项在中重度 UC（Mayo 门诊分数 ≥5）患者中进行的 I 期试验表明，依曲利单抗安全性高且患者耐受性良好[68]。最常见的副作用是头痛，其次是疲劳，腹痛和鼻咽炎。依曲利单抗治疗组肠道和呼吸道感染率没有升高[68]。随后进行的一项随机双盲安慰剂对照 II 期临床试验（EUCALYPTUS），旨在探讨依曲利单抗对中重度 UC 患者诱导疾病缓解的影响，124 名患者被随机分组接受每月皮下注射，分别为 100mg 的依曲利单抗或 300mg 加负荷剂量（第 0 周和第 2 周之间的 420mg SC 注射）或安慰剂[12]。三次注射后，与安慰剂相比，两种剂量的依曲利单抗在第 10 周时临床缓解率较高。在 100mg 治疗组中，20.5% 达到临床缓解（$P=0.004$），300mg 加负荷剂量组 10.3%（$P=0.049$）达到临床缓解。安慰剂组（0%）均未达到临床缓解。在亚组分析中，依曲利单抗的临床疗效在初次使用抗 TNF 治疗的患者中得到证实（在 100mg 和 300mg 负荷剂量时疾病缓解率分别为 43.8% 和 25%）。对抗 TNF 治疗反应不足的患者（n=47）与安慰剂组相比，在任何一种依曲利单抗治疗剂量，均未达到临床缓解（在依曲利单抗治疗组中占 4.3%）。依曲利单抗治疗安全性和耐受性较好。依曲利单抗治疗组无严重感染的报道，并且在药物相关的不良反应或需要停止治疗的不良反应方面与抗 TNF 治疗无差异[12]。

该试验的一些创新点使其成为试验方法学和 IBD 疗法的里程碑。首先，安慰剂组在第 10 周无患者达到疾病缓解。在先前试验中，安慰剂应答率介于 5.4% 和 14.9% 之间[5,69,70]。严格使用内镜资料核心诊断这一点，从未在生物疗法的试验中开展过，但最近研究显示，它在患者正确的登记中至关重要[12,71]。依曲利单抗在 10 周为主要终点时的药效评估，对评估抗整合素治疗的临床反应以及总结 6 周时维多珠单抗试验疗效评估之经验教训具有临床意义[43,45]。

依曲利单抗药效学研究包括分析 β7 在外周血和结肠组织中的 T 和 B 淋巴细胞亚群的定位和表达，量化分析 αE 阳性细胞的比例，检测细胞因子和黏附分子在基因水平的表达，这为进一步研究药物治疗反应的预测指标提供初步依据[12,72]。使用依曲利单抗治疗的抗 TNF 初治 UC 患者结肠活检组织的基因表达研究显示，T 细胞相关基因的基线表达增高：αE 整联蛋白和颗粒酶 AmRNA（GZMA）在临床缓解者中表达较高，高 αE、GZMA 患者的黏膜愈合率也较高[72]。生物标志物预测对进一步的基础科学研究以及 IBD 复杂病理生理学的个体化医疗意义重大。目前,正在开展依曲利单抗 CD 和 UC 的 Ⅲ 期临床试验疗效评估。

Alicaforsen(抗 ICAM-1)

Alicaforsen(ISIS 2302)是一种人源抗细胞间黏附分子(ICAM-1)的反义寡链核苷酸,在内皮细胞和白细胞中低表达。研究发现,ICAM-1 在 CD 患者的炎性肠道内过度表达,这引发了研究者对 ISIS 2302 作为潜在治疗剂的广泛关注[73]。一项 20 例活动期 CD 患者的试验性研究发现,26 天内 13 次注射不同剂量的 ISIS 2302 或安慰剂,ISIS 2302 组无糖皮质激素疾病缓解方面显著优于安慰机组[74]。但在随后的双盲安慰剂对照试验中,在第 2 周和第 4 周 Alicaforsen 组与安慰剂组相比疗效无差异(分别是 20.2%、21.2% 和 18.8%)[75]。Schreiber 及其同事对 75 例糖皮质激素难治性 CD 患者进行了间隔剂量、多中心,安慰剂对照试验[76]。主要终点(第 14 周无糖皮质激素疾病缓解)在 60 例 alicaforsen 治疗的患者中仅有 2 例(3.3%)达到,而安慰剂组则无。CD 患者使用 Alicaforsen 治疗的相关研究没有进一步的开展。

在一项随机双盲安慰剂对照的递增剂量试验中,首次评估 Alicaforsen 在 UC 患者使用疗效。四种不同剂量的 Alicaforsen 灌肠剂的疗效和安全性得以评估[77]。Alicaforsen 灌肠剂可改善 DAI,且呈剂量依赖性(总 $P=0.003$)。同时,该药物的耐受性及安全性良好。

一项 15 例 UC 受试者 6 周内接受 Alicaforsen(240mg)夜间灌肠的开放标签研究,评估了 Alicaforsen 灌肠剂的局部和全身有效性以及其每日给药一次的活性[78]。在治疗结束时观察到平均 DAI 降低 46%、缓解率为 33%(被定义为完全黏膜愈合)。在 12 例慢性顽固性结肠袋炎患者的开放标签试验中,每天晚上用 240mg Alicaforsen 反义灌肠剂治疗 6 周。研究显示,alicaforsen 可改善 PDAI 评分、临床症状和内镜黏膜表现[79]。最近一系列的病例发现,alicaforsen 灌肠剂在治疗后 2~3 个月显著减少了临床和内镜疾病[80]。灌肠制剂目前正在进行慢性抗生素难治性结肠袋炎的 Ⅲ 期研究(http://www.clinicaltrials.gov NCT02525523)。总而言之,Alicaforsen 在 CD 患者中的数据有所矛盾,但在 UC 患者有很好的治疗前景。Alicaforsen 疗效欠佳的主要原因可能是由于 ICAM-1 表达在 IBD 炎症反应中并未发挥主导作用[81]。

结论

　　抗黏连治疗是 IBD 扩展疗法中受欢迎的一种补充疗法,其新药的肠道特异性尤其具有吸引力。预测生物标志物对进一步的研究意义很大,并有望实现个体化医疗。未来的研究将会根据其对疾病缓解、黏膜愈合、住院率和手术的影响实际数据,提供进一步见解。对特定患者群体(如妊娠、极端年龄、预防术后复发和恶性肿瘤)的相关数据是非常必要的。

　　与此同时,随着对复杂的免疫炎症通路的不断了解,许多药物被研制,也有其他一些药物正在研发中。靶向黏附分子似乎是 IBD 发病机制难题中的一部分。在这一机制上投入更多智力努力,进而取得临床上有意义的结果来使患者获益,是有其实际意义的。

参考文献

1. Abraham C, Cho JH. Inflammatory bowel disease. N Engl J Med. 2009;361(21):2066–78.
2. Xavier RJ, Podolsky DK. Unravelling the pathogenesis of inflammatory bowel disease. Nature. 2007;448(7152):427–34.
3. Ford AC, Sandborn WJ, Khan KJ, Hanauer SB, Talley NJ, Moayyedi P. Efficacy of biological therapies in inflammatory bowel disease: systematic review and meta-analysis. Am J Gastroenterol. 2011;106(4):644–59. quiz 60
4. Baert F, Noman M, Vermeire S, Van Assche G, D'Haens G, Carbonez A, et al. Influence of immunogenicity on the long-term efficacy of infliximab in Crohn's disease. N Engl J Med. 2003;348(7):601–8.
5. Sandborn WJ, van Assche G, Reinisch W, Colombel JF, D'Haens G, Wolf DC, et al. Adalimumab induces and maintains clinical remission in patients with moderate-to-severe ulcerative colitis. Gastroenterology. 2012;142(2):257–65. e1-3
6. Bonovas S, Fiorino G, Allocca M, Lytras T, Nikolopoulos GK, Peyrin-Biroulet L, et al. Biologic therapies and risk of infection and malignancy in patients with inflammatory bowel disease: a systematic review and network meta-analysis. Clin Gastroenterol Hepatol. 2016;14(10):1385–1397.e10.
7. Muller WA. Leukocyte-endothelial-cell interactions in leukocyte transmigration and the inflammatory response. Trends Immunol. 2003;24(6):327–34.
8. Thomas S, Baumgart DC. Targeting leukocyte migration and adhesion in Crohn's disease and ulcerative colitis. Inflammopharmacology. 2012;20(1):1–18.
9. von Andrian UH, Mackay CR. T-cell function and migration. Two sides of the same coin. N Engl J Med. 2000;343(14):1020–34.
10. Hynes RO. Integrins: bidirectional, allosteric signaling machines. Cell. 2002;110(6):673–87.
11. Panes J, Granger DN. Leukocyte-endothelial cell interactions: molecular mechanisms and implications in gastrointestinal disease. Gastroenterology. 1998;114(5):1066–90.
12. Vermeire S, O'Byrne S, Keir M, Williams M, Lu TT, Mansfield JC, et al. Etrolizumab as induction therapy for ulcerative colitis: a randomised, controlled, phase 2 trial. Lancet. 2014;384(9940):309–18.
13. Danese S. New therapies for inflammatory bowel disease: from the bench to the bedside. Gut. 2012;61(6):918–32.
14. Rudick RA, Stuart WH, Calabresi PA, Confavreux C, Galetta SL, Radue EW, et al. Natalizumab

plus interferon beta-1a for relapsing multiple sclerosis. N Engl J Med. 2006;354(9):911–23.

15. Hesterberg PE, Winsor-Hines D, Briskin MJ, Soler-Ferran D, Merrill C, Mackay CR, et al. Rapid resolution of chronic colitis in the cotton-top tamarin with an antibody to a gut-homing integrin alpha 4 beta 7. Gastroenterology. 1996;111(5):1373–80.

16. Podolsky DK, Lobb R, King N, Benjamin CD, Pepinsky B, Sehgal P, et al. Attenuation of colitis in the cotton-top tamarin by anti-alpha 4 integrin monoclonal antibody. J Clin Invest. 1993;92(1):372–80.

17. Gordon FH, Lai CW, Hamilton MI, Allison MC, Srivastava ED, Fouweather MG, et al. A randomized placebo-controlled trial of a humanized monoclonal antibody to alpha4 integrin in active Crohn's disease. Gastroenterology. 2001;121(2):268–74.

18. Ghosh S, Goldin E, Gordon FH, Malchow HA, Rask-Madsen J, Rutgeerts P, et al. Natalizumab for active Crohn's disease. N Engl J Med. 2003;348(1):24–32.

19. Sandborn WJ, Colombel JF, Enns R, Feagan BG, Hanauer SB, Lawrance IC, et al. Natalizumab induction and maintenance therapy for Crohn's disease. N Engl J Med. 2005;353(18):1912–25.

20. Targan SR, Feagan BG, Fedorak RN, Lashner BA, Panaccione R, Present DH, et al. Natalizumab for the treatment of active Crohn's disease: results of the ENCORE trial. Gastroenterology. 2007;132(5):1672–83.

21. Chandar AK, Singh S, Murad MH, Peyrin-Biroulet L, Loftus EV Jr. Efficacy and safety of natalizumab and vedolizumab for the management of Crohn's disease: a systematic review and meta-analysis. Inflamm Bowel Dis. 2015;21(7):1695–708.

22. Gordon FH, Hamilton MI, Donoghue S, Greenlees C, Palmer T, Rowley-Jones D, et al. A pilot study of treatment of active ulcerative colitis with natalizumab, a humanized monoclonal antibody to alpha-4 integrin. Aliment Pharmacol Ther. 2002;16(4):699–705.

23. Van Assche G, Van Ranst M, Sciot R, Dubois B, Vermeire S, Noman M, et al. Progressive multifocal leukoencephalopathy after natalizumab therapy for Crohn's disease. N Engl J Med. 2005;353(4):362–8.

24. Kleinschmidt-DeMasters BK, Tyler KL. Progressive multifocal leukoencephalopathy complicating treatment with natalizumab and interferon beta-1a for multiple sclerosis. N Engl J Med. 2005;353(4):369–74.

25. Langer-Gould A, Atlas SW, Green AJ, Bollen AW, Pelletier D. Progressive multifocal leukoencephalopathy in a patient treated with natalizumab. N Engl J Med. 2005;353(4):375–81.

26. Warnke C, Menge T, Hartung HP, Racke MK, Cravens PD, Bennett JL, et al. Natalizumab and progressive multifocal leukoencephalopathy: what are the causal factors and can it be avoided? Arch Neurol. 2010;67(8):923–30.

27. Aksamit AJ. Progressive multifocal leukoencephalopathy. Curr Treat Options Neurol. 2008;10(3):178–85.

28. Calabrese LH, Molloy ES, Huang D, Ransohoff RM. Progressive multifocal leukoencephalopathy in rheumatic diseases: evolving clinical and pathologic patterns of disease. Arthritis Rheum. 2007;56(7):2116–28.

29. Singh S, Kumar N, Loftus EV Jr, Kane SV. Neurologic complications in patients with inflammatory bowel disease: increasing relevance in the era of biologics. Inflamm Bowel Dis. 2013;19(4):864–72.

30. Egli A, Infanti L, Dumoulin A, Buser A, Samaridis J, Stebler C, et al. Prevalence of polyomavirus BK and JC infection and replication in 400 healthy blood donors. J Infect Dis. 2009;199(6):837–46.

31. Bloomgren G, Richman S, Hotermans C, Subramanyam M, Goelz S, Natarajan A, et al. Risk of natalizumab-associated progressive multifocal leukoencephalopathy. N Engl J Med. 2012;366(20):1870–80.

32. Avasarala J. The TOUCH program and natalizumab: fundamental flaw in patient protection. F1000Res. 2015;4:1450.

33. Foley J. Recommendations for the selection, treatment, and management of patients utilizing natalizumab therapy for multiple sclerosis. Am J Manag Care. 2010;16(6 Suppl):S178–83.

34. Juillerat P, Wasan SK, Fowler SA, Friedman S, Pabby VK, Coukas JA, et al. Efficacy and safety of natalizumab in Crohn's disease patients treated at 6 Boston academic hospitals. Inflamm Bowel Dis. 2013;19(11):2457–63.

35. Kane SV, Horst S, Sandborn WJ, Becker B, Neis B, Moscandrew M, et al. Natalizumab for moderate to severe Crohn's disease in clinical practice: the Mayo Clinic Rochester experience. Inflamm Bowel Dis. 2012;18(12):2203–8.

36. Sugiura T, Kageyama S, Andou A, Miyazawa T, Ejima C, Nakayama A, et al. Oral treatment with a novel small molecule integrin antagonist, AJM300, prevents the development of experimental colitis in mice. J Crohns Colitis. 2013;7(11):e533–42.

37. Yoshimura N, Watanabe M, Motoya S, Tominaga K, Matsuoka K, Iwakiri R, et al. Safety and efficacy of AJM300, an oral antagonist of alpha4 integrin, in induction therapy for patients with active ulcerative colitis. Gastroenterology. 2015;149(7):1775–83.e2.

38. Fedyk ER, Wyant T, Yang LL, Csizmadia V, Burke K, Yang H, et al. Exclusive antagonism of the alpha4 beta7 integrin by vedolizumab confirms the gut-selectivity of this pathway in primates. Inflamm Bowel Dis. 2012;18(11):2107–19.

39. Soler D, Chapman T, Yang LL, Wyant T, Egan R, Fedyk ER. The binding specificity and selective antagonism of vedolizumab, an anti-alpha4beta7 integrin therapeutic antibody in development for inflammatory bowel diseases. J Pharmacol Exp Ther. 2009;330(3):864–75.

40. Feagan BG, Greenberg GR, Wild G, Fedorak RN, Pare P, McDonald JW, et al. Treatment of ulcerative colitis with a humanized antibody to the alpha4beta7 integrin. N Engl J Med. 2005;352(24):2499–507.

41. Feagan BG, Greenberg GR, Wild G, Fedorak RN, Pare P, McDonald JW, et al. Treatment of active Crohn's disease with MLN0002, a humanized antibody to the alpha4beta7 integrin. Clin Gastroenterol Hepatol. 2008;6(12):1370–7.

42. Feagan BG, Rutgeerts P, Sands BE, Hanauer S, Colombel JF, Sandborn WJ, et al. Vedolizumab as induction and maintenance therapy for ulcerative colitis. N Engl J Med. 2013;369(8):699–710.

43. Sandborn WJ, Feagan BG, Rutgeerts P, Hanauer S, Colombel JF, Sands BE, et al. Vedolizumab as induction and maintenance therapy for Crohn's disease. N Engl J Med. 2013;369(8):711–21.

44. Mosli MH, MacDonald JK, Bickston SJ, Behm BW, Tsoulis DJ, Cheng J, et al. Vedolizumab for induction and maintenance of remission in ulcerative colitis: a Cochrane systematic review and meta-analysis. Inflamm Bowel Dis. 2015;21(5):1151–9.

45. Sands BE, Feagan BG, Rutgeerts P, Colombel JF, Sandborn WJ, Sy R, et al. Effects of vedolizumab induction therapy for patients with Crohn's disease in whom tumor necrosis factor antagonist treatment failed. Gastroenterology. 2014;147(3):618–27.e3.

46. Amiot A, Grimaud JC, Peyrin-Biroulet L, Filippi J, Pariente B, Roblin X, et al. Effectiveness and safety of vedolizumab induction therapy for patients with inflammatory bowel disease. Clin Gastroenterol Hepatol. 2016;14(11):1593–1601.e2.

47. Parikh A, Fox I, Leach T, Xu J, Scholz C, Patella M, et al. Long-term clinical experience with vedolizumab in patients with inflammatory bowel disease. Inflamm Bowel Dis. 2013;19(8):1691–9.

48. Parikh A, Leach T, Wyant T, Scholz C, Sankoh S, Mould DR, et al. Vedolizumab for the treatment of active ulcerative colitis: a randomized controlled phase 2 dose-ranging study. Inflamm Bowel Dis. 2012;18(8):1470–9.

49. Colombel JF, Sands BE, Rutgeerts P, Sandborn W, Danese S, D'Haens G, et al. The safety of vedolizumab for ulcerative colitis and Crohn's disease. Gut. 2016;66(5):839–51.

50. Luthra P, Peyrin-Biroulet L, Ford AC. Systematic review and meta-analysis: opportunistic infections and malignancies during treatment with anti-integrin antibodies in inflammatory bowel disease. Aliment Pharmacol Ther. 2015;41(12):1227–36.

51. Wyant T, Leach T, Sankoh S, Wang Y, Paolino J, Pasetti MF, et al. Vedolizumab affects antibody responses to immunisation selectively in the gastrointestinal tract: randomised controlled trial results. Gut. 2015;64(1):77–83.

52. Wichmann A, Cleveland NK, Rubin DT. Safety and efficacy of live measles vaccine administered to a Crohn's disease patient receiving vedolizumab. Am J Gastroenterol. 2016;111(4):577.

53. Hazlewood GS, Rezaie A, Borman M, Panaccione R, Ghosh S, Seow CH, et al. Comparative effectiveness of immunosuppressants and biologics for inducing and maintaining remission in Crohn's disease: a network meta-analysis. Gastroenterology. 2015;148(2):344–54.e5. quiz e14-5

54. Singh S, Garg SK, Pardi DS, Wang Z, Murad MH, Loftus EV Jr. Comparative efficacy of bio-

logic therapy in biologic-naive patients with Crohn disease: a systematic review and network meta-analysis. Mayo Clin Proc. 2014;89(12):1621–35.

55. Danese S, Fiorino G, Peyrin-Biroulet L, Lucenteforte E, Virgili G, Moja L, et al. Biological agents for moderately to severely active ulcerative colitis: a systematic review and network meta-analysis. Ann Intern Med. 2014;160(10):704–11.

56. Selinger CP, Andrews J, Dent OF, Norton I, Jones B, McDonald C, et al. Cause-specific mortality and 30-year relative survival of Crohn's disease and ulcerative colitis. Inflamm Bowel Dis. 2013;19(9):1880–8.

57. Nimmons D, Limdi JK. Elderly patients and inflammatory bowel disease. World J Gastrointest Pharmacol Ther. 2016;7(1):51–65.

58. Cottone M, Kohn A, Daperno M, Armuzzi A, Guidi L, D'Inca R, et al. Advanced age is an independent risk factor for severe infections and mortality in patients given anti-tumor necrosis factor therapy for inflammatory bowel disease. Clin Gastroenterol Hepatol. 2011;9(1):30–5.

59. Loftus EV Jr, Harewood GC, Loftus CG, Tremaine WJ, Harmsen WS, Zinsmeister AR, et al. PSC-IBD: a unique form of inflammatory bowel disease associated with primary sclerosing cholangitis. Gut. 2005;54(1):91–6.

60. Hirschfield GM, Karlsen TH, Lindor KD, Adams DH. Primary sclerosing cholangitis. Lancet. 2013;382(9904):1587–99.

61. Beaugerie L, Svrcek M, Seksik P, Bouvier AM, Simon T, Allez M, et al. Risk of colorectal high-grade dysplasia and cancer in a prospective observational cohort of patients with inflammatory bowel disease. Gastroenterology. 2013;145(1):166–75.e8.

62. Farraye FA, Odze RD, Eaden J, Itzkowitz SH. AGA technical review on the diagnosis and management of colorectal neoplasia in inflammatory bowel disease. Gastroenterology. 2010;138(2):746–74. 74 e1-4; quiz e12-3

63. Gaidos JK, Kane SV. Overcoming challenges of treating inflammatory bowel disease in pregnancy. Expert Rev. Clin Immunol. 2016;12(8):871–8.

64. Russell RK, Hansen R, Turner D. New treatments for ulcerative colitis: do we have pediatric data? Expert Rev. Clin Immunol. 2016;12(7):701–4.

65. Vande Casteele N, Khanna R, Levesque BG, Stitt L, Zou GY, Singh S, et al. The relationship between infliximab concentrations, antibodies to infliximab and disease activity in Crohn's disease. Gut. 2015;64(10):1539–45.

66. Li H, Kock K, Wisler JA, Rees WA, Prince PJ, Reynhardt KO, et al. Prediction of clinical pharmacokinetics of AMG 181, a human anti-alpha 4 beta 7 monoclonal antibody for treating inflammatory bowel diseases. Pharmacol Res Perspect. 2015;3(1):e00098.

67. Vermeire S, Ghosh S, Panes J, Dahlerup JF, Luegering A, Sirotiakova J, et al. The mucosal addressin cell adhesion molecule antibody PF-00547,659 in ulcerative colitis: a randomised study. Gut. 2011;60(8):1068–75.

68. Rutgeerts PJ, Fedorak RN, Hommes DW, Sturm A, Baumgart DC, Bressler B, et al. A randomised phase I study of etrolizumab (rhuMAb beta7) in moderate to severe ulcerative colitis. Gut. 2013;62(8):1122–30.

69. Rutgeerts P, Sandborn WJ, Feagan BG, Reinisch W, Olson A, Johanns J, et al. Infliximab for induction and maintenance therapy for ulcerative colitis. N Engl J Med. 2005;353(23):2462–76.

70. Sandborn WJ, Feagan BG, Marano C, Zhang H, Strauss R, Johanns J, et al. Subcutaneous golimumab induces clinical response and remission in patients with moderate-to-severe ulcerative colitis. Gastroenterology. 2014;146(1):85–95. quiz e14-5

71. Feagan BG, Sandborn WJ, D'Haens G, Pola S, McDonald JW, Rutgeerts P, et al. The role of centralized reading of endoscopy in a randomized controlled trial of mesalamine for ulcerative colitis. Gastroenterology. 2013;145(1):149–57.e2.

72. Tew GW, Hackney JA, Gibbons D, Lamb CA, Luca D, Egen JG, et al. Association between response to etrolizumab and expression of integrin alphaE and granzyme a in colon biopsies of patients with ulcerative colitis. Gastroenterology. 2016;150(2):477–87.e9.

73. Glover JM, Leeds JM, Mant TG, Amin D, Kisner DL, Zuckerman JE, et al. Phase I safety and pharmacokinetic profile of an intercellular adhesion molecule-1 antisense oligodeoxynucleotide (ISIS 2302). J Pharmacol Exp Ther. 1997;282(3):1173–80.

74. Yacyshyn BR, Bowen-Yacyshyn MB, Jewell L, Tami JA, Bennett CF, Kisner DL, et al. A

placebo-controlled trial of ICAM-1 antisense oligonucleotide in the treatment of Crohn's disease. Gastroenterology. 1998;114(6):1133–42.

75. Yacyshyn BR, Chey WY, Goff J, Salzberg B, Baerg R, Buchman AL, et al. Double blind, placebo controlled trial of the remission inducing and steroid sparing properties of an ICAM-1 antisense oligodeoxynucleotide, alicaforsen (ISIS 2302), in active steroid dependent Crohn's disease. Gut. 2002;51(1):30–6.

76. Schreiber S, Nikolaus S, Malchow H, Kruis W, Lochs H, Raedler A, et al. Absence of efficacy of subcutaneous antisense ICAM-1 treatment of chronic active Crohn's disease. Gastroenterology. 2001;120(6):1339–46.

77. van Deventer SJ, Tami JA, Wedel MK. A randomised, controlled, double blind, escalating dose study of alicaforsen enema in active ulcerative colitis. Gut. 2004;53(11):1646–51.

78. Miner PB Jr, Geary RS, Matson J, Chuang E, Xia S, Baker BF, et al. Bioavailability and therapeutic activity of alicaforsen (ISIS 2302) administered as a rectal retention enema to subjects with active ulcerative colitis. Aliment Pharmacol Ther. 2006;23(10):1427–34.

79. Miner P, Wedel M, Bane B, Bradley J. An enema formulation of alicaforsen, an antisense inhibitor of intercellular adhesion molecule-1, in the treatment of chronic, unremitting pouchitis. Aliment Pharmacol Ther. 2004;19(3):281–6.

80. Greuter T, Biedermann L, Rogler G, Sauter B, Seibold F. Alicaforsen, an antisense inhibitor of ICAM-1, as treatment for chronic refractory pouchitis after proctocolectomy: a case series. United European Gastroenterol J. 2016;4(1):97–104.

81. Van Assche G, Rutgeerts P. Physiological basis for novel drug therapies used to treat the inflammatory bowel diseases. I. Immunology and therapeutic potential of antiadhesion molecule therapy in inflammatory bowel disease. Am J Physiol Gastrointest Liver Physiol. 2005;288(2):G169–74.

第十七章
炎症性肠病的新型用药

炎症性肠病（IBD）的每一种新型疗法，准确地说，都是某种程度的创新。当然，一种创新的治疗方案，并不总是普遍理解的关于创新的定义：吸引人的、开创性的或者革命性的。在过去的 20 年中，IBD 的新型疗法主要是针对相同的细胞信号细胞因子 - 肿瘤坏死因子 TNF-α（TNF-α 是炎症途径中的关键细胞因子），而 TNF 的分泌失调也与 UC 和 CD 有关。这种治疗方案一直是有效的，但并非全部有效的。近三分之一的患者没有对这一疗法产生应答，另有一部分患者的病情在最初的控制后恶化[1]。

本章主要重点介绍除了抗 TNF 因子之外的新型药物，这些药物都是在最新发布的或还处于最后的检测阶段，将来很可能投入使用。这些新型药物主要分为：①抑制白细胞迁移至损伤区域，从而抑制局部持续的炎症反应；②抑制级联式的炎症反应。在这一章中提及药物，除了其创新性之外，更有趣的是他们阐述了 IBD 中除了 TNF 药物之外其他分子或途径的重要性，以及传统的单克隆抗体治疗是否是治疗 IBD 的唯一可行的策略（表 17.1）。它们在疗效、作用机制或运送途径上具有开创性或革命性意义。上述列表中药物并不是详尽的，并且总是在变化。这一章对早期阶段的药物关注较少，因为它们进入临床发展的晚期阶段是具有变数的，受内部数据、资金和其他可能与科学无关的优先因素而影响。

表 17.1　新型生物制剂作用机制和当前研制阶段

克罗恩病	机制	溃疡性结肠炎
维多珠单抗（已获批准）	抗整合素	维多珠单抗（已获批准）
Etrolizumab（临床第三期）		Etrolizumab（临床第三期）
PF-00547659（临床第二期）		PF-00547659（临床第二期）
Ozanimod（临床第二期）	磷酸鞘氨醇抑制剂	Ozanimod（临床第三期）

续表

克罗恩病	机制	溃疡性结肠炎
尤特克单抗（已获批准）	抗 IL12 和（或）IL23	尤特克单抗（临床第三期）
Risankizumab（临床第二期）		
Filgotinib（临床第三期）	JAK 激酶抑制剂	托法替尼（等待批准）
		Filgotinib（临床第三期）
Mongerson（临床第三期）	抗 -SMAD7	Mongerson（临床第二期）

白细胞迁移阻断剂

维多珠单抗（α4β7 整合素抗体，单克隆抗体，静脉途径，UC/CD）

维多珠单抗，是一个作用于 α4β7 整合素的单克隆抗体，在 2014 年 5 月被 FDA 批准用于治疗 UC 和 CD。α4β7 整合素是一种糖蛋白，广泛表达于循环的 B 和 T 淋巴细胞表面，可与黏膜血管上的细胞黏附分子 1（MAdCAM-1）相互作用，它的反向受体优先作用于肠道血管[2]。维多珠单抗通过阻滞 α4β7 整合素，调节白细胞向肠道的转移[3]。整合素在消化道中发挥重要作用，包括 α2β2、α4β1 和 α4β7[4]。当然，除了存在于肠道外，整合素也存在于其他器官。

维多珠单抗并不是第一个被批准用于 IBD 治疗的抗整合素类药物。那他珠单抗是一种针对肠道内整合素 α4β1 和 α4β7 的单克隆抗体，不仅作用于肠道也作用于大脑，阻断白细胞的转运，如 α4β1 整合素可参与大脑中白细胞的转移[2]。那他珠单抗在 2008 年 1 月被 FDA 批准用于治疗中重度 CD。尽管有充足的数据证明该药物的有效性，但研究数据显示该药物的使用过程中多灶性脑白质病（PML）发生率为 0.21%[6]。由于这种严重的脑部感染，那他珠单抗被降为二线治疗方案。那他珠单抗治疗的适合人群应为 PML 低风险（JC 病毒血清阴性），且 TNF 治疗失败的患者[7]。

与那他珠单抗相比，维多珠单抗更有选择性的作用于主要存在于肠道的特异性淋巴细胞上的 α4β7 整合素受体，不作用于肠道和大脑上的 α4β1 整合素[8]。基于这种肠道选择机制，以及目前少有报道的 PML 发生[9]和临床试验数据[2,8]，FDA 批准维多珠单抗作为治疗中重度的克罗恩病和溃疡性结肠炎的一线疗法。对 PML 或 JC 病毒的特异性血液学监测不是必需的。

　　第三阶段随机对照试验证明了维多珠单抗的临床有效性。GEMINI Ⅰ试验纳入了中重度的 UC 患者[2]。诱导分组后,与安慰剂治疗组相比,维多珠单抗治疗组患者在治疗第 6 周的应答、缓解和黏膜愈合率更高。这些有利的证据在试验 52 周维持期中持续存在,维持治疗期包括每 4 周和每 8 周的给药,两种方法都显示出相似的结果。各组之间的不良事件发生率没有差异,也没有发生 PML。

　　GEMINI Ⅱ试验纳入了中重度的 CD 患者[8]。在诱导治疗后第 6 周,维多珠单抗治疗的患者获得了较大的缓解率,但没能达到第二个主要临床终点,这个终点将 CDAI 的数值降低了 100。然而,在第 52 周的维持期试验中,维多珠单抗治疗的患者的临床缓解率(主要终点)以及其他关键的结局(CDAI 数值减少 100 和非激素依赖性临床缓解)更好,未发现 PML 的病例;然而,在维多珠单抗治疗组中,严重不良事件、感染和严重感染的发生率较高。这些在原文中没有进一步阐述,在 UC 临床试验中也没有发现。

　　GEMINI Ⅲ试验纳入了 TNF 治疗失败的中重度 CD 患者[10]。患者分别在 0,2,6 周接受维多珠单抗治疗,在第 6 周检测主要临床结局。尽管在第 6 周,维多珠单抗治疗组和安慰剂组的缓解率相当,但在这个时间点,维多珠单抗治疗组的应答率更高。维多珠单抗治疗组在诱导治疗后的第 10 周而非第 6 周达到更高的缓解率。在这个诱导试验中,两组间不良事件发生率没有差异,也没有患者发生 PML。

Etrolizumab(α4β7 和 αEβ7 整合素抗体,单克隆抗体,皮下注射途径,UC/CD)

　　Ertrolizumab 是一种双重抗整合素单克隆抗体。它阻滞了 α4β7 和 αEβ7 整合素的 β7 亚基,与维多珠单抗相比,是一种非常新颖的治疗机制[11]。除了能抑制肠道特异性 α4β7 淋巴细胞归巢和迁移到肠道,Ertrolizumab 还能阻滞 αEβ7 和上皮细胞钙粘蛋白之间的相互作用[12]。全基因组关联研究发现上皮细胞钙粘蛋白基因与 IBD 有关。在保护肠道屏障功能方面,钙粘蛋白有着重要作用。因此,Ertrolizumab 可以通过抑制 αEβ7 淋巴细胞进入上皮细胞来控制黏膜下层的炎症效果[11,13]。

　　Ertrolizumab 相关数据来自广泛而新颖的三期临床试验项目,该试验仍在进行。在 EUCALYPTUS 二期随机对照试验中,Ertrolizumab 被证明是一种用于治疗中重度 UC 的有效诱导治疗药物[12]。与安慰剂相比,第 10 周接受 Ertrolizumab 治疗的患者中病情缓解率更高。在治疗组和安慰剂组中,不良事件发生率相当。虽然没有发现 PML 的病例,且该药物的作用机制也不会增加 PML 的风险,但由于这是一项短期的诱导研究,因此还需要更大规模的长期试验来评估验证这一结果。

这项研究的一个重要里程碑在于,安慰剂组中的缓解率为 0%,研究者认为部分原因是由使用统一的观察和纳入标准引起[11]。二期研究的另一项有趣的事后探索性分析发现,治疗中不同患者的治疗获益不一样,体内 αE 浓度不同也会使治疗获益不一样。研究发现,基线水平的结肠 αE 表达可以改善患者对 Ertrolizumab 的反应性,且这种治疗可减少上皮细胞中的 αE+ 淋巴细胞,这表明 αEβ7+ 淋巴细胞与 UC 的发病发展有关,而特异性阻滞这些淋巴细胞可提供一种新型的双重治疗途径[12]。当然,这些假设需要在未来长期的三期临床试验种进一步研究和验证。

Ertrolizumab 的三期试验包括克罗恩病在内的至少八项研究。它的新颖之处在于,除了使用标准化集中内镜评分外,它还将是第一个三期与 TNF 治疗进行直接一对一的生物学比较试验(一个试验采用英夫利昔单抗,另一个试验采用阿达木单抗)。

PF-00547659(MAdCAM-1 拮抗剂,单克隆抗体,皮下注射途径,UC/CD)

PF-00547659 是一种作用于黏膜血管细胞黏附分子 1(MAdCAM-1)的单克隆 IgG2 抗体[14]。MAdCAM-1,在静脉内的内皮细胞中发现,会优先结合于肠道内白细胞上表达 α4β7 受体整合蛋白,并介导淋巴细胞从血液进入肠道并促进炎症级联反应[15]。因此,虽然 PF-00547659 类似于维多珠单抗和 Ertrolizumab,均阻止了表达 α4β7 的淋巴细胞迁移到肠道,但它的作用方式不同处在于,该药物阻断肠道血管系统中的效应受体(MAdCAM-1),而不是淋巴细胞中的 α4β7 整合配体[1]。

据报道,该药物的三期临床试验已在计划中。TURANDOT,是一项二期随机对照临床试验,该实验纳入了中重度溃疡性结肠炎患者[14]。该诱导研究达到了它的主要终点,既在第 12 周时患者达到临床缓解。研究中表达 MAdCAM-1 的组织(胃肠道、鼻组织、脾脏、膀胱、子宫和肺)中,感染的发生率没有增加。在该短期诱导研究中没有 PML 发生的案例,尽管该药物药理机制上发生 PML 可能性小,但仍需在长期研究中进一步探讨这个问题。TURNADOT Ⅱ 是一项非盲的长期研究,该研究正在进行中,且目前不再招募患者,预计完成日期为 2017 年 12 月。

OPERA Ⅰ,是一项纳入了中重度 CD 的患者的二期随机对照临床试验[16],但这个诱导研究没能达到它的主要终点,在第 12 周时 CDAI 数值降低 70 分,这可能由于高安慰剂反应率所致。研究发现 CRP 较高的患者(超过 18 岁）的应答率与其他组之间比较其差异有统计学意义，提示 CRP 等反应炎症水平的指标的纳入将助于设计相关临床实验。在这个短期的诱导研究中没有报道 PML 的案例。OPERAⅡ是长时程的双盲治疗研究，将于 2016 年 7 月完成。

中枢神经系统缺乏 MAdCAM-1；因此，阻断 MAdCAM-1 的治疗不会导致 PML 的发生。确凿的研究数据已证实该方法不会引起 PML，TOSCA 的研究纳入 24 名克罗恩病患者并进行了两次腰椎穿刺检查，这些患者均是在 TNF 治疗失败后使用 PF-00547659 治疗[17]。结果显示，CSF 淋巴细胞没有变化，这一研究支持该药物在 CNS 中不发挥作用。

Ozanimod（SIP 受体 1 和 5 激动剂，小分子化合物，口服途径，UC/CD）

Ozanimod 是一种小分子抑制剂，其机制与上述讨论的其他抗白细胞转运机制不同。该分子不是通过对 α4β7 整合素或其受体 MAdCAM-1 的抑制，从而阻止循环的淋巴细胞进入受伤或发炎的组织，而是在早期有效地捕获运输中的淋巴细胞[1]。除了新的作用机制之外，这种药物新颖之处在于它是一种口服药物。

Ozanimod 可以通过内化和降解在淋巴细胞中发现的 1- 磷酸鞘氨酸受体（S1P）来捕获淋巴细胞。如果没有 S1P 受体，淋巴细胞无法与沿淋巴内皮表达的 S1P 相反应，这是激活淋巴细胞离开淋巴结的必需步骤。淋巴细胞在淋巴结中被捕获，导致血液循环中可循环的淋巴细胞减少。

1- 磷酸鞘氨醇受体共有 5 种 S1P 亚型（S1P1 到 S1P5），负责调节多种免疫和心血管功能[18]。S1P1-3 在组织中广泛表达，S1P4 通常与淋巴细胞和组织相结合，S1P5 主要位于中枢神经系统[19,20]。Ozanimod 阻断了其中的两种类型，主要是亚型 1，也有亚型 5。对亚型 2、3 和 4 的阻断与心血管问题（心动过缓、二级房室传导障碍）、氨基转移酶升高和黄斑水肿有关。在多发性硬化症患者中，对 1 型和 5 型的阻滞可发现脑损伤的缓解，并且对心率和肝酶的影响最小[18]。

加州大学正在进行一项三期随机对照试验。"TOUCHSTONE"，一项二期的随机对照试验，招募了中重度的 UC 患者[18]。这项研究实现了诱导治疗的主要终点，即在第 8 周时临床缓解率增于安慰剂组。同时还实现了维持治疗阶段的主要终点，即在第 32 周达到临床缓解期[18]。在治疗的最高剂量组，循环的淋巴细胞减少了 49%，且没有明显的副作用。即使如此，研究者认为这个试验仅是初步研究。其原因是研究的规模（每组大约 65 名患者）以及在建立临床效果或评估安全性方面的持续时间。

CD 的二期研究正在进行中,但还未招募患者。预计完成日期为 2018 年 9 月。

炎症级联反应拮抗剂

尤特克单抗(抗 IL12 和抗 IL23 单克隆抗体,先静脉后皮下注射途径,UC/CD)

若激活的淋巴细胞离开进入肠道,将参与包含各种细胞因子的局部失调的炎症级联反应[1]。在 IBD 中,传统的抗细胞因子治疗策略是针对 TNF。新的数据显示,这可能并不是唯一成功的方法。

尤特克单抗,是一种作用于白介素 12(IL12)和白介素 23(IL23)的单克隆抗体,于 2016 年 9 月被美国 FDA 批准用于治疗中重度克罗恩病。全基因组关联研究发现了 IL12/IL23 信号通路和 CD 之间的联系,而 IL12/IL23 信号通路是适应性免疫应答中的一个重要驱动力[21,22]。尤特克单抗是一种白细胞介素抑制剂,它阻断了 IL12 和 IL23 的 p40 亚基,并阻止它们与 T 细胞、天然杀伤细胞和抗原呈递细胞表面的 IL12Rb1 受体相互作用。其结果是对 IL12 和 IL23 介导的信号通路的激活和细胞因子产生的抑制作用[22,23]。

三期随机对照试验提供了证据基础,证明了尤特克单抗在大型Ⅱb 期临床试验中的作用。"CERTIFI"是一项Ⅱb 期随机对照试验,它招募了中至重度对 TNF 药物耐药的 CD 患者[24]。患者接受了为期 8 周的静脉注射诱导治疗,然后进行了 28 周的持续皮下注射试验。这项研究在第 6 周达到了主要终点的应答。在第 6 周,其缓解率无显著性差异;然而维持期末,其缓解和反应率均优于对照组。

三期随机对照试验(UNITI)招募了运用 TNF(UNITI-1)治疗失败的或从未接受过生物制剂治疗(UNITI-2)的患者,接受诱导阶段静脉注射尤特克单抗,然后进行皮下维持 44 周(IM-UNITI)[25]。诱导治疗在第 6 周实现了他们的主要终点,即临床应答。维持期治疗也达到了它的主要终点,在第 52 周的试验中得到缓解(44 周的维持治疗)。各组之间的不良反应无差别。

该实验新颖之处在于其组成和试验方法,它包括静脉注射的诱导治疗,然后是皮下注射的维持治疗,特别是证明了其在 TNF 治疗失败患者中的有效性。先前的研究使用了相同的方法(静脉注射或皮下注射),用于诱导和维持阶段,并纳入 TNF 治疗失败患者,但没有特别将这一群体作为特定研究的群体。该药物在溃疡性结肠炎的三期随机临床试验正在招募患者,预计完成日期在 2018 年 4 月。

Risankizumab（抗 -IL23，单克隆抗体，静脉注射途径，CD）

不同于尤特克单抗通过一个共同的 p40 亚基来阻断 IL12 和 IL23，Risankizumab，一种单克隆抗体，通过针对 p19 亚基能更有选择性地阻断 IL23。虽然目前还没有进行三期的研究，但最近在 CD 中完成的二期的随机临床试验表明，更高的剂量在第 12 周可达到有效诱导终点，临床缓解[26]。一个非盲的长期扩展安全研究正在进行中，患者招募工作已完成。预计完成日期为 2019 年 10 月。FDA 已授予了该药物在儿童克罗恩病治疗中的特殊地位[27]。

托法替尼（抗 JAK1-3，小分子，口服途径，UC）

四种已知的 JAK 激酶子类型：JAk1、JAK2、JAk3 和 TYK2。托法替尼可抑制其中三种亚型，主要是 JAK1 和 JAK3，而对 JAK2 的抑制作用不强[28]。当各种细胞因子的细胞表面受体与 JAKs 相互作用时，信号转导通路被激活（JAK-STAT 途径），导致信使 RNA 的选择性生成和以白介素为主的关键的促炎细胞因子合成[28,29]。通过使用 JAK 抑制剂，如托法替尼对 JAK-STAT 途径的抑制作用，可下调这些不同的炎症介质。

三期随机对照试验提供了证据基础，证明了托法替尼的作用。OCTAVE 三期临床试验项目纳入中重度 UC 患者[30]。OCTAVE1 和 2 是为期 8 周的诱导实验，并在第 8 周达到了临床缓解的终点。使用托法替尼治疗的患者组可观察到血清脂质和肌酸激酶的水平提高。OCTAVE 维持期试验的第 52 周达到其主要终点，即临床缓解[31]，且无新发不良事件。该试验中托法替尼治疗组中感染率较其他更高，且其中疱疹病毒感染率的增加与其治疗时使用剂量存在明显相关性，无肠穿孔事件的发生。研究还发现，接受该药物后脂质和肌酸激酶水平的改变，这与之前的研究结果一致。目前该药物正在接受 FDA 的审查。两个 CD 有关的 Ⅱb 阶段随机对照试验在诱导和维持期的研究结果都是阴性的[32]。

这些试验和药物的新颖之处是采用统一标准来评估黏膜炎症，且该药物治疗均为口服，与注射和皮下注射相比，这是一种治疗方法管理上的进步。

Filgotinib（抗 JAK1，小分子，口服途径，UC/CD）

与托法替尼相似，flgotinib 是一种针对 JAK-STAT 途径的口服小分子抑制剂。与非选择性 JAK 激酶抑制剂的托法替尼不同的是，该药物是一种 JAK1 选择性抑制剂，对 JAK1 的亲和力比 JAK2 或 JAK3 大 30~50 倍[33]。

三期的随机对照试验正在 CD 和 UC 进行。FITZROY，一项二期随机对照试验,招募了中重度 CD 患者[33]。这项研究在第 10 周达到了它的主要诱导终点,临床缓解,提前于安慰剂组。随后,患者被随访 10 周以评估治疗的安全性。在 20 周的时间里,与在托法替尼治疗中观察到的情况类似,接受 flgotinib 治疗患者的严重感染可能性更高。接受治疗的患者中,也有一些患者出现血脂的升高(包括低密度脂蛋白和高密度脂蛋白)。目前还需要长期的安全性数据来更准确地评判选择性的 JAK 抑制是否降低了感染的风险。

这项研究与其分子机制新颖而重要,它表明选择性的 Janus 激酶抑制剂可能不能完全预防感染。同样值得注意但令人困惑的是,这项研究表明, flgotinib 对治疗 CD 是有效的,而另一种 JAK 激酶抑制剂,托法替尼则不然。

Mongerson(抗 SMAD7,小分子,口服途径,UC/CD)

Mongerson 是一种口服 SMAD7 反义寡核苷酸,它能使转化因子(TGF-β1),一种免疫抑制因子,的活动正常化[34,35]。肠道炎症可减少 TGF-β1 活性,从而抑制重要的反调控细胞因子。这是由 SMAD7(一种细胞内蛋白)的水平升高引起,作为一种细胞内蛋白,它可结合 TGF-β 受体并阻止了 TGF-β1 相关的抗炎症信号。Mongerson 可杂交到 SMAD7 的信使 RNA 中,调节 SMAD7 的降解和降低,恢复 TGF-β1 的活性[36]。

在二期随机临床试验的基础上,CD 的三期随机临床试验正在进行中。在二期的诱导试验中,已实现了主要的结果,即在第 15 天达到临床缓解期且维持至少 2 周。这项研究和新型制剂的创新之处,不仅在于其不属于抗 -TNF 类药物[37]。更重要的是,第一,它是一种口服制剂,其治疗方式相当具有吸引力。其次,它通过恢复人体的天然抗炎细胞因子 TGF-β1 作用于 CD 的反监管过程。与本章提出的抗 TNF 药物的作用机制和其他细胞因子靶向目标的是促炎细胞因子通路并不相同。第三,在两周的治疗后,两个高剂量组的缓解率很高,在 55% 到 65% 之间。第四,药物在局部发挥作用,并不在全身发挥生物药效。最后一点,也可能是最新颖的一点,尽管药物只进行了 14 天的治疗,临床缓解期却维持了近 3 个月。

该药物三期的研究至关重要,比其他制剂的研究结果显得更为重要[37]。二期试验的入选标准只考虑了症状,未采用更客观的疾病标准,如内镜检查。CRP 的中位水平较低,且 39% 的患者未达到较高水平。最后,观察终点也只使用了症状,没有包括更多的客观指标,如黏膜愈合或粪钙卫保护蛋白或 CRP 恢复正常水平。目前三期随机对照试验已采用更客观的纳入和观察终点标准。目前的试验设计也能更好地评估安全性。

在本章讨论的所有新药物中,这个药物可能是最具变革性的。根据现有的数据和它的作用机制,这个药物提出了一种可尝试的新颖治疗方法:

短周期的 mongerson，以恢复免疫调节过程，并在非持续维持治疗的情况下带来持久的缓解。该药物的 UC 二期随机对照试验目前正在进行中，且目前已不再招募患者。

结论

从最近批准的或最后阶段开发药物的数量和广度上可以清楚地看出，IBD 的治疗正在超越抗 -TNF 药物治疗。这些新药物并不仅因为它们是新出现而新颖，更因为它们具有开创性和变革意义。从新的治疗策略和机制，到减少炎症、引入口服治疗、使用反义寡核苷酸引入间歇疗法，每一个新药物都能让我们了解 IBD 的关键分子，并有可能离治愈更近一步。

参考文献

1. Dulai PS, Sandborn WJ. Next-generation therapeutics for inflammatory bowel disease. Curr Gastroenterol Rep. 2016;18:51.
2. Feagan BG, Rutgeerts P, Sands BE, et al. Vedolizumab as induction and maintenance therapy for ulcerative colitis. N Engl J Med. 2013;369:699–710.
3. Shahidi N, Bressler B, Panaccione R. The role of vedolizumab in patients with moderate-to-severe Crohn's disease and ulcerative colitis. Therap Adv Gastroenterol. 2016;9:330–8.
4. Cherry LN, Yunker NS, Lambert ER, Vaughan D, Lowe DK. Vedolizumab: an alpha-4beta7 integrin antagonist for ulcerative colitis and Crohn's disease. Ther Adv Chronic Dis. 2015;6:224–33.
5. Sandborn WJ, Colombel JF, Enns R, et al. Natalizumab induction and maintenance therapy for Crohn's disease. N Engl J Med. 2005;353:1912–25.
6. Bloomgren G, Richman S, Hotermans C, et al. Risk of natalizumab-associated progressive multifocal leukoencephalopathy. N Engl J Med. 2012;366:1870–80.
7. Cominelli F. Inhibition of leukocyte trafficking in inflammatory bowel disease. N Engl J Med. 2013;369:775–6.
8. Sandborn WJ, Feagan BG, Rutgeerts P, et al. Vedolizumab as induction and maintenance therapy for Crohn's disease. N Engl J Med. 2013;369:711–21.
9. Colombel JF, Sands BE, Rutgeerts P, et al. The safety of vedolizumab for ulcerative colitis and Crohn's disease. Gut. 2016;66(5):839–51.
10. Sands BE, Feagan BG, Rutgeerts P, et al. Effects of vedolizumab induction therapy for patients with Crohn's disease in whom tumor necrosis factor antagonist treatment failed. Gastroenterology. 2014;147:618–27.e3.
11. Armuzzi A, Felice C. Etrolizumab in moderate-to-severe ulcerative colitis. Lancet. 2014;384:285–6.
12. Vermeire S, O'Byrne S, Keir M, et al. Etrolizumab as induction therapy for ulcerative colitis: a randomised, controlled, phase 2 trial. Lancet. 2014;384:309–18.
13. Fiorino G, Gilardi D, Danese S. The clinical potential of etrolizumab in ulcerative colitis: hypes and hopes. Therap Adv Gastroenterol. 2016;9:503–12.
14. Reinisch W, Sandborn W, Danese S, et al. A randomized, multicenter double-blind, placebo-controlled study of the safety and efficacy of anti-MAdCAM antibody PF-00547659 (PF)
14. Reinisch W, Sandborn W, Danese S, et al. A randomized, multicenter double-blind, placebo-controlled study of the safety and efficacy of anti-MAdCAM antibody PF-00547659 (PF) in patients with moderate to severe ulcerative colitis: results of the TURANDOT study.

Gastroenterology. 2015;148:S1193–5.

15. Khanna R, Feagan BG. Emerging therapies for inflammatory bowel diseases. Dig Dis. 2016;34(Suppl 1):67–73.

16. Sandborn W, Lee SD, Tarabar D, et al. Anti-MAdCAM-1 antibody (PF-00547659) for active refractory Crohn's disease: results of the OPERA study. Gastroenterology. 2015;148:S162-S.

17. Reinisch W, Vermeire S, Cataldi F, et al. Anti-MAdCAM monoclonal antibody PF-00547659 does not affect immune surveillance in the central nervous system of crohn's disease patients who are anti-TNF inadequate responders: results from the Tosca study. Gastroenterology. 2014;146:S150-S.

18. Sandborn WJ, Feagan BG, Wolf DC, et al. Ozanimod induction and maintenance treatment for ulcerative colitis. N Engl J Med. 2016;374:1754–62.

19. Nielsen OH, Seidelin JB, Ainsworth M, Coskun M. Will novel oral formulations change the management of inflammatory bowel disease? Expert Opin Investig Drugs. 2016;25:709–18.

20. Sanchez T, Hla T. Structural and functional characteristics of S1P receptors. J Cell Biochem. 2004;92:913–22.

21. Teng MW, Bowman EP, McElwee JJ, et al. IL-12 and IL-23 cytokines: from discovery to targeted therapies for immune-mediated inflammatory diseases. Nat Med. 2015;21:719–29.

22. Deepak P, Loftus EV Jr. Ustekinumab in treatment of Crohn's disease: design, development, and potential place in therapy. Drug Des Devel Ther. 2016;10:3685–98.

23. Chan HC, Ng SC. Emerging biologics in inflammatory bowel disease. J Gastroenterol. 2017;52:141–50.

24. Sandborn WJ, Gasink C, Gao LL, et al. Ustekinumab induction and maintenance therapy in refractory Crohn's disease. N Engl J Med. 2012;367:1519–28.

25. Feagan BG, Sandborn WJ, Gasink C, et al. Ustekinumab as induction and maintenance therapy for Crohn's disease. N Engl J Med. 2016;375:1946–60.

26. Feagan BG, Sandborn W, Panes J, et al. Efficacy and safety of induction therapy with the selective IL-23 inhibitor BI 655066, in patients with moderate-to-severe Crohn's disease: results of a randomized, double-blind, placebo-controlled phase II study. Gastroenterology. 2016;150:S1266-S.

27. Reichert JM. Antibodies to watch in 2017. MAbs. 2017;9:167–81.

28. Banerjee S, Biehl A, Gadina M, Hasni S, Schwartz DM. JAK-STAT signaling as a target for inflammatory and autoimmune diseases: current and future prospects. Drugs. 2017;77(5):521–46.

29. Feagan B. Update on tofacitinib for inflammatory bowel disease. Gastroenterol Hepatol (N Y). 2016;12:572–4.

30. Sandborn WJ, Sands BE, D'Haens G, et al. Efficacy and safety of oral tofacitinib as induction therapy in patients with moderate-to-severe ulcerative colitis: results from 2 phase 3 randomised controlled trials. J Crohns Colitis. 2016;10:S15-S.

31. Sandborn W, Sands B, Danese S, et al. Efficacy and safety of oral tofacitinib as maintenance therapy in patients with moderate to severe ulcerative colitis: results from a phase 3 randomised controlled trial. J Crohns Colitis. 2017;10:S15-S.

32. Panes J, Sandborn WJ, Schreiber S, et al. Tofacitinib for induction and maintenance therapy of Crohn's disease: results of two phase IIb randomised placebo-controlled trials. Gut. 2017;66(6):1049–59.

33. Vermeire S, Schreiber S, Petryka R, et al. Clinical remission in patients with moderate-to-severe Crohn's disease treated with filgotinib (the FITZROY study): results from a phase 2, double-blind, randomised, placebo-controlled trial. Lancet. 2017;389:266–75.

34. Ardizzone S, Bevivino G, Monteleone G. Mongersen, an oral Smad7 antisense oligonucleotide, in patients with active Crohn's disease. Therap Adv Gastroenterol. 2016;9:527–32.

35. Monteleone G, Neurath MF, Ardizzone S, et al. Mongersen, an oral SMAD7 antisense oligonucleotide, and Crohn's disease. N Engl J Med. 2015;372:1104–13.

36. Monteleone G, Kumberova A, Croft NM, McKenzie C, Steer HW, MacDonald TT. Blocking Smad7 restores TGF-beta1 signaling in chronic inflammatory bowel disease. J Clin Invest. 2001;108:601–9.

37. Vermeire S. Oral SMAD7 antisense drug for Crohn's disease. N Engl J Med. 2015;372:1166–7.

第十八章
应用生物制剂的有效性、安全性和临床考虑

引言

生物制剂包括抗-TNF、抗整合素和抗 IL12/IL23 单抗,这些药物可以诱导缓解并获得临床疗效,在炎症性肠病(IBD)患者的治疗中起着重要作用[1]。虽然这些生物制剂总体比较安全,但它们可能会轻度增加患者罹患感染和恶性肿瘤的风险,尤其是当这些生物制剂与硫唑嘌呤联用时,罹患恶性肿瘤的风险更高[2]。美国食品药品管理局(Food and Drug Administration,FDA)提醒大家抗-TNF 单抗存在风险,因为它会增加严重感染和恶性肿瘤的发生[3-6],尽管后来的研究表明只要合理应用这些药物,它们一般比较安全。安全有效地应用生物制剂需要做到以下几点:掌握生物制剂的禁忌证,恰当的患者教育,药物浓度监测,用药之前或者用药期间进行疫苗接种。此外,药物的选择、恰当的管理、用药期间和停药后的药物浓度监测也有助于合理应用这些生物制剂。本章主要阐述 IBD 患者应用生物制剂的有效性、安全性和临床考虑(图 18.1)。

合理选择生物制剂的种类

FDA 批准了 8 种治疗 IBD 的生物制剂,其中包括 5 种抗 TNF 单抗,主要适用于活动期的 IBD 患者,不论其是否接受过常规治疗、激素治疗,也可用于疾病并发症发生风险较高的患者[7,8]。这些药物包括用于治疗 CD 和 UC 的英利昔单抗(Remicade®)和阿达木单抗(Humira®),以及用于治疗 CD 的赛妥珠单抗(Cimzia®),治疗 UC 的戈利木单抗(Simponi®)和英利昔单抗的生物仿制药(Inflectra®);两种整合素受体拮抗剂包括那他珠单抗(Tysabri)和维多珠单抗(Entyvio®);以及一种用于治疗 CD 的抗 IL12/23 的优特克单抗(Stelara®)。尽管维多珠单抗是治疗 UC 的首选生物制剂,但

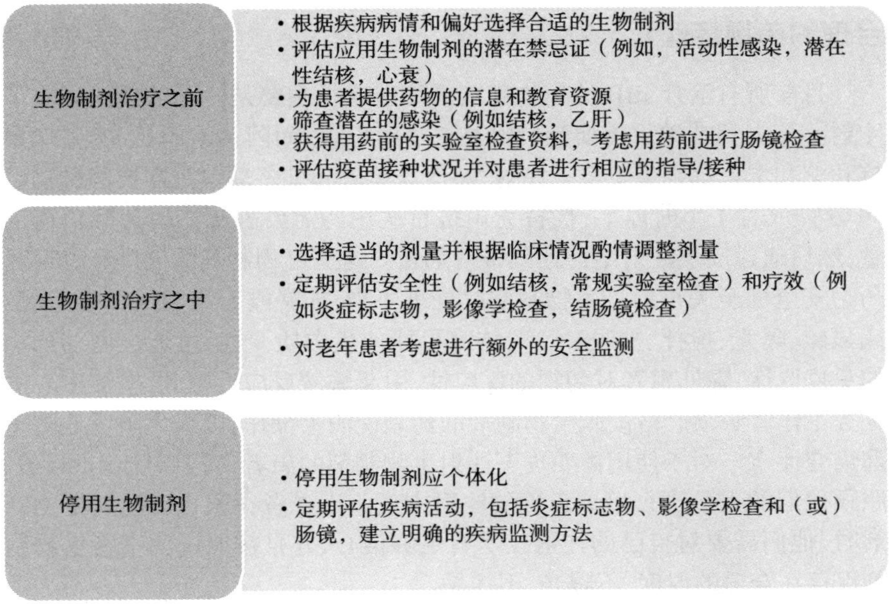

生物制剂治疗之前	• 根据疾病病情和偏好选择合适的生物制剂 • 评估应用生物制剂的潜在禁忌证（例如，活动性感染，潜在性结核，心衰） • 为患者提供药物的信息和教育资源 • 筛查潜在的感染（例如结核，乙肝） • 获得用药前的实验室检查资料，考虑用药前进行肠镜检查 • 评估疫苗接种状况并对患者进行相应的指导/接种
生物制剂治疗之中	• 选择适当的剂量并根据临床情况酌情调整剂量 • 定期评估安全性（例如结核，常规实验室检查）和疗效（例如炎症标志物，影像学检查，结肠镜检查） • 对老年患者考虑进行额外的安全监测
停用生物制剂	• 停用生物制剂应个体化 • 定期评估疾病活动，包括炎症标志物、影像学检查和（或）肠镜，建立明确的疾病监测方法

图 18.1 增强 IBD 患者应用生物制剂安全性的临床策略

是抗 TNF-α 药物是应用最广泛的一线生物制剂[7]。目前尚无临床指南以及临床实践推荐优特克单抗用于 CD 患者的治疗。那他珠单抗有可能会增加进行性多灶性白质脑病的风险,因而其临床应用受到一定的限制。目前尚无高质量的前瞻性随机头对头研究比较一种抗 TNF 单抗与另外一种生物制剂安全性和有效性[9]。给药方法和治疗费用是选用生物制剂的主要考虑因素。注射或输注的次数和频率、类型和注射的便利性,输液治疗的途径和时间以及保险公司的药物限制均会影响患者对生物制剂的选择。选择生物制剂的另外一个考虑是否具备监测该生物制剂血药浓度及其抗体滴度的检测技术。因此,除了考虑生物制剂的安全性和有效性之外,还需要让患者了解每种生物制剂的优缺点,让患者决定哪种生物制剂最适合他们[10]。

值得注意的是,超过三分之一的患者开始就对抗 TNF 单抗无效,而且在三分之二有应答的患者之中,23%~46% 的患者会逐渐失去对药物的应答[11]。对于那些逐渐对抗 TNF 单抗失应答的患者而言,在换用另一种生物制剂前缩短给药时间或增加给药频率是一种不错的治疗策略[12]。监测生物制剂的血药浓度和抗体滴度可优化生物制剂疗法,是一种经济有效的疾病监测方法[13]。监测生物制剂的血药浓度用于指导临床决策[14]已在其他章节进行过阐述,本章将不再赘述(第八章)。

合理的药物管理

目前所有治疗 IBD 的生物制剂的注射途径主要是静脉输液或者皮下注射。英夫利昔单抗需要静脉输注 2 小时以上；而阿达木单抗、赛妥珠单抗和戈利木单抗则需要皮下注射；那他珠单抗和维多珠单抗需要静脉输注 30 分钟或者 1 小时以上；优特克单抗首次用药需要静脉注射达到负荷剂量，然后通过皮下注射给药达到维持剂量。这些生物制剂的处理和管理对药物安全性至关重要。生物制剂的处理不当，如暴露于高温或低温、强酸或强碱、曝光、搅拌、抽吸、冷冻，均有可能使蛋白质变性，可能会增加药物的免疫原性，降低患者对药物的反应性，引起输液反应。因此，输液中心的医务工作者必须严格按照生物制剂的药品说明书操作，以最大限度地防止药物变性[15]。对于使用需要皮下注射生物制剂的患者，需要对他们和（或）照顾他们的人员进行培训正确的注射方式。当患者在家自己注射生物制剂时，他们需要对自己的注射技术有足够信心，并且按照说明书将生物制剂保存在合适的温度，不曝光，不摇晃。

开始生物制剂治疗之前

选择合适的患者

在开始应用生物制剂治疗之前，应首先考虑患者是否有药物使用禁忌证。对患者进行详细的病史询问，以排除患者存在潜在的活动性感染灶、潜在性肺结核、生物制剂的过敏史以及先天性或获得性免疫缺陷[16]。抗 TNF 单抗禁用于中重度心衰（纽约心脏病学会心功能分级 Ⅲ/Ⅳ），多发性硬化或者有视神经炎病史的患者[3-6]。整合素受体拮抗剂禁用于进行性多灶性脑白质病（progressive multifocal leukoencephalopathy，PML）的患者[17,18]。FDA 批准用于治疗中重度 CD 的优特克单抗，主要与 P40 结合，是 IL12 和 IL23 受体的一个常见亚基。优特克单抗不宜用于有可逆性后白质脑病综合征病史的患者（reversible posterior leukoencephalopathy syndrome，RPLS）[19]（表 18.1）。

表 18.1　开始应用生物制剂之前评估禁忌证的列表

禁忌证	抗 TNF	抗整合素受体	抗 IL12/IL23
潜在的活动性感染灶	X	X	X

续表

禁忌证	抗 TNF	抗整合素受体	抗 IL12/IL23
潜在性肺结核	X	？	X
中重度心衰（Ⅲ/Ⅳ级）	X		
多发性硬化或视神经炎病史	X		
生物制剂过敏史	X	X	X
恶性肿瘤或淋巴瘤病史	？	？	？
进行多灶性脑白质（PML）	？	X	？
可逆性后白质脑病综合征（RPLS）	？	？	X

患者教育

由于生物制剂的费用比较高，而且可能会引起严重的并发症，因此在患者确定用药之前，让患者充分知晓使用生物制剂的获益与风险非常重要。

医师应该对患者在以下的方面进行充分的教育：IBD 在没有应用生物制剂的自然病程，恰当治疗后疾病活动度的改善，应用生物制剂后生活质量改善的获益以及潜在的风险[20]。临床医师在教育患者疾病风险和治疗的获益与风险方面起着关键性的作用，这有助于患者做出与自身治疗意愿一致的抉择[21]。患者还需要熟悉生物制剂的管理方式、治疗方案以及坚持治疗的重要性。此外，医师还需要与患者沟通生物制剂的费用问题，既包括诱导缓解和维持治疗的费用，也包括不可控的疾病费用和潜在并发症的治疗费用[22]。

患者教育有多种形式，其中包括患者和医师/护士面对面探讨与交流，阅读相关的教育材料[20]，转诊到治疗 IBD 的专业机构，如美国克罗恩与结肠炎组织（Crohn's & Colitis Foundation of America，CCFA，http://ccfa.org）和欧洲克罗恩与结肠炎组织（European Crohn's and Colitis Organisation，ECCO，https://www.ecco-ibd.eu），登录网站学习。尽管患者可以通过这些学习资源获得关于 IBD 可靠的和通俗易懂的信息，但我们也鼓励患者经常与他们的管床医护人员进行讨论和交流。

筛查

在开始应用生物制剂之前，需要对患者进行适当的检查，以筛查和排除活动性或隐匿性感染灶。任何活动或隐匿性感染如艰难梭菌、巨细胞病毒（Cytomegalovirus,CMV）或 EB 病毒（Epstein-Barr virus,EBV）感染,只有在开始治疗感染或者活动性感染灶已被控制后,才可使用生物制剂。

抗 TNF 单抗疗法

　　在开始应用抗 TNF 单抗之前,应该对患者进行隐匿性肺结核和乙型肝炎的常规筛查,这也是优质医疗护理的重要指标[23]。此外,还应该根据患者特定的因素（如前往感染性疾病的疫区）和地理因素（如组织胞浆菌病的高危地区）进行其他感染的筛查（表 18.2）。

表 18.2　开始应用生物制剂之前的筛查和常规检查列表

- 根据患者临床的预警进行适当的筛查以识别活动性或隐匿性感染灶
- 抗 TNF 疗法的筛查项目
- 隐匿性肺结核（TB）:皮肤 PPD[a] 试验或 γ 干扰素释放试验（IGRA[b]）,对高危患者进行胸片检查
- 乙型肝炎（HBV）:HBsAg,HBsAb,HBcAb
- 抗整合素单抗疗法的筛查项目
- 抗空肠弯曲杆菌抗体检测（那他珠单抗应用之前检查）
- 筛查肺结核（维多珠单抗应用之前）
- 筛查 HBV 和其他类型的病毒性肝炎
- 抗 IL12/23 单抗（优特克单抗）
- 隐匿性肺结核 - 皮肤 PPD 试验或 γ 干扰素释放试验（IGRA）,对高危患者进行胸片检查
- 所有生物制剂应用之前的常规检查
- 血常规,肝功能,炎症指标（血沉、C 反应蛋白、伴或不伴粪便钙卫蛋白）
- 根据临床预警考虑肠镜或小肠影像学检查

　　[a] 纯蛋白衍生物
　　[b] γ 干扰素释放试验

　　隐匿性肺结核的危险因素包括在肺结核高发地区居住 3 个月以上,与活动性肺结核患者密切接触,陈旧性肺结核的影像学征象或者既往因活动性 / 隐匿性肺结核而接受治疗的患者[24]。对隐匿性肺结核目前尚无灵敏度 100% 和特异度 100% 的检查。对于高风险的患者均应该常规检查皮肤结核菌素或 γ 干扰素释放试验以及胸片。临床医师需要认识到同时应用糖皮质激素等免疫抑制疗法会导致机体免疫应答失能或者出现假阴性结果[25]。由于 γ 干扰素释放试验灵敏度和特异度更高,通常建议患者首选 γ

干扰素释放试验而非皮肤结核菌素试验[24]。对于肺结核筛查结果为阳性的患者，在应用生物制剂之前需要进行为期 6 个月的抗结核治疗。然而抗结核治疗停止多久后进行生物制剂治疗，目前尚无统一的界定，现有的临床实践建议至少间隔 1 个月才可开始生物制剂治疗。

　　抗 TNF 单抗治疗可能会引起慢性乙肝携带者体内 HBV 再次激活。指南推荐在患者应用抗 TNF 单抗之前需常规筛查 HBV。筛查 HBV 的血清学检查需包括 HBsAg、HBsAb 滴度和 HBcAb。如果发现活动期的乙肝患者，必须在应用抗 TNF 单抗之前予以治疗和病情控制。对于乙肝携带者，在应用生物制剂的前 2 周建议患者行抗乙肝病毒治疗，在停止单抗治疗后 6 个月继续进行半年的抗病毒治疗以防止 HBV 复燃[23,26]。

抗整合素疗法

　　临床试验研究表明抗整合素单抗药物的安全性总体较高，在延长治疗期间发生严重感染的风险较低[27]。然而，临床试验和上市后监测表明 0.1% 的 CD 患者由于使用那他珠单抗后导致约翰坎宁安病毒（John Cunningham virus，JCV）感染而引起 PML，这在某种程度上限制了那他珠单抗的临床应用。PML 发生的高危因素包括用药前 JCV 抗体（+）、联用免疫抑制剂和超过 2 年的那他珠单抗用药史[28]。因此，在应用那他珠单抗之前筛查 JCV 有助于降低患者发生 PML 的风险。此外，应用那他珠单抗的患者不应联合应用免疫抑制剂，并且在开始应用那他珠单抗的前 6 个月停用糖皮质激素[17]。

　　尽管那他珠单抗和维多珠单抗都通过阻断 α4 整合素来抑制白细胞黏附的抗整合素单抗，但维多珠单抗可额外阻断 β7，因而对抑制肠道白细胞黏附更具有选择性。迄今为止，仅 1 例应用维多珠单抗的 IBD 患者并发 PML[29]，因而在应用维多珠单抗之前也不必进行 JCV 筛查。

　　关于肺结核，在接受维多珠单抗治疗的患者中很少人发生活动性肺结核，所有发生的案例均来自于结核病流行区。因此，尽管维多珠单抗治疗不会增加 TB 的复燃风险，但是对于 TB 的筛查应结合当地肺结核流行程度[18]，并且应详细询问有无结核暴露史。尽管目前尚无临床试验表明应用维多珠单抗不会导致乙肝复发，但考虑到维多珠单抗潜在的肝毒性，为慎重起见，在开始应用维多珠单抗之前还是需要筛查 HBV 或其他类型的肝炎病毒。

抗 IL12/IL23（优特克单抗）

　　活动性感染的患者应避免应用优特克单抗，由于 IL12/IL23 缺乏通常会增加感染的风险，因此优特克单抗会增加 IBD 患者罹患多种细菌和沙门氏菌感染的风险[19]。在应用优特克单抗之前需要常规筛查隐匿性肺结核。

常规检查

在开始生物制剂治疗之前和治疗的过程中为了评估药物的有效性和安全性应该常规检查血常规、肝功能和炎症指标[血沉、C 反应蛋白和（或）粪钙卫蛋白]等项目[2,30]。在开始应用生物制剂之前行结肠镜检查有助于评估疾病活动度，当用药约 6 个月临床症状与内镜下疾病活动度缺乏相关性时，需要再次复查肠镜以评估疗效[31]（表 18.2）。

疫苗接种策略

接种疫苗能有效地预防或降低某种特定病原菌的感染风险，尤其是对于接受免疫抑制剂的 IBD 患者。然而，接种疫苗的获益在成人 IBD 群体中似乎未被予以重视[32,33]。

对于所有接受生物制剂治疗的患者，均应该详细评估他们的疫苗接种情况。他们需要每年都接种 1 次减毒流感活疫苗，更新的指南建议他们间隔 8 周接种 23 价和 13 价的肺炎疫苗[34,35]。所有成年的 IBD 患者均需要 10 年接种 1 次破伤风内毒素疫苗[36]。免疫力低下的患者需要接种 HBV 疫苗，并且在应用生物制剂之前 HBS-Ab 的滴度需要超过 100IU/l[37]。此外，由于接受免疫抑制疗法的女性 IBD 患者宫颈涂片的异常率不断增加，因此女性患者和年龄小于 26 岁的男性患者都应考虑接种 HPV 疫苗[38]。临床医师应该根据患者的某些特定的临床指征，检测患者对一些感染性疾病（如疱疹）的抗体滴度，综合评估患者是否需要接种某些特定的疫苗。此外，在应用生物制剂治疗期间通常需要避免接种病毒活疫苗（如水痘、带状疱疹、麻疹、腮腺炎、风疹疫苗以及卡介苗）[39,40]（表 18.3）。

表 18.3   生物制剂治疗之前推荐接种疫苗的列表

- 灭活的疫苗（治疗前或治疗期间可接种）
- — 灭活的流感疫苗（流感暴发季节）
- — 同时接种 23 价和 13 价的肺炎疫苗
- — 破伤风类毒素（如果 10 年前未接种）
- — 乙肝疫苗（如果还未产生免疫力）
- — 人乳头瘤病毒疫苗（合适年龄）

- 减毒活疫苗（治疗期间不建议接种）
- — 水痘疫苗
- — 带状疱疹疫苗
- — 吸入性减毒流感疫苗
- — 麻疹 / 腮腺炎 / 风疹疫苗（MMR）

　　临床试验表明维多珠单抗并不会影响注射乙肝疫苗后机体产生抗体的浓度,但它会降低机体对口服霍乱疫苗的体液应答。维多珠单抗对口服型疫苗或喷鼻型或者黏膜型疫苗的影响尚不清楚,但理论上它会降低这些疫苗的免疫效果[41]。

　　一项针对银屑病患者的研究表明,与安慰剂相比,优特克单抗不会降低非活性 T 细胞依赖型(破伤风类毒素)和 T 细胞非依赖型(肺炎球菌多糖)疫苗的免疫效果[42]。

生物制剂治疗期间

安全监测

　　由于生物制剂治疗存在潜在风险,因此建议在用药期间进行安全监测。医师应该对患者进行密切随访,并评估患者发生局部或者全身性感染以及其他不良反应的风险。在整个治疗期间应对罕见而严重的并发症进行密切监测[43]。尽管目前尚无统一的生物制剂安全监测指南,但根据患者的具体情况进行一些适当的检查是合理的(表 18.4)。

表 18.4　生物制剂治疗期间安全监测的列表

- 对肺结核的高危患者每年筛查一次 ª
- 间断复查肝功能和血常规
- 年龄相关的肿瘤筛查
- HBV 复燃(针对于应用抗 TNF 单抗患者和乙肝携带者)

ª肺结核疫区旅游史,与活动性肺结核患者的接触史

　　有肺结核高危因素的患者在应用抗 TNF 单抗过程中应每年进行 1 次肺结核相关检查,这些高危因素包括到有肺结核疫区旅游史,职业暴露史,这些高危因素包括有肺结核疫区旅游时,职业暴露史,在开始生物制剂治疗之前,隐匿性肺结核阴性的患者也需要定期筛查。肺结核应该与新发的感染相鉴别,尤其对于有肺结核高发地区旅游史或与活动性肺结核有密切接触史的患者[3-16,18]。

　　在应用生物制剂的第 1 年之内应该每 3 个月复查一次肝功能和血常规,或者按照临床医师的建议在生物制剂治疗期间按时复查肝功能和血常规,以评估是否发生了机会性感染、恶性肿瘤和肝功能异常[43,44]。对于长期应用生物制剂的患者复查肝功能和血常规的最佳频率尚不明确,但需要

根据患者健康状况的改变而不断调整[44]。对于那些应用生物制剂处于缓解期的患者,专家建议每 3~6 个月复查一次常规实验室检查。

　　一些研究表明生物制剂会轻微增加 IBD 患者罹患恶性肿瘤的风险[45,46]。其中,淋巴瘤[47]和黑色素瘤[48]被视为抗 TNF 单抗引起的特定肿瘤,尽管既往或目前暴露于硫唑嘌呤会增加罹患淋巴瘤的风险。关于生物制剂引发恶性肿瘤风险的警告必须标注在药品包装盒上[3-6]。因此,当患者出现不明原因的消瘦、B 型症状如盗汗、发热和皮肤损害时应怀疑恶性肿瘤。一般而言,所有应用生物制剂的患者均应按照指南进行年龄相关的肿瘤筛查。

　　对于应用生物制剂的乙肝携带者,临床上密切观察和定期监测有无 HBV 激活很有必要,包括用药期间和停药后数月进行病毒载量检查。一旦发现患者乙肝复燃,应停用生物制剂,立即开始抗病毒治疗和相应的对症支持治疗[3-6]。

　　此外,应该定期复查炎症指标(血沉、C 反应蛋白、粪便钙卫蛋白),影像学检查和肠镜以评估疾病的活动度和治疗应答情况。

选择患者人群:老年患者

　　随着人口的老年化,将近 15% 的 IBD 患者在确诊时年龄超过 65 岁,许多患者迈入了 IBD 的"高发年龄"(the golden years)[49]。生物制剂的安全性和有效性在年轻患者和老年患者之间是否存在差异,目前尚无定论。目前仅有一些观察性研究在不同年龄段中评估了抗 TNF 单抗对维持缓解的效果,其中一些研究发现抗 TNF 单抗在老年患者和年轻患者间疗效并无差异[50,51],而另一些研究则发现相比于年轻患者,使用抗 TNF 单抗治疗的老年患者短期缓解率较低,并且严重不良反应的发生率较高[52]。此外,老年患者发生治疗中断的可能性较高[53]。

　　当准备为老年 IBD 患者应用生物制剂时,年龄相关的问题必须考虑,包括伴发疾病、生理功能、认知功能障碍、多药联合的后果以及生物制剂的药费。应用生物制剂治疗的患者发生严重并发症的风险较高,尤其是严重感染和恶性肿瘤,这就意味着在治疗期间对老年患者药物安全性的监测应该更加密切。药物的监测包括常规实验室检查评估安全性,炎症指标评估疾病活动度,骨密度评估骨质疏松症,以及年龄相关的肿瘤筛查,如乳腺癌、结肠癌、肺癌、前列腺癌和皮肤癌[54]。在一项研究中,超过半数的患者合并有心血管疾病,慢性肺部疾病,糖尿病,吸烟或肿瘤病史。当临床医师考虑相对或绝对禁忌证(包括Ⅲ~Ⅳ级心力衰竭)和多药联用引起的药物之间相互作用时,需要更加谨慎[55]。

停用生物制剂的考虑

目前尚无相关临床指南和充分的研究推荐是否可以停用生物制剂或者何时停用生物制剂。停用生物制剂受到下列因素的影响：治疗的效果、患者的病情、疾病的表型，并发症风险、患者的偏好与耐受性、患者的外部因素等。一些专家建议，当患者应用生物制剂实现缓解 1 年以上，权衡生物制剂的获益与并发症的风险之后可以考虑停药。CD 患者出现完全的黏膜缓解和炎症消失时，更适合停用生物制剂[16]。一项评估停用生物制剂后复发的系统评价结果表明，在应用抗 TNF 单抗达到持续性缓解 1 年之内 / 之后停药的复发率高达 33.33%，而从长期来看，复发率可能会达到 50% 或更高[56,57]。能否停药需要个体化评估，综合考虑疾病的表型，病变进程、复发的潜在后果等因素[56]。对于停用生物制剂最重要的是监测一段时间的疾病活动度，以识别复发的早期征象，在疾病复发之前给药积极的干预措施。令人欣慰的是，停药后复发的患者可对再次使用生物制剂产生应答，但是由于免疫原性的降低会导致再次应用生物制剂治疗的疗效有所降低[57]。

随访评估

尽管目前尚无统一的随访监测指标，停用生物制剂之后对患者进行密切随访很有必要[58]。常规监测 C 反应蛋白和粪便钙卫蛋白（如每 3 个月一次）能有效预测疾病的早期复发，如果这些标记物显著上升，将预示着疾病会在随后的数月复发[59,60]。停药后定期复查肠镜和（或）MRI/CT（如每年 1 次）有助于评估疾病活动度。

总之，最大程度提高生物制剂的疗效和降低不良反应需要密切监测疾病活动度，评估不良反应以及与患者共同做决策。谨慎和个体化地评估患者病情很有必要。对最有可能应答的患者，应在恰当的时间采用正确的方法对合适的患者实施恰当的治疗，可将药物治疗有效性最大化，而对获益低的患者禁用高花费和毒性较大的治疗方式[61]。

参考文献

1. Sario AD, et al. Biologic drugs in Crohn's disease and ulcerative colitis: safety profile. Curr Drug Saf. 2016;11(1):55–61.
2. Chebli JM, et al. A guide to prepare patients with inflammatory bowel diseases for anti-TNF-alpha therapy. Med Sci Monit. 2014;20:487–98.

3. Janssen Biotech, Inc. Prescribing information for REMICADE. Available from: http://www.remicade.com/shared/product/remicade/prescribing-information.pdf. Accessed Jun 2016.
4. AbbVie Inc. Prescribing information for HUMIRA. Available from: http://www.rxabbvie.com/pdf/humira.pdf. Accessed Jun 2016.
5. UCB, Inc. Prescribing information for CIMZIA. Available from: http://www.cimzia.com/assets/pdf/Prescribing_Information.pdf. Accessed Jun 2016.
6. Janssen Biotech, Inc. Prescribing information for SIMPONI. Available from: http://www.simponi.com/shared/product/simponi/prescribing-information.pdf. Accessed Jun 2016.
7. Dassopoulos T, et al. Ulcerative colitis care pathway. Gastroenterology. 2015;149(1):238–45.
8. Sandborn WJ. Crohn's disease evaluation and treatment: clinical decision tool. Gastroenterology. 2014;147(3):702–5.
9. Dryden GW. Optimizing the use of biologic therapies in the management of inflammatory bowel disease. Gastroenterol Hepatol (N Y). 2015;11(12):853–6.
10. Bhosle MJ, et al. Medication adherence and health care costs associated with biologics in medicaid-enrolled patients with psoriasis. J Dermatolog Treat. 2006;17(5):294–301.
11. Roda G, et al. Loss of response to anti-TNFs: definition, epidemiology, and management. Clin Transl Gastroenterol. 2016;7:e135.
12. Dignass A, et al. The second European evidence-based Consensus on the diagnosis and management of Crohn's disease: Current management. J Crohns Colitis. 2010;4(1):28–62.
13. Steenholdt C, et al. Individualised therapy is more cost-effective than dose intensification in patients with Crohn's disease who lose response to anti-TNF treatment: a randomised, controlled trial. Gut. 2014;63(6):919–27.
14. Melmed GY, et al. Appropriateness of testing for anti-tumor necrosis factor agent and antibody concentrations, and interpretation of results. Clin Gastroenterol Hepatol. 2016;14(9):1302–9.
15. Moss AC, Brinks V, Carpenter JF. Review article: immunogenicity of anti-TNF biologics in IBD - the role of patient, product and prescriber factors. Aliment Pharmacol Ther. 2013;38(10):1188–97.
16. D'Haens GR, et al. The London position statement of the world congress of gastroenterology on biological therapy for IBD with the European Crohn's and Colitis organization: when to start, when to stop, which drug to choose, and how to predict response? Am J Gastroenterol. 2011;106(2):199–212. quiz 213
17. Biogen Inc. Prescribing information for TYSABRI. Available from: https://www.tysabri.com/content/dam/commercial/multiple-sclerosis/tysabri/pat/en_us/pdfs/tysabri_prescribing_information.pdf. Accessed Jun 2016.
18. Takeda Pharmaceuticals America, Inc. Prescribing information for ENTYVIO. Available from: http://general.takedapharm.com/content/file.aspx?filetypecode=ENTYVIOPI&CountryCode=US&LanguageCode=EN&cacheRandomizer=23e6ea09-9d25-4ba4-95b6-63633e943cbb. Accessed Jun 2016.
19. Janssen Biotech, Inc. Prescribing information for STELARA. Available from: https://www.stelarainfo.com/pdf/prescribinginformation.pdf. Accessed Oct 2016.
20. Kane SV. Preparing for biologic or immunosuppressant therapy. Gastroenterol Hepatol (N Y). 2011;7(8):544–6.
21. Siegel CA. Review article: explaining risks of inflammatory bowel disease therapy to patients. Aliment Pharmacol Ther. 2011;33(1):23–32.
22. Terdiman JP, et al. American Gastroenterological Association Institute guideline on the use of thiopurines, methotrexate, and anti-TNF-alpha biologic drugs for the induction and maintenance of remission in inflammatory Crohn's disease. Gastroenterology. 2013;145(6):1459–63.
23. Rahier JF, et al. Second European evidence-based consensus on the prevention, diagnosis and management of opportunistic infections in inflammatory bowel disease. J Crohns Colitis. 2014;8(6):443–68.
24. Nordgaard-Lassen I, et al. Guidelines for screening, prophylaxis and critical information prior to initiating anti-TNF-alpha treatment. Dan Med J. 2012;59(7):C4480.
25. Mow WS, et al. High incidence of anergy in inflammatory bowel disease patients limits the usefulness of PPD screening before infliximab therapy. Clin Gastroenterol Hepatol.

2004;2(4):309–13.

26. Lopez-Serrano P, Perez-Calle JL, Sanchez-Tembleque MD. Hepatitis B and inflammatory bowel disease: role of antiviral prophylaxis. World J Gastroenterol. 2013;19(9):1342–8.

27. Chandar AK, et al. Efficacy and safety of natalizumab and vedolizumab for the management of Crohn's disease: a systematic review and meta-analysis. Inflamm Bowel Dis. 2015;21(7):1695–708.

28. Bloomgren G, et al. Risk of natalizumab-associated progressive multifocal leukoencephalopathy. N Engl J Med. 2012;366(20):1870–80.

29. Colombel JF, et al. The safety of vedolizumab for ulcerative colitis and Crohn's disease. Gut. 2016;66(5):839–51.

30. Melmed GY, Targan SR. In: Podolsky DK, Camilleri M, Fitz JG, Kalloo AN, Shanahan F, Wang TC, editors. Crohn's disease: clinical manifestations and management, in Yamada's atlas of gastroenterology. Oxford: John Wiley & Sons, Ltd; 2016.

31. Peyrin-Biroulet L, et al. Selecting therapeutic targets in inflammatory Bowel disease (STRIDE): determining therapeutic goals for treat-to-target. Am J Gastroenterol. 2015;110(9):1324–38.

32. Melmed GY, et al. Patients with inflammatory bowel disease are at risk for vaccine-preventable illnesses. Am J Gastroenterol. 2006;101(8):1834–40.

33. Farraye FA, Melmed GY, Lichtenstein GR, Kane SV. ACG clinical guideline: preventive care in inflammatory bowel disease. Am J Gastroenterol. 2017;112(2):241–58. PubMed PMID: 28071656.

34. Bennett NM, et al. Use of 13-valent pneumococcal conjugate vaccine and 23-valent pneumococcal polysaccharide vaccine for adults with immunocompromising conditions: recommendations of the advisory committee on immunization practices (ACIP) (reprinted from MMWR vol 40, pg 816, 2012). JAMA. 2013;309(4):334–6.

35. Rubin LG, et al. 2013 IDSA clinical practice guideline for vaccination of the immunocompromised host. Clin Infect Dis. 2014;58(3):309–18.

36. Sands BE, et al. Guidelines for immunizations in patients with inflammatory bowel disease. Inflamm Bowel Dis. 2004;10(5):677–92.

37. Cekic C, et al. Evaluation of factors associated with response to hepatitis B vaccination in patients with inflammatory bowel disease. Medicine (Baltimore). 2015;94(22):e940.

38. Dezfoli S, Melmed GY. Vaccination issues in patients with inflammatory bowel disease receiving immunosuppression. Gastroenterol Hepatol (N Y). 2012;8(8):504–12.

39. Melmed GY. Vaccination strategies for patients with inflammatory bowel disease on immunomodulators and biologics. Inflamm Bowel Dis. 2009;15(9):1410–6.

40. Sanchez-Tembleque MD, Corella C, Perez-Calle JL. Vaccines and recommendations for their use in inflammatory bowel disease. World J Gastroenterol. 2013;19(9):1354–8.

41. Wyant T, et al. Vedolizumab affects antibody responses to immunisation selectively in the gastrointestinal tract: randomised controlled trial results. Gut. 2015;64(1):77–83.

42. Brodmerkel C, et al. Immune response to pneumococcus and tetanus toxoid in patients with moderate-to-severe psoriasis following long-term ustekinumab use. J Drugs Dermatol. 2013;12(10):1122–9.

43. Cush JJ, Yazici Y. Laboratory monitoring of biologic therapies. Clin Exp Rheumatol. 2005;23(5):S90–2.

44. Hanson RL, et al. Improvement in safety monitoring of biologic response modifiers after the implementation of clinical care guidelines by a specialty. J Manag Care Pharm. 2013;19(1):49–67.

45. Bonovas S, et al. Biologic therapies and risk of infection and malignancy in patients with inflammatory bowel disease: a systematic review and network meta-analysis. Clin Gastroenterol Hepatol. 2016;14(10):1385–1397.e10.

46. Dommasch E, Gelfand JM. Is there truly a risk of lymphoma from biologic therapies? Dermatol Ther. 2009;22(5):418–30.

47. Kotlyar DS, et al. A systematic review of factors that contribute to hepatosplenic T-cell lymphoma in patients with inflammatory bowel disease. Clin Gastroenterol Hepatol. 2011;9(1):36–41.e1.

48. Long MD, et al. Risk of melanoma and nonmelanoma skin cancer among patients with inflammatory bowel disease. Gastroenterology. 2012;143(2):390.

49. Benchimol EI, et al. Incidence, outcomes, and health services burden of very early onset inflammatory bowel disease. Gastroenterology. 2014;147(4):803–U156.

50. Cottone M, et al. Advanced age is an independent risk factor for severe infections and mortality in patients given anti-tumor necrosis factor therapy for inflammatory bowel disease. Clin Gastroenterol Hepatol. 2011;9(1):30–5.

51. Colombel JF, et al. The safety profile of infliximab in patients with Crohn's disease: the Mayo clinic experience in 500 patients. Gastroenterology. 2004;126(1):19–31.

52. Lobaton T, et al. Efficacy and safety of anti-TNF therapy in elderly patients with inflammatory bowel disease. Aliment Pharmacol Ther. 2015;42(4):441–51.

53. Desai A, et al. Older age is associated with higher rate of discontinuation of anti-TNF therapy in patients with inflammatory bowel disease. Inflamm Bowel Dis. 2013;19(2):309–15.

54. Ha C, Katz S. Management of inflammatory bowel disease in the elderly: do biologicals offer a better alternative? Drugs Aging. 2013;30(11):871–6.

55. Katz S, Surawicz C, Pardi DS. Management of the elderly patients with inflammatory bowel disease: practical considerations. Inflamm Bowel Dis. 2013;19(10):2257–72.

56. Kennedy NA, et al. Relapse after withdrawal from anti-TNF therapy for inflammatory bowel disease: an observational study, plus systematic review and meta-analysis. Aliment Pharmacol Ther. 2016;43(8):910–23.

57. Gisbert JP, Marin AC, Chaparro M. The risk of relapse after anti-TNF discontinuation in inflammatory bowel disease: systematic review and meta-analysis. Am J Gastroenterol. 2016;111(5):632–47.

58. Papamichael K, Vermeire S. Withdrawal of anti-tumour necrosis factor alpha therapy in inflammatory bowel disease. World J Gastroenterol. 2015;21(16):4773–8.

59. de Suray N, et al. Close monitoring of CRP and fecal calprotectin is able to predict clinical relapse in patients with Crohn's disease in remission after infliximab withdrawal. A subanalysis of the Stori study. Gastroenterology. 2012;142(5):S149.

60. Vermeire S, Van Assche G, Rutgeerts P. Laboratory markers in IBD: useful, magic, or unnecessary toys? Gut. 2006;55(3):426–31.

61. Melmed GY, Targan SR. Future biologic targets for IBD: potentials and pitfalls. Nat Rev. Gastroenterol Hepatol. 2010;7(2):110–7.